消化系统疾病专业技能提升指导用书

消化系统疾病诊断与处理

Diagnosis and Management of Digestive System Diseases

主审　李兆申　房静远
主编　许建明　张　磊

时代出版传媒股份有限公司
安徽科学技术出版社

图书在版编目(CIP)数据

消化系统疾病诊断与处理 / 许建明,张磊主编. --合肥:安徽科学技术出版社,2024.3
ISBN 978-7-5337-8857-5

Ⅰ.①消… Ⅱ.①许…②张… Ⅲ.①消化系统疾病-诊疗 Ⅳ.①R57

中国国家版本馆 CIP 数据核字(2023)第 225017 号

消化系统疾病诊断与处理

XIAOHUA XITONG JIBING ZHENDUAN YU CHULI

主编 许建明 张 磊

出 版 人:王筱文　　　选题策划:杨 洋　　　责任编辑:汪海燕
责任校对:陈会兰　　　责任印制:梁东兵　　　装帧设计:武　迪
出版发行:安徽科学技术出版社　　　http://www.ahstp.net
　　　　　(合肥市政务文化新区翡翠路 1118 号出版传媒广场,邮编:230071)
　　　　　电话:(0551)63533330
印　　制:合肥创新印务有限公司　　　电话:(0551)64321190
(如发现印装质量问题,影响阅读,请与印刷厂商联系调换)

开本:889×1194　1/16　　　印张:29　　　字数:780 千
版次:2024 年 3 月第 1 版　　　印次:2024 年 3 月第 1 次印刷

ISBN 978-7-5337-8857-5　　　　　　　　　　定价:120.00 元

编 委 会

前言

编者
2023 年 7 月

　　消化系统疾病是临床中最常见的疾病,包括食管、胃、肠、肝、胆、胰等脏器的器质性和功能性疾病。具有病因繁多、病种复杂、隐蔽性强、学科交叉性强等诊治难点,尤其随着知识经济时代的到来,诊疗模式由过去的以医生为中心转变为以患者为中心,对消化专科诊治提出了服务和医疗能力双提升的要求。如何在当代临床实践中成为合格乃至优秀的消化科医生? 特别需要医生具有过硬的基础知识、基础理论和基本技能,同时能跟上医学发展的步伐,不断学习进步,健全专业知识结构,对所在领域的疾病专业知识和技术了如指掌。这是消化内科医生,尤其是县域医院专科医生能力提升的必由之路。

　　为此,本书在安徽医科大学消化系统疾病多学科诊治团队多年实践的基础上,由各学科专家精心编写,邀请中国工程院李兆申院士和中华医学会消化病学分会候任主任委员房静远教授对本书进行审校,完成这本消化疾病系统性教学实践参考书。本书的特点是简要介绍消化系统基本诊断技术,着重从消化系统急症、上消化道疾病、下消化道疾病、肝胆胰疾病和消化道肿瘤五个方面,分别介绍相关症状鉴别诊断和主要疾病的诊断和处理要点。注重学科交叉融合,尽量通过以病例为范例的模式,展示和解答各类消化系统疾病临床诊断与处理所涉及的问题。追踪和整合当代有关指南或共识,"集众家之所长,聚新方于一鉴",使本书内容体现出引经据典、先进实用的特性,可供医务工作者、科研工作者、医学院校师生研究、学习、使用。

目录

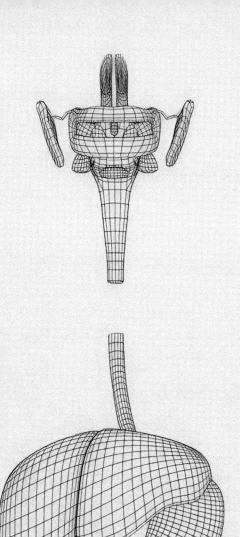

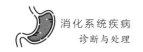
第一章

消化内科门诊基本诊断方法与临床思维

消化系统疾病包括食管、胃、肠、肝、胆、胰等脏器的器质性和功能性疾病。其临床表现除消化系统本身的症状及体征外，还常伴有其他系统或全身性症状，有的消化系统症状还不如其他系统的症状突出。因此，消化系统疾病的特点是发病率高、病因繁多、病种复杂。县域医院或消化专科门诊在消化系统疾病诊治和消化道肿瘤防治中发挥着承上启下的重要作用。提升基层医院或消化专科门诊的诊疗水平，需要相关人员具备过硬的消化专科基本技能和临床思维能力。

第一节　消化内科门诊基本诊断方法

一、以症状学为线索的诊断方法

在医学教育中，强调系统收集临床资料，包括病史、体征、常规化验和其他有关的辅助检查结果，进行全面的分析与综合，才能得出正确的诊断。然而，绝大多数患者来到消化专科门诊时，都是以专科症状表述疾病的信息。因此，从主要症状和体征入手，是消化内科门诊最基本的诊断方法。以症状学为线索的消化内科诊断要点如下。

（一）根据主诉及相关鉴别内容询问收集病史资料

1. 善于提炼患者主诉，根据患者主诉进一步询问

要特别注重甄别主要症状的特点和伴随症状，鉴别诊断有关的阳性症状和阴性症状，以及诊疗经过等，寻找可能的诊断线索。

2. 全面而有重点的体格检查

体格检查是整个诊疗过程中的重要一步，对疾病的诊断具有指导意义，因为通过主诉及相关鉴别内容询问收集病史，其形成思路不一定正确，需要进一步全面而有重点的体格检查，以证实或排除原先的考虑。

3. 归纳病史特点

对采集到的病史资料应进行归纳、整理，才能形成诊断与鉴别诊断的主要依据。应围绕主要症状和/或主要体征，归纳病史特点，包括有诊断及鉴别诊断意义的阳性或阴性的证据。

（二）诊断分析程序

一般采用先定位、后定性的诊断分析程序：①根据病例特点，初步判定疾病可能定位于哪个系统或哪个器官，缩小诊断范围（定位诊断）；②根据定位诊断的结果，列出和甄别可能相关的疾病，得到最可能的初步定性诊断（定性诊断）。例如：

患者，女，57岁。因发现贫血1年，伴间歇性腹泻，多次至门诊。无腹痛和发热，粪便隐血试验（occult blood test, OBT）持续阳性。病初胃镜检查发现有十二指肠球部溃疡伴出血（Forrest Ⅱa级），钛夹止血后，予以奥美拉唑抑酸和瑞巴派特治疗6周，患者粪便OBT仍然阳性，复查胃镜显示十二指肠球炎、慢性萎缩性胃炎，未见胃癌和溃疡征象，不能解释粪便OBT持续阳性的情况。同时患者有间歇性腹泻，肠镜检查报告横结肠炎症、乙状结肠病变，病理提示淋巴细胞浸润。门诊体检除贫

血貌以外,无其他阳性体征。

根据患者为中老年女性,长期贫血伴粪便OBT持续阳性,考虑有消化道隐性出血导致的慢性失血性贫血。复查胃镜检查显示溃疡愈合,肠镜提示横结肠炎症、乙状结肠病变,均不能解释长期消化道出血的原因,需要进一步探究导致消化道出血的病因(进一步诊治经过和结果见后述)。

二、正确选择辅助检查项目

在根据病史采集和体格检查做出初步疾病诊断后,需要选择适当的辅助检查项目,帮助明确以下问题:①病情评估需要做哪些紧急检查? ②进一步确诊该病需要完善哪些检查? ③排除该病可做哪些检查? ④选择进行的专项检查与其他相关检查比较有何优缺点?

由于消化疾病种类众多,同一种病在不同患者中的表现不会雷同,加之病情千变万化,辅助诊断项目的选择不可能有通用的模式。一般可参考下列原则进行辅助检查:

1.根据检查目的确定首选检测项目的种类

用于疾病诊断或鉴别诊断,应选择有关诊断性辅助检查项目;诊断明确而进行疗效评估者,只需定期进行相关评价性实验;而体检人群健康状况普查,则应按普查的目的和对象,确定相应的项目组合。

2.采用分级原则选择检查项目

检查项目尤其是诊断性项目,大多数可分为筛查性项目及确诊性项目。前者往往特异性较低但被广泛应用,如血常规、尿常规检查,在疾病诊断中首先进行该类检查,其结果可能提供进一步的临床诊断线索。在此基础上再选择合适的确诊性项目。在根据已有初步诊断考虑时,也应按照先进行筛查试验,再进行确诊项目检查的原则。

3.合理组合检查项目

多数情况下,单一项目往往难以提供足够的可靠信息,尤其是在判断功能状况时。若能依据疾病的种类及病变阶段,选择合适的项目组合,有助于全面了解功能状况和得出正确诊断。

总之,正确认识、合理选择、恰当评价辅助检查,能使临床医生在更短时间、更大范围、更深层次上获得关于疾病的更精细的客观资料,为疾病的诊断提供依据。如果不能正确地选择和使用辅助检查,或者不能恰当评价辅助检查的结果,过度辅助检查往往会成为认识疾病本质的障碍,成为误诊的原因之一。因此,门诊辅助检查要将常规检查与特殊检查相结合,并结合随访分析,才能客观评价各种检查的敏感性、特异性、准确性、安全性和成本效益。

例如上例患者因贫血辗转至血液科门诊,予以补铁治疗。但贫血未能改善,仍然有间歇性腹泻,再次到消化内科门诊。经患者同意,复查结肠镜,发现末端回肠-回盲部-升结肠黏膜增厚,充血水肿。黏膜活检病理报告示:(回盲部)黏膜急慢性炎伴肉芽组织形成,局部淋巴组织增生活跃,免疫组化结果证实为弥漫性大B细胞淋巴瘤。

确诊后,经血液科行CHOP化疗4个疗程,复查结肠镜仅显示黏膜末端回肠微小息肉,病理活检报告示:黏膜慢性炎伴息肉增生。贫血完全纠正,腹部增强计算机断层扫描(computed tomography,CT)检查未见异常。

这位患者因隐匿性消化道出血伴贫血,辗转各个科室,最终水落石出,确诊为结肠弥漫性大B细胞淋巴瘤。这虽没有导致恶果,但伴有隐忧,因为诊断延迟是导致恶性疾病不良结局的重要因素。我们需要反思和提高认识的问题有以下几点。

1.高度重视消化道报警症状和反常问题

(1)40岁以上,近期出现消化不良症状,消化不良症状进行性加重。

(2)有消瘦、贫血、呕血、黑便、便血、吞咽困难、腹部肿块、黄疸等其中一条症状。

(3)近期出现粪便性状改变。

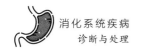

（4）要警惕已知疾病治疗后的反常征象。

2.在内镜诊断的同时,要特别注重与病理检查人员的沟通

该患者首次结肠检查报告结果为结肠炎,病理报告提示淋巴细胞浸润,被认为是慢性结肠炎的病理表现,没有警惕淋巴瘤可能,直至最后一次结肠镜检查加做免疫组化检查,才被确诊为结肠弥漫性大B细胞淋巴瘤。

在繁杂的门诊工作中追求精细化,是消化专科医生不断总结经验教训、提升专科能力的永久征程。

三、从疾病入手的诊断治疗方法

消化内科患者,尤其是门诊患者,多为慢性消化系统疾病复诊或出院随访的患者。接诊时,需要从既往诊断的已知疾病入手,核实疾病的诊断依据、鉴别诊断、分型、程度、并发症、伴随症状,从而对已有的疾病进行确认,或否认,或修改,制订更合理的符合当前疾病状态的诊治方案。

总之,要遵循既要抓好疾病诊断和评估,又要恰当安排治疗时机的原则。根据疾病状态确定治疗目标与适宜措施,确定消化内科诊治策略。例如在消化性溃疡诊治中,需要根据不同疾病状态确定以下治疗目标和措施:①根治性疗法［消化性溃疡幽门螺杆菌(helicobacter pylori,Hp)根除］;②预防性治疗［服用非甾体类抗炎药(non-steroidal anti-inflammatory drugs,NSAIDs),有消化性溃疡病史者］;③对症治疗(抑酸剂缓解消化性溃疡症状);④诊断性治疗(非溃疡性消化不良诊断性治疗);⑤转诊(消化性溃疡急性穿孔);⑥支持性疗法(消化性溃疡幽门梗阻初期营养支持);⑦康复治疗(消化性溃疡穿孔或幽门梗阻手术切除后);⑧等待观察(胃溃疡癌前病变定期监测);⑨姑息治疗(无法切除的溃疡恶变肿瘤)。有关消化系统常见疾病诊疗要点,详见本书的其他有关章节。

第二节　消化内科门诊问诊、体检与病历书写要点

在门诊接诊,了解患者的主诉后,可采取重点问诊和体检的方法,迅速做出初步诊断,明确进一步的诊疗策略。

一、重点问诊方法与病史采集

一旦通过患者的主诉,指向了某个(或某些)器官系统,医生经过临床诊断思维的加工后就会形成诊断假设,应重点对该系统的内容进行全面的问诊,通过直接提问收集有关本系统中疑有异常的阳性症状,阴性症状也应被记录下来。这对明确该诊断或做进一步的鉴别诊断很有意义。接诊的消化内科患者,大致有以下两种情况。

（一）初诊患者

初诊患者包括急症患者和慢性病患者两类。

1.急症患者

对于急症患者,首先需要进行病情评估,即刻判断患者的症状是否危及生命或为紧急情况,如重度呼吸困难、晕厥或脉搏细速、出冷汗等。出现上述任何症状,均提示一种严重的病症,必须及时识别处置。接诊时需要重点突出、简单扼要地问诊,同时快速观察患者的皮肤颜色、体温、营养状态、意识、体位、姿势、步态、面容与表情等,测脉搏、血压等生命体征,有针对性地体检。在进行重点突出的问诊和体检之后,医生应有一个倾向性的诊断和处理意见,确定进一步急诊检查治疗或住院转诊方向。

2.慢性病患者

对于慢性病患者,需要问诊的内容较多,包括主诉、现病史、简单的既往健康史、个人史和家族

史等。一般问诊方法是先了解患者的一般情况,随即询问患者就诊的主要病痛和时间,然后询问现病的详细经过,再按次序了解既往史、个人生活史及有关的家族史等,对生育期的妇女尚应了解月经史,对已婚妇女还应询问结婚和生育史。其中主题部分是主诉和现病史,应重点询问。

(1)主诉:是患者就诊时陈述的最主要的症状或体征,以及病情现阶段的持续时间。一般是由患者自述感觉最明显、最突出的症状和体征。多采用引导式问诊方式,即以医生问、患者答的方式理清本次就诊的主要问题。通常医生应主动询问。例如,医生问:"您哪儿不舒服?"患者答:"肚子痛。"医生问:"您除了肚子痛,还有哪里不舒服吗?"患者答:"还有点拉肚子。"医生问:"您是什么时候开始肚子痛和拉肚子的?"患者答:"个把星期。"这时医生就把主诉搞清楚了,可以归纳主诉为"腹痛、腹泻1周"。在询问主诉时,要把主诉抓准,患者的陈述可能是零乱而主次不分的,而主诉一般只有一个或两三个,因此,医生要善于抓住其中的主要症状。

(2)现病史与初步诊断:重点问诊的关键是要通过细腻的问诊,对主要症状的特点进行精雕细刻的描述,以求从症状的共性,找到倾向某一疾病的个性。可按照以下路径进行重点问诊和初步诊断。

a.友好地倾听患者陈述症状,同步观察体态与表情。

b.着重了解主要症状的性质(特点,加重、缓解的因素)和病程特点(急性、慢性、反复发作),以及相关的伴随症状、诊疗经过和其相关病史。

c.根据患者的症状和个人信息(如年龄、性别、既往史和家庭背景),列出一系列可能会导致该种类型症状的鉴别诊断(通常为2~5个)。鉴别诊断的清单应包括:

● 优先考虑该症状相关的常见病、器质性疾病和可治性疾病的诊断。

● 一定不可漏诊的严重疾病,如急腹症、癌症,以及心、脑、肺急症等。

● 有多种表现而易漏诊的疾病,如贫血、抑郁症、甲状腺疾病等。

d.根据对所列举鉴别诊断的特定症状和体征的了解,进一步收集病史,进行适当的体格检查和辅助检查,确认可能性最大的诊断和排除最不可能的诊断。

需要强调的是,问诊本身就是所收集的客观资料与医生的主观分析不断相互作用的过程。建立假设、检验假设和修改假设都需要医生积极主动的临床思维,绝不仅仅是收集资料的简单行为。每个医生的认知能力和整合资料的能力将决定其病史采集的实践过程。

(二)复诊患者

对于反复就诊的慢性病患者,医生在问诊前应先浏览患者的病史,了解患者的主要症状体征、检查结果,进行初步诊断。在了解这些病史后,应当重点询问患者服药后的反应和变化。确实无效时,需要询问患者服药的依从性,判断是否为未按时间服药或擅自停药所致。有部分患者可能在治疗后,原有的症状缓解了,但又出现了其他的不适,便认为没有好转。例如极少数患者服用奥美拉唑后,可能会出现腹部不适症状,如恶心、腹胀、腹泻、便秘、上腹痛等,还有可能出现皮疹或头晕、头痛的不良反应。可以停药后观察或进一步补充检查,判断以前的诊断是否明确,有无漏诊或误诊。随着时间推移和数次就诊后获得更多的信息,可以对诊断进行修订,以及考虑新的鉴别诊断。

对于反复就诊的慢性病患者,特别需要增强患者治疗的依从性。例如在治疗诸如胃食管反流病或炎症性肠病等慢性病患者时,患者是否能够接受全部的疗程,也是直接影响患者治疗效果和其痊愈的重要因素。因此,门诊医生应在患者复诊过程中做好病情评估,注意患者的心理健康状况和经济能力,教育患者坚持全程治疗,防止治疗中断。制订适合患者病情和整体情况的专属个人复诊方案。

总之,问诊是消化专科医生诊治疾病的第一步,临床诊断的大多数线索和依据来源于病史采集所获得的资料。同时,问诊也是一门艺术,耐心、关心、细致、体贴,有利于建立良好的医患关

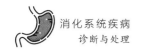
系。正确的方法和良好的问诊技巧,可以让患者对医生有信任感,为进一步的治疗打下基础。问诊还可以教育患者,提高治疗效果,提高患者的治疗依从性。问诊的方法与技巧因人而异,各有所长,门诊医生有必要在门诊实践中不断提高问诊的艺术水平与效率。

二、全面而有重点的体格检查

体格检查是整个诊疗过程中的重要一步,对疾病的诊断具有指导意义,因为通过主诉及相关鉴别询问收集病史,其形成思路不一定正确,需要进一步全面而有重点的体格检查,以证实或排除原先的考虑。如何在消化门诊中全面高效地实施体格检查,需要把握以下要点。

(一)既要重视腹部检查,又要注意全身系统检查

除心肺状况评估以外,特别需要注意以下全身情况:

(1)皮肤黏膜的表现,如色素沉着、黄疸、淤点、淤斑、蜘蛛痣、肝掌等,是诊断肝病的重要线索。

(2)面部表情、口腔状况。面部表情可提示腹痛是否存在及其严重程度,口腔溃疡及关节炎可能与炎症性肠病或系统性自身免疫疾病有关。

(3)有无腮腺、甲状腺和锁骨上淋巴结肿大,有无男性乳房发育及睾丸萎缩。

(二)消化系统疾病的体格检查重点应在腹部

腹部体格检查包括视诊、听诊、叩诊和触诊,以触诊为主。但是触诊和叩诊容易导致胃肠蠕动增加,使肠鸣音发生变化,因此腹部体格检查时,顺序应该是视诊、听诊、叩诊、触诊。

1. 视诊

观察腹部的外形有无凹陷或膨隆,观察呼吸运动、腹壁静脉、蠕动波和皮肤情况,常能提供重要线索。如腹部膨隆提示腹腔积液或肠胀气,腹壁静脉曲张提示门静脉高压症(但要检查血流方向,以与下腔静脉阻塞相鉴别),胃肠型和蠕动波提示胃肠梗阻等。

2. 听诊

注意肠鸣音的特点,对急腹症的鉴别诊断及消化道活动性出血的诊断有帮助,腹部的血管杂音有时会有特殊的诊断价值。

3. 叩诊

主要是对各个脏器的叩诊,了解肝脾浊音界和有无叩击痛;还有对腹腔积液的叩诊,发现移动性浊音提示已有中等量的腹腔积液。

4. 触诊

触诊最为重要。应了解有无腹部压痛、反跳痛、液波震颤、肿块等,以及尽可能触诊腹部各个脏器有无肿大及其性质。腹壁紧张度、压痛和反跳痛对腹痛的鉴别诊断至关重要;通过对腹腔脏器的触诊,可能发现脏器的相关疾病;触及腹部包块时,应详细检查其位置、大小、形状、表面情况、硬度、活动情况、触痛及搏动感等。

(三)肛门直肠指检

肛门直肠指检对便血、腹泻、便秘、下腹痛患者更有必要,有助于发现大多数直肠肿瘤及胃肠道恶性肿瘤的盆腔转移。

全面而又有重点的体格检查,不但可以减少误诊、漏诊,也有助于减少医疗纠纷,增强患者对医生的信任感。

三、消化内科病历书写的重点要求

(一)初诊病历

对于初诊患者,需要记录主诉,重点突出地书写现病史(包括本次患病的起病日期、主要症状、他院诊治情况与疗效),并简要叙述与本次疾病有关的既往史、个人史及家族史。重点记录阳性体

征及有助于鉴别诊断的阴性体征,以及有关实验室检查、器械检查结果或会诊记录。进而书写处理措施,分别列出处方及治疗方法,进一步检查措施或建议,以及休息方式及期限。

在书写初诊患者病历时,要用最少的文字把最重要的事都说清楚,关键的一点就是主线清晰明确,一切内容为主线服务。这个主线就是诊断。如诊断患者为急性胰腺炎,就直接按照诊断标准及急性胰腺炎的鉴别诊断把内容写上去,体格检查也主要是描述急性胰腺炎及相关并发症。但初诊患者多为印象诊断,或是为下一步深入检查提供方向,不是肯定性诊断。当诊断不清、需要排除潜在严重疾病时,可在病历上写明应该做的进一步辅助检查和当前的治疗措施。

(二)复诊病历

对于复诊病历,应重点记录上次诊治后的病情变化和治疗反应。体检要着重记录原有阳性体征的变化和新的阳性发现,以及需要补充的实验室或器械检查项目。对上次已确诊的患者,如诊断无变更,可不再写诊断。处理措施书写要求同初诊。

一份优秀的消化专科病历,应该:简明扼要、书写规范;能抓住关键问题,迅速做出诊断,能记录住重要的信息,有利于临床诊疗随访;文字简略,几乎没有废话。临床医生需要在潜心实践中,不断提高病历书写能力。

附:消化内科病历书写纲要

(一)常见消化系统症状问询和描述要点

1. 饮食情况

有无易饥、厌食,有无食后饱胀、嗳气、反酸,是否伴有体重减轻,进食与腹痛、腹胀、呕吐的关系如何。

2. 吞咽困难

发病缓急,发生时间及持续时间,咽下流质和固体食物时的反应,进行性加重或间断性发生,自觉咽下困难的部位,是否伴有食管部位(胸骨后)疼痛。

3. 腹痛

急性或慢性,发生多久,腹痛部位、性质、程度,有无节律性、周期性放射痛,阵发性或持续性痛,缓解因素,是否伴有嗳气、反酸,疼痛与排便,体位、体温、黄疸,以及与情绪的关系,腹痛部位有无转移。

4. 恶心、呕吐

呕吐物的性质、量、颜色、气味,是否混有食物,呕吐的频次,发生的时间、诱因,呕吐程度与进食的关系,是否伴有头痛和喷射性呕吐,是否伴有眩晕、腹痛、便秘、发热、意识障碍。

5. 呕血和黑便

量、频次、颜色,便血与粪便的关系(血液与粪便是否相混合),有无伴随症状,如腹痛、腹泻、呕吐、发热、贫血或休克。

6. 腹部肿块

发现时间与进展情况,肿块的形状、大小、移动性,肿块有无压痛或疼痛,是否伴有排便异常(如便秘)、发热。

7. 黄疸

发生缓急,是否进行性加重,是否伴有皮肤瘙痒、乏力、呕吐、食欲不振,尿液、粪便颜色有无改变,有无发热。

8. 排便情况

有无腹泻或便秘,发生多久(急性或慢性),每日排便次数,腹泻时的粪便性状(水样、糊状、黏液便或脓血便),有无腹泻、便秘交替,是否伴有腹痛、发热。

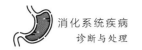

9.腹胀、尿少、双下肢水肿

发病时间,进展情况,尿量多少,双下肢水肿程度,是否伴有胸闷、气急,是否有泡沫尿,是否伴有低热、盗汗,有无进行性消瘦,有无颜面部水肿,有无厌油、食欲不振,有无关节酸痛、皮疹,有无黄疸。

(二)与消化科疾病密切相关的既往病史、个人史、家族史

(1)有无肝炎(何种)、血吸虫病、肝胆疾病、胃肠疾病史。

(2)有无腹部手术史及术后情况。

(3)烟酒嗜好程度及年限。

(4)家族中有无类似疾病和肿瘤、遗传性疾病病史及肝炎等传染病史。

(三)消化科体格检查重点

(1)营养状态:有无消瘦、体重下降。

(2)皮肤、黏膜:有无黄染、色素沉着,面色,有无毛细血管扩张、蜘蛛痣、肝掌、腹壁表浅静脉曲张。

(3)有无肝臭、锁骨上淋巴结肿大、男性乳房发育。

(4)腹部。

视诊:腹部外形(膨隆、蛙状腹等),腹壁皮肤、腹壁静脉曲张(显露、曲张),胃肠型、蠕动波,是否存在腹式呼吸。

听诊:肠鸣音情况(消失、亢进、音调),胃区振水音,有无血管杂音。

叩诊:肝浊音界、肝区叩痛、腹部移动性浊音。

触诊:腹肌紧张程度、压痛及反跳痛、液波震颤,肝脾大小、质地、边缘、触痛,包块部位、大小、质地、表面情况、边界、压痛、移动性。

(5)肛门指检:痔疮、肛裂、肛瘘,肛管内壁是否光滑,有无肿块,指套有无染血。

主要参考资料

[1]国家消化系统疾病临床医学研究中心(上海),国家消化内镜专业质控中心,中国医师协会内镜医师分会中华医学会消化内镜学分会.县域医院消化专科规范化建设指南(2021)[J].中华消化内镜杂志,2021,38(12):964-968.

[2]钱家鸣.消化内科疾病临床诊疗思维[M].人民卫生出版社,2012.

[3]I K Zola.Pathways to the doctor-from person to patient[J].Soc Sci Med,1973,7(9):677-689.

[4]Aronowitz RA.When do symptoms become a disease?[J].Ann Intern Med,2001,134(9 Pt 2):803-808.

[5]Annemarie Jutel.Sociology of diagnosis:a preliminary review[J].Sociol Health Illn,2009,31(2):278-299.

(许建明)

第二章

消化系统实验室检查

在消化系统疾病的诊断中,除病史检查和体格检查外,化验检查也是重要的辅助诊断方法。除血、尿和粪三大常规检查外,血清生物化学、免疫学等实验室检查,也特别有助于消化系统疾病的筛查、诊断、疗效观察和预后判断。

第一节　三大常规检查报告解读

三大常规检查是临床检查的基础项目。如何判读白细胞(WBC)计数、红细胞(RBC)计数、血红蛋白(Hb)和血小板(PLT)异常?如何分析尿常规检查常用项目及其结果?如何将粪常规检查作为消化道疾病的"报警器"?本节将全面介绍和解读三大常规检查结果,以期帮助掌握患者的基本信息,清晰地反映患者的身体情况,甚至可为一些基础疾病做出诊断。这些是消化专科医生必须常规熟练应用的实验室知识。

一、血常规检查

血常规检查常被作为疾病诊断的一种辅助手段。检查的项目可分为三大系统,即红细胞系统、白细胞系统和血小板系统,其中又以白细胞计数、红细胞计数、血红蛋白和血小板含量最具有诊断参考价值,在病因不明时,对多数患者可以做血常规检查,对其进行辅助诊断。此外,血常规检查还是观察治疗效果、用药或停药、继续治疗或停止治疗、疾病复发或痊愈的常用指标。

【红细胞计数和血红蛋白含量】

(一)正常值参考范围

正常情况下,红细胞数量和血红蛋白含量的比值大致是相对固定的(表2-1-1)。但在发生贫血的情况下,它们之间的比值就会发生变化,血红蛋白含量能更好地反映贫血的程度。如发生低色素性贫血时,血红蛋白含量的降低就会十分明显,红细胞数量和血红蛋白含量的比值就会升高。因此在看化验单时,一定要首先注意这两项数值,分辨贫血类型。

表2-1-1　红细胞计数和血红蛋白含量正常值参考范围

性别与年龄	红细胞(RBC)计数	血红蛋白(Hb)含量
男性	$(4.0\sim5.5)\times10^{12}$/L	120~160 g/L
女性	$(3.5\sim5.0)\times10^{12}$/L	110~150 g/L
儿童	$(3.9\sim5.3)\times10^{12}$/L	
新生儿	$(6.0\sim7.0)\times10^{12}$/L	170~200 g/L

(二)贫血分类

贫血是指外周血液在单位体积中的血红蛋白含量、红细胞计数和/或红细胞比容(hematocrit value,HCT)低于正常低限,以血红蛋白含量较为重要。贫血常是一个症状,而不是一个独立的疾病,各系统疾病均可引起贫血。我国贫血的诊断标准为成年男性血红蛋白含量小于120 g/L,成年女性

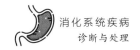
小于110 g/L。孕妇怀孕期间小于100 g/L,按照进展速度分为急性、慢性贫血;按照血红蛋白的含量又分为轻度(Hb 90~120 g/L)、中度(Hb 60~89 g/L)、重度(Hb 30~59 g/L)和极重度(Hb<30 g/L)贫血。

血红蛋白是由珠蛋白和亚血红素组成的结合蛋白质,血红蛋白除能与氧结合形成氧合血红蛋白外,尚可与某些物质作用,形成多种血红蛋白衍生物,在临床上可用以诊断某些变性血红蛋白症和血液系统疾病。如缺铁性贫血时,血红蛋白含量减少程度较红细胞数量减少程度更明显;巨幼细胞性贫血时,红细胞数量减少程度较血红蛋白含量减少程度明显。此外,维生素B_{12}或叶酸也是红细胞造血物质,这些物质缺乏则可出现红细胞体积增大的贫血。红细胞破坏或急性失血,可导致正细胞性贫血。根据细胞形态学,可区分贫血类型及其可能的病因(表2-1-2)。

表2-1-2　根据细胞形态学区分贫血类型

贫血类型	平均红细胞容积(MCV)/fL	平均红细胞血红蛋白含量(MCH)/pg	疾病
大细胞性贫血	>100	>34	叶酸/维生素B_{12}缺乏症、部分骨髓再生障碍性贫血
正细胞性贫血	80~100	27~34	急性失血、溶血性贫血、部分骨髓再生障碍性贫血、继发性贫血
小细胞性贫血	<80	<26	珠蛋白生成障碍性贫血、血红蛋白病、缺铁性贫血、慢性炎症性贫血、铁粒幼细胞性贫血

【诊断流程】

1.小细胞性贫血

由于缺铁性贫血是最常见的小细胞性贫血,故首先建议测定血清铁蛋白水平。如果血清铁蛋白水平正常,则可能有潜在的全身性疾病(慢性炎症、感染、骨髓纤维化或肿瘤),为排除地中海贫血,可进行Hb电泳检测,必要时进行骨髓活检。

2.大细胞性贫血

应首先排除某些药物(如羟基脲、齐多夫定)和饮酒与红细胞增多症的相关性,继而需要排除叶酸或维生素B_{12}缺乏症,可测定血清同型半胱氨酸和维生素B_{12}水平,如果这两项检查中有一项结果异常,应检查血清甲基丙二酸水平,如血清甲基丙二酸水平升高,强烈表明存在维生素B_{12}缺乏。在维生素B_{12}缺乏的患者中,可进一步筛查是否存在抗内因子抗体(anti-inner factor antibody,IFA),如果存在,则诊断为恶性贫血(pernicious anemia,PA)。

如果大细胞性贫血无叶酸或维生素B_{12}缺乏症的证据:当平均红细胞容积(mean corpuscular volume,MCV)为100~110 fL时,考虑骨髓增生异常综合征(myelodysplastic syndrome,MDS)及肝脏疾病、饮酒、甲状腺功能减退和溶血引起的网织红细胞增多症;当MCV>110 fL时,则考虑MDS或其他原发性骨髓疾病。

3.正细胞性贫血(图2-1-1)

(1)排除正细胞性贫血潜在的可治疗原因,包括出血、营养性贫血、肾功能不全性贫血和溶血,并分别检测有关实验室指标。

(2)检测结合珠蛋白、乳酸脱氢酶(lactate dehydrogenase,LDH)、间接胆红素(indirect bilirubin,IBIL)、网织红细胞计数等常用溶血性指标。

(3)如提示溶血,则通过外周血涂片观察红细胞形态。如为球状细胞,则可能是自身免疫性溶血性贫血(autoimmune hemolytic anemia,AIHA)或遗传性球形红细胞增多症(hereditary spherocytosis,HS);如为碎裂红细胞,则可能是血栓性血小板减少性紫癜(thrombotic thrombocytopenic purpura,TTP)/溶血性尿毒症综合征(hemolytic uremic syndrome,HUS)、弥散性血管内凝血(disseminated intravascular coagulation,DIC)或瓣膜溶血。对于疑为AIHA或HS者,需进行Coombs试验,如Coombs试验为阴性,则进行渗透脆性试验。

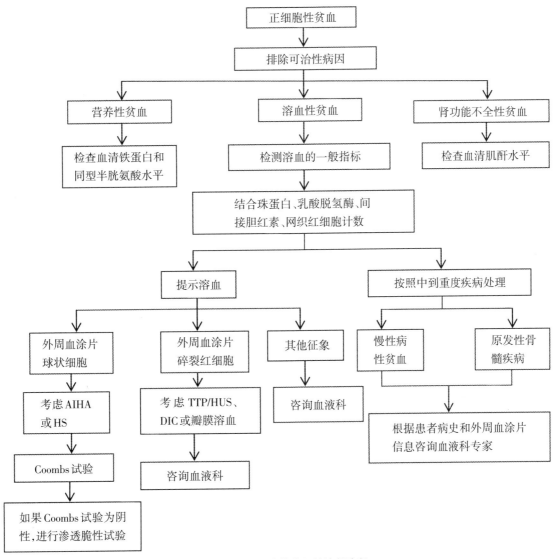

图2-1-1 正细胞性贫血的诊断流程

AIHA=自身免疫性溶血性贫血;DIC=弥散性血管内凝血;HS=遗传性球形红细胞增多症;PBS=外周血涂片;TTP/HUS=血栓性血小板减少性紫癜/溶血性尿毒症综合征。

(4)如非溶血性贫血,则根据患者病史和外周血涂片信息,请血液科专家判断是慢性病贫血,还是原发性骨髓疾病。

【白细胞计数】

白细胞是无色有核细胞,正常血液中的白细胞以细胞质内有无颗粒而分为有粒和无粒两大类:前者根据颗粒的嗜好性分为中性、嗜酸性、嗜碱性粒细胞三种;后者包括单核细胞、淋巴细胞。

(一)正常参考范围及其增多或减少的临床意义

1.白细胞总数及其分类计数参考范围

白细胞总数:$(3.5\sim10.0)\times10^9$/L。

中性粒细胞:$(0.50\sim0.70)\times10^9$/L$(50\%\sim70\%)$。

嗜酸性粒细胞:$(0.01\sim0.05)\times10^9$/L$(1\%\sim5\%)$。

嗜碱性粒细胞:$(0\sim0.01)\times10^9$/L$(0\sim1\%)$。

淋巴细胞:$(0.20\sim0.40)\times10^9$/L$(20\%\sim40\%)$。

单核细胞:$(0.03\sim0.08)\times10^9$/L$(3\%\sim8\%)$。

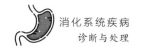
2. 成人白细胞总数及其分类计数增减的临床意义

见表2-1-3。

表2-1-3 成人白细胞总数及其分类计数增减的临床意义

指标	增多	减少
白细胞计数	(1)生理性:主要见于月经前、妊娠、分娩、哺乳期妇女,剧烈运动、兴奋激动、饮酒、餐后等。新生儿及婴儿明显高于成人。 (2)病理性:主要见于各种细菌感染(尤其是金黄色葡萄球菌、肺炎链球菌等化脓菌感染)、慢性白血病、恶性肿瘤、尿毒症、糖尿病酮症酸中毒及有机磷农药、催眠药等化学药的急性中毒	(1)疾病:主要见于流行性感冒、麻疹、粒细胞缺乏症、再生障碍性贫血、白血病等疾病。 (2)用药:应用磺胺类药物、解热镇痛药、部分抗生素、抗甲状腺药物、抗肿瘤药等。 (3)特殊感染:如革兰阴性菌感染(伤寒、副伤寒)、结核分枝杆菌感染、病毒感染(风疹、肝炎)、寄生虫感染(疟疾)。 (4)其他:放射线、化学品(苯及其衍生物)等的影响
中性粒细胞	在外周血中可分为中性杆状核粒细胞(NST)和中性分叶核粒细胞(NSG)两类。中性粒细胞增多常伴随白细胞总数的增多。 (1)急性、化脓性感染:包括局部感染(脓肿、疖肿、扁桃体炎、阑尾炎、中耳炎等);全身感染(肺炎、丹毒、败血症、猩红热、白喉、急性风湿热)。轻度感染时,白细胞和中性粒细胞百分率可增多;中度感染时,计数可>10.0×10⁹/L;重度感染时,计数可>20.0×10⁹/L,并伴明显的核左移。 (2)中毒:尿毒症、糖尿病酮症酸中毒、代谢性酸中毒、早期汞中毒、铅中毒,或催眠药、有机磷中毒。 (3)出血和其他疾病:急性出血、急性溶血、手术后出血、恶性肿瘤、粒细胞白血病、严重组织损伤、心肌梗死和血管栓塞等	(1)疾病:伤寒、副伤寒、疟疾、布氏杆菌病、某些病毒感染(如乙型肝炎、麻疹、流感)、血液病、过敏性休克、再生障碍性贫血、高度恶病质、粒细胞减少症或缺乏症、脾功能亢进、自身免疫性疾病。 (2)中毒:重金属或有机物中毒、放射线损伤。 (3)用药:抗肿瘤药、苯二氮䓬类镇静催眠药、磺酰脲类胰岛素促泌剂、抗癫痫药、抗真菌药、抗病毒药、抗精神病药、部分非甾体类抗炎药等有可能引起中性粒细胞减少
嗜酸性粒细胞	(1)过敏性疾病:支气管哮喘、荨麻疹、药物性皮疹、血管神经性水肿、食物过敏、热带嗜酸性粒细胞增多症、血清病、过敏性肺炎等。 (2)皮肤病与寄生虫病:牛皮癣、湿疹、天疱疮、疱疹样皮炎、真菌性皮肤病、肺吸虫病、钩虫病、包囊虫病、血吸虫病、丝虫病、绦虫病等。 (3)血液病:慢性粒细胞性白血病、嗜酸性粒细胞性白血病等。 (4)用药:应用罗沙替丁、咪达普利(ACEI类药物),或头孢拉定、头孢氨苄、头孢呋辛钠、头孢哌酮等头孢菌素类抗生素等	(1)疾病或创伤:见于伤寒、副伤寒、大手术后、严重烧伤等。 (2)用药:长期应用肾上腺皮质激素或促皮质素、坎地沙坦西酯、甲基多巴等
嗜碱性粒细胞	(1)疾病:慢性粒细胞白血病,常伴嗜碱性粒细胞增多,可在10%以上;或淋巴网状细胞瘤、红细胞增多症、罕见嗜碱性粒细胞白血病、骨髓纤维化或转移癌。 (2)创伤及中毒脾切除术后,铅中毒、铋中毒及注射疫苗后也可见增多	(1)疾病:速发性过敏反应,如荨麻疹、过敏性休克等。 (2)用药:见于促皮质素、肾上腺皮质激素应用过量及应激反应
淋巴细胞	(1)传染病:百日咳、传染性单核细胞增多症、传染性淋巴细胞增多症、结核病、水痘、麻疹、风疹、流行性腮腺炎、传染性肝炎、结核及许多传染病的恢复期。 (2)血液病:急性、慢性淋巴细胞白血病,白血病性淋巴肉瘤等,可引起淋巴细胞计数绝对性增多;再生障碍性贫血、粒细胞缺乏症也可引起淋巴细胞百分率相对性增多。 (3)其他肾移植术后发生排斥反应时	多见于传染病的急性期、放射病、细胞免疫缺陷病、长期应用肾上腺皮质激素后或接触放射线等。 此外,发生各种中性粒细胞增多症时,淋巴细胞相对减少

指标	增多	减少
单核细胞	(1)传染病或寄生虫病(如结核、伤寒、急性传染病)的恢复期、疟疾、黑热病。 (2)血液病单核细胞性白血病、粒细胞缺乏症恢复期。 (3)其他疾病亚急性细菌性心内膜炎	

(二)白细胞计数增高的病因追寻

白细胞总数及分类计数的增多,仅为实验室检查的一项异常指标,重要的是寻找引起白细胞总数及分类计数增多的病因。

如表2-1-3所示,白细胞计数增高的原因除了生理变化(剧烈运动、进食后、妊娠、产后等),其病理性增高可能继发于未成熟的前体细胞或原始细胞(白血病)或各种类型成熟白细胞(粒细胞、淋巴细胞、单核细胞)反应性增生。

1.白血病

患者典型的血常规表现为白细胞增多且白细胞分类异常。进行外周血涂片检查时,可以在外周血中发现大量的原始细胞。根据血常规检查的结果,可能对白血病患者有初步判断,但是最终判断患者是否患有白血病,要经过骨髓穿刺检查才能进一步确诊。

2.恶性肿瘤

恶性肿瘤在疾病发展过程中经常伴有血液指标的改变,比如贫血、血小板异常和白细胞计数异常升高等。

白细胞计数异常升高主要是恶性肿瘤激发机体产生类白血病反应,从而引起白细胞计数升高。这种反应可能是肿瘤组织坏死分解产物刺激骨髓粒细胞的释放,某些肿瘤细胞产生促粒细胞生成因子及肿瘤细胞骨髓转移,破坏骨髓对粒细胞释放的调控,以及机体对肿瘤组织的异常反应所致。

此外,恶性肿瘤继发感染也可引起白细胞计数升高,此类情况与临床上其他的感染性疾病类似,由于恶性肿瘤患者免疫力低下,多有发热症状。患者外周血白细胞计数升高与其生存期呈负相关,白细胞计数升高提示预后不佳、生存期短。因此,临床上恶性肿瘤患者出现白细胞计数升高时,应在排除感染因素后,再考虑类白血病反应。

3.感染

细菌、病毒等病原体感染可引起白细胞总数或中性粒细胞、淋巴细胞计数升高。细菌感染主要见于脓肿、化脓性脑膜炎、肺炎、中耳炎、扁桃体炎、肾盂肾炎、胆囊炎、败血症等。病毒感染,如常见的乙型脑炎、风疹、麻疹、流行性腮腺炎、传染性单核细胞增多症、传染性淋巴细胞增多症、病毒性肝炎和肾病综合征出血热等。

4.其他反应性白细胞增多症

(1)急性中毒:常见于急性化学药物和生物毒素中毒,如急性铅、汞中毒,安眠药、有机磷中毒,昆虫及蛇毒素中毒等,可引起骨髓反应性增生,导致白细胞计数升高。

(2)广泛的组织损伤或坏死:如较大手术后、大面积烧伤、急性心肌梗死(心绞痛时不升高),以及严重的血管内溶血、血管栓塞、急性创伤性大出血。应激状态下,白细胞计数一般不高于$20×10^9$/L,且白细胞分类正常或中性粒细胞计数略升高,此时白细胞计数升高对机体有保护作用。

(3)糖尿病酮症酸中毒:糖尿病酮症、尿毒症时,也可刺激机体发生白细胞反应性增多。

(4)药物因素:应用某些药物以后可能会引起白细胞计数升高,如糖皮质激素、红霉素、头孢类药物、儿茶酚胺类药物等。

(5)脑出血白细胞计数升高:早期与感染无关的白细胞计数升高是一种应激现象,但其动态变

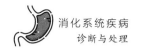
化趋势对早期感染的判断有指导意义。

总之,白细胞计数升高时应结合临床症状及体征、相关检验检查指标及影像学检查等进行综合判断,不能一概而论,将其归为感染因素。

(三)白细胞减少症

外周血白细胞总数持续低于 $4×10^9/L$,称为白细胞减少症。白细胞减少症最常见的为中性粒细胞计数减少所致。当中性粒细胞绝对值低于 $1.5×10^9/L$ 时,称为粒细胞减少症;当中性粒细胞绝对值低于 $0.5×10^9/L$ 时,称为粒细胞缺乏症,常伴有严重的难以控制的感染。

可引起白细胞计数减少的病因有很多,包括细菌、病毒感染、药物因素(如化疗药物及丙硫氧嘧啶等抗甲状腺药物),结缔组织病[系统性红斑狼疮(systemic lupus erythematosus,SLE)、类风湿关节炎(rheumatoid arthritis,RA)、干燥综合征等],消化系统疾病(肝硬化、脾功能亢进、肝炎等),以及血液系统疾病(恶性血液病、再生障碍性贫血、巨幼细胞性贫血、阵发性睡眠性血红蛋白尿症等)。

可结合临床症状及体征、相关检验检查指标及影像学检查等,判断白细胞计数减少的病因。骨髓活检对于骨髓转移癌、骨髓纤维化、淋巴癌等的诊断有一定帮助。同时可以帮助患者检查出是否有骨髓增生异常综合征(MDS)。

【血小板计数】

血小板是由骨髓中的成熟巨核细胞的胞质脱落而来的,每日产生的量相当于每升血液中增加 $35×10^9$ 个,其寿命为 7~14 d。外周血血小板计数正常范围为 $(100~300)×10^9/L$,其增减的临床意义如下。

(一)血小板减少

1. 血小板生成减少

骨髓造血功能障碍、再生障碍性贫血、各种急性白血病、骨髓转移瘤、骨髓纤维化、多发性骨髓瘤、巨大血管瘤、系统性红斑狼疮、恶性贫血、巨幼细胞性贫血。

2. 血小板破坏过多

特发性血小板减少性紫癜、肝硬化、脾功能亢进、体外循环等。

3. 血小板消耗增加

见于弥散性血管内凝血、血栓性血小板减少性紫癜等。

4. 血小板分布异常

脾肿大、各种原因引起的血液稀释。

5. 其他疾病

阵发性睡眠血红蛋白尿症、某些感染(如伤寒、黑热病、麻疹、出血热多尿期前、传染性单核细胞增多症、粟粒性结核和败血症)、出血性疾病(如血友病、维生素 C 缺乏症、阻塞性黄疸、过敏性紫癜)。

6. 用药

由药物中毒或过敏引起。甲砜霉素有骨髓抑制作用,可引起血小板减少;抗血小板药噻氯匹定、阿司匹林也可引起血小板减少;应用某些抗肿瘤药、抗生素、磺胺类药物、细胞毒性药可引起血小板减少。

(二)血小板增多

1. 疾病

见于原发性血小板增多症、慢性粒细胞性白血病、真性红细胞增多症、多发性骨髓瘤、骨髓增生病、类白血病反应、霍奇金淋巴瘤、恶性肿瘤早期、溃疡性结肠炎等。

2. 创伤

急性失血性贫血,脾摘除术后、骨折出血后,可见一过性血小板增多。

二、尿常规检查结果解读

尿常规检查是临床上比较常用且方便的检查手段,对泌尿系统病变具有重要的辅助诊断价值,也可以提醒医生存在影响肾脏的全身性疾病,有助于初步诊断一些疾病。完整的尿液分析主要包括理学检查、化学成分定性或半定量分析,尿沉渣中有形成分的显微镜检查。尿常规检查常用项目及其结果解读如下。

【尿液的理学检查】

(一)尿液的颜色

尿液的颜色随机体生理和病理的变化而不同。正常尿液为淡黄色、清晰透明的液体。食物和药物可影响尿液的颜色,例如服用小檗碱(黄连素)后尿色发黄、口服利福平后尿色发红,这些不属于病理性改变。

(二)尿液的透明度

透明度分为清晰、雾状、云雾浑浊和明显浑浊几个等级。尿液的浑浊程度与尿液中混悬物质的含量有关。正常尿液的浑浊常和尿液中的结晶有关,如草酸盐、磷酸盐结晶析出。而病理性浑浊与尿液中的细胞、细菌等含量有关,其性质可能为血尿、血红蛋白尿、肌红蛋白尿、胆红素(bilirubin,BIL)尿、脓尿、乳糜尿或脂肪尿、盐类结晶尿,其尿液成分需经化学分析和/或显微镜检查后确定。

(三)尿比重与酸碱度

1. 尿比重

4℃尿液与同体积纯水的重量比称为尿比重(specific gravity,SG)。正常晨尿SG:1.015~1.025。检测尿SG的高低与尿中的水分、晶体胶体性溶质的量及性质有关,可粗略反映肾小管的浓缩与稀释功能。在病理状况下,尿SG还受尿中的蛋白、糖及细胞等成分的影响。连续监测尿SG改变比一次测定更有意义。

2. 尿液酸碱度

多数尿液标本的pH为5.5~6.5。尿pH的参考范围较宽,与饮食关系较大,进食过多含蛋白质较高的食物时,尿中排出的酸式磷酸盐和硫酸盐增多,尿pH降低(pH<6);进食过多蔬菜、水果时,尿pH升高(pH>6)。

【化学成分定性或半定量分析】

(一)蛋白尿

健康人尿液中蛋白质定性试验阴性,定量试验结果为<0.1 g/L,定性试验阳性或定量试验结果超过0.1 g/L,即称为蛋白尿。干化学法测定蛋白尿的半定量结果分别报告为阴性、+(0.3 g/L)、++(1.0 g/L)、+++(5 g/L)。根据蛋白尿产生的机制可分为肾前性、肾性、肾后性蛋白尿和生理性蛋白尿。

1. 肾前性蛋白尿

肾前性蛋白尿多属于溢出性蛋白尿,是血液流经肾脏前的疾病所致,如多发性骨髓瘤时,低分子量异常免疫球蛋白轻链在血浆中含量过高,从肾小球滤过至尿液中,形成本-周蛋白尿。出现本-周蛋白尿是诊断多发性骨髓瘤的重要依据。此外,组织细胞严重损伤后,组织细胞中的蛋白质进入血液,如超过肾小管重吸收阈值,则从肾脏排出,导致蛋白尿、肌红蛋白尿和血红蛋白尿。

2. 肾性蛋白尿

肾脏疾病所致的蛋白尿称为肾性蛋白尿。如因肾小球滤过膜屏障遭到破坏,而形成所谓肾小球性蛋白尿。如果肾小管的重吸收功能受损,则尿中小分子蛋白增多,形成所谓肾小管性蛋白尿。若病变同时累及肾小球和肾小管而导致蛋白尿,则出现混合性蛋白尿。

3. 肾后性蛋白尿

因尿中混有脓血及黏液等成分而出现尿蛋白阳性,常见于急性膀胱炎、尿道炎或有阴道分泌

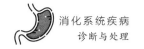

物或精液混入尿中,一般肾脏无病变。

4.生理性蛋白尿

可分为功能性蛋白尿和直立性蛋白尿等。功能性蛋白尿为一过性、微量的尿蛋白,常与剧烈运动、寒冷刺激、交感神经兴奋等有关,上述原因去除后,尿蛋白含量可以恢复正常。此外,直立性(或体位性)蛋白尿与长期站立、脊柱对肾脏的挤压有关,转成卧位后可以消失。生理性蛋白尿的蛋白定性试验多为阳性(+),<0.5 g/24 h,多见于青少年。

发现患者有蛋白尿之后,应首先排除生理性蛋白尿,如果蛋白尿为持续性的或阳性程度明显增加,则为病理性蛋白尿,而且蛋白尿的程度多与疾病病情相关。许多疾病都可以引起蛋白尿,但是不同的疾病引起蛋白尿的原因和种类不同。因此,必须进一步对蛋白尿的来源及种类进行分析,以确定病因。常用的方法有尿蛋白电泳、24 h蛋白定量检测。

(二)糖尿与酮体尿

1.糖尿

健康人尿液中几乎不含葡萄糖或有微量葡萄糖。当尿糖定性试验呈阳性(>2~5 mmol/L)时,称为葡萄糖尿。干化学法测定糖尿的半定量结果分别报告为阴性(<2.0 mmol/L)、+(2.8 mmol/L)、++(5.5 mmol/L)、+++(17 mmol/L)、++++(55 mmol/L)。

根据糖尿发生的机制可分为:①高血糖性糖尿。血糖持续升高超过肾糖阈时,出现糖尿,主要见于糖尿病,因此尿糖测定常被用于糖尿病的筛查和疗效观察。此外,一些内分泌性疾病,如甲状腺功能亢进、肢端肥大症、嗜铬细胞瘤、库欣综合征等引起的血糖增高也可出现糖尿。②肾性糖尿。当肾功能减退时,肾小管对葡萄糖的重吸收能力降低,导致肾糖阈下降,此时尽管血糖浓度正常,仍可出现糖尿,见于先天性肾小管疾病所致家族性糖尿、慢性肾盂肾炎、肾病综合征、某些药物中毒、妊娠期、新生儿等。③暂时性糖尿。进食大量糖类食物、含糖饮料,静脉输注大量葡萄糖,颅脑外伤,脑血管意外,急性心肌梗死等,可出现暂时性血糖升高而发生糖尿。

2.酮体尿

健康人血中酮体含量极微,定性试验阴性。当糖尿病病情严重并出现糖尿病酮症酸中毒时,尿酮体和尿糖浓度明显升高,尿中酮体浓度升高多早于血清中酮体。但是,在疾病未被控制的早期,尿中酮体以β羟丁酸为主时,可能出现假阴性结果(因为干化学法不能检测β羟丁酸)。服用双胍类降糖药(如苯乙双胍)的糖尿病患者,由于药物抑制细胞呼吸,也可出现酮体尿。此外,孕吐、饥饿、禁食过久、严重腹泻、全身麻醉、剧烈运动等,也可出现酮体尿。

3.尿胆红素与尿胆原

(1)尿胆红素:健康人定性试验阴性。干化学法测定尿胆红素的半定量结果分别报告为阴性、+、++、+++。当患有肝脏疾病、胆管阻塞时,血中结合胆红素浓度增高,出现胆红素尿。

(2)尿胆原:健康人尿液中尿胆原为0~20 μmol/L,定性试验呈阴性或弱阳性。干化学法测定尿胆原的半定量结果分别报告为阴性、+(17 μmol/L)、++(70 μmol/L)、+++(140 μmol/L)、++++(200 μmol/L)。溶血性疾病、肝脏疾病等可见尿胆原排泄增多。尿胆红素和尿胆原的检查有助于黄疸类型的鉴别诊断(表2-1-4)。

表2-1-4　尿胆红素和尿胆原检查对黄疸鉴别诊断

黄疸类型	尿胆红素	尿胆原	常见临床疾病
肝细胞性黄疸	阳性	阳性	急性病毒性肝炎、药物性肝炎、肝硬化、肝癌
梗阻性黄疸	阳性	阴性	急性胆囊炎、胆石症、急性胰腺炎、胰腺癌
溶血性黄疸	阴性	阳性	急性溶血(血型不合的输血)、溶血性疾病

注意:①尿胆红素,尿液必须新鲜并避光,否则可致结合胆红素氧化降解,使阳性反应减弱或

转为阴性。尿中大量维生素C可致假阴性,大量氯丙嗪、盐酸苯偶氮吡啶可致假阴性。②尿胆原,尿液久置后,尿胆原可转变为尿胆素而呈假阴性。

【显微镜检查】

(一)尿隐血与红细胞

1. 尿隐血

通过干化学检测,尿隐血试验(OBT)阳性主要提示尿液中存在红细胞(RBC)或血红蛋白(Hb)。当尿液中Hb>150 μg/L、红细胞为5~10/μL时,尿OBT呈阳性,主要提示血尿、血红蛋白尿,或两者同时存在。干化学法测定尿隐血与红细胞的半定量结果分别报告为阴性、+(红细胞5~10/μL)、++(红细胞25/μL)、+++(红细胞50/μL)、++++(红细胞250/μL)。OBT具有较高的敏感性,临床上常用于筛查血红蛋白尿、肌红蛋白尿。

2. 显微镜检查尿沉渣中红细胞

OBT呈阳性的标本必须进行离心后尿沉渣显微镜检查(简称“镜检”),红细胞数量以镜检为准。①镜下血尿:RBC>3个/高倍视野(high power field, HPF),肉眼观察尿液无明显红色。②肉眼血尿:肉眼观察尿液为红色,离心后尿沉渣为红色,上清尿液为淡黄色,高倍视野中有大量RBC。③RBC和Hb混合尿:肉眼观察尿液为红色,离心后尿沉渣和上清尿液均为红色,高倍视野中有大量红细胞。④Hb尿:肉眼观察尿液为洗肉水样红色、棕红色或酱油色,离心后尿沉渣镜检无RBC。⑤假阳性:由于尿液中含有食物内的不耐热酶,或某些细菌产生的类过氧化物酶等,可出现假阳性结果。

3. 与血尿相关的疾病

(1)泌尿生殖系统疾病,包括肾小球肾炎、肾病、肾盂肾炎、肾或尿路结石、结核、肾脏肿瘤、外伤、肾血管病变、多囊肾和肾下垂等。

(2)全身性疾病,也常是造成血尿的重要原因,例如白血病、再生障碍性贫血、出血性疾病、流行性出血热、心力衰竭、系统性红斑狼疮。

(3)尿路附近病变,容易被误诊,如急性阑尾炎、急性和慢性盆腔炎、结肠炎和肿瘤等。

(二)白细胞尿

尿沉渣中白细胞数超过参考范围上限(>5个/HPF),称为镜下白细胞尿或脓尿;若尿中含大量白细胞,使尿呈乳白色,甚至有脓丝或凝块,称为肉眼脓尿。

1. 干化学法检测尿液中白细胞

主要是通过检测中性粒细胞胞质中的酯酶,间接推算出每微升尿液中白细胞的数量。半定量结果分别报告为阴性、+(白细胞10~25/μL)、++(白细胞75/μL)、+++(白细胞500/μL)。由于干化学法可特异地检测中性粒细胞,因此对泌尿系统感染的筛查有参考价值,但由于不能检测出尿液中的单核细胞和淋巴细胞,不能用于免疫性肾脏疾病、泌尿系统结核和肾移植后排斥反应发生时淋巴细胞增多的检查。

2. 显微镜检查尿沉渣中白细胞

干化学法检查发现白细胞阳性,应进一步做尿沉渣镜检。镜检可以准确识别各种白细胞。白细胞或脓细胞的数量对诊断各种泌尿生殖系统感染有重要意义。中性粒细胞增多(脓尿)主要见于各种类型的细菌感染,如急慢性肾盂肾炎、膀胱炎、尿道炎、前列腺炎、肾结核、阴道炎、宫颈炎、淋病等。淋巴细胞和单核细胞增多见于急性间质性肾炎、肾小球肾炎、肾移植后排异反应、系统性红斑狼疮等。嗜酸性粒细胞增多可见于药物变态反应、急性间质性肾炎等。

(三)泌尿系统上皮细胞

尿沉渣中所见的上皮细胞从泌尿系统各部位脱落而来,包括鳞状上皮细胞、移行上皮细胞和肾小管上皮细胞。一般只能通过显微镜检查尿沉渣,识别各种上皮细胞。

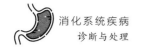
1.鳞状上皮细胞

鳞状上皮细胞主要来自尿道前段,女性尿中常混有从阴道脱落的鳞状上皮细胞。健康人男性尿沉渣中偶见,女性尿液中数量为0~5个/HPF。发生尿道炎时,可见大量出现或片状脱落,并伴有较多白细胞或脓细胞,对女性患者,应注意排除阴道分泌物的污染。

2.移行上皮细胞

由尿道近膀胱段、膀胱、输尿管和肾盂的移行上皮组织脱落而来,因其脱落部位和脱落时膀胱缩张状态的差异,形态多变,可有小圆上皮细胞、大圆上皮细胞或尾形上皮细胞。健康人尿中没有或偶见移行上皮细胞,泌尿系统感染时增多,见于肾盂肾炎、膀胱炎,并常伴白细胞增多。输尿管和肾盂结石也可见移行上皮细胞增多。

3.肾小管上皮细胞

来源于肾小管的立方上皮,比中性粒细胞略大1.5倍,健康人尿中无肾小管上皮细胞,若其在尿中出现,则表明有肾小管损伤。

(四)管型

管型(cast)是尿液中的蛋白质在肾小管、集合管内凝固形成的圆柱状结构物,对肾脏疾病的诊断与鉴别有重要的临床意义。构成管型的主要成分包括由肾小管上皮分泌的T-H(Tamm-Horsfall)蛋白、血浆蛋白、各种细胞及其变性的产物等。由于组成管型的成分不同,尿中可见形态各异的管型。

1.透明管型

健康人尿中没有透明管型或低倍视野(low power field,LPF)下偶见。此管型在碱性尿液中可溶解消失。剧烈运动、发热、麻醉、心功能不全时,尿中可出现。急慢性肾小球肾炎、急性肾盂肾炎、肾病综合征、原发性高血压、肾动脉硬化、肾衰竭等患者,尿中可显著增多。

2.细胞管型

管型中含有细胞或细胞碎片,其量超过管型体积的1/3,称为细胞管型。健康人尿液中无细胞管型。细胞管型包括红细胞、白细胞、肾小管上皮细胞和血小板等管型。

(1)红细胞管型:提示肾小球出血,主要见于急性肾小球肾炎活动期、狼疮性肾炎、亚急性感染性心内膜炎累及肾脏,也可见于急性肾小管坏死、肾梗死、肾静脉血栓形成、肾移植术后排异反应等。若管型中红细胞全部被破坏,则可形成棕红色均质性血红蛋白管型。血红蛋白管型也可见于引起血红蛋白尿的疾病。

(2)白细胞管型:主要见于急性肾盂肾炎、肾脓肿、肾病综合征、狼疮性肾炎、急性肾小球肾炎等。

(3)肾小管上皮细胞管型:主要见于急性肾小球肾炎、急性肾功能不全、肾移植急性排异反应、急性肾小管坏死、慢性肾小球肾炎晚期、重金属(如汞、镉、砷)及某些化学药物中毒等。

(4)血小板管型:主要见于弥散性血管内凝血,但较少见。

(5)颗粒管型(granular cast):由变性细胞分解产物等崩解产生的大小不等的颗粒聚集于T-H蛋白基质中形成,管型内颗粒量常超过1/3,可分为粗颗粒和细颗粒管型两种。尿中持续出现颗粒管型主要见于肾实质损伤,如各种类型的急慢性肾小球肾炎、肾病综合征、慢性肾盂肾炎、药物性肾损伤、慢性铅中毒、肾移植后排异反应等。患者病情较重或处于进展期时,易见粗颗粒管型,而且数量多、体积大。在慢性肾功能不全晚期时,可见宽而短的颗粒管型(比一般管型宽2~6倍),称为宽大管型或肾衰竭管型,提示预后不良。宽大管型也可出现于急性肾功能不全多尿期,但随着肾功能改善可逐渐减少乃至消失。

(6)蜡样管型:可能由细颗粒管型衍化而来,也可在淀粉样变性的上皮细胞溶解后逐渐形成。常见于慢性肾小球肾炎晚期、慢性肾衰竭、肾淀粉样变性。蜡样管型的出现,表明肾脏病变严重,预后较差。

（7）脂肪管型：在管型基质中含有脂肪滴，称为卵圆脂肪体。常见于肾病综合征、慢性肾小球肾炎、中毒性肾病等。

（8）其他管型：①混合管型，管形基质中含有不同的细胞或颗粒成分，见于肾小球肾炎反复发作、狼疮性肾炎、高血压性肾病、肾小管出血或坏死、肾梗死等；②血红蛋白（Hb）或肌红蛋白（Mb）管型，可见Hb尿或Mb尿，两者在形态上不能区分；③细菌管型或真菌管型，管型基质中含有大量细菌或真菌（形似颗粒管型，用相差显微镜或染色法可鉴别），常见于肾脏细菌或真菌感染。

在分析尿管型的临床意义时，一定要结合尿蛋白的性质、浓度，尿pH和尿量的多少综合考虑，上述原因会影响管型的出现和种类。

（五）尿液中的盐类结晶

尿液中出现盐类结晶，称为结晶尿。结晶尿分为代谢性尿盐结晶和病理性尿盐结晶两大类。代谢性尿盐结晶，如磷酸盐结晶、草酸钙结晶、尿酸结晶和尿酸胺结晶。病理性尿盐结晶，包括胱氨酸、亮氨酸、酪氨酸和胆固醇结晶等。有些药物可引起结晶尿，例如磺胺结晶。尿液中结晶的析出与该物质的溶解度、尿pH、温度和黏液蛋白等有关。

（六）尿液其他有形成分

（1）泌尿生殖系统感染时，尿沉渣中还可见细菌、真菌、阴道毛滴虫、班氏微丝蚴等病原体。

（2）男性尿液中有时还可见精液及前列腺液中的成分，如卵磷脂小体、精子等。

（3）泌尿生殖系统肿瘤，如肾癌、膀胱癌、前列腺癌等，尿液中可检出胞体较大的癌细胞，未染色的尿沉渣检查一般难以确定，必要时可进行染色后检查。

三、粪便检查

粪便检查是门诊或入院患者疾病常规筛查和健康体检的必查项目之一，是各种消化道疾病的"报警器"，分为肉眼一般性状观察、镜下检查和化学检查，以及粪便细菌学检查。

【检查结果解读】

（一）粪便性状

直接观察粪便的量、形状、硬度和颜色。应注意有无黏液、脓血、寄生虫、结石等。粪便酸碱度检查可将粪便溶解后用pH试纸测定。

1.正常成人的粪便

黄褐色、软泥样、圆柱状，可因食物种类、量及消化功能状态不同而有所差异。

2.异常征象

（1）粪便干结：呈球状、羊粪粒状或柱状硬块，见于习惯性便秘，老年排便无力。

（2）扁平带状便：见于食入矿物油，结肠紧张亢进，结肠、直肠、肛门狭窄。

（3）细铅笔状：肛裂、痔疮、直肠癌。

（4）水样便或者稀糊状便：见于各种感染性腹泻和非感染性腹泻。大量并有膜状物时，多为伪膜性肠炎及隐孢子虫感染。食物中毒可见洗肉水样便，出血性小肠炎可见红豆汤样便。

（5）米汤样便：见于霍乱及副霍乱患者。

（6）灰白色（白陶土样）：见于梗阻性黄疸、服用硫酸钡后。

（7）（暗）绿色：婴幼儿消化不良性腹泻、服用甘汞后、食用大量含叶绿素的植物性食物后等。

（8）黏液脓血便：见于慢性菌痢、阿米巴痢疾、结肠肿瘤、肠结核、溃疡性结肠炎、慢性血吸虫病、致病性大肠杆菌性肠炎等。

注意：来自直肠的黏液附着于硬性粪便表面；单纯的黏液便无色透明、稍黏稠，见于肠易激综合征等肠道功能紊乱；黏液脓血便则呈黄白色、不透明。

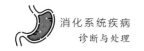

(9)柏油状粪便:多为食管、胃及十二指肠出血,也可见于小肠出血。

注意:服用活性炭、铋剂等之后也可排黑便,但无光泽且隐血试验(OBT)阴性。

(10)粪便呈鲜红色或者暗红色:常见于直肠癌、肛裂、痔疮、直肠息肉等疾病。

(11)粪便酸碱度:多食肉类时呈碱性,多食糖类及脂肪时呈酸性。异常发酵时为强酸性,高度腐败时为强碱性。病理性表现:细菌性痢疾粪便为碱性,pH约为8.0;阿米巴痢疾粪便为酸性,pH为6.1~6.6;血吸虫病粪便为碱性。

（二）粪便显微镜检查

1.白细胞

正常的粪便中不会看到白细胞或者偶见白细胞,肠道炎症时白细胞会增多,白细胞的数量的多少与炎症的轻重程度和部位有关。小肠炎症发生时,白细胞数量一般<15/HPF。然而细菌性痢疾时,可以看到大量的白细胞、脓细胞或者吞噬细胞,过敏性肠炎、肠易激综合征、肠道寄生虫病的炎症,可以看到较多的嗜酸性粒细胞。

2.红细胞

正常粪便中没有红细胞。如果粪便中有红细胞,说明有消化道出血,很多疾病都可以导致消化道出血,例如痢疾、溃疡性结肠炎、大肠癌、阿米巴痢疾等。需要做进一步检查(如胃肠镜检查、腹部CT检查)帮助诊断。

3.寄生虫和虫卵

肠道中有寄生虫时,可以从粪便中找到相应的病原体,如阿米巴虫、鞭毛虫、血吸虫、猪肉绦虫等及其虫卵。化验粪便是诊断肠道寄生虫病的主要手段。

（三）粪便隐血试验

粪便隐血试验(OBT)是指通过化学或免疫学方法证实消化道有微量出血的试验,对涉及消化系统出血的下列有关疾病的诊断、治疗,尤其是消化道肿瘤的早期筛查有重要意义。

1.协助诊断消化道隐性出血

如胃溃疡、十二指肠溃疡、溃疡性结肠炎、结肠息肉、钩虫病、肠结核、肝硬化等。

2.消化道恶性肿瘤的筛查

如食管癌、胃癌、结肠癌、直肠癌的筛查。

3.药物导致胃黏膜损伤

如阿司匹林、吲哚美辛、糖皮质激素等。

注意:导致粪便隐血试验假阳性的因素有①混入肛门、直肠的出血;②检查前3 d内食用动物血、肉类、肝脏,铁剂(硫酸亚铁、枸橼酸亚铁、富马酸亚铁),富含叶绿素的食物(菠菜);③牙龈出血、鼻出血、流经血亦可导致阳性反应。

（四）粪便细菌学检查

1.肠道直接涂片镜检

了解粪便菌群是否以大肠杆菌为主,否则为菌群失调。菌群失调粪便涂片检查可见革兰阴性杆菌减少或者消失,葡萄球菌、念珠菌等致病菌增加。

2.粪便培养检查

可以了解肠道炎症的主要致病菌是什么,并根据药敏试验,及早使用抗生素和/或调整菌群。粪便中的主要致病菌及其导致的疾病有:

(1)沙门氏菌属可导致伤寒病。

(2)志贺菌属可导致痢疾病。

(3)大肠杆菌O_{157}菌可导致出血性肠炎。

(4)霍乱弧菌可导致霍乱。

（5）金黄色葡萄球菌可导致化脓性肠炎。

（6）变形杆菌等可导致急性肠炎。

（7）白色念珠菌等可反映出抗生素使用过量，应尽快停止使用抗生素。

【粪便标本留取注意事项】

粪便颜色和性状受食物、药物和疾病等因素影响，可以发生较大改变，检验中容易出现假阳性或假阴性。因此，留取粪便标本时应注意以下几点：

（1）限制饮食：在粪便OBT的前3 d，需要限制摄入动物内脏、动物血、菠菜等绿叶蔬菜，以及某些药物（如补血用的铁剂、维生素C等），以免出现假阳性结果。

（2）储存粪便的器皿要清洁干燥，不能沾水，因为水会使粪便中的细胞成分崩解，并且会使血液成分溶解流失，出现假阴性。

（3）仔细观察粪便，正确选取标本：如果粪便有异常，应选取肉眼发现不正常的部位，一般采集指头大小（3~5 g）的新鲜粪便，稀水便大约2 mL，盛于清洁、干燥、无吸水性的有盖容器内（家中没有合适容器的，可以用一次性纸杯或干净塑料袋）。细菌学检验时，粪便标本应收集于无菌容器内。如果一时排不出粪便而又急需检查，可以用指套或棉签经肛门拭取标本。

（4）粪便标本应该立即送检，最好不要超过1 h。如果在家留取粪便，应该尽早送到医院去化验，若标本留置时间过长，可能影响检验结果。

（5）避免标本污染：留取粪便标本时，不得被尿液（特别是月经期女性）等污染，以免影响结果。

主要参考文献

［1］Ayalew Tefferi，Curtis A Hanson，David J Inwards，et al.How to interpret and pursue an abnormal complete blood cell count in adults［J］.Mayo Clin Proc，2005，80（7）：923-936.

［2］Jeff A Simerville，William C Maxted，John J Pahira，et al.Urinalysis：a comprehensive review［J］.Am Fam Physician，2005，71（6）：1153-1162.

第二节　炎症标志物检测报告解读

炎症标志物（inflammatory marker）是对炎症性疾病进行判断所依赖的指标。除传统的白细胞计数和红细胞沉降率（erythrocyte sedimentation rate，ESR）以外，目前临床常用的三项新型炎症标志物有降钙素原（procalcitonin，PCT）、C反应蛋白（C-reactive protein，CRP）、血清淀粉样蛋白A（serum amyloid A，SAA）。

CRP与ESR有何异同？如何评价PCT检测的主要临床用途及其影响因素？SAA在感染性疾病检测中有何临床意义与用途？本节将解读这些实验检测结果，以期结合临床状况做出病情判断。

一、C反应蛋白和红细胞沉降率

（一）C反应蛋白检测范围及其临床应用

CRP包括常规CRP和超敏CRP（hypersensitive C-reactive protein，hs-CRP），两者检测的都是相同的蛋白质，只是实验室测量方法不同。常规CRP正常值范围为0.8~8.0 mg/L。hs-CRP能够测量低于3 mg/L的CRP水平。常规CRP和hs-CRP在细菌性感染和其他炎症疾病的诊断和监测方面效果都较好。hs-CRP可反映低水平炎症状态，用于心血管疾病风险的分层分析。临床检测CRP主要用于：

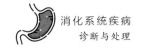

1. 帮助炎症和感染性疾病的诊断过程

在适当的临床环境下,CRP水平高于10 mg/L可以帮助诊断急性炎症或感染过程,反映炎症的严重程度。一般认为,轻度炎症和病毒感染时CRP为10~40 mg/L,严重炎症和细菌感染时CRP为40~200 mg/L,败血症时CRP一般高于150 mg/L。

细菌感染可出现CRP骤然升高,而病毒感染引起的炎症反应最轻。故而,可根据CRP水平鉴别是细菌感染还是病毒感染。例如,炎症性急腹症(急性胆道系统感染、急性胰腺炎和阑尾炎等)CRP水平可显著升高,而带状疱疹腹痛患者的CRP水平无明显升高。

2. 有助于监测以下炎症和感染性疾病的活动性

(1)风湿性疾病,如血管炎(如巨细胞动脉炎和多发性风湿性关节炎)和炎性关节炎(如类风湿关节炎和SLE)。

(2)炎性肠病(如溃疡性结肠炎和克罗恩病)。

(3)需要长期使用抗生素且临床上难以细菌培养监测的感染性疾病(如骨髓炎或假体关节感染)。在CRP显著升高时,需积极使用有效抗生素治疗,在CRP下降至正常时,可中断抗生素治疗。

3. 有助于诊断和预防心血管事件

hs-CRP是诊断和预防心血管事件发生、发展的有效指标。冠心病、脑卒中、周围血管栓塞等疾病,由于代谢性炎症,可导致CRP轻度升高(2~10 mg/L)。因此,检测hs-CRP水平有助于早期诊断和预测心血管事件的发生与发展。

根据Framingham风险评分,有中度心血管疾病风险无症状个体且hs-CRP>2 mg/L(通常<10 mg/L),使用他汀类药物治疗可能受益。

(二)红细胞沉降率

ESR是炎症的间接检测指标。健康人的ESR数值波动在一个较窄的范围内,男性为0~15 mm/h,女性为0~20 mm/h。

ESR是炎症的间接检测指标。与CRP灵敏反映急性炎症状态不同,ESR在炎症发生后24~48 h开始上升,一般要等2~3 d才可以见到ESR明显升高,随着炎症消退而缓慢下降,需要数周时间才能完全恢复正常。因而检测ESR有助于监测慢性炎症反应,如结核或风湿病等,ESR加速,表示病情复发和活跃;病情好转时,ESR也逐渐恢复正常。多种因素可以影响ESR,如生理因素(老年、女性和妊娠)、病理因素(如血浆免疫球蛋白和纤维蛋白原浓度)和技术问题等,可能出现假阴性和假阳性结果。因此,当CRP升高时无须检测ESR。如果CRP正常,推荐在以下几种情况下进行ESR检测。

(1)对已知患有系统性红斑狼疮(SLE)或其他风湿性疾病且无CRP反应的患者,推荐ESR与其他生物标志物联合检测。

(2)当考虑到可能有轻度的骨和关节感染(如骨髓炎和早期假体关节感染)时,也推荐ESR与其他临床检测结合使用。

ESR和CRP都是炎症标志物,但它们在某些疾病或疾病状态下存在升高程度不一致的情况(表2-2-1)。导致两者差异的原因可能是:①近期炎症消退,导致CRP快速下降,而ESR消退较慢。例如类风湿关节炎患者出现高CRP/低ESR,可能是因为炎症反应时间的差异。②体液中球蛋白(globular proteins,Glo)增加(如IgG4相关疾病、巨球蛋白血症和多发性骨髓瘤),可以使ESR升高而CRP正常或轻-中度升高(高ESR/低CRP)。③结缔组织病和缺血性脑卒中可干扰CRP生成,出现高ESR/低CRP。④骨骼和关节感染常为慢性感染,可出现高ESR/低CRP现象,而黏膜(泌尿道、胃肠道黏膜)感染、肺炎和败血症常为急性感染,导致高CRP/低ESR(CRP升高/ESR轻度升高或正常)。⑤心肌梗死、静脉血栓形成可降低ESR检测的敏感性,也可导致高CRP/低ESR。

表2-2-1　ESR和CRP可能不一致的情况

高ESR/低CRP	高CRP/低ESR
●感染（骨骼和关节）	感染（泌尿道、胃肠道、肺和败血症）
●系统性红斑狼疮（SLE）	●心肌梗死
●缺血性脑卒中	●静脉血栓形成性疾病
●恶性肿瘤	●类风湿关节炎

二、降钙素原

降钙素原（PCT）被认为是机体对细菌感染的全身炎症反应的一种特异性指标。正常生理状态下，PCT只由甲状腺C细胞合成，在血浆内含量很少，正常值<0.5 ng/mL。而在全身炎症反应和败血症的情况下，PCT可由甲状腺以外的组织大量产生，血浆内PCT含量迅速升高。由于PCT反映了全身炎症反应的活跃程度，细菌内毒素在诱导PCT过程中起到了至关重要的作用，因而PCT在局部感染时变化不明显；自身免疫、过敏和病毒感染时PCT一般不会升高。PCT检测主要用于：①细菌感染和病毒感染的鉴别诊断；②细菌感染的危险分层；③细菌感染的预后评估；④抗生素治疗效果的评估。结合临床情况，可参照表2-2-2解读血清（血浆）PCL水平的临床意义和处置方案。

表2-2-2　血清（血浆）PCL水平的临床意义和处置建议

PCT浓度/(ng/mL)	临床意义	处置建议
<0.05	1.正常值。 2.也可能为：局部感染；感染早期（进度为重度全身感染风险较低）	如果临床考虑为感染早期，可在24 h内再次检测PCT
0.5~2	中度全身炎症反应，可能为： 1.存在感染； 2.感染早期； 3.其他（严重创伤、大型手术、心源性休克）	1.查找感染或者其他导致PCT增高的病因； 2.6~24 h复查PCT，避免早期感染
2~10	很可能为： 1.严重细菌感染（败血症）或感染性休克； 2.具有高度器官功能障碍风险	1.每日复查PCT； 2.如PCT持续高水平（4 d以上）：重新考虑败血症治疗方案
≥10	几乎均为： 1.严重细菌性败血症或感染性休克； 2.常伴有器官功能障碍，具有高度死亡风险	每日检测PCT以评价治疗效果

需要注意的是，影响PCT水平的因素包括被感染器官的大小和类型、细菌的种类、炎症的程度和免疫反应的状况。因此，PCT水平必须结合下列临床情况进行判读，并应考虑假阳性和假阴性的可能。

（1）仔细评估临床和影像学表现，评估疾病的严重程度和患者特征，以便正确地解释PCT结果。

（2）在确诊为感染的患者中，PCT应该用于识别预后不良的患者。在这种情况下，测量血清浓度随时间变化的趋势比单次测量血清浓度更准确。常用的诊断细菌感染的临界值（PCT>0.5 ng/mL）并不准确，应针对具体情况，如感染部位及潜在疾病的严重程度进行调整。

（3）在非危重病患者中，抗生素治疗48 h后，PCT的升高不能成为抗生素升级的理由。在这种情况下，应该延迟监测PCT水平，以指导治疗终止。

三、血清淀粉样蛋白A

如上所述，血清学炎症标志物C反应蛋白（CRP）和降钙素原（PCT）可较好地辅助细菌感染的诊

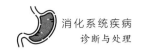
断,但对细菌之外的病毒、真菌、支原体、衣原体等病原体感染的诊断价值尚有待商榷。而血清淀粉样蛋白A(SAA)除在细菌感染中升高外,在病毒感染中亦显著升高,根据其升高的程度或与其他指标联合运用,可以提示细菌性或病毒性感染,从而弥补目前常用炎症标志物提示病毒感染的不足。

与CRP和PCT相比,SAA有明显的优势。SAA在感染急性期3~6 h迅速升高,并且在疾病的恢复期迅速下降;在病毒感染性疾病中,SAA显著升高,CRP不升高;在细菌感染性疾病中,SAA的敏感性高于CRP,上升早、幅度大。

一般以SAA<10 mg/L作为正常值,SAA升高的临床意义主要是:

(一)SAA在感染性疾病中的应用

1.SAA对病毒感染性疾病的诊断

SAA作为急性时相反应蛋白,在多种病毒感染的急性期都有较显著的升高,如流感病毒、呼吸道合胞病毒、腺病毒、肠道病毒等。在病毒感染急性期,SAA水平明显升高,通常在10~100 mg/L,而WBC、CRP和PCT一般无明显升高。病毒感染患者中,ROC曲线下面积由大到小为SAA>PCT>WBC>CRP,SAA对病毒感染有较好的诊断准确性。

因此,检测SAA对于辅助诊断病毒感染具有重要价值。动态观察SAA水平变化,12~24 h复检SAA水平持续高于10 mg/L而低于100 mg/L,病毒感染可能性大。

2.SAA对细菌感染性疾病的诊断

不同类型的细菌感染均能引起体内SAA水平上升。SAA在细菌感染急性期的水平显著高于病毒感染急性期,SAA水平持续高于100 mg/L对细菌感染的急性期具有较强的提示性作用。SAA对新生儿败血症的诊断具有较高的阴性预测价值。

3.SAA联合CRP对急性期感染类型的鉴别

在细菌感染急性期,CRP、SAA均会出现明显的升高。而在病毒感染急性期,SAA水平明显升高,而CRP升高并不明显。CRP和SAA的联合应用,有助于早期识别病毒或细菌感染,有利于更合理地对患者实施抗感染治疗,并有效改善患者的预后。

4.SAA对其他感染性疾病的诊断

SAA在真菌感染(念珠菌)中升高的幅度与细菌感染相似,甚至更高,而CRP无明显升高。在肺炎支原体感染时,SAA也表现为明显升高,升高幅度可达100 mg/L,是CRP的7.24倍。结合临床信息,SAA可用于诊断监测真菌、支原体等其他病原体的感染。

5.SAA对感染性疾病严重程度、预后和疗效的评估

SAA是一个较为敏感的急性炎症指标,其升高的幅度主要取决于感染的严重程度。由表2-2-3可见,SAA可作为独立的因素对细菌、病毒等感染性疾病及炎症进行严重程度判断,大于500 mg/L提示病情严重。在预后评估方面,经抗生素治疗24 h后SAA下降30%,可判断治疗有效,下降幅度越大,提示预后良好。

然而,SAA主要是参与急性期的炎症反应,在慢性感染中没有发挥作用。例如,在慢性乙型肝炎(简称"乙肝")和丙型肝炎(简称"丙肝")患者研究中,SAA浓度处于正常水平。

表2-2-3 感染性疾病SAA检测结果的临床提示

SAA浓度	临床提示
<10 mg/L	病毒、细菌感染可能性小
10~100 mg/L	病毒感染,12~24 h复查;持续在10~100 mg/L水平,病毒感染可能性大
100~500 mg/L	细菌感染急性期可能性大,抗生素治疗后24 h SAA水平下降30%,提示治疗有效、预后良好
>500 mg/L	病毒感染(重症)、细菌感染,抗生素治疗后24 h SAA水平下降30%

（二）非感染性疾病的鉴别诊断

SAA除在感染性疾病中显著升高外,在其他炎症条件下,如创伤、恶性肿瘤、自身免疫病等,也可能出现SAA升高(表2-2-4)。在一些慢性非感染性疾病中,SAA有可能参与了疾病的发生、发展。因此,在进行感染性疾病诊断时,应结合临床对可引起SAA升高的非感染性疾病进行鉴别,以判断患者的非感染性疾病是否处于急性活动期。

表2-2-4 SAA在非感染性疾病中的作用及临床意义

疾病	SAA的作用	临床提示
类风湿关节炎	促炎作用(炎症标志物),促血管生成	有助于观察类风湿关节炎患者的疾病活跃性和炎症程度
肥胖	促炎作用,胰岛素抵抗	肥胖者脂肪组织或血清中SAA表达增加,并与体质指数(BMI)和胰岛素抵抗相关
2型糖尿病	促炎作用,可能是致病因素	SAA参与非胰岛素依赖型糖尿病或2型糖尿病的发病机制
动脉粥样硬化	促炎作用,可能是致病因素	SAA可能是动脉粥样硬化的早期炎症指标
慢性阻塞性肺疾病	促炎作用	SAA是慢性呼吸系统疾病急性加重期(AECOPD)的生物标志物。在变应性哮喘和鼻炎患者中,SAA会显著升高(正常对照的6倍以上)
肿瘤	急性期标志物	SAA在不同类型的肿瘤性疾病患者中都会显著增加,并且与肿瘤分期、疾病的严重程度和预后具有相关性
克罗恩病	急性期标志物	SAA在克罗恩病患者中的水平高于其他炎症性肠道疾病患者
淀粉样变性病	致病因素	几乎所有的继发性淀粉样变性患者血清中SAA长时间维持在高浓度水平。对继发性淀粉样变性病患者密切监测SAA水平,有利于评估治疗的生化反应及判断预后

综上,CRP、SAA、PCT三种炎症标志物,在感染性疾病的诊断、分层、治疗监测和预后评价中发挥着重要作用,尤其对指导抗生素的合理使用有很大的帮助。由表2-2-5可以看出,虽然在感染的诊断方面,CRP、SAA和PCT都是非特异性感染指标,其临床生物学及检测特性有所不同,但是通过这些非特异性感染指标的组合使用,也可以获得快速的、特异性的辅助诊断。必要时,再结合血培养结果,不仅能够帮助临床医生及时有效地判断感染类型,还能避免抗生素滥用。

表2-2-5 三种炎症标志物的临床生物学及其检测特性比较

	CRP	SAA	PCT
炎症标志物	急性期反应蛋白	急性期反应蛋白	无激素活性的降钙素前肽物质
合成部位	肝脏	肝脏	在发生全身炎症反应和败血症的情况下,PCT可由甲状腺以外的组织大量产生
临床检测特点	细菌感染 升高;30%病毒感染 升高	病毒感染 明显升高;细菌感染 升高幅度大;感染治愈 下降幅度大	全身重症细菌感染;脓毒血症;抗生素使用监测
浓度变化	上升期:6~8 h 平台期:24~48 h 半衰期:18 h	上升期:5~6 h 半衰期:50 min	上升期:2~4 h 平台期:12~48 h 半衰期:25~30 h

主要参考文献

[1] Francisco J B Aguiar, Mario Ferreira-Júnior, Maria M Sales, et al. C-reactive protein: clinical applications and proposals for a rational use[J]. REV ASSOC MED BRAS, 2013, 59(1): 85-92.

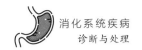

［2］Christopher Bray,Lauren N Bell,Hong Liang,et al.Erythrocyte sedimentation rate and C-reactive protein measurements and their relevance in clinical medicine［J］.WMJ,2016,115(6):317-321.

［3］Bray C,Bell LN,Liang H,et al. Erythrocyte sedimentation rate and c-reactive protein measurements and their relevance in Clinical［J］.WMJ,2016,115(6):317-21.

［4］降钙素原急诊临床应用专家共识组.降钙素原(PCT)急诊临床应用的专家共识［J］.中华急诊医学杂志,2012,21(9):944-951.

［5］中国医药教育协会,感染疾病专业委员会.降钙素原指导抗菌药物临床合理应用专家共识［J］.中华医学杂志,2020,100(36):2813-2821.

［6］中国中西医结合学会检验医学专业委员会.血清淀粉样蛋白A在感染性疾病中临床应用的专家共识［J］.中华检验医学杂志,2019,42(3):186-192.

第三节　常用肝脏生物化学试验指标检测结果解读

肝脏生物化学试验是判断有无肝脏损害、评估肝病严重程度、追踪肝病进展,以及判断治疗效果和预后的重要临床检验指标。影响肝脏生物化学试验结果的因素有哪些？如何通过血清转氨酶和胆汁淤积酶检测结果反映肝细胞损伤或胆汁淤积？如何判断肝脏合成功能？高胆红素血症如何分类和检查分析？本节将系统介绍和解读它们的临床意义,以期指导临床医生合理判断有无肝脏损害、评估肝病严重程度、追踪肝病进展,以及判断治疗效果和预后。

一、常用肝脏生物化学试验项目及其主要临床意义

肝脏是人体的"物质代谢中枢",在消化、吸收、排泄、生物转化和各类物质的代谢中均起着重要的作用。由于肝脏功能多样,检测方法很多,其中通过静态生物化学方法获得肝脏生化和分泌功能的检查称为肝脏生物化学试验(liver biochemistry test),俗称肝功能试验。常用肝脏生物化学试验项目及其临床意义见表2-3-1。

表2-3-1　常用肝脏生物化学试验项目及其临床意义

检测目的	检测指标	正常值参考范围*	分布与来源	主要临床意义
反映肝实质损伤的指标	丙氨酸氨基转移酶(ALT)	男:9~50 U/L 女:7~40 U/L	主要分布在肝脏,在骨骼肌和肾脏中的浓度较低	升高主要见于肝细胞损伤,也见于心肌和肌肉损伤
	天冬氨酸氨基转移酶(AST)	男:15~40 U/L 女:13~35 U/L	肝脏、心脏骨骼肌、肾脏、大脑、红细胞	
反映胆红素代谢及胆汁淤积的指标	碱性磷酸酶(ALP)	男:20~125 U/L, 女(20~49岁):35~100 U/L (50~75岁):50~135 U/L	骨、肠、肝、胎盘	升高主要见于胆汁淤积,如肝功能损害和胆管梗阻。溶血性黄疸时,则出现间接胆红素升高
	γ-谷氨酰转肽酶(GGT)	男:8~58 U/L, 女:8~30 U/L	若与ALP同时升高,提示该酶来自肝胆	
	胆红素(BIL)	总胆红素(TBIL):1.7~17.1 μmol/L 直接胆红素(DBIL):0~3.4 μmol/L	溶血的分解产物(间接胆红素)或经细胞吸收与胆汁中排泄的水溶性产物结合(直接胆红素)	
反映肝脏合成功能的指标	白蛋白(Alb)	35~55 g/L	饮食或肝脏	降低见于营养不良、肝脏合成功能障碍、尿中大量蛋白丢失
	凝血酶原时间(PT)	11.0~13.0 s	肝脏合成维生素K依赖性凝血因子	反映肝脏的凝血功能

*根据2013年1月9日中华人民共和国国家卫生和计划生育委员会在其官方网站发布的《临床生物化学检验常

规项目分析质量指标》等8项推荐性卫生行业标准。

二、常用肝脏生物化学试验结果解读

筛查肝脏疾病最有用的肝脏生化指标是酶学检查,主要分为以肝细胞损伤为主和以胆汁淤积为主的二类血清生化指标异常。

【转氨酶】

(一)注意分辨血清转氨酶升高的影响因素

影响肝脏生物化学试验结果的因素有很多。除了不同批次试剂和不同实验室之间差异导致的实验室检测因素,标本溶血、剧烈运动、吃过油腻的食物或酗酒等也是血清转氨酶升高的影响因素。为此,我国《常用肝脏生物化学试验的临床意义及评价共识》建议:①所有异常肝脏生物化学试验结果均必须结合临床表现进行解释;②对于偶然发现的或在剧烈活动后出现的肝脏生物化学试验结果异常,应适时重复检测;③当仅有单项肝脏生物化学试验指标轻度升高(≤1.5倍)或高度怀疑实验室检查有误时,应及时重复检测;④当有2项以上肝脏生物化学试验检测指标出现异常,或某项指标反复或持续异常时,患肝病可能性很大。

(二)根据转氨酶升高的程度进行初步诊断

血清转氨酶主要包括丙氨酸氨基转移酶(alanine aminotransferase,ALT)和天冬氨酸氨基转移酶(aspartate aminotransferase,AST)。ALT广泛存在于组织细胞内,以肝细胞含量最多,存在于细胞质,其肝内浓度是血清中浓度的3 000倍,血清半衰期为(47±10)h,是反映肝细胞损伤最为敏感的指标。肝脏中的AST存在于细胞质和线粒体中,其中线粒体型AST活性占肝脏AST总活性的80%左右。正常成人血清AST/ALT值约为0.8。若肝细胞损伤加重和/或累及线粒体,则AST/ALT值也可明显升高。在肝细胞受损的同时,肝脏分泌功能也受到影响,因此同时可有胆红素水平升高。此外,乳酸脱氢酶(LDH)存在于许多组织,虽然对肝细胞损伤并不敏感且缺乏特异性,但缺血或中毒性病因导致肝细胞广泛受损时,LDH明显升高。

转氨酶水平高低与肝功能损害的严重程度通常并不完全一致,但划分转氨酶升高程度有利于缩小病因鉴别诊断的范围。根据转氨酶升高程度可分为"临界升高"(≤1.5倍正常值上限)、"轻度升高"(<5倍正常值上限)、"中度升高"(5~10倍正常值上限)或"显著升高"(>10倍正常值上限)。其中,转氨酶中度和显著升高之间的界限模糊,可合并分析。

1.转氨酶中度升高至显著升高的鉴别诊断

血清转氨酶中度升高至显著升高最常见于急性病毒性肝炎、缺血性肝炎、急性药物或毒物性肝功能损害等。结合相关病史,对其酶学改变模式及其血清转氨酶水平进行动态监测观察,有助于急性肝功能损害病因鉴别(表2-3-2)。

在超过90%的急性缺血性肝损伤病例中,血清氨基转移酶水平非常高(>参考上限的75倍),而这种极度升高的血清氨基转移酶水平在急性病毒性肝炎中则较少见。此外,作为缺血性损伤标志物的乳酸脱氢酶(LDH)可能达到非常高的浓度(ALT/LDH值<1),AST水平通常在ALT之前达到峰值。只要缺血缺氧状态得到纠正或缓解,其转氨酶水平在达到高峰之后的24 h内可下降50%或50%以上,7 d后可降至正常。中毒性肝损伤酶学改变模式与缺血性肝损伤类似。急性病毒性肝炎患者血清转氨酶也显著升高,转氨酶水平通常在出现黄疸前达到峰值,此后逐渐下降,血清胆红素水平则继续升高。急性胆管梗阻转氨酶显著升高,先于血清胆红素水平增高,在胆管结石等胆管阻塞原因解除后24~48 h,转氨酶水平显著下降。

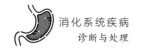
表2-3-2　转氨酶水平中度至显著升高的常见原因及其生化特征

病因	转氨酶水平升高至 正常值上限的倍数	胆红素水平升高至 正常值上限的倍数	酶学改变模式和病史
缺血性损伤	>10至>50	<5	AST>ALT；在ALT/LDH<1初始峰值后，转氨酶水平迅速下降
急性中毒/药物性 肝损伤	>10	<5	类似于缺血性肝炎的酶学改变模式 有服用毒性物质/药物病史
急性病毒性肝炎	5~10至>10	5~10	转氨酶水平缓慢下降，存在风险因素
急性胆管梗阻	5~10	5~10至>10	转氨酶升高先于胆汁淤积，存在典型症状
急性酒精性肝炎	5~10	5~10至>10	AST/ALT>2，可能发生急性和慢性损伤

2.转氨酶轻度升高的鉴别诊断

转氨酶轻度升高影响因素较多（表2-3-3），包括病毒性肝炎、药物或酒精性肝功能损害、慢性迁延性肝炎、肝硬化、肝脏占位性或胆道系统病变、非酒精性肝病、自身免疫性肝病（autoimmune liver disease，ALD）和其他少见的肝脏疾病，体内多种疾病也可以出现转氨酶升高（急性心肌梗死、多发性肌炎、急性肾盂肾炎、大叶性肺炎、胰头癌、传染性单核细胞增多症、巨细胞病毒感染、疟疾、甲状腺功能亢进等）。

表2-3-3　轻度ALT或AST升高（<5×ULN）的病因分类

以ALT升高为主的肝脏疾病	以AST升高为主	
	肝脏疾病	非肝脏疾病
慢性丙型肝炎	酒精相关性肝损伤	溶血
慢性乙型肝炎	脂肪变性/脂肪性肝炎	肌病
急性病毒性肝炎（A-E、EBV、CMV）	肝硬化	甲状腺疾病
脂肪变性/脂肪性肝炎		剧烈运动
血色素沉着症		天冬氨酸氨基转移酶
药物/毒素		
自身免疫性肝炎		
α_1-抗胰蛋白酶缺乏症		
Wilson病		
乳糜泻		

因而，轻度转氨酶升高病因的鉴别诊断范围较大，应当结合其他生物化学指标、病原学指标和临床表现等进行综合分析（图2-3-1）。

【胆汁淤积酶】

胆汁淤积性疾病可因肝外胆管梗阻导致胆汁流动障碍（肝外胆汁淤积）或肝细胞胆汁形成功能障碍（肝内胆汁淤积），其主要的血清生化指标为血清碱性磷酸酶（alkaline phosphatase，ALP）和胆红素水平升高。γ-谷氨酰转肽酶（gamma-glutamyl transpeptidase，GGT）或5-核苷酸酶作为辅助诊断ALP来源的指标。

血清ALP主要来自肝脏和骨骼，也可来源于胎盘、肠道或肾脏。妊娠3个月后，胎盘型ALP进入血液循环，可达到正常值的2~3倍，并在分娩后持续升高数周。14岁以前的儿童及婴幼儿血清ALP水平高于成年人，青春期男性的血清ALP水平甚至可达成人的3倍。高脂饮食可使血清ALP水平短暂升高。因此，排除正常妊娠和生长期等生理因素及骨骼疾病，血清ALP明显升高提示肝胆疾病。

GGT分布在多种组织（如肾、胰、肝、脾、心、脑和生精管等）的细胞膜上。GGT反映胆汁淤积的

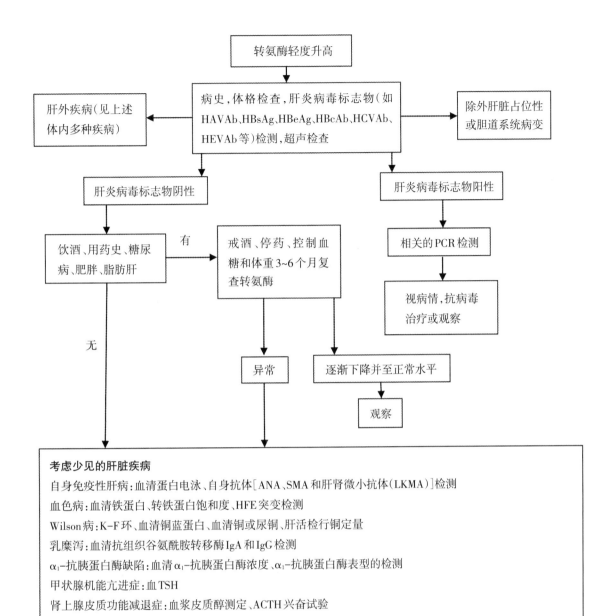

图2-3-1 转氨酶轻度升高的初步诊断流程

敏感性高但特异性低,但由于GGT活性在骨病时并不升高,因此,在无症状患者或没有已知肝脏疾病的个体中同时检测ALP和GGT,有助于判断ALP升高是否来源于肝脏胆汁淤积(图2-3-2)。此外,血清GGT水平升高也见于服用巴比妥类药物或苯妥英钠的患者,以及酗酒或酒精性肝病,亦见于慢性阻塞性肺疾病、肾功能不全、急性心肌梗死后等疾病状态。

　　导致单项ALP升高或以ALP升高为主的肝生物化学指标异常的病因很多,可见于:①结石或肿瘤所致的胆管部分梗阻;②原发性硬化性胆管炎和原发性胆汁性肝硬化的早期;③肝脏浸润性疾病,如淀粉样变性、结节病、肝脓肿、肝结核和转移性肝癌;④肝外疾病,如骨髓纤维化、腹膜炎、糖尿病、亚急性甲状腺炎、胃溃疡;⑤肝外肿瘤,包括骨肉瘤、肺、胃、头颈部和肾细胞癌、卵巢癌、宫颈癌和霍奇金淋巴瘤;⑥药物,如苯妥英钠。

　　以ALP升高为主的肝生物化学指标异常的诊断思路:初始评估血清ALP升高是胆汁淤积引起的还是肝脏外疾病引起的。可以基于有明确肝胆疾病(如已知患有或疑似肝胆疾病,或同时检测胆红素、转氨酶升高),在无症状患者或没有已知肝脏疾病的个体中确定血清ALP肝脏来源,需要

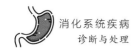

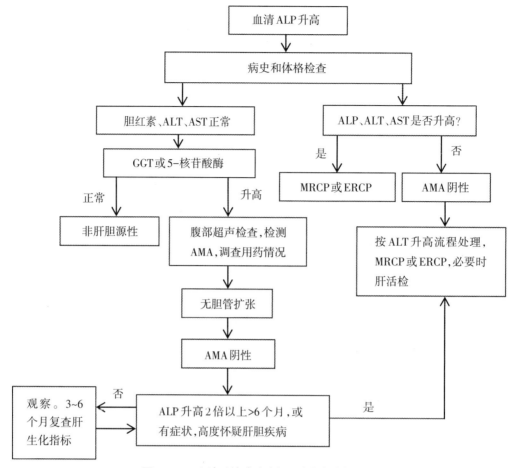

图2-3-2 血清碱性磷酸酶(ALP)升高诊断流程

伴随GGT或5-核苷酸酶升高。继而,可按照图2-3-2中的流程进一步检查诊断。

高胆红素血症并不能单独完全反映胆汁淤积。因为总胆红素(total bilirubin,TBIL)来源包括红细胞死亡后变成的间接胆红素(IBIL),以及经肝脏转化为直接胆红素(direct bilirubin,DBIL)。将TBIL升高分为DBIL升高和IBIL升高,有利于鉴别诊断。

(1)当TBIL升高≥1.5×ULN,DBIL/TBIL<20%时,称为非结合型高胆红素血症。其常见病因诊断见表2-3-4。对于孤立性非结合型高胆红素血症,如能排除溶血性贫血,Gilbert综合征是最常见疾病,表现为长期间歇性轻度黄疸。

表2-3-4 高胆红素血症病因分类

非结合型胆红素升高		结合型胆红素升高		
溶血	大血肿的吸收	胆管阻塞	原发性胆汁性肝硬化	良性复发性胆汁淤积
输血(溶血)	新生儿黄疸	肝炎	原发性硬化性胆管炎	胆管消失综合征
分流性高胆红素血症	Gilbert综合征	肝硬化	败血症	Dubin-Johnson综合征
红细胞无效生成	Crigler-Najjar综合征	药物/毒素	全胃肠外营养	Rotor综合征
		妊娠期肝内胆汁淤积症		

(2)在多数情况下,结合型高胆红素血症提示肝胆疾病,但难以准确区分肝细胞性和胆汁淤积性(包括梗阻性)黄疸。需要结合血清转氨酶、有无ALP升高及有无胆管扩张征象综合分析(图2-3-3)。对于单纯性结合型高胆红素血症,应考虑Dubin-Johnson综合征(结合胆红素形成后在肝细

胞内转运和向毛细胆管内排泌障碍）、Rotor综合征。

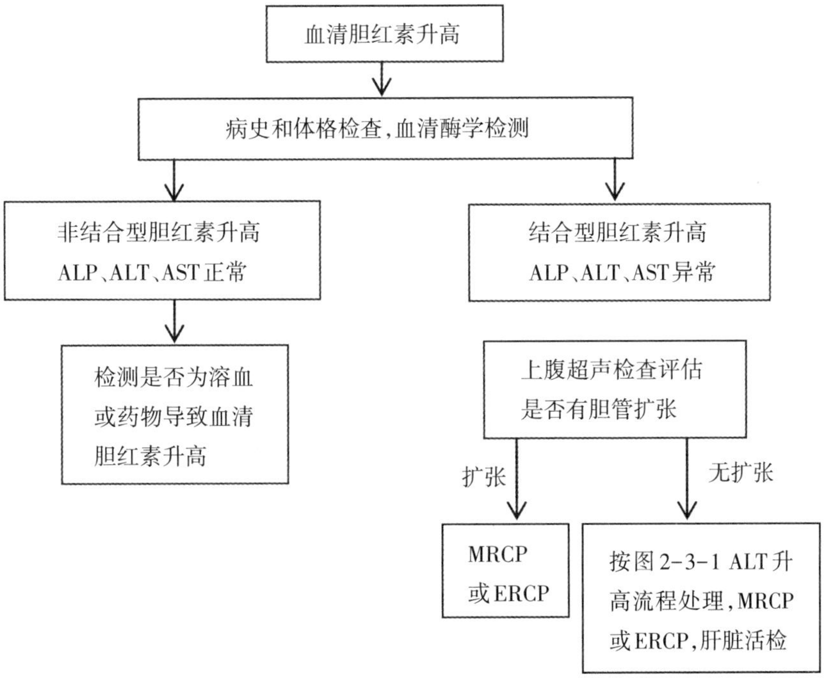

图2-3-3　血清胆红素升高诊断流程

【血清总胆汁酸】

胆汁酸(bile acid,BA)是胆汁的主要成分,是实现消化、吸收生理功能所必需的物质。肝脏在胆汁酸代谢中占重要地位,肝细胞与胆汁酸的生物合成、分泌、摄取、加工转化均有密切关系。因此,当肝细胞损伤或胆管梗阻时,均会引起胆汁酸代谢的障碍。

(一)正常值参考范围

血清总胆汁酸(TBA)含量(酶法)0~10 μmol/L。临床主要采用酶比色法,其不足之处是只能检测血清TBA含量,不能区分胆汁酸的各个组分。

(二)临床意义

由于胆汁酸在肝脏中由胆固醇合成,随胆汁分泌入肠道,经肠道细菌分解后,由小肠重吸收,经门静脉入肝,被肝细胞摄取,少量进入血液循环。因此,胆汁酸测定能反映肝细胞合成、摄取及分泌功能,并与胆汁排泄有关。

1.反映肝细胞损伤的指标

由于胆汁酸不受溶血的影响,因此在反映肝细胞损伤时,血清胆汁酸比血清胆红素更为特异,并可用于鉴别肝细胞性与溶血性黄疸,前者血清中胆汁酸含量升高,而后者不升高。

急性肝炎时,由于肝脏排泄和从门静脉摄取胆汁酸功能障碍,血清胆汁酸含量均明显升高;病情较重时,多数患者胆汁酸含量升高,而且血清胆汁酸含量升高程度与转氨酶含量升高程度和黄疸程度基本平行。重症肝炎时,胆汁酸含量随黄疸的增加而升高,与病情的轻重有一定关系,但血清胆汁酸含量与总胆红素含量不完全平行,当胆汁酸含量达到一定水平后,升高幅度减缓,对重型肝炎病情的判断不如胆红素敏感。

2.胆管梗阻

胆石症、肝癌、胆汁性肝硬化等,由于胆汁排出受阻,肝内胆汁淤积,胆汁酸反流入血,引起血液中的胆汁酸含量升高,其升高的程度与病情轻重基本平行。

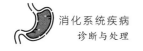
3.协助肝硬化的诊断

胆汁酸的测定对肝硬化的诊断有较大意义。对于慢性肝病患者,如果胆汁酸的增高与转氨酶和胆红素的增高不成比例,应考虑肝硬化的可能性,这可能是由于门静脉分流,肝硬化患者肠道中次级胆汁酸经分流的门静脉系统直接进入体循环。

血清胆汁酸含量变化与临床肝胆疾病的病程有一定关系,参见表2-3-5。

表2-3-5　血清总胆汁酸含量升高程度与肝胆疾病的病程关系

血清总胆汁酸含量轻度增高 (19~20 μmol/L)	血清总胆汁酸含量中度增高 (20~40 μmol/L)	血清总胆汁酸含量重度增高 (40 μmol/L以上)
急性肝炎(恢复期)	急性肝炎(急性期)	急性肝炎(急性期)
慢性肝炎(非活动期,活动期)	慢性肝炎(活动期)	
肝硬化(代偿期)	肝硬化(代偿期)	肝硬化(代偿期、失代偿期)
肝癌	肝癌	肝癌
Dubin-johoson综合征		胆汁淤积性黄疸(肝内、肝外性)重症肝炎

4.其他疾病

右心衰竭、肝淤血等可引起肝细胞损伤的疾病均可致血清总胆汁酸升高。

【血清蛋白测定】

(一)血清总蛋白含量、白蛋白与球蛋白比值测定

在肝脏生化试验的蛋白化验中,一般只测定血清总蛋白(total protein,TP)和人血白蛋白(albumin,Alb),从TP中减去Alb即为球蛋白(Glo)的含量。

1.正常值参考范围

TP 60~80 g/L,Alb 35~50 g/L,Glo 20~30 g/L,白蛋白/球蛋白(A/G)(1.0~2.0):1。

2.临床意义

化验报告结果异常与下列疾病状态有关。

(1)慢性肝实质损伤:如慢性肝炎、肝硬化、肝癌,白蛋白水平与肝功能损害程度呈正比,球蛋白持续性增加,并可随病情的加重而越见明显。如球蛋白显著增加,白蛋白显著减少,则总蛋白可能正常,但A/G值倒置,见于慢性肝实质损伤较重、病变范围较大的慢性活动性肝炎、严重肝硬化;若病情好转,则白蛋白水平可回升,A/G值趋向正常。如白蛋白水平持续低于30 g/L,A/G值明显倒置,则预后较差;若白蛋白水平降至25 g/L以下,容易出现水肿或腹腔积液。

(2)急性肝脏疾病:急性肝损伤时,由于白蛋白的半衰期为15~19 d,且肝脏的代偿功能很强,若肝损伤较轻,又是在疾病的早期,则检测结果不一定能显示蛋白的量和质的改变。若发生急性重型肝炎,总蛋白可逐渐下降。

(3)总蛋白或白蛋白减少:可由于蛋白丢失或消耗增加,见于肾病综合征、大面积烧伤、恶性肿瘤、甲状腺功能亢进症(简称"甲亢"),以及由于摄入蛋白质不足或吸收障碍等导致的营养不良。

(4)单纯性球蛋白增加还可见于多发性骨髓瘤、巨球蛋白血症、自身免疫性疾病、慢性感染性疾病、血吸虫病、疟疾等。

(5)γ球蛋白降低的有关疾病:见于低γ球蛋白血症或先天性无γ球蛋白血症,肾上腺皮质功能亢进和应用免疫抑制剂等,总蛋白减低。

值得注意的是,血清总蛋白和白蛋白/球蛋白值只能反映肝功能的宏观水平,而且受多种因素影响,测定结果异常时,应进一步检查,如血清蛋白电泳(serum protein electrophoresis,SPE)分析、各种免疫球蛋白定量测定等。

（二）血清蛋白电泳

SPE是利用血清蛋白在电场移动速度的差别将其分离，依据泳动速度可将血清蛋白顺序区分为白蛋白、α_1、α_2、β及γ球蛋白五条电泳区带。

1. 正常值参考范围

白蛋白61%~71%，α_1球蛋白3%~4%，α_2球蛋白6%~10%，β球蛋白7%~11%和γ球蛋白9%~18%（醋酸膜法）。

2. 临床意义

根据血清蛋白电泳的模式，可解释一些临床疾病的病因和监测某些疾病的进程，对于肝、肾疾病和多发性骨髓瘤的诊断有意义。

（1）单克隆球蛋白血症：血清蛋白电泳发生显著改变，白蛋白减低，β、γ球蛋白明显增高，并且在β到γ区带之间或γ区出现一条清晰的单克隆蛋白（monoclonal protein）区带，称为M蛋白。M蛋白的出现见于多发性骨髓瘤、巨球蛋白血症、良性单克隆γ球蛋白血症。

（2）肾病综合征：白蛋白显著减低；α_1球蛋白正常，α_2、β球蛋白显著增加，γ球蛋白减低。

（3）肝脏疾病。

a. 急性肝功能损害型：α_2球蛋白及白蛋白降低，特别是乙型肝炎，α_2球蛋白可显著降低。

b. 慢性肝功能损害型：α_2球蛋白及白蛋白降低的同时，伴有γ球蛋白增加，其变化程度与肝功能损害的临床表现平行，常见病因是肝硬化。

（4）蛋白缺乏症：例如先天性无γ球蛋白血症、无白蛋白、β球蛋白血症等，在SPE相应的区带出现缺如。

（三）血清前白蛋白测定

血清前白蛋白（prealbumin，pre-Alb）是由肝细胞合成的小分子蛋白质（61KD），在电场中的泳动速度比白蛋白快，故称前白蛋白。前白蛋白属于一种载体蛋白，能与甲状腺素（T3、T4）和视黄醇结合蛋白形成复合物，协助其功能的发挥。由于前白蛋白的半寿期仅为1.9 d，血清中含量低，在反映肝脏合成与分泌蛋白质功能方面比白蛋白更敏感，近年来逐渐开始应用于临床。

1. 正常值参考范围

血清pre-Alb 170~420 mg/L（免疫透射比浊法）。

2. 临床意义

基本与白蛋白相同，只是前白蛋白的敏感性更高。慢性肝炎、肝硬化、肝癌、阻塞性黄疸等可引起肝实质损伤的疾病，均可致前白蛋白含量减低，而且常常早于白蛋白或其他蛋白的变化。

【血浆凝血酶原时间】

血浆凝血酶原时间（prothrombin time，PT）是指在缺乏血小板的血浆中加入过量的组织因子（兔脑渗出液）后，凝血酶原转化为凝血酶，导致血浆凝固所需的时间。PT测试是外源性凝血系统较为灵敏和最常用的筛选试验，可反映肝脏合成凝血因子的能力。检查结果以秒（s）表示，通常将PT超过正常对照4 s作为截断值，用于评价急性肝功能损害的严重程度和预后。根据血清Bil、Alb和PT等制定的肝功能Child-Pugh分级，可正确判断慢性肝病的预后，并有助于手术风险的估测。

PT延长并非肝病特异性表现，尚见于先天性凝血因子缺乏、纤溶亢进、弥散性血管内凝血、服用抗凝药和异常抗凝血物质。胆汁淤积性肝病的PT延长可能是由于维生素K缺乏。如果皮下注射10 mg维生素K。在24 h内PT纠正或至少改善30%，意味着肝脏合成功能完好。

凝血酶原活动度（prothrombin activity，PTA）表示患者的凝血酶原活力大概是正常的百分之几，也是PT测定的实验室报告方式之一。这种检测计算方法简便易懂，目前被作为我国肝衰竭判断指标之一。

组织凝血活酶试剂的敏感性是影响PT测定结果的重要因素，可用国际敏感性指数（ISI）来表

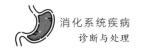
示。ISI值越小,表示该试剂对相关凝血因子的减少越敏感。结合市售凝血活酶试剂标明的ISI值,可计算出PT的国际标准化比值(international normalized ratio,INR),后者常用于指导华法林等抗凝治疗时的临床用药剂量调整。目前,INR表达方式已被用于诊断急性肝衰竭和终末期肝病模型(model for end-stage liver disease,MELD)计算公式中,对于评价肝衰竭状态具有一定的参考意义。但是,世界卫生组织标定不同组织凝血活酶的ISI时,用的是正常人或口服抗凝药患者的血浆,而不是肝病患者的血浆。因此有研究认为,INR系统可能不适用于所有肝病患者的PT标准化报告方式。

主要参考文献

[1] 中华医学会肝病学分会,中华医学会消化病学分会.常用肝脏生物化学试验的临床意义及评价共识[J].中华消化杂志,2010,30(5):331–340.

[2] Flamm GS. AGA Technical Review on the Evaluation of Liver Chemistry Tests[J].Gastroenterology,2002,123:1367–1384.

[3] Lichtenstein GR. American Gastroenterological Association Medical Position Statement:Evaluation of Liver Chemistry Tests[J]. Gastroenterology,2002,123:1364–1366.

[4] Edoardo G.Giannini,Roberto Testa,Vincenzo Savarino.Liver enzyme alteration:a guide for clinicians[J]. CMAJ,2005,172(3):367–379.

第四节　胰腺酶学指标检测及其临床意义

急性胰腺炎可导致胰腺酶学指标升高,是急性胰腺炎的主要实验室诊断依据。急性胰腺炎时,血清淀粉酶(amylase,AMY)水平和/或血清脂肪酶(lipase,LPS)水平升高程度及其时间过程如何? 血清淀粉酶水平升高还可见于哪些情况? 本节将分别介绍淀粉酶和脂肪酶临床检测的临床意义及其诊断思路,以期帮助提高解读血清胰腺炎酶学指标检测结果的能力。

一、淀粉酶检测

(一)正常值参考范围

血清(浆)AMY:<220 U/L(酶偶联法)或800~1 800 U/L(碘–淀粉比色法)。尿液 AMY:①随机尿<1 000 U/L(酶偶联法)或<680 U/gCr(酶偶联法),840~6 240 U/L(碘–淀粉比色法);②24 h尿<900 U/L(酶偶联法)。

(1)血清(浆)AMY:<220 U/L(酶偶联法)或800~1 800 U/L(碘–淀粉比色法)。

(2)尿液AMY:①随机尿<1 000 U/L(酶偶联法)或<680 U/gCr(酶偶联法),840~6 240 U/L(碘–淀粉比色法);②24 h尿<900 U/L(酶偶联法)。

(3)尿淀粉酶清除率(amylase clearance rate,Cam)和肌酐清除率(creatinine clearance rate,Ccr)的比值(Cam /Ccr):2%~5%。

(二)临床意义

血清淀粉酶主要来源于胰腺和唾液腺,人体其他组织和器官(如胃、胆囊、肠道、卵巢及乳腺等)或多或少也含有淀粉酶。这些器官出现损伤或炎症时,也能导致血清淀粉酶水平升高,但不如胰腺或腮腺病变增高的幅度大。

血清中 AMY 半衰期很短,约2 h,因此病变时血清淀粉酶增高早、持续时间很短;由于淀粉酶仅部分被肾小管系统重吸收,因此尿液中可测出AMY,但尿AMY水平升高较晚、持续时间较长。当病变组织产生过多的淀粉酶释放入血循环,以及肝脏、肾脏病变(肝硬化、肾衰竭)不能正常清除血清淀粉酶,或血清淀粉酶与大分子物质结合形成巨淀粉酶,则出现高淀粉酶血症。引起血清淀粉酶升高的常见原因如下:

1.急性胰腺炎

急性胰腺炎是引起高淀粉酶血症的最常见原因。急性胰腺炎时,血清淀粉酶水平通常在6~12 h升高,24~48 h达到峰值,在随后的3~7 d降至正常或接近正常水平。急性胰腺炎时,血清淀粉酶至少高于正常上限值3倍,大于正常上限值5倍时对急性胰腺炎的诊断有很高的特异性。高淀粉酶血症持续3~5 d下降至正常参考范围,若持续升高,则提示病变有反复或出现并发症。尿液AMY在发病后12~72 h开始升高,下降比血清缓慢。AMY升高的幅度与胰腺损伤程度不一定成比例,但升高越显著,患急性胰腺炎的可能性越大。坏死性胰腺炎时,原来升高的AMY可出现降低。

2.急腹症

急性腹痛伴有高淀粉酶血症,除见于胰腺疾病外,多种急腹症均可出现,鉴别诊断尤为重要。如肠梗阻、胃十二指肠溃疡穿孔、肠系膜栓塞和异位妊娠破裂等,均可导致血清淀粉酶水平升高,多数情况下这些疾病的血清淀粉酶水平升高幅度不如急性胰腺炎明显,往往低于正常上限值3倍。各自疾病都有相应病史、临床表现和影像学检查结果,而均无胰腺形态学改变。根据这些特点不难与急性胰腺炎相鉴别。

3.非胰源性消化系统疾病

胆囊炎和胆石症可引起血清淀粉酶水平轻度升高,很少超过正常上限值3倍。ERCP术后常常发生高淀粉酶血症,部分患者可达到急性胰腺炎的水平。ERCP术后高淀粉酶血症多不伴有腹痛,持续时间较短,一般经过2~3 d可自行恢复,影像学检查胰腺无形态学改变。少数ERCP患者术后并发急性胰腺炎,在出现高淀粉酶血症的同时,伴有胰腺形态的影像学改变,应予重视并及时积极治疗。

胃肠炎也可发生高淀粉酶血症。其升高机制不清楚,推测是由于胃肠炎的致病因素对胰腺造成了损伤,也可能是胃肠炎导致肠道黏膜屏障功能障碍所致。有文献报道,活动性肝炎和肝硬化等也可导致血清淀粉酶水平升高。

4.恶性肿瘤

许多恶性肿瘤可引起血清淀粉酶升高,最常见的是卵巢癌、肺癌及多发性骨髓瘤。肿瘤组织异位合成是引起这一现象的原因。经有效治疗后,血淀粉酶水平可以明显下降,复发后又可能重新回升。除肺癌、卵巢癌和多发性骨髓瘤以外,高淀粉酶血症还见于胃癌、血液系统恶性肿瘤及乳腺癌等。

5.腮腺炎

以腮腺的非化脓性肿胀、疼痛为突出的病症,90%患者的血清淀粉酶水平有轻度和中度增高。淀粉酶增高程度往往与腮腺肿胀程度成正比。

6.巨淀粉酶血症

该病是引起慢性高淀粉酶血症的重要原因,它是淀粉酶和血中免疫球蛋白或多糖结合形成的大分子聚合物而不能通过肾脏清除所致。表现为血清中AMY升高,尿AMY不增高。巨淀粉酶血症持续时间较长,为数周至数月,甚至一年,多可自行消失。但巨淀粉酶血症也可见于少数健康人,还可伴随其他疾病发生,如自身免疫性疾病、营养不良等。

二、脂肪酶测定

血清中的脂肪酶(LPS)主要来源于胰腺,其次为胃、小肠和肺等。脂肪酶可以由肾小球滤过并由肾小管全部回吸收,因此健康人尿中无脂肪酶。虽然脂肪酶对急性胰腺炎诊断比较特异和灵

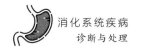
敏,但由于方法学问题,以前未得到临床普遍应用。现已有试剂盒供应,有利于临床推广应用。

（一）正常参考值

<220 U/L（酶法,37℃）。

（二）临床意义

血清脂肪酶升高见于下列临床情况。

1.急性胰腺炎

急性胰腺炎时,联合或单独检测血清脂肪酶活性的意义是:

（1）急性胰腺炎发作后,脂肪酶在4~8 h上升,24 h达到峰值,在接下来的8~14 d下降到正常或接近正常水平。

（2）急性胰腺炎时,脂肪酶和淀粉酶多呈平行性改变,脂肪酶的半衰期较淀粉酶长,其升高可持续较长的时间,部分急性酒精性胰腺炎患者血清脂肪酶水平增高而淀粉酶正常,因此急性胰腺炎时,应同时测定淀粉酶和脂肪酶。

（3）由于血清脂肪酶的组织来源比淀粉酶少,因此,血清脂肪酶的测定对诊断急性胰腺炎比淀粉酶总量测定具有更高的特异性。

（4）由于血清脂肪酶升高幅度大、持续时间长,而血清淀粉酶升高的时间短,因此,在急性胰腺炎的后期测定脂肪酶更具临床意义。

2.血清脂肪酶水平升高

血清脂肪酶水平也可见于消化性溃疡穿孔、肠梗阻、急性胆囊炎等急腹症,以及慢性肾病等。但患腮腺炎和巨淀粉酶血症时,血清脂肪酶水平不升高,此点与淀粉酶不同,可用于鉴别。

三、血清胰酶水平升高的诊断思路

如表2-4-1所示,血清胰酶水平升高的原因众多,可以伴随有腹痛等临床症状,也可无临床症状。其诊断思路是:

（1）对于同时有腹痛症状的患者,应首先考虑胰腺炎或胰腺癌诊断。但尚需与腹痛相关的其他腹部疾病相鉴别。①消化系统疾病:胆管结石,消化性溃疡,急性胆囊炎,急腹症,肠梗阻,胃切除术后输入襻梗阻,壶腹周围憩室,肠梗阻,炎症性肠病,肠胃炎;②生殖系统病变:卵巢肿瘤,急性输卵管炎,子宫内膜异位症,宫外孕;③血管病变:血栓形成,夹层动脉瘤,腹主动脉瘤破裂,腹部损伤。

（2）在无症状血清胰酶水平升高患者中:①如既往有胰腺炎史,需要考虑Oddi括约肌功能障碍或胆道系统微结石症的可能性;②如经调查有家族性胰腺炎或肿瘤史,尤其是一级亲属且有其他风险因素者,可考虑诊断为家族性高胰酶血症;③对于既往诊断为胰腺肿瘤的患者,应重新检查评估胰腺肿瘤手术后是否可能累及胰管,以排除肿瘤(特别是产生导管内黏蛋白的肿瘤)复发的可能性或手术导致胰液难以通过吻合口排出;④结合分析肾功能以及尿淀粉酶检测情况,考虑肾脏疾病或高淀粉酶血症导致肾清除率下降的机制;⑤可能导致血清胰酶水平升高的相关药物主要是对乙酰氨基酚、类固醇、硫唑嘌呤、麻黄碱、利托君、罗红霉素、环孢素、氯氮平、喷他脒、去羟肌苷等。

（3）良性高胰酶血症或Gullo综合征:对于没有上述病因的无症状成人和儿童,在至少2年的动态观察随访期间,血清胰酶水平轻度升高(可有短时恢复正常),没有发生胰腺或全身疾病,则认为是良性高胰酶血症。

表2-4-1　血清胰酶水平升高的发病机制和可能原因

	胰酶释放进入血流增加		肾清除下降	
	轻度胆管梗阻	胰腺腺泡细胞损伤	肾脏疾病	巨淀粉酶血症
胆道系统原因	胆管结石 Oddi括约肌功能障碍（SOD） 壶腹部癌 解剖异常 胆总管囊肿	药物 饮酒 病毒（肝炎） 血管 手术	肾炎 肾功能不全	乳糜泻 克罗恩病 溃疡性结肠炎 自身免疫性疾病（风湿性关节炎、系统性红斑狼疮） 肝病 HIV 淋巴瘤 甲状腺肿瘤 肾细胞癌
胰腺原因	自身免疫 胰腺癌 解剖异常 基因突变 胰管环路			
十二指肠原因	十二指肠旁憩室 乳头旁肿瘤			

主要参考文献

［1］Luca Frulloni，Franca Patrizi，Laura Bernardoni，et al.Pancreatic hyperenzymemia：clinical significance and diagnostic approach［J］.JOP.J Pancreas（Online），2005，6（6）：536-551.

［2］Birtolo C，Migliori M，Drewes AM，et al.Benign pancreatic hyperenzymemia：lights on a clinical challenge［J］.Pancreas，2017，46（1）：5-7.

第五节　病毒性肝炎血清学指标检测结果解读

　　病毒性肝炎是最为常见的肝病，通过检测病毒性肝炎血清学指标，可分别明确甲型、乙型、丙型、丁型、戊型感染及其疾病状态。如何解读甲型肝炎（简称"甲肝"）二类抗体动态变化及其临床意义？乙型肝炎病毒（hepatitis B Virus，HBV）三对抗原抗体系统是什么，如何判读它们单独或组合检测的临床意义？如何结合HBV-DNA水平判断HBV的传染性和抗病毒治疗效果？HCVAb和HCV-RNA两项指标对于诊断丙型病毒肝炎的临床意义如何？本节将重点解读这三种病毒性肝炎的血清学指标，指导临床判读与应用。

一、甲型肝炎病毒血清学指标

　　甲型肝炎病毒（hapatitis A Virus，HAV）是一种RNA病毒，属微小核糖核酸病毒科，各病毒株在基因结构上虽略有差别，但无显著不同，目前仅检测到一种抗原抗体系统。由于甲型肝炎是急性自限性疾病，其抗原在患者血清中存在时间极短，当患者出现症状就诊时，抗原已消失。因此，临床上以甲型肝炎抗体（抗HAV）作为病毒血清标志物，包括抗HAV-IgG、抗HAV-IgM。解读这两类甲型肝炎抗体动态变化情况及其临床意义如下：

　　1.抗HAV-IgM

　　HAV存在于患者的血液、粪便及肝细胞胞质中。感染后，血清中抗HAV-IgM抗体很快出现，在2周左右达高峰，然后逐渐下降，在8周之内消失，是HAV近期感染的血清学证据。

　　2.抗HAV-IgG

　　该抗体产生较晚，在恢复期达高峰，可持久存在，具有保护性。因此，大多数感染过HAV的人

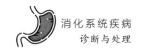
并未发病,只是血清中抗HAV-IgG阳性。

综上,抗HAV-IgG作为流行病学调查指标,而抗HAV-IgM阳性则可协助诊断急性甲型肝炎。

二、乙型肝炎病毒血清标志物和核酸血清学评估

乙型肝炎病毒(HBV)是一种有包膜的部分双链DNA病毒,为直径42 nm的球形颗粒,又名Dane颗粒,有外壳和核心两部分。

(一)乙型肝炎病毒三对抗原抗体系统检测及其临床意义

1.乙型肝炎表面抗原和乙型型炎肝炎表面抗体

乙型肝炎表面抗原(hapatitis B surface antigen,HBsAg)是乙型肝炎病毒的外壳蛋白,在乙型肝炎病毒感染后1~10周或乙型肝炎临床症状出现前2~8周出现的第一个血清学标志物。急性感染后,HBsAg通常在症状出现后1~3个月消失。HBsAg持续6个月以上要考虑慢性乙型肝炎。因此,HBsAg可以帮助诊断急性和慢性乙型肝炎。

乙型肝炎表面抗体(hepatitis B surface antibody,HBsAb)是一种保护性抗体,在急性感染后期,HBsAg转阴后一段时间开始出现,可持续多年。HBsAb阳性表示对HBV有免疫力,见于乙型肝炎恢复期、既往感染及乙肝疫苗接种后。

2.乙型肝炎核心抗原和乙型肝炎核心抗体

乙型肝炎核心抗原(hepatitis B core antigen,HBcAg)主要存在于Dane颗粒中,从完整病毒粒子脱出后,在体内可转化成乙型肝炎e抗原(hepatitis B e antigen,HBeAg),因此,在周围血中不易测出。HBV感染后,出现的第一个针对核心蛋白的抗体是乙型肝炎核心抗体(hepatitis B core antibody,HBcAb)IgM型,是确定乙型肝炎病毒近期感染的血清学标志。在感染3~6个月内,HBcAb IgM型可以转变为HBcAb IgG型。一旦出现抗HBc-IgG,大多数个体会终生检测到它们。由于在乙型肝炎中,难以区分是否有近期感染,因此一般认为低滴度HBcAb表示既往感染过乙型肝炎病毒,具有流行病学意义,而高滴度HBcAb则是感染标志。

3.乙型肝炎e抗原与乙型肝炎e抗体

HBeAg是HBcAg的可溶性部分。HBeAg的存在提示HBV复制活跃,传染性强,血清HBV-DNA水平高。乙型肝炎e抗体(hepatitis B e antibody,HBeAb)的存在表明感染性较低,血清HBV-DNA水平较低。

乙肝五项检查中的各项常以组合形式出现,以下是较为常见的组合方式(表2-5-1)。总体来说,除单独表面抗体(HBsAb)阳性外,其他任何一组阳性均提示乙肝病毒感染。

表2-5-1 乙肝五项检查检测及其临床意义

1.HBsAg 表面抗原	2.HBsAb 表面抗体	3.HBeAg e抗原	4.HbeAb e抗体	5.HbcAb 核心抗体	临床意义与处理建议
−	−	−	−	−	1~5全是阴性:无乙肝病毒感染,但体内也没有乙肝病毒抗体。不需要就医处理,建议打乙肝疫苗
−	+	−	−	−	2阳性:无乙肝病毒感染,体内存在乙肝病毒抗体,见于曾接种过乙肝疫苗或曾感染过乙肝但已恢复者,均不需要就医处理。但若乙肝抗体滴度较低,可以考虑打乙肝疫苗进行强化
+	−	+	−	+	1、3、5阳性(俗称"大三阳"),表示感染乙肝病毒且病毒复制活跃,传染性强,需要尽快处理
+	−	−	+	+	1、4、5阳性(俗称"小三阳"),表示感染乙肝病毒但病毒复制受抑制或产生基因变异,传染性相对较弱,但基因变异者仍病情较重,需要尽快就医进行进一步评估

1.HBsAg 表面抗原	2.HBsAb 表面抗体	3.HBeAg e抗原	4.HbeAb e抗体	5.HbcAb 核心抗体	临床意义与处理建议
+	-	-	-	+	1、5阳性(俗称"小二阳")。感染乙肝,可能处于恢复期,其临床意义与乙肝"小三阳"基本上是一致的,有时候"小三阳"和"小二阳"可以互相转变
-	+	-	+	+	2、4、5阳性,表示乙肝急性感染恢复期,建议定期复查乙肝五项
-	-	-	-	+	5阳性,表示既往感染过乙肝,已恢复但体内无抗体,或病毒变异,无法检测到乙型肝炎表面抗原,需要就医进一步评估
-	+	-	-	+	2、5阳性,表示既往感染过乙肝,已恢复且体内有抗体,不需要就医处理
-	-	-	+	+	4、5阳性,表示既往感染乙肝或处于急性感染恢复期,建议定期复查乙肝五项

解析乙肝五项检测结果应关注的主要问题是:

(1)除了HBsAg,通常用于区分急性、缓解和慢性感染的血清学标志物还有抗HBs、抗HBc总抗体、抗HBc-IgM。急性乙型肝炎的特征是HBsAg、抗HBc-IgM阳性和转氨酶水平显著升高(1 000~2 000 IU/mL)。慢性乙型肝炎的特征是HBsAg检测结果阳性和持续抗HBc总抗体阳性。HBeAg和HBe抗体检测用于慢性HBV感染患者,以确定感染阶段并做出治疗选择。

(2)分析乙型肝炎的传染性不仅要看是否为"大三阳",还要看HBV-DNA是否为阳性、复制水平的高低,才能确切判断乙肝传染性的强弱。HBV-DNA是病毒的遗传基因,存在于病毒的核心部位,它的阳性和HBeAg阳性的意义基本一致。因此,判断抗病毒治疗是否有效,主要是以HBeAg和HBV-DNA的转阴或定量的明显减少为指标。

(二)乙型肝炎病毒脱氧核糖核酸(HBV-DNA)定量检测

HBV-DNA是HBV感染最直接、特异性强和敏感性高的指标。HBV-DNA大约在血清HBsAg出现前3周可以检测到,因此检测血清HBV-DNA有助于早期诊断急性乙型肝炎。定量HBV-DNA检测对于确定是否需要HBV治疗和评估治疗反应至关重要。

一般采用PCR方法检测,检测结果以cps/mL,或IU/mL方式表示,对于DNA定量的结果一般用对数来表示。定量检查正常值以低于检测下限表示。其临床意义解析如下:

(1)定量检查结果低于检测下限:提示体内病毒载量比较低而检测不出来,或体内已经没有乙肝病毒。需要结合肝脏生化实验结果和上述三类乙型肝炎病毒抗原抗体系统及治疗情况而定。如果表面抗原、e抗原都是阴性,肝生化检测结果正常,最近没有进行抗病毒治疗,HBV-DNA定量检查结果低于检测下限,说明体内已经没有乙肝病毒,没有传染性。

(2)HBV-DNA定量水平越高,说明传染性越强,但还要结合肝功能等其他的指标来了解具体的病情。

(3)HBV-DNA定量检测是乙肝病毒抗病毒治疗最为有效的监测指标。患者经抗病毒药物治疗有效,HBV-DNA含量就表现为持续下降,然后维持在一个较低水平,或低至用目前的检测方法检测不出来。

三、丙型肝炎病毒血清学评估

丙型肝炎病毒(hepatitis C virus,HCV)是一种具有脂质外壳的RNA病毒,曾被称为肠道外传播

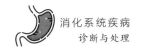
的非甲非乙型肝炎病毒,后将其归类为黄病毒科丙型肝炎病毒属,主要经血液、体液传播。80%~90%输血后肝炎为丙型肝炎。HCV-RNA是感染的最早标志物,一般在感染后1~2周可检出。HCV-Ab为HCV感染后产生的特异性抗体,是HCV感染的标志,为非保护性抗体。两者的血清学意义评估如下(表2-5-2)。

临床意义

1.HCV-RNA检查

具有特异性强、敏感性高、快速的特点,HCV-RNA阳性是HCV感染的直接证据,是HCV复制指标,具有传染性。若HCV-RNA阴性,则说明HCV被清除。因此,血中HCV-RNA的高低可直接反映出HCV在患者体内的活动情况,还可以作为判断预后和评估乙肝传染性的指标。

2.抗HCV抗体

一般用于流行病学筛查。临床病原学诊断须结合HCV-RNA检测及其他相关检测指标。HCVAb和HCV-RNA检测结果可出现以下四种模式:

(1)HCV-RNA及HCVAb均为阳性并伴近期ALT升高,存在以下三种可能:①结合近期高危暴露史,考虑是否为急性HCV感染;②慢性HCV感染急性加重;③合并其他病原体导致急性肝炎的慢性HCV感染。

(2)HCVAb阳性而HCV-RNA阴性,提示:①HCV感染痊愈;②急性HCV感染后HCV-RNA的清除期;③假阳性或假阴性结果。此时,建议4~6个月再行HCV-RNA检测以明确诊断。

(3)HCVAb阴性而HCV-RNA阳性,提示为抗体产生之前的急性感染早期或免疫抑制患者慢性HCV感染,也有可能为HCV-RNA假阳性结果,建议4~6个月复查抗HCV和HCV-RNA。

(4)患者ALT升高而抗HCV及HCV-RNA均为阴性,可考虑排除急性或慢性丙型肝炎诊断。

表2-5-2 丙型肝炎病毒血清学评估

模式	HCVAb	HCV-RNA	可能的临床状况
1	阳性	阳性	·慢性感染 ·急性感染(临床接触史可能有助于区分)
2	阳性	阴性	·HCV感染痊愈 ·感染治疗后
3	阴性	阳性	·急性丙型肝炎 ·免疫功能低下或异常的慢性丙型肝炎病例
4	阴性	阴性	可排除急性或慢性丙型肝炎诊断

需要说明的是,HCVAb和HCV-RNA不能用于确定疾病的严重性,也不能用于预测疾病的预后和进展。

四、丁型肝炎病毒检测

丁型肝炎病毒(hepatitis D virus,HDV)为缺陷病毒,需要借助于HBsAg作为外膜蛋白而装配成完整的病毒颗粒。因此,HDV极少单独感染,主要感染HBsAg阳性者,可导致HBV感染者的症状加重与病情恶化,在暴发型肝炎的发生中起着重要的作用。其传播途径主要是生活接触,也可通过血液制品、输血、注射等途径传播。其实验室检查主要是检测抗原和抗体。

(1)HDV-RNA代表了HDV感染诊断的"金标准",可用于监测治疗反应,尤其是评估与治愈相关的持续病毒学反应。

(2)HDVAg抗原性较强,可刺激机体产生IgM和IgG抗体,HDV感染终止后仍可持续多年。这些抗体均为非中和抗体,对机体无保护作用,可在HBsAg阳性患者中辅助诊断丁型肝炎。

五、戊型肝炎病毒

戊型肝炎病毒(hepatitis E virus,HEV)是一种无包膜的小RNA病毒,存在于潜伏末期及发病初期的患者粪便中,主要经粪-口途径传播。HEV所致戊型肝炎(简称"戊肝")的临床症状和流行病学特点均与甲型肝炎相似,是一种自限性急性肝炎。孕妇感染HEV有较高的重症肝炎发生率。HEV有表面抗原HEVAg,可刺激机体产生特异性抗体,包括抗HEV-IgG、抗HEV-IgM等。

(1)抗HEV-IgM阳性表示急性期感染,在潜伏期末出现临床症状之前即可检测到,并在症状最典型期达到峰值,持续时间约1个月。抗HEV-IgM产生不久,即可检测到抗HEV-IgG,并紧随抗HEV-IgM之后达到峰值,持续约1年。

(2)抗HEV-IgG主要适用于血清流行病学调查,但戊肝恢复期抗HEV-IgG效价≥急性期4倍者,提示有HEV新近感染,有诊断意义。同时测定抗HEV-IgG和抗HEV-IgM有助于临床分析。

主要参考文献

[1] S Kumar,D C Pound.Serologic diagnosis of viral hepatitis[J].Postgrad Med,1992,92(4):55-62,65,68.

[2] Kunatum Prasidthrathsint, Jack T Stapleton.Laboratory diagnosis and monitoring of viral hepatitis[J].Gastroenterol Clin North Am.2019,48(2):259-279.

第六节 消化系统肿瘤血清标志物检测及其临床意义

消化道肿瘤缺乏特异性标志,但部分肿瘤标志物升高与消化道肿瘤相关。其中,食管癌、胃癌、结直肠癌、胰腺癌、原发性肝癌首选的血清肿瘤标志物是什么?如何根据相关肿瘤标志物升高推断肿瘤可能的发生部位?当进一步临床检查发现相应部位的肿瘤,如何分析与监测?本节试图在介绍常用肿瘤标志物基础上,评价它们辅助诊断消化系统肿瘤的选择模式,以及其存在的问题与处理对策,以期合理选择检测方法和解读消化系统肿瘤血清标志物检测结果。

【常见消化系统肿瘤标志物含义及其类别】

肿瘤标志物(tumor marker)是指特征性存在于恶性肿瘤细胞,或由恶性肿瘤细胞产生的物质,或宿主对肿瘤的刺激反应而产生的物质,并能反映肿瘤发生、发展,监测肿瘤治疗反应的一类物质。肿瘤血清标志物存在于肿瘤患者的组织、体液和排泄物中,能够用免疫学、生物学及化学的方法检测到。常用的消化系统肿瘤的标志物主要包括:

(1)蛋白质类肿瘤标志物(如AFP、CEA等)。

(2)糖类抗原(carbohydrate antigen,CA)肿瘤标志物(如CA19-9、CA72-4、CA242、CA50等)。

此外,还有鳞状细胞癌(squamous cell carcinoma,SCC)抗原等。

【蛋白质类肿瘤标志物】

一、甲胎蛋白

(一)参考值

<25 μg/L(25 ng/mL)。

(二)临床意义

(1)甲胎蛋白(alpha fetoprotein,AFP)是诊断原发性肝癌的最佳标志物,AFP可早于影像学6~12个月出现异常,为肝癌早期诊断提供重要依据。因此,对于肝细胞癌的高危人群,尤其是乙型肝炎性或丙型肝炎性肝硬化患者,须每6个月随访检查AFP和腹部超声。对于AFP>20 μg/L且持续增加

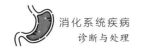
者,即使腹部超声检查阴性,也须进一步检查。

（2）持续进行性增高的血清AFP浓度和肝脏超声检查阳性有助于肝细胞癌的早期诊断和进一步治疗。超声检查到<1 cm的瘤灶者,须每3个月随访1次超声检查。肝硬化且超声检查到1~2 cm的瘤灶者,须采用两种不同的显像方式进行检查(如CT和MRI),若其影像学表现符合肝细胞癌,则须对其进行病理活检以确诊。超声检查瘤灶>2 cm、符合肝细胞癌的超声特征,且AFP>200 μg/L者,即使不行肝脏病理活检,也应考虑肝细胞癌的诊断。

（3）用于评估肝细胞癌的预后:较高的AFP浓度提示预后不良。治疗前检测AFP浓度可与其他预测因素联合,评估肝细胞癌患者的预后情况。

（4）用于监测肝细胞癌的治疗反应性:对于治疗前AFP浓度升高的肝细胞癌患者,采用AFP连续性检测,评估患者对新的化疗方案的反应性。建议在肝肿瘤切除术或肝移植术后随访AFP浓度,初始的两年内,每3个月复查1次,以后每6个月复查1次,将有助于监测疾病状态和治疗后肿瘤复发情况。

（5）AFP可在慢性肝病、急性和慢性肝炎、妊娠时升高,需要加以动态观察和鉴别。

（6）非肝脏恶性肿瘤(如卵巢和睾丸的非精原细胞性生殖细胞瘤)及其他恶性肿瘤(如胃癌、肺癌、胆管癌和胰腺癌)伴肝转移者,AFP可升高。

二、癌胚抗原

（一）参考值

血清中含量<2.5 ng/mL(2.5 μg/L),吸烟者<5 ng/mL。

（二）临床意义

（1）癌胚抗原(carcinoembryonic antigen,CEA)升高主要见于结肠癌。但在早期无症状人群中,由于CEA对结直肠癌的检出率较低,敏感性和特异性均欠佳,故不建议CEA用于结直肠癌的筛查。

（2）术前CEA浓度与疾病的预后相关,甚至独立于肿瘤的临床分期。因而术前CEA水平与其他因素可联合用于手术方案的选择,但不建议用于筛选接受辅助化疗的患者。

（3）对于临床分期为Ⅱ期或Ⅲ期的结直肠癌患者,在接受手术治疗或因转移灶接受全身性治疗后,应每3个月检测1次CEA水平,持续3年。

（4）对进展期结直肠癌患者进行全身治疗时,需要常规定期监测CEA水平。在排除治疗等因素引起的假阳性升高后,CEA浓度的增高(如>30%)提示肿瘤进展。

（5）CEA是一种非特异性标志物,可在乳腺癌、胃癌、胰腺癌、卵巢癌等癌症中发现,也可能在肝硬化、胃炎、炎症性肠病、憩室炎和胰腺炎等非恶性疾病中升高。分化差的结肠癌CEA水平可能不高,产生假阴性结果。

（6）吸烟者中约有3.9%的人CEA>5 μg/L。

【糖类抗原肿瘤标志物】

一、糖类抗原19-9

（一）参考值

0~37 U/mL。

（二）临床意义

（1）CA19-9是胰腺癌最常用的肿瘤标志物。但CA19-9需要存在Lewis血型抗原(一种糖基转移酶)才会表达,Lewis阴性表型个体估计在人群中占5%~10%,可能会导致假阴性。此外,CA19-9敏感性与肿瘤大小有关。因此,CA19-9水平不是胰腺癌可靠的筛查指标,筛查无症状人群阳性预测值低。

（2）CA19-9水平可用作胰腺癌手术预后和复发进展的指标。与CA19-9升高的患者（12~15个月）相比，术前正常CA19-9水平的中位生存期延长（32~36个月）。胰腺癌手术后血清CA19-9水平显著或持续升高，提示疾病复发或进展。

（3）CA19-9在其他癌症中也可能升高，例如胆管癌、胃癌、肺癌和结肠癌等。

（4）某些消化道炎症，CA19-9也会升高，如急性胰腺炎、胆囊炎、胆汁淤积性胆管炎、肝炎、肝硬化等，但往往呈"一过性"，而且其浓度多低于120 U/mL。

二、糖类抗原50

（一）参考值

0~24.0 U/mL。

（二）临床意义

（1）CA50在多种恶性肿瘤中可检出不同的阳性率，是一种广谱肿瘤标志相关抗原。CA50对胰腺癌和胆囊癌的阳性检出率居首位，其他依次为肝癌、胃癌、结直肠癌、卵巢与子宫癌、恶性胸腔积液等。

（2）CA50对恶性胸腔积液有很高的阳性检出率，而良性胸腔积液尚无阳性报道，故CA 50的检测对鉴别良性、恶性胸腔积液亦有较大的应用价值。

（3）在胰腺炎、结肠炎和肺炎发病时，CA50也会升高，但随炎症被消除而下降。

三、糖类抗原242

（一）参考值

<20 U/mL。

（二）临床意义

（1）CA242用于胰腺癌、大肠癌的辅助诊断，有较好的敏感性（80%）和特异性（90%）。

（2）肺癌、肝癌、卵巢癌患者的血清CA242含量也可见升高。

四、糖类抗原72-4

（一）参考值

0~5.3 U/mL。

（二）临床意义

（1）CA72-4对胃癌的检测特异性较高。以>6 U/mL为临界值，其敏感性可在28%~80%，若与CEA、CA19-9联合检测，可以监测70%以上的胃癌。值得注意的是，CA72-4水平与胃癌的分期有明显的相关性，一般在胃癌的Ⅲ—Ⅳ期增高；对伴有转移的胃癌患者，CA72-4的阳性率更远远高于非转移者。CA72-4水平在术后可迅速下降至正常。在70%的复发病例中，CA72-4浓度首先升高。

（2）CA72-4对其他胃肠道癌、乳腺癌、肺癌、卵巢癌也有不同程度的检出率。

五、鳞癌相关抗原SCC

（一）参考值

0~2.5 ng/mL。

（二）临床意义

SCC是鳞癌的肿瘤标志物，适用于宫颈癌、肺鳞癌、食管癌、头颈部癌、膀胱癌的辅助诊断、治疗观察和复发监测。

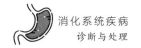
【消化系统肿瘤标志物合理选择与应用】

如表2-6-1所示,各种消化系统肿瘤首选标志物在其他肿瘤、某些良性疾病或某些生理情况下也可以异常升高。针对单独检测某一肿瘤标志物诊断肿瘤存在阳性率不高、特异性不强等问题,采用两种或几种肿瘤标志物联合检测,有利于提高肿瘤标志物的敏感性和特异性。表2-6-2列出了常用肿瘤标志物辅助诊断消化系统肿瘤的选择模式,可供临床参照应用。

表2-6-1　腹盆腔肿瘤最常见肿瘤标志物的正常值及鉴别诊断

肿瘤标志物	正常值	首选肿瘤标志物	鉴别诊断
CEA	<2.5 ng/mL <5 ng/mL(吸烟者)	结肠癌	其他癌症,如肺癌、乳腺癌、胃癌、胰腺癌和卵巢癌。非恶性疾病,如肝硬化、胃炎和炎症性肠病
AFP	0~10 ng/mL	原发性肝癌	其他癌症,如胃癌、非精原细胞瘤和肺癌。非恶性疾病,如肝硬化、妊娠和炎症性肠病
CA19-9	0~37 U/mL	胰腺癌	其他癌症,如胆管癌、胃癌、胆囊癌、壶腹癌、胆管癌、肺癌、结肠癌和乳腺癌。非恶性疾病,如胆管梗阻、胰腺炎、炎症性肠病和胆管炎
CA125	0~35 U/mL	卵巢癌	其他癌症,如子宫内膜癌、肺癌、胰腺癌和乳腺癌。非恶性疾病,如子宫内膜异位症、盆腔炎和妊娠
SCC	0~2.5 ng/mL	食管鳞癌	宫颈癌、肺鳞癌、食管癌、头颈部癌、膀胱癌
CA72-4	0~5.3 U/mL	胃癌	CA72-4水平与胃癌的分期和肝转移有明显的相关性;见于其他胃肠道癌、乳腺癌、肺癌、卵巢癌

表2-6-2　常用肿瘤标志物辅助诊断消化系统肿瘤的合理应用与选择

肿瘤	首选标志物	补充标志物
食管癌	SCC(鳞癌)	CEA(腺癌)、NSE(小细胞食管癌)
胃癌	CA72-4	CEA、CA19-9、CA242
结直肠癌	CEA	CA19-9、CA50
胰腺癌	CA19-9	CA50、CEA、CA125
原发性肝癌	AFP	AFU、CA19-9、ALP

应该明确的问题是,肿瘤标志物不是肿瘤诊断的唯一依据,需结合临床症状、影像学检查等其他手段综合考虑。肿瘤确诊一定要有组织或细胞病理学的诊断依据。另外,因患者个体差异、患者具体临床情况等因素,肿瘤标志物的分析要结合临床情况,从多个角度比较,才能得出客观真实的结论。

一般认为,除AFP以外,其他肿瘤标志物单次的升高并没有很重要的临床意义,只有动态的不断升高才会表现出其临床意义。如果出现某几个肿瘤标志物检测项目都持续增高,则需要结合CT、B超和MR来进行检查,必要时进行病理检查,才会更明确诊断。

当已经确诊为肿瘤,肿瘤标志物可用于辅助评价肿瘤分期、部位、大小、浸润深度。亦可辅助监测肿瘤治疗后复发与转移,有利于调整治疗方案。

【消化系统肿瘤标志物检测中存在的问题与分析】

问题1.无症状的肿瘤标志物阳性是否可以诊断肿瘤? 处理的对策是什么?

(1)无症状的肿瘤标志物阳性并不意味着患消化系统肿瘤,特别需要注意以下状况:

a.妊娠会引起AFP、CA125水平的增高;

b.吸烟人群CEA水平会有轻度升高;

c.在肿瘤手术治疗、化疗和放疗过程中,由于肿瘤组织受到破坏或肿瘤坏死时某种肿瘤标志物

产生增加,从而影响肿瘤标志物的测定,造成假阳性;

d.标本放置时间过久或溶血,会导致NSE水平增高;

e.标本污染唾液、汗液,会引起SCC、CEA、CA19-9水平增高;

f.良性疾病会引起肿瘤标志物升高。肝脏良性疾病(如肝炎、肝硬化)会造成AFP升高,肾衰竭会造成CEA水平增高等,前列腺炎会引起PSA水平增高等。

(2)对无症状的肿瘤标志物升高患者,处理的对策是动态监测TM水平变化,比参考范围更有意义,因为:

a.单项标志物轻度升高者,定期复查监测指标的数值变化情况,如果复查后数值一直维持在参考值上限的临界水平,则意义不大(见图2-6-1举例)。一旦体内有恶性肿瘤存在,可能会有几种标志物异常,有条件者尽量复查全部的常用标志物。

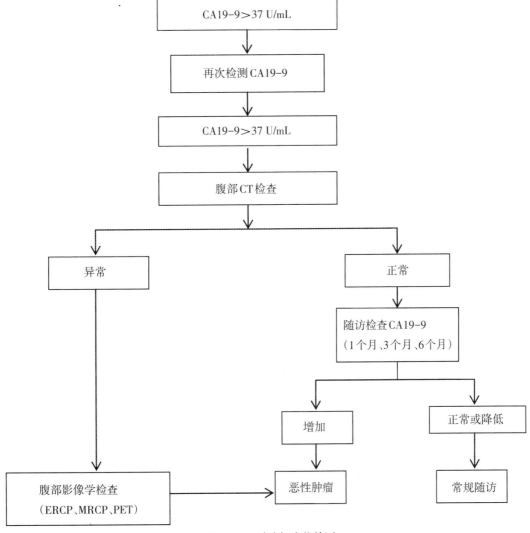

图2-6-1　肿瘤标志物检测

b.以下几类情况要特别重视:

·单次检查升高特别明显,数倍于正常值的上限;

·反复检查,数值动态持续升高(见图2-6-1举例);

·有家族性遗传史肿瘤筛查时,肿瘤标志物增高。

问题2.肿瘤标志物阴性是否可以排除肿瘤? 处理的对策什么?

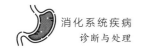
肿瘤标志物阴性≠未患恶性肿瘤,其原因与以下因素有关:

(1)钩状效应会造成肿瘤标志物水平偏低或假阴性;

(2)标本保存不当,会造成易降解的肿瘤标志物水平偏低,甚至假阴性;

(3)产生肿瘤标志的肿瘤细胞数目少;

(4)细胞或细胞表面被封闭;

(5)机体体液中一些抗体与肿瘤标志物(肿瘤抗原)形成免疫复合物;

(6)肿瘤组织本身血循环差,其所产生的肿瘤标志物不能分泌到外周血。

问题3.肿瘤标志物检查结果不一致,存在的检测技术原因有哪些?

肿瘤标志物检测一般采用放射免疫测定或酶联免疫测定技术,其检测技术存在以下问题:

(1)某些肿瘤标志物免疫检测方法缺乏国际标准,导致系统间存在显著的差异。

目前已知的肿瘤标志物:国际标准(国际约定校准)的指标有AFP、CEA、HCG、PSA;无国际标准标志物溯源的指标有NSE、CA125、CA19-9、CA15-3、SCC、CA724。

(2)肿瘤标志物免疫检测过程的干扰因素。

a.抗体标准化问题:尤其多见于CA125、CEA、CA19-9抗体。

b.外源性污染导致的部分肿瘤标志物假阳性。例如:

·人体唾液中含CA199、CEA等抗原,可导致CA199、CEA假性升高,应避免唾液对检测过程的污染。

·人体表皮细胞中含大量SCC抗原,如果在实验过程中皮屑汗液等掉入到反应体系中,将对SCC产生假阳性。

·细菌污染导致假阳性:细菌污染导致血清产生大量悬浮物与沉淀,在反应中导致非特异性吸附的发生,易导致假阳性。

·携带污染和交叉污染:此类污染易出现在ELISA方法学及采用相同样品针的仪器上。

(3)室间质评样本差异。

由于手工操作误差、反应温度、移液器系统误差及其他系统误差,每次试验间会有区别,造成整体信号值的变化。因此,不做标准曲线会导致结果存在系统偏差,要求必须每次试验做标准曲线。

总之,肿瘤血清标志物只能作为一种肿瘤诊断的辅助手段,尚不能成为其诊断标准的核心内容。因为肿瘤血清标志物中的绝大多数是同时存在于恶性肿瘤及某些良性肿瘤、炎症中的。因此,肿瘤血清标志物在特异性上较差,存在假阳性和假阴性问题,也存在检测技术差异的因素。合理评价和应用肿瘤血清标志物,结合其他临床诊断学方法,有利于提高肿瘤诊断阳性率。肿瘤血清标志物的连续动态测定有助于良性、恶性疾病的鉴别,提示肿瘤的复发和转移,用于预后及疗效的判断。

主要参考文献

[1] S C Faria, T Sagebiel, M Patnana, et al.Tumor markers:myths and facts unfolded[J].Abdom Radiol(NY),2019,44(4):1575-1600.

[2] M.J.Duffy, R.Lamerz, C.Haglund, et al.Tumor markers in colorectal cancer, gastric cancer and gastrointestinal stromal cancers:European group on tumormarkers 2014 guidelines pdate[J].Int J Cancer,2014,134(11):2513-2522.

[3] 中华医学会检验分会.肿瘤标志物的临床应用建议[J].中华临床检验学杂志,2012,35(2):103-116.

第七节 自身抗体检测及其临床意义

自身抗体检测是自身免疫性疾病诊治中的重要工具,但种类繁多,通过自身抗体检测的自身免疫性疾病,可能是系统性自身免疫性疾病,也可以是器官特异性的。需要学习认识的问题主要是:抗核抗体(antinuclear antibody,ANA)和抗核抗体谱含义有何异同? 与小血管炎和/或抗磷脂综合征(APS)密切相关的抗体主要有哪些? 与原发性胆汁性胆管炎(primary biliary cirrhosis,PBC)相关的抗体有哪些类型? 与自身免疫性肝炎(autoimmune hepatitis,AIH)相关的抗体又有哪些类型? 分析免疫相关疾病的切入点有哪些? 本节将重点介绍这些内容,旨在学习认识和解读自身抗体检测的临床意义,提高自身免疫性疾病的诊断和鉴别诊断能力。

自身抗体是B细胞针对自身抗原成分所产生的对自身组织或器官起反应的抗体。自身抗体分为器官特异性和器官非特异性自身抗体。器官非特异性自身抗体又称为系统性自身免疫性疾病相关自身抗体,抗体主要针对细胞核或细胞质,可以对所有组织器官发生反应,引起系统性自身免疫疾病,比如系统性红斑狼疮(SLE)、类风湿关节炎、系统性硬化病(systemic sclerosis,SSc)等,这些疾病又可以导致继发性肾损伤。器官特异性抗体主要针对特殊的组织或器官抗原成分,导致器官特异性自身免疫性疾病,比如自身免疫性肝病、桥本甲状腺炎等。这些抗体的检测对于累及消化系统的自身免疫性疾病具有重要的临床意义,是消化科医生需要学习应用的临床免疫学实验室指标。

一、系统性自身免疫性疾病相关自身抗体

系统性自身免疫性疾病也称全身性自身免疫性疾病,包括系统性红斑狼疮、系统性血管炎、干燥综合征、类风湿关节炎等,常统称为风湿免疫病。

(一)抗核抗体及其抗核抗体谱

1.自身抗体

自身抗体是自身免疫性疾病的筛查实验,采用免疫荧光技术定量检测患者ANA。正常时,ANA定量范围<1∶40,ANA滴度>1∶80,才有临床意义。低滴度的ANA阳性可以在有感染时、肿瘤患者或正常人中出现。高滴度ANA高度提示自身免疫性疾病,如果ANA滴度≥1∶1 000,肯定可以考虑为SLE等自身免疫性疾病,但ANA抗体滴度与疾病的活动性无平行关系。根据间接免疫荧光的荧光模型(抗原底物为HEP-2和肝片),可将抗核抗体区分不同的荧光核型,包括均质型、核仁型、着丝点型、细胞核核点型、细胞核颗粒型、周边型等。不同核型也有鉴别意义,如SLE多为均质型,MCTD多为颗粒型。

2.抗核抗体谱

抗核抗体又称抗核酸抗原抗体,是一组对细胞核内的DNA、RNA、蛋白或这些物质的分子复合物产生的自身抗体。按其核内各个分子的性能不同可将各ANA区分开来。包括抗DNA抗体、抗组蛋白抗体、抗非组蛋白抗体及抗核仁抗体等。而抗ENA抗体系盐水可提取性核抗原的抗体,是抗小分子细胞核核糖核蛋白(snRNPs)和小分子细胞质核糖核蛋白(scRNPs)的自身抗体,不含组蛋白。需要结合患者的临床表现及各种自身免疫性疾病的诊断标准,进一步根据抗核抗体谱的种类推测可能的疾病(表2-7-1)。

表2-7-1 抗核抗体谱常见种类及其临床意义

抗核抗体谱种类	临床意义
抗双链DNA抗体(抗dsDNA)	SLE特异性抗体,抗体滴度与病情活动度、肾损伤相关
抗组蛋白抗体	可在多种风湿性疾病中出现,药物狼疮的阳性率可达90%
抗着丝点B抗体(CENP B)	对系统性硬化病局限型有诊断意义。亦可见于干燥综合征、原发性胆汁性胆管炎

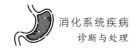
抗核抗体谱种类	临床意义
抗ENA抗体:主要有以下七种	
抗Sm抗体	以患者名字(Smith)命名。与抗dsDNA一起,是系统性红斑狼疮的诊断指标,虽然敏感性低(阳性率仅为5%~10%),但特异性高,是SLE的标志性抗体。抗Sm抗体的滴度可能与SLE活动有关,滴度升高可能预示着SLE的而复发
抗SSA/Ro抗体	SS标志性抗体,可见于SS外的结缔组织病,如SLE、RA
抗SSB/La抗体	SS标志性抗体:相比于抗SSA,对于诊断SS更特异
抗Scl-70抗体	多与弥漫型系统性硬化病有关。对于肺间质病、肺动脉高压有提示意义
抗Jo-1抗体	抗Jo-1合成酶综合征,包括发热、关节炎、雷诺现象、技工手、肺间质病变、肌炎
抗核糖体P蛋白抗体	是SLE的特异性抗体之一,与中枢神经系统、肾脏和肝脏受累相关
抗RNP抗体(抗核糖核酸蛋白抗体)	混合性结缔组织病(MCTD,又称"夏普综合征")标志性抗体,但可在其他多种风湿病中存在,并不具有特异性

(二)抗中性粒细胞胞质抗体

抗中性粒细胞胞质抗体(anti-neutrophil cytoplasmic antibody,ANCA)是一组以中性粒细胞和单核细胞胞质成分为靶抗原的抗体的总称。该组抗体与临床多种小血管炎密切相关,其主要为IgG或IgA型。这组抗体采用IIF染色后,可按照其在荧光显微镜下的形态特征分为P-ANCA、C-ANCA及不典型ANCA(atypical ANCA,A-ANCA)。目前发现的C-ANCA主要靶抗原为蛋白酶3(PR3),P-ANCA的主要靶抗原是髓过氧化物酶(MPO),故又分别称为PR3-ANCA和MPO-ANCA

1.胞质型抗中性粒细胞胞质抗体蛋白酶3(cANCA/PR3)

主要见于韦格纳肉芽肿(阳性率占80%,且与病程、严重性和活动性有关)。系Wegener(WG)肉芽肿病的特异性抗体。C-ANCA对呼吸道有亲和性,致上下呼吸道坏死,肉芽肿形成。C-ANCA阳性也可见于少数显微镜下多动脉炎(MPA)、Churg-Strauss综合征(CSS)、结节性多动脉炎(PAN)、少数巨细胞动脉炎、过敏性紫癜、白细胞破碎性皮肤性血管炎和白塞病。

2.核周型中性粒细胞质抗体/抗髓过氧化物酶抗体(pANCA(MPO)

不如cANCA具有诊断特异性。pANC阳性主要见于特发性坏死性新月体性肾小球肾炎(NCGN)、显微镜下多动脉炎(MPA),也可见于Churg-Strauss综合征(CSS)、结节性多动脉炎(PAN)、SLE、RA、SS、SSc。在NCGN、MPA中,pANCA和cANCA阳性率几乎相同。相对而言,pANCA患者的血管炎病变程度重,常有多系统损害。

3.不典型ANCA(A-ANCA)

它代表了pANCA和cANCA的混合物。阳性见于溃疡性结肠炎、自身免疫性肝炎和慢性炎症疾病。

(三)抗磷脂抗体

抗磷脂抗体是与抗磷脂综合征密切相关的一组自身抗体,也是导致SLE等自身免疫病预后不良的潜在风险因素。根据与体内不同磷脂成分发生反应的抗体分为三类:

1.抗心磷脂抗体

抗心磷脂抗体(anticardiolipin antibody,ACL)阳性:①提示动脉、静脉血栓形成,脑血管意外发生率高达56%;②抗心磷脂抗体与SLE密切相关,双型或三型阳性SLE患者均会出现血栓、血小板减少性紫癜、继发性贫血等症状;③抗心磷脂抗体阳性的女性患者易发生习惯性流产。

2.狼疮抗凝物

狼疮抗凝物(lupus anticoagulant,LAC)是一种能延长凝血时间的抗体,LAC在狼疮患者中阳性率最高,可见于原发免疫性血小板减少症、真性红细胞增多症、链霉菌感染、恶性肿瘤、肝炎及服用吩噻嗪类药物。

3.抗β2-GP1抗体

由于β2-GP1($β_2$-糖蛋白1)与磷脂结合,使其暴露其中被识别的表位而呈现磷脂抗体特性,是必需的辅助因子。因而抗β2-GP1抗体是导致抗磷脂抗体综合征的主要抗体,与妊娠相关疾病关系密切,可能参与流产的发生,使胎盘血管出现多发性梗死和血管收缩、胎盘血流减少、血栓形成,而导致流产、死产。

(四)类风湿关节炎相关抗体

1.类风湿因子

类风湿因子(rheumatoid factor,RF)常见于RA、SS及混合性冷球蛋白血症等系统性自身免疫病,也见于感染性疾病和少数健康人群。主要为IgM亚型,在RA患者中的阳性率为70%~90%,其他亚型(IgA和IgG)对RA的诊断也具有一定提示意义。

2.抗环瓜氨酸肽抗体

抗环瓜氨酸肽抗体(anti-cyclic peptide containing citrulline,anti-CCP)的敏感性与RF相当,但特异性更高,两者联合检测有利于提高RA患者的血清学检出率。

二、器官特异性自身免疫性疾病相关自身抗体

(一)自身免疫性肝病相关自身抗体

自身免疫性肝病(AILD)是一组由异常自身免疫介导的肝胆炎症性疾病,主要包括自身免疫性肝炎(AIH)、原发性胆汁性胆管炎(PBC)、原发性硬化性胆管炎(PSC),以及同时出现上述任何两种疾病主要特征的重叠综合征等。

1.原发性胆汁性胆管炎相关抗体的类型

(1)AMA-2(抗线粒体2型抗体):靶抗原为线粒体膜上的9个蛋白亚类(M1~M9)。AMA是PBC的诊断标志,阳性率近95%。抗AMA-M2抗体诊断PBC的特异性和敏感性最高。

(2)Sp100(核点型靶抗原蛋白100KDa):是另外一种可在原发性胆汁性肝硬化(PBC)患者血中检测到的抗核抗体,在PBC患者中的阳性率为10%~30%,在其他肝病中很少出现。此抗体对AMA阴性PBC患者具有诊断价值。

(3)gp210(核膜型特异性相关核孔复合体组分糖蛋白210kD):在PBC患者中的阳性率是17%~35%,可出现在AMA抗体阴性的PBC患者中。故gp210不仅可以辅助AMA阴性PBC患者的早期诊断,还有助于病情评估与预后分析,是具有临床应用价值的检测指标。

2.自身免疫性肝炎(AIH)相关抗体的类型

(1)ASMA(抗平滑肌抗体):高滴度阳性支持AIH诊断。主要靶抗原是微丝肌动蛋白(包括G-肌动蛋白和F-肌动蛋白),其中高滴度抗F-肌动蛋白抗体诊断Ⅰ型AIH的特异性较高。

(2)LKM-1(抗肝肾微粒体1型抗体):Ⅱ型AIH标志性自身抗体,但检出率较低,也见于慢性丙型肝炎患者。

(3)LC-1(抗肝细胞胞质抗原1型抗体):Ⅱ型AIH另一个标志性自身抗体,但检出率低,也见于丙型肝炎患者。抗体滴度与疾病活动性有关。常与抗LKM-1抗体同时检出,但仍有约10%的Ⅱ型AIH患者仅能检出抗LC-1抗体。目前认为抗LC-1抗体较抗LKM-1抗体对Ⅱ型AIH的诊断更特异。

(4)SLA/LP(抗可溶性肝抗原/肝抗原抗体):SLA和LP是同一抗原,对AIH高度特异,见于Ⅰ型和Ⅱ型AIH。

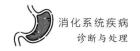

(二)胃肠道疾病相关自身抗体

1.抗酿酒酵母菌抗体

抗酿酒酵母菌抗体(anti-saccharomyces cerevisiae antibody,ASCA)是克罗恩病(CD)诊断指标,抗体滴度与患者疾病活动性相关。ASCA和抗胰外分泌腺腺泡抗体、ANCA联合检测可筛查出大多数CD患者。

2.抗胃壁细胞抗体

抗胃壁细胞抗体(parietal cell antibody,PCA)是自身免疫性胃炎诊断标志,有助于与其他巨幼细胞性贫血的鉴别诊断。

3.抗内因子抗体

抗内因子抗体(IFA)阳性见于恶性贫血。甲状腺功能亢进、糖尿病、慢性甲状腺炎、缺铁性贫血有时也可呈阳性。

4.抗麦胶蛋白抗体

抗麦胶蛋白抗体(anti-gliadin antibody,AGA)与麦胶蛋白形成抗原抗体复合物沉积在细胞表面,活化补体造成肠黏膜损伤。

5.抗组织转谷氨酰胺酶抗体

抗组织转谷氨酰胺酶抗体(anti-tissue transglutaminase antibody,tTA)是麸质敏感性肠病(乳糜泻)的重要血清学标志物,是该疾病诊断的首选检测项目。

6.抗肌内膜抗体

抗肌内膜抗体(anti-endomysial antibody,ENA)识别抗原同样为tTG,特异性更高,但敏感性低,因此更倾向于作为确证试验。

(三)肾脏疾病相关自身抗体

1.抗GBM抗体

抗GBM型肾小球肾炎的标志抗体,可引起包括肺-肾综合征、急进型肾小球肾炎等多种自身免疫病。

2.抗PLA2R抗体

靶抗原为肌肉型(M型)磷脂酶A2受体1,广泛分布于肾足细胞表面和多种组织器官中。抗PLA 2R抗体是诊断特发性膜性肾病(IMN)高度特异的血清学标志物,抗体滴度可用来监测疾病活动度和治疗效果,高滴度抗体预示肾功能减退的风险增加。

(四)中枢神经系统自身免疫性疾病相关抗体

1.抗N-甲基-D-天冬氨酸受体(NMDAR)抗体

是用来定义"抗NMDAR抗体脑炎"的标志性抗体。此外,抗NMDAR抗体可能与SLE患者神经精神的异常状况相关。

2.抗水通道蛋白4(AQP4)抗体

是视神经脊髓炎(NMO)的标志性抗体。可用于NMO与多发性硬化病(MS)的鉴别诊断,在NMO患者中的敏感性为58%~76%,特异性可达85%~99%。IIF或基于靶抗原转染细胞的检测(CBA)是该自身抗体首选检测方法。

3.其他中枢神经系统疾病相关的自身抗体

(1)抗神经节苷脂抗体与吉兰-巴雷综合征、多灶性运动神经病、感觉神经病、米-费综合征等脱髓鞘外周神经系统神经有关。

(2)神经肿瘤抗体(如抗Hu抗体、抗Yo抗体、抗Ri抗体、抗CV2抗体等)与神经系统副肿瘤综合征密切相关。

(3)抗乙酰胆碱受体抗体是重症肌无力确诊的重要参考依据。

（4）电压门控钾离子通道(VGKC)复合物抗体、电压门控钙离子通道受体、抗AMPA受体抗体、抗GABA-B受体抗体、抗甘氨酸受体抗体等与边缘性脑炎、脑脊髓炎、小脑性共济失调等中枢神经系统疾病相关。

（5）抗髓磷脂碱性蛋白(MBP)抗体、抗髓磷脂少突胶质细胞糖蛋白(MOG)抗体等可能与多发性硬化病的致病机制有关。

（五）其他器官特异性自身免疫性疾病相关自身抗体

1. 甲状腺相关自身抗体

抗甲状腺球蛋白(TG)和抗甲状腺过氧化物酶(TPO)抗体是桥本甲状腺炎等自身免疫性甲状腺炎的标志性抗体，也可作为产后甲状腺炎、无痛性Graves病等甲状腺疾病诊断的参考指标。抗促甲状腺素(TSH)受体抗体是诊断Graves病的重要依据，敏感性约为95%，特异性可达99%。化学发光免疫测定(CLIA)、Farr法和ELISA是目前检测这些自身抗体的常用方法。

2. 胰腺相关自身抗体

胰岛细胞自身抗体(ICA)、抗胰岛素自身抗体(IAA)、抗谷氨酸脱羧酶65(GAD65)抗体和抗胰岛瘤抗原-2(IA-2)抗体是诊断1型糖尿病、成人隐匿性自身免疫性糖尿病(LADA)的重要参考指标。以灵长类胰腺冰冻组织切片为基质的IIF是检测ICA的标准方法，其他3种抗体的检测常用ELISA和放射性免疫分析。

3. 生殖相关自身抗体

抗卵巢抗体与女性的卵巢功能早衰(POF)和自身免疫性不孕症有关，检测方法有ELISA和IIF。抗精子抗体与男性女性的不育不孕症有关，这类抗体主要影响配子发育和受精，检测方法有ELISA、IIF、混合性抗免疫球蛋白反应等。

综上所述，自身抗体是自身免疫性疾病的重要标志。但由于不同的自身抗体在不同疾病中的敏感性及特异性有所不同，因而应在充分了解各种自身抗体临床参考意义的前提下，根据疑诊疾病类型进行选择，并将结果与患者临床特点、其他检查结果相结合，做出合理解释。应用自身抗体分析免疫相关疾病的切入点可总结如下。

（1）依赖特征性免疫学异常的疾病主要是：系统性红斑狼疮(SLE)、混合性结缔组织病(MCTD)、ANCA相关性血管炎(AAV)、抗磷脂抗体综合征(APS)、原发性胆汁性胆管炎(PBC)。

（2）特征性临床表现+组织病理学/影像学/自身抗体的疾病：系统性硬化病(SSc)、多发性肌炎/皮肌炎(PM/DM)、IgG4相关性疾病(IgG4RD)、类风湿关节炎(RA)。

（3）依赖特征性临床表现（缺乏特征性免疫学异常）：白塞病(BD)、大动脉炎(TA)、结节性多动脉炎(PAN)、风湿性多肌痛(PMR)、巨细胞动脉炎(GCA)、强直性脊柱炎(AS)。

（许建明 徐元宏）

主要参考文献

[1] American College of Rheumatology Ad Hoc Committee on immunologic testing guidelines.Evidence-based guidelines for the use of immunologic tests:antinuclear antibody testing[J].Arthritis Rheum,2002,47(4):434-444.
[2] 中国免疫学会临床免疫分会.自身抗体检测在自身免疫病中的临床应用专家建议[J].中华风湿病学杂志,2014,18(7):437-443.
[3] 中国免疫学会临床免疫分会专家组.自身免疫病诊断中抗体检测方法的推荐意见[J].中华检验医学杂志,2020,43(9):878-888.

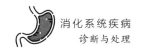
第三章

腹部影像学检查

腹部影像学检查是消化系统疾病的重要诊断方法,常用的影像学检查方法包括腹部超声、X线检查(腹部平片、钡剂造影)、CT、MRI等,是临床上帮助诊断各种腹部疾病的"眼睛"和指向。

第一节　腹部超声诊断与评价

超声检查是消化系统疾病影像学诊断的一线检查方法。腹部超声检查有何优点和局限性?超声检查对各种消化道疾病的直接征象、间接征象,以及其回声特征是什么? 哪些疾病仅凭超声可明确诊断,超声检查对哪些疾病具有较大的提示诊断或鉴别诊断作用? 需要系统学习消化系统超声诊断基本知识,提升选择应用与评价的能力。

一、超声检查的原理与优势及其局限性

超声检查是利用人体对超声波的反射进行观察,是用弱超声波照射到身体上,将组织的反射波进行图像化处理。声像图能间接反映腹部各个脏器或组织的结构。随着科学技术的进步,腹部超声检查设备由以往的B型超声升级为彩色多普勒超声诊断仪。其工作原理是在高清晰度的二维灰阶图像基础上叠加彩色多普勒血流信号,既具有组织结构二维超声图像的优点,又同时提供了血流动力学的丰富信息,能够清晰地显示病灶周边和内部变化的细节,可以更早发现细小病变,提高疾病的早期诊断率。腹部超声检查的特点是安全无创,能够方便快捷地获得腹腔脏器的病变征象,是常用的影像学检查方法之一。由于超声波在空气中衰减很快,不适合做空腔脏器检查。

二、常见腹部疾病超声检查

(一)肝脏超声检查

1.适应证

可用于了解肝脏弥漫性病变及各种实质性或液性占位性病变;肝脏血管系统及血流改变;肝脏周围改变等。此外,还广泛用于肝脏超声介入性诊断和治疗。

2.检查前准备

一般无须特殊准备。若同时需要检查胆道系统和胆囊疾病,以及观察门静脉系统血流进餐前后的变化时,则需空腹8 h以上。

3.评价

超声检查是各种肝病的首选检查方法。然而,超声检查显示肝脏的病变图像,属于声学物理的性质变化。同一病变在病程发展的不同阶段,超声图像表现不同;而不同病变,其声学物理性质相似,超声图像的表现可能相同。因此,超声不能提示病理学的诊断。小部分肝占位性病变超声检测不能鉴别良性、恶性疾病,如难以分辨弥漫性肝硬化与弥漫性肝癌。有些肝内小结节则难以区别为炎性或肿瘤。必要时,可在超声定位下行肝脏介入性活检或其他检查。

（二）胆囊和胆管超声检查

1.适应证

怀疑有胆道系统疾病,或者需要进一步了解胆道系统情况时。例如:右上腹痛,怀疑胆囊结石或胆囊炎;黄疸,右上腹触及肿块;反复出现消化不良症状,需要了解胆囊功能等。

2.检查前准备

检查前患者应避免使用影响胆囊收缩的药物,同时需要禁食8 h以上,保证胆囊内有足够的胆汁充盈,减少胃肠内容物对影像诊断的干扰。若需饮水,仅能饮白开水;若情况紧急,则应及时检查,不必进行上述准备。

3.评价

超声对于像胆囊和胆管这样的含液性结构内的实性病变特异性较高,是胆道系统疾病的一线检查方法。但胆总管下端常常由于部位深,受周围胃、十二指肠、横结肠等气体干扰,是超声诊断较困难的区域。

（三）胰腺超声检查

1.适应证

可以了解:胰腺的形态、大小、轮廓边界;胰腺内部回声的均匀程度;胰管的长度与内径;胰腺周围主要血管、胆总管等相邻器官与胰腺的关系。广泛用于胰腺炎症(急性、慢性、脓肿)、良性或恶性肿瘤、真性或假性囊肿、先天性胰腺异常、胰腺损伤等。此外,还可用于胰腺超声介入性诊断和治疗,包括胰腺实质性病变的穿刺活检、胰腺囊性或包裹性炎症坏死性病变予以抽吸引流治疗等。无禁忌证。

2.检查前准备

检查前一晚宜进食少渣饮食,检查前8~12 h禁食。对于便秘或腹内胀气的患者,晨起排便后进行检查。急诊患者可随时检查。超声检查应在钡餐、胃镜等检查前进行。如胰腺因气体干扰探查不清,可饮水500~800 mL,使胃腔充满液体,成为显示胰腺的良好声窗。

3.评价

胰腺是腹膜后脏器,前方胃肠气体干扰,声学条件有时不理想,影响胰腺显像,可能导致某些细小改变无法发现,导致漏诊。因此,一旦怀疑胰腺疾病而超声检查没有明确的阳性发现时,应进一步考虑其他影像学检查,如CT等。

（四）脾脏超声检查

1.适应证

几乎没有禁忌证,常与肝脏同时检查。在声像图上,可以了解:脾脏的位置、形态、大小、边缘、表面、内部回声;脾脏内部、脾上下极,以及脾门部血管的内径、血流速度等;观察脾脏与周围脏器的关系。适用于检查脾脏的绝大多数疾病,比如脾脏先天性异常、脾肿大、脾外伤、感染、脾脏肿瘤等。

2.检查前准备

检查前最好空腹。一般需要空腹至少8 h,从前1日晚餐后开始禁食,第2日上午空腹进行检查。但是对于急诊的患者可以随时检查。让患者空腹检查后再饮水300~500 mL,然后再进行检查,以助于左上腹部肿物的鉴别诊断。

3.评价

可辅助发现脾肿大、脾脓肿或囊肿、脾肿瘤、脾外伤。脾动脉栓塞可加用彩色血流成像寻找脾动脉的阻塞段。

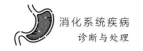
（五）泌尿系统超声检查

1.适应证

主要检查项目为双肾、输尿管、膀胱,其中男性患者还会进行前列腺检查。

2.检查前准备

一般无特殊准备,空腹条件下效果最好。如果同时需要了解患者输尿管、膀胱或前列腺的状态时,最好在检查前1~2 h饮水500~1 000 mL,以便于适当充盈膀胱。

3.评价

泌尿系统超声可作为多种泌尿系统疾病的主要检查手段,特别适用于泌尿系统结石、前列腺增生、残余尿计算,以及肾囊肿的诊断和鉴别诊断,对于治疗后的复查也有着较高的临床意义。

（六）阑尾超声诊断

1.适应证

根据病史和体检,疑为急性单纯性阑尾炎、急性化脓性阑尾炎、阑尾周围脓肿、急性坏疽性阑尾炎等阑尾病变。

2.检查前准备

一般不需要做检查前准备,如高度肥胖或肠气体太多时可予温水灌肠,应用胃肠造影剂灌肠,其效果更佳。

3.评价和注意事项

①对于急性阑尾炎,阑尾因炎症而出现粗大,周围渗出,超声诊断并不困难,但对于慢性阑尾炎,有时单纯依靠超声检查诊断比较困难;②部分急性单纯性阑尾炎超声检查可无阳性所见,特别是遇有某些肥胖患者超声扫查困难时,超声难以显示阑尾,故超声不能排除阑尾炎的诊断;③对容易引起混淆的疾病进行鉴别,比如是否存在宫外孕破裂、卵巢囊肿蒂扭转、输尿管结石等相关疾病。

（七）腹腔及腹膜后间隙超声检查

1.适应证

可以进一步了解腹腔及腹膜后隐匿性肿瘤、肿大淋巴结、脓肿、血肿、积液。判断占位性病变大小或累及范围,以及相邻脏器或腹部大血管(如下腔静脉、腹主动脉)之间的关系,进行定位分析。此外,还可以对占位性病变进行穿刺活检或引流。

2.检查前准备

检查前禁食8~12 h,必要时于检查前进行肠道准备,以减少胃肠气体的干扰。检查中可饮水或口服声学造影剂以充盈胃腔。对位于下腹部的病变,必要时充盈膀胱后再做检查。

3.评价

腹腔及腹膜后间隙超声检查的范围通常较大,检查也较费时,诊断难度甚大,需注意下列事项:

(1)超声检查以显示病变的形态为主,尽可能给出定位诊断。

(2)对临床已能触及肿物者,超声检查重点可集中在临床申请检查的范围内,但应视检查需要扩大扫查范围。对临床未触及肿物者,需对整个腹、盆腔进行系统筛选检查。

(3)对于体积较大和位于盆腔的病灶,应注意不要轻易做出病灶位于腹腔或腹膜后间隙的定位诊断。

(4)体积较小的病灶可受腹部胃肠气体或其他结构遮盖而不能获得显示。

(5)超声对腹膜后占位病灶病理性质的判断常有困难,其原因与病灶内部组织结构或位置太深或周围组织干扰等因素有关。

(八)腹部血管超声检查

1.适应证

①考虑有腹主动脉狭窄、闭塞、扩张性疾病的患者;②腹主动脉夹层急性期病情尚未稳定和无须紧急手术的患者;③怀疑肾血管性高血压患者;④下腔静脉、肝静脉及门静脉系统病变等。

2.检查前准备

宜空腹,但无须严格限制。进行盆腔血管检查时,患者需要足量饮水、憋尿,使膀胱充盈。患者需要处于安静状态,避免影响检查结果。对于肥胖、肠腔内气体过多和腹壁有瘢痕的患者,腹部血管检查有一定困难。10%~50%的肥胖患者难以清晰显示肠系膜上动脉、腹腔动脉和肾动脉。检查下腔静脉的患者,如果特别肥胖或肠胀气明显,检查前2~3 d需做肠道排气准备。

3.评价

腹部大血管超声检查对腹主动脉瘤、夹层主动脉瘤、腹部假性动脉瘤、肾动脉狭窄、肠系膜动脉狭窄等,具有较高的诊断价值,如发现异常,需要进一步行计算机体层血管成像(CTA)检查。对下腔静脉阻塞综合征(Budd-Chiari综合征)、下腔静脉肿瘤、门静脉高压症、门静脉栓塞、门静脉海绵样变性、肠系膜上静脉栓塞、肾静脉栓塞,以及肝、肾、胰腺等移植器官的血管疾病可提供更多的诊断信息。

三、腹部超声检查选择与检查

(一)如何选择超声检查项目

腹部超声是腹部各器官检查的统称,包括肝脏、胆囊、脾脏、胰腺、肾脏、胃、肠道、腹部血管、异常的腹部包块、男性的前列腺、女性的子宫附件等,需结合患者的实际情况及检查目的,选择腹部超声检查的部位。

(1)如果是体检或入院的常规检查,腹部B超检查常选择的部位为肝脏、胆囊、脾脏、胰腺、双肾等。

(2)如果患者为右侧腹痛,高度怀疑阑尾炎,腹部超声则查阑尾及肠道。

(3)如果患者有下肢静脉血栓或其他部位的血栓,出现腹部疼痛,腹部B超检查的重点则是腹部的血管检查,如下腔静脉、腹主动脉、肠系膜动脉、肠系膜静脉等。

(4)如果腹部触及包块,腹部超声检查则以腹部包块为主。

(5)除此之外,腹部超声检查可根据患者的病因、疼痛的部位进行选择,如肾结石患者选择肾、输尿管、膀胱的检查,女性患者的子宫附件检查,男性排尿异常患者的前列腺检查等。

(二)如何看待腹部超声检查报告结果

1.怎样认识超声报告?

每次超声检查后,患者都会将超声报告送交临床医生,期盼着临床医生为他们解读报告。在繁忙的门急诊时间,临床医生如何快速解读报告,又不是只看超声诊断,需要有超声检查知识,以及与超声检查医生和患者有效沟通的能力。一般需要掌握以下分析要点:

(1)超声检查结果有无异常?

如果临床医生高度怀疑异常,而超声检查报告未见异常。首先应认识到超声检查有其局限性。超声成像的局限性在于:①超声定位诊断能力不如CT,因为目前常用的超声是二维切面声学图像,显示范围较小,显示病变与周邻组织器官关系的能力不如CT;②受检者自身因素,如过度肥胖,气体干扰(如胃、肠),患者准备欠佳或病变位置特殊,以及疾病所处不同阶段都会影响超声检查效果;③检查者因素,相比其他影像学诊断,超声更依赖于操作者的手法与经验。虽然超声结论一般依据国内外公认的影像特征,但图像的判读在不同检查者之间可能存在差异。如果通过其他途径发现腹部脏器有异常情况,可以及时联系超声医生进行补查。经过核对,如果与临床相符,则

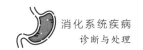
可告知患者本次超声检查无异常发现。如果有异常,需要明确超声检查发现的异常结果是弥漫性的,还是局灶性的。弥漫性是指异常回声分布在全脏器或大部分脏器。局灶性是指异常回声局限在脏器的某个部位,例如肝脏局灶性改变,应注意报告中描述的局灶位置、大小和数目。一般腹部超声报告分为两类和两个层次进行描写。

a.弥漫性病变。

·主征:脏器位置、大小、形状、边界、内部回声、血流;

·副征:游离液体、管腔结构、特殊征象。

b.局限性病变。

·主征:部位、数目、大小、形状、边界、内部回声、血流;

·副征:特殊征象、伪差、与周围组织的关系。

2.超声检查发现病变的性质是什么?

在明确超声检查发现异常病变后,需要进一步借助异常回声的性质,了解病变性质是实质性、液性、气性还是混合性的。尚可借助彩色多普勒进一步描述局灶内的血管是多血管型、少血管型还是无血管型,呈动脉频谱还是静脉频谱,以及血流参数。这些描述是定性的依据。还要注意回声和血流这些超声声像图的动态变化。如肝脓肿随着病情的进展,病灶的物理性质从实质性转变为混合性,再发展为液性。肝癌后期也可以在实质性病灶中出现坏死液化部分。肝癌病灶内的血供,早期以门静脉为主,随着病灶增大,改为以肝动脉为主等。

超声探查病变性质为物理性征象,需要结合临床对病灶的性质及其可能的病因进行分析。但由于超声往往是首选检查项目,申请单中病史记载非常简单,超声医生不可能了解很多的临床资料,因此在描述弥漫性异常和局灶性异常的可能病因时,超声检查的提示性诊断分为以下五级:

(1)一级诊断:有典型的声像图,仅凭超声即可明确诊断,如胆石症、囊肿、多囊肝、多囊肾、妊娠。

(2)二级诊断:有明显的声像图异常,可提示或符合某种临床诊断,这时可以根据超声检查结论,提出可能的诊断及必要的鉴别诊断。可以采用"……可能大"。例如:肝右叶实性占位性病变(肝癌可能性大)。如不能从图像资料做出疾病确定诊断者,则不提示病名诊断。

(3)三级诊断:声像图上有异常所见,但不具有确诊指标,也无法解释或提示何种疾病,则直接描述而不作任何结论。

(4)四级诊断:未能在检查部位发现异常。

(5)五级诊断:由于某些因素的干扰,未能得到满意的供诊断用的超声图像,应在诊断报告中予以说明,如腹腔胀气胰腺显示不清。

了解这些超声用语的内涵,也就了解了超声医生当时检查进行的程度,为进一步检查提供了信息。需要明确的问题是:与其他影像学诊断类似,超声诊断同样存在"同图异病"和"同病异图"的可能性,因此对待超声诊断结果需要全面分析,避免因此误诊或漏诊。

3.病灶与周围脏器的关系

在了解病灶的性质后,要进一步注意报告中关于病灶和周围脏器关系的描述,例如患者右上腹不适、食欲不振。超声报告胆囊壁增厚呈双层,胆囊内细点状回声增多。如果单纯从胆囊考虑,可能为胆囊炎,但报告同时描述肝脏测径增大、肝区回声偏低、胆管回声增高,就要考虑胆囊改变为肝炎所致,及时进行肝功能检查。又如:超声报告腹腔积液,肝脏未发现异常,女性应扫查卵巢,排除卵巢癌,如果同时检查其他腹腔实质性脏器均未发现异常,应考虑结核性腹膜炎的可能性。如果超声检查时未申请检查周围脏器,则应补查。掌握疾病的内在联系并用心追查,是完美结合临床线索与应用超声诊断的体现。

总结腹部超声检查的程序,可归纳于图3-1-1。

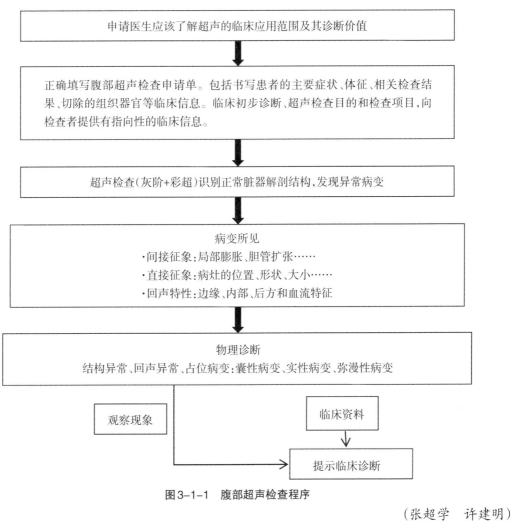

图3-1-1　腹部超声检查程序

（张超学　许建明）

第二节　腹部X线检查临床应用与读片要点

　　腹部平片和胃肠造影是临床常规影像学检查项目。根据密度对比,腹部平片可以看到哪些正常腹部结构？腹部病变时可出现哪些异常征象？腹部平片可作为哪些急性腹痛的筛查手段？胃肠道钡剂造影检查原理是什么？如何观察发现胃肠道病变的基本影像学征象？本节重点介绍上述内容,希望借此充实和提升临床医生的临床应用评价能力。

一、腹部平片

　　腹部平片是不用引入任何对比剂而拍摄的腹部X线照片。根据密度高、中、低,腹部平片可分别显示为白、灰、黑三种颜色。根据腹腔内相邻两种结构间密度自然对比,能够分辨腹腔部分器官的边缘轮廓及其异常征象。

【正常表现与异常征象】

（一）正常表现

1.腹部骨性结构

腹部骨性结构包括脊柱、骨盆、肋骨,显示为高密度（白色）。

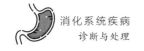
2.实质器官

肝、胰、脾和肾等是中等密度(灰色),借助于器官周围或邻近的脂肪组织(脂线)和相邻充气肠胃的对比,在腹部平片上可显示部分器官的轮廓、大小、形状与位置。

腹部正位片在部分患者可显示肝下缘,微向上凸或较平直肝下缘与肝外缘相交形成肝角,一般呈锐角。脾上极与左膈影融合,下极较圆钝。肾沿腰大肌上部排列。胰腺在平片上不易显示。子宫偶尔显影,位于膀胱上缘上方呈扁圆形软组织影。

3.空腔脏器

如胃肠道、胆囊、膀胱的脏壁为中等密度(灰色),依腔内的内容物不同而有不同的X线表现。

胃、十二指肠球部及结肠内可含气体,在腹部平片上可显示其内腔。如胃内有较多固态食物,结肠或直肠内有较多粪便,由于它们周围有气体衬托,故可显出软组织密度斑片或团块影。结肠分布于腹部四周。膀胱和胆囊周围如有较多脂肪,也可显示部分边缘。

小肠因缺乏对比而不能显示。

(二)异常表现

虽然腹部平片显示的是腹部组织结构的重叠影像,但当腹部某种脏器因疾病而发生钙化或有不透X线的异物、结石,或腹腔内有游离气体出现,肠腔内气体、液体增多或肠管有扩张时,或实质性脏器增大,就会因密度高低的差别而在X线照片上显示出来。

【常见急腹症腹部平片表现】

腹部平片是急腹症的基础检查方法,单纯腹部X线平片可提供以下异常病变诊断信息:

(一)肠梗阻X线表现

1.是否有肠梗阻存在?

正常腹部可在胃底、十二指肠球部(灯泡样)、回肠末段及结肠见到气-液平面。如出现下列征象,提示肠梗阻。

(1)立位检查,可见到阶梯样、长短不一的气-液平面(正常不超过3个小液平)。梗阻以上肠管积气、积液及肠管扩张。

(2)卧位检查,可见到胀气肠襻的分布情况,小肠居中央,结肠占据腹部外周。

(3)高位空肠梗阻时,胃内出现大量的气体和液体。

(4)低位小肠梗阻,则液平面较多。

(5)完全性梗阻时,结肠内无气体或仅有少量气体。

2.梗阻部位

如果有肠梗阻,应了解梗阻的部位。

(1)高位小肠梗阻(图3-2-1)。

立位:左上腹肠管内积气,并可见多个气-液平面。卧位:肠道皱襞近似呈弹簧样——空肠。立、卧位片,梗阻段以下小肠、结肠均未见明显积气。

(2)低位小肠梗阻(图3-2-2)。

梗阻段以上空肠、回肠内可见多发长短不一、阶梯样气-液平面,管腔扩张明显。梗阻段以下小肠、结肠内积气不明显。梗阻段应在回肠中下段。

(3)结肠梗阻(图3-2-3)。

结肠肠管扩张明显,升、降结肠区肠管内可见多个气-液平面。

3.是否为绞窄性小肠梗阻?

(1)假肿瘤征:由于梗阻的肠襻内充满既不能吸收又不能排出的液体,在邻近充气的肠曲衬托下形成类圆形软组织包块影(图3-2-4)。

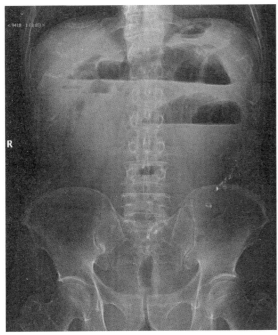 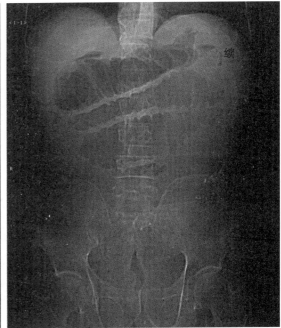

立位 　　　　　　　　　　　　　　　　　　　卧位

图3-2-1 高位小肠梗阻

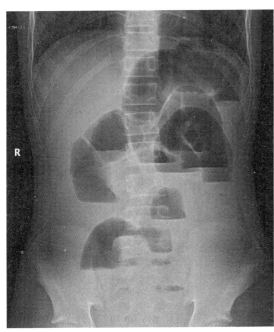 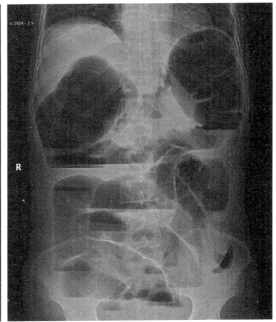

图3-2-2 低位小肠梗阻 　　　　　　　　　　图3-2-3 结肠梗阻

（2）咖啡豆征：指一段小肠显著扩大，横径可在6 cm以上或超过邻近胀气扩大的小肠肠曲横径一倍以上，有如马蹄，相邻扩张的肠管边缘靠紧，形似咖啡豆（图3-2-5）。

（3）小跨度蜷曲肠襻：是数目不定的小肠襻胀气扩大且蜷曲显著呈"C"形，相互挤在一起的影像。每段胀气肠曲不超过腹腔横径一半。这种小跨度蜷曲肠襻可排列成多种特殊形态，如"8"字形、同心圆状、一串香蕉形等（图3-2-6）。

（4）小肠内长液平征：扩张的小肠呈拱形，拱形肠曲内的液平面宽而长，液平面上方的气柱低而扁，说明肠曲的张力低，液平面淹没了拱形肠曲下壁的顶部（图3-2-7）。

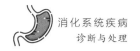
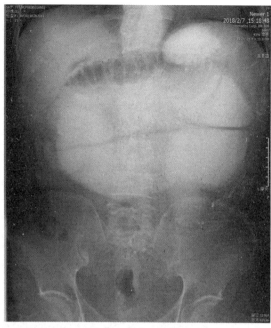

图3-2-4 假肿瘤征

充满液体的肠管,提示闭襻性肠梗阻。

图3-2-5 咖啡豆征

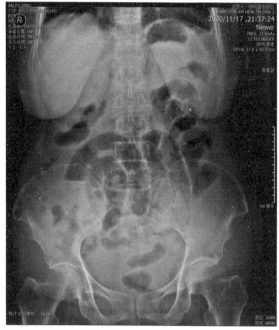

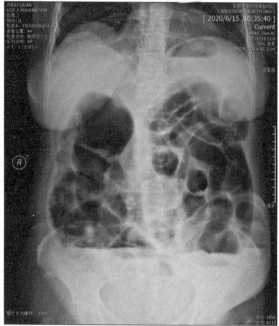

图3-2-6 小跨度蜷曲肠襻

(5)空回肠换位征:正常空肠位于左上腹,回肠位于中腹部和右下腹部,若在相反部位见到上述消化管皱襞影,就是"空回肠换位征"。

(二)胃肠道穿孔X线表现

1.站立位

膈下新月形游离气体(图3-2-8)。

2.左侧卧位水平方向投照

肝外侧面和右侧腹壁之间气体影。

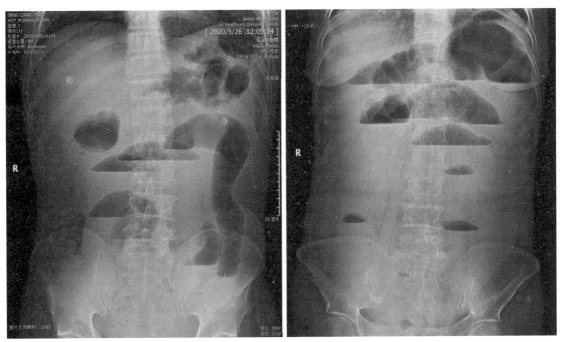

图3-2-7 小肠内长液平征

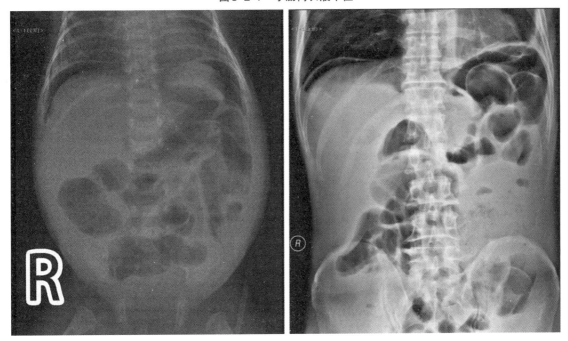

图3-2-8 膈下游离气体

注意：

（1）上述征象能确定有无穿孔，但不能明确穿孔的部位和原因。

（2）膈下游离气体需要与胃泡、间位结肠鉴别。

（3）腹部平片没有观察到膈下游离气体，并不能完全排除消化道穿孔的可能性。可能是因为穿孔后溢出到腹腔的气体量较少、改变体位时气体来不及或不能到达膈下、腹膜后穿孔、穿孔后气体被吸收等。需要结合临床表现，必要时进行CT检查加以甄别。

（4）见到膈下游离气体并不一定是胃肠道穿孔。可见于腹部手术后（1~2周）、人工气腹、腹腔产气菌感染、输卵管通气术后、肠壁气囊肿破裂等。

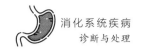

(三)泌尿系统结石

腹部平片是泌尿系统X线检查的第一步,可提供以下信息:

1.观察有否肾、输尿管或膀胱的阳性结石

(1)肾结石:第二腰椎水平,呈铸形、鹿角、桑葚状,分层。

(2)输尿管结石:多停留在输尿管生理性狭窄部位,即与肾盂连接处,通过骨盆缘处、膀胱入口处。结石较小,长椭圆形,长轴与输尿管纵轴平行。

(3)膀胱结石:位于耻骨联合上方。呈椭圆形、梨形或不规则形,较大。

2.观察是否包括泌尿系统在内的腹部钙化

(1)肾脏中见到钙化影可能是肾结核(点状或全肾钙化)、肾癌(散在的点状)、肾囊肿(弧形钙化)。

(2)腹部高密度影尚可见于:阑尾粪石(分层同心环状,居右下腹)、腹腔淋巴结钙化、动脉壁钙化、静脉石、肠道内容物。

【胃肠道造影检查】

胃肠道造影的原理是引入对比剂(钡剂或碘水、气体或水等),与周围结构形成对比,显示黏膜面结构,以及其凹凸征象的异常改变。常规的检查是上消化道钡餐造影,结肠钡剂灌肠造影,必要时可采用插管法小肠钡剂造影、结肠气钡双对比造影、食管吞钡检查、碘对比造影、T管造影等。

(一)检查方法

按照检查范围,胃肠道钡剂造影检查可分为以下四种:

1.食管吞钡检查

适用于食管本身疾病,如肿瘤、憩室、静脉曲张、异物、炎症等。了解食管邻近器官病变,如心脏、主动脉、纵隔等。

2.上消化道钡餐造影

检查范围包括食管、胃、十二指肠和上段空肠,了解有无肿瘤、憩室、炎症等病变。

3.小肠钡剂造影

采用口服钡剂及插管法小肠造影,分段观察小肠。可用于发现小肠良性或恶性肿瘤、小肠息肉状病变、小肠炎性病变、小肠先天性畸形、慢性小肠套叠等。

4.结肠钡剂灌肠造影

包括单纯性钡剂灌肠和气钡双对比造影。前者为检查结肠的基本方法,可用于评价有梗阻、瘘管的患者;后者能观察黏膜表现和检出微小病变,可用于检查大肠各种占位性病变(大肠癌)、炎症性病变、憩室、肠气囊肿症、肠套叠及先天性巨结肠等疾病。

(二)应用价值与观察读片方法

胃肠道造影能显示其内腔和黏膜皱襞、形态和功能等,对胃肠道常见病,如溃疡、癌肿等,有重要诊断价值。但病灶的显示与否直接取决于造影片的质量,如气钡双对比造影时,需要先服产气粉,继服钡剂,然后旋转躯体,使钡剂充分涂抹黏膜面后,才能显示黏膜中断、充盈缺损或龛影等病变征象。

造影检查前需禁食水12 h,幽门梗阻者需抽胃液。怀疑有瘘管、穿孔、吞咽功能紊乱(可能导致误吸)、急性消化道出血等情况不能使用钡剂造影,可采用可吸收对比剂(碘对比剂)替代。

胃肠道造影是胃肠道肿瘤检查的首选和主要方法,可借助胃肠道的位置和形态改变,对腹内肿块可做出定位诊断;判断消化道癌肿的浸润范围与程度,估计手术切除的可能性;亦可作为对胃肠道病变治疗过程中的疗效随访和观察手段。然而,随着胃肠道内镜检查和CT、MRI等先进影像技术的不断进步,胃肠道钡剂造影的诊断作用部分被替代,诊断水平整体下滑。这一方面与放射医师的重视程度及投入的精力不足有关,另一方面与接受正规训练不足有关。有必要认真学习胃肠道造影的基本方法和理论,提高胃肠道造影的操作技能,以及对异常影像学表现的分析和诊断水平。胃肠道造影检查与读片时,应仔细观察胃肠道病变的以下基本影像学表现。

1. 管腔狭窄与扩张

(1)管腔狭窄:持续的管腔缩小为狭窄。肿瘤所致的狭窄多较局限,边缘不规则且局部管壁僵硬,与正常肠道分界清楚;炎症性狭窄范围大,轮廓不光滑,与正常肠道分界不清;外来压迫造成的管腔狭窄常在管腔一侧,呈局限而光滑的压迹;粘连性狭窄则常表现为肠管聚拢固定,不易被推动或随体位改变而改变形态及位置。

(2)管腔扩张:可见于狭窄以上肠管,表现为管腔增宽、钡剂滞留、气-液平面形成。

2. 管腔的轮廓异常

可见以下三种管腔轮廓异常征象。

(1)充盈缺损:肿瘤从胃肠道壁向腔内生长,占据一定空间,造影时,此部位不能被钡剂充填,形成胃肠道轮廓局限性向内凹陷的表现。

(2)龛影:胃壁局限性溃疡形成的凹陷为钡剂充盈,故在切线位时呈局限性向轮廓外凸出的钡剂,称龛影。

(3)憩室:胃肠道黏膜经过管壁的薄弱区向外膨出,或因邻近结构的粘连牵引而致管壁全层外突形成的囊袋状影像。其内及其附近的黏膜皱襞形态正常。

3. 黏膜皱襞异常

黏膜皱襞的异常表现对发现早期病变和鉴别诊断具有重要意义。可见以下四种胃肠黏膜皱襞异常征象。

(1)黏膜皱襞破坏:正常的细条形皱襞消失,代之以杂乱不规则的钡斑影,多系恶性肿瘤侵袭所致。黏膜破坏与正常黏膜常有明确的分界,形成黏膜皱襞中断的表现。

(2)黏膜皱襞迂曲增宽:见于黏膜及黏膜下层的炎性肿胀和增生或黏膜下静脉曲张。表现为透明条形皱襞影增宽、迂曲和紊乱,也称黏膜皱襞的肥大。

(3)黏膜皱襞平坦:形成黏膜皱襞平坦的原因有二:一是黏膜与黏膜下层被恶性肿瘤浸润,其形态特点是较为固定而僵硬,且与正常黏膜有明显的分界,常出现在肿瘤破坏的周边;二是黏膜下层的炎性水肿所致,与正常黏膜皱襞无明确的界限,常见于溃疡龛影的周围,表现为黏膜皱襞的条纹影变得不明显,甚至可以完全消失。

(4)黏膜皱襞纠集:表现为黏膜皱襞从周边向病变区呈放射状集中,常由慢性溃疡产生纤维组织的增生、瘢痕挛缩造成,有时硬癌(浸润型癌)的收缩作用也可造成类似的改变,但较僵硬且显示黏膜皱襞紊乱或中断。

4. 功能性改变

(1)张力的改变:张力高使管腔缩小,如牛角胃;张力低则使管腔扩大、松弛,如无力型胃;张力过低可导致胃下垂。

痉挛是局部张力增高所致,多为暂时性的。胃大小弯的痉挛表现为一个或多个深浅不一的凹陷,其边缘光滑。活动性胃小弯溃疡可在对侧胃大弯出现一痉挛切迹,呈手指状指向溃疡。胃窦痉挛表现为胃窦狭窄,但形状可变,胃壁柔软,使用解痉剂可以消除,据此可与胃癌相鉴别。

(2)蠕动改变:①蠕动消失,肿瘤侵犯管壁可使局部蠕动消失。浸润型胃癌所致的"皮革胃"可表现为整个胃僵硬、无蠕动。②蠕动减弱,蠕动波减少,变软、运行减慢,见于晚期炎症。③蠕动增强,炎症刺激可致蠕动加快,形成激惹征象。④逆蠕动,是与正常蠕动运行方向相反的蠕动,常出现在梗阻部位的上方。

(3)动力改变:胃的排空时间约为 4 h,小肠的排空时间为 9 h。口服钡剂后少于 2 h 即到达盲肠,为小肠运动力增强或通过过快。

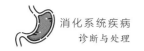
动力异常可分为动力增强和动力减弱,胃肠道内钡剂的排空与张力、蠕动、括约肌功能和病变本身等有密切关系。动力增强见于早期炎症、溃疡等;动力减弱见于肿瘤、狭窄、梗阻、麻痹等。口服钡剂4h胃尚未排空,可认为动力降低或胃排空延迟。

5.分泌功能改变

某些病变可引起胃肠道分泌功能改变,如炎症、溃疡、过敏等可致分泌增加,形成胃潴留,钡剂附着不良,呈片絮状沉降且不均匀分布。吸收不良综合征亦可引起空腹潴留。空腹状态下胃液增多,呈空腹潴留(表现为立位见胃内液面,口服钡剂时,钡剂呈絮片状下降和不均匀分布)。

【消化道碘水造影检查】

消化道钡剂造影检查是临床上检查消化道疾病的常用方法,但对某些患者进行钡餐或钡剂灌肠检查存在很大的风险。对于有消化道穿孔、肠梗阻、慢性便秘和腹部手术史者,临床表现为阵发性腹痛、腹胀,伴恶心、呕吐,呈现胃肠型或有明显脱水者,应避免胃肠钡餐或钡剂灌肠检查,可采用碘水造影或碘水灌肠解决这类问题。

上消化道碘化水造影是通过口服泛影葡胺或者碘海醇或碘伏溶胶进行的。由于造影剂是水性的,即使造影剂流入周围的组织内,也会很快被吸收入血,不会加重梗阻和穿孔,可用于判断胃肠道穿孔、不典型肠梗阻的诊断。如果需要胃镜检查的话,之前做过钡餐则影响比较大,而碘水造影则几乎没有影响,可以用胃镜吸引管将造影剂直接吸引出来后检查。

【数字减影血管造影】

数字减影血管造影(DSA)的基本原理是将注入造影剂前后拍摄的两帧X线图像经数字化处理后输入计算机,通过减影、增强和再成像过程来获得清晰的纯血管影像,同时实时地显现血管影。DSA具有对比度、分辨率高,检查时间短,造影剂用量少,浓度低,患者X线吸收量明显降低,以及节省胶片等优点,在血管疾患的临床诊断中,具有十分重要的意义。

该项造影方法是经股动脉穿刺,插入导管,在透视监视下,将导管插入腹腔动脉、肠系膜上动脉或肠系膜下动脉,注入造影剂(常用60%~76%泛影葡胺20~45 mL),快速连续摄片,才能获得所需血管的动脉像、毛细血管像及静脉像,从而显示血管发育异常和肿瘤的血管影像。将导管插入主动脉一级分支的方法,称为选择性动脉造影。如将导管放入第2~3级分支,称为超选择性血管造影,其造影剂量可大为减少。如发现肿瘤或出血等病变,在造影后随即可行栓塞治疗。由于该项检查是放射介入性检查,可因为介入穿刺导致:①穿刺部位血肿形成、局部血管血栓形成、延迟性出血、局部感染、动静脉瘘及假性动脉瘤等;②导管对血管的损伤;③局部压迫诱发下肢血管血栓形成等并发症。故应该慎重选择,特别要做好围手术期的管理。血管造影检查在胃肠道病变中的主要适应证是:

(一)消化道肿瘤的诊断

血管造影对少数向腔外生长的消化道肿瘤的诊断有很大的作用,尤其是对内镜及小肠造影检查难以诊断的小肠肿瘤有特殊诊断意义。

(二)不明原因的消化道出血

经内镜检查、胃肠钡餐造影而无阳性发现者:疑有上消化道出血时,可做选择性腹腔干及肠系膜上动脉造影;疑有下消化道出血,则做选择性肠系膜下动脉造影。如发现出血病变,可同时行血管内介入治疗。

(三)消化道血管性疾病

选择性血管造影定位是目前诊断胃肠道血管畸形的最好方法,可作为内镜检查不能确诊时的补救措施,尤其是对外科手术切除病变具有重要指导意义。

第三节　腹部CT和MRI检查方法与读片要点

腹部CT与腹部磁共振成像(magnetic resonance imaging,MRI)检查,都具有良好的组织分辨力,成像原理不一样,各有优势,可以互补。如何在腹部CT横断面影像上分辨相邻脏器结构及其病变,做到看图说话? 腹部MRI有哪些成像方式? 如何识别腹部MRI病变信号特征? 是学习和应用腹部CT和MR检查的基础知识。

一、腹部CT检查

CT也属于X线检查,但是与腹部平片或胃肠道造影检查二维成像(投影成像)不同,腹部CT平扫是三维成像(横断面容积扫描),没有重叠。由于人体不同的组织和器官对X线的吸收程度不同,最后就能够形成密度不同的影像。CT正是利用这一原理对人体的各脏器进行检查,要比普通X线检查对各脏器疾病的分辨率高,可直接显示普通X线检查无法显示的器官和病变。

(一)检查部位与检查方法

1.检查部位

为了缩小鉴别诊断的范围,需要尽量根据临床发现和重点检查部位选择更加特异和有针对性的CT扫描方式,扫描方法选择不恰当可能会降低病变诊断的准确性和可信度。按腹部CT检查部位分为:

(1)上腹部CT检查:主要包括肝脏、脾脏、胃、十二指肠、胆道系统和胰腺,亦包括肾的肾上腺部分、横结肠部位,以及肝区和脾区等。

(2)下腹部(盆腔)CT检查:主要包括肾的下端、输尿管、膀胱、盲肠、阑尾、降结肠、乙状结肠、直肠,以及男性精囊、膀胱和前列腺和女性子宫、双侧输卵管。

2.腹部CT常用检查方法

(1)平扫:主要检查全腹腔脏器的大体情况,如肝内外胆管结石、胆囊结石、膀胱结石、弥漫性脂肪肝、肝硬化均可通过腹部CT平扫确诊。

(2)对比增强CT:是经静脉注射对比剂后再进行扫描的方法,可以根据病灶增强的有无、程度和增强方式或类型,提高病灶的定性能力。

在增强扫描的基础上,对原始数据进行薄层重建后,可以进行多种图像后处理操作,实现多平面重组(MPR)、CTA等,为临床诊断与鉴别诊断提供直观、可靠的影像学资料。

(二)腹部CT读片要点

(1)熟悉腹部各个器官正常解剖关系(见下节内容)。

(2)按照顺序仔细观察整个腹内结构,可根据一个器官移行于另一个器官的腹膜皱襞形成的胃周围韧带(包括肝胃韧带、肝十二指肠韧带、胃脾韧带、大网膜)、脾肾韧带,以及连接腹膜后壁和肠管的小肠系膜、乙状结肠系膜等,寻找相应的脏器部位。包括实质脏器(肝、胆、胰、脾、肾),空腔脏器,腹膜腔及腹膜后间隙,大血管及其分支,腹壁及骨性结构。

(3)注意将一个器官上下连起来看完,再观察其他的器官。

(4)发现异常后,仔细观察其细节,如病变的位置、形态、大小和密度等。

(5)结合病史做出诊断,或者指出下一步方向。

二、腹部MRI

与CT成像原理不同,磁共振成像(MRI)检查是通过对强大、均匀的磁场中的人体施加某种特定频率的射频脉冲,使人体中的氢质子受到激发而发生磁共振现象的一种检查方法,无电离辐

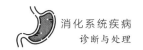
射。具有多平面、多参数成像，无骨伪影，软组织分辨力较高的成像特点。但检查时间较长，费用较高，对钙化病变敏感性较低。因此，一般将CT作为首选检查手段，MRI则有助于进一步明确CT诊断困难的病变的性质，特别适用于腹部实质性脏器(如肝脏、胰腺、肾脏等)病变性质的判断。有助于恶性肿瘤的早期诊断和对肿瘤性病变进行准确的临床分期。此外，MRI显示胆管、胰管梗阻性病变优于CT和B超。

(一)常用检查方法

1.平扫检查

可检查腹部器官是否存在异常，具有无辐射、多角度成像及软组织分辨率高的特点。

2.对比增强检查

对比增强检查是经静脉注入含钆对比剂后，进行病变观察的一种影像学检查方法。其目的是确定病变的血供情况，从而进一步明确病变的范围、数量、来源，以及与周围组织器官的关系。

3.MR水成像检查

在腹部常用的水成像技术包括磁共振胆胰管成像(magnetic resonance cholangio pancreatography，MRCP)和磁共振尿路成像，主要用于胆管、胰管及尿路梗阻性病变的诊断。

(二)适用范围与禁忌证

1.适用范围

适用于腹腔内各个脏器，腹壁疾病(如炎症、异物)、腰骶脊椎、腰骶脊髓和腰骶脊神经、大血管(腹主动脉，肾动静脉，肠系膜上、下动静脉，下腔静脉)和腹膜后组织的检查。

常用的肝、胆、胰、脾MRI检查的适用范围包括：

(1)肝、胆、胰、脾的原发性或转移性肿瘤，以及肝海绵状血管瘤。

(2)肝寄生虫病：如肝包虫病。

(3)弥漫性肝病：如肝硬化、脂肪肝、色素沉着症。

(4)肝、胆、胰、脾先天性发育异常。

(5)肝脓肿。

(6)肝局限性结节增生和肝炎性假瘤。

(7)手术、放疗、化疗与其他治疗效果的随访和观察。

(8)胰腺炎与其并发症。

2.MRI检查的禁忌证

(1)心脏起搏器植入术后，体内有金属植入物(人工关节、动脉瘤手术的金属夹、金属弹片)者。

(2)严重的幽闭恐惧症。

(3)各种危重病患者，需使用生命监护和生命保障系统，不能进入MRI检查室者。

(4)孕妇(早期妊娠)。

3.检查前注意：成像检查前4 h禁食禁水，训练患者屏气。

(三)腹部MR图像识别要点

1.理解腹部MRI信号特征

虽然腹部MRI和CT都是断面像，显示的图片都是以由黑至白之间不同深浅度的"灰阶"为对比，显示各组织结构的影像。但是CT显示的是组织或者器官的密度，在图像中越亮或者越白，就代表密度越高。磁共振图像表示的则是磁共振接收到的信号强度，在不同参数下获得的信号强度不同。例如，在T2WI中，液体和脂肪是高信号(白色，亮)，与CT片显示的颜色基本相反。因此，如果片子上骨皮质呈白色、脂肪呈黑色，则提示为CT检查片子，如果是骨皮质呈黑色、脂肪呈白色，则是磁共振检查片子。

2.理解腹部MRI多参数成像方式

磁共振和CT不同之处还在于,磁共振是多参数成像。在磁共振成像中,组织所固有的参数特性(T1、T2、PD等)均对磁共振图像的信号强度有所贡献。为了突出反映组织参数特性,需要通过调整参数,使磁共振图像主要反映组织某一个方面的特性,称为加权像(W)。常规的磁共振图像主要有以下几种:

(1)T1加权像(T1 weighted image,T1WI):主要是反映组织之间T1差别的图像,也就是主要反映组织之间纵向弛豫差别的图像。脑脊液等液体为低信号(黑色),是识别T1WI的标志。T1WI重点显示腹部脏器的解剖结构,可以显示腹腔积液、纤维组织成分等低信号信息,显示亚急性出血、高蛋白浓聚等高信号信息,轧剂增强脂肪抑制T1WI可增强病灶与周围正常组织间的对比。

(2)T2加权像(T2 weighted image,T2WI):主要是反映组织之间T2差别的图像,也就是主要反映组织之间横向弛豫差别的图像。脑脊液等液体为高信号(白色),是识别T2WI的标志。可用于重点观察病变,因为大部分病变含水量增加,信号强度增加(白)。

(3)T2WI压脂:T2基础上抑制脂肪信号,增强病变与正常结构的对比,提高病变检出率,有助于含脂肪病变的诊断和鉴别。

(4)弥散加权成像(diffusion weighted image,DWI):在腹部主要用于肿瘤性病变及脓肿的诊断和鉴别诊断。恶性肿瘤实质区肿瘤细胞增生活跃,细胞密集,从而使水分子弥散受限,DWI序列表现为高信号,表观弥散系数(ADC)降低,对应的ADC图表现为低信号;而肿瘤内部的囊变或液化坏死区细胞成分较少,水分子弥散不受限,从而表现为DWI低信号,ADC图高信号。脓肿内因为有较多的脓细胞同样使水分子弥散受限,表现为脓腔内DWI高信号,ADC图低信号。

(5)增强T1:可增加正常组织与病变之间的信号差,显示平扫不能发现的病变或使病变显示更清晰,有助于鉴别病变的性质;显示脏器血管解剖及其血供状态、血管栓塞情况等。

(6)磁共振胰胆管成像(MRCP):是一种非侵入性胆胰管成像技术,利用重T2加权使含游离水的胆汁和胰液表现为高信号,周围的软组织、脂肪、流动水表现为低信号,故而可以清晰地显示胆胰管系统的形态和结构。

3.了解正常组织信号特征,以便识别病变信号

如表3-3-1所示,皮下脂肪在T1WI、T2WI上均呈高信号;气体或水肿均呈低信号;肌肉呈中等偏低信号。液体(如胆囊内的胆汁)在T1WI上为低信号,T2WI上为高信号,等等。

病变时则局部信号强度发生改变,血肿则依出血时间的长短而呈现强度不同的信号;囊肿信号特征亦取决于囊内容物。恶性肿瘤在磁共振上的表现,多数为长T1、长T2信号,在增强序列上多表现为明显强化,在弥散序列上多数表现为弥散受限。

表3-3-1　腹部组织器官的MRI正常信号特点

组织	T1WI	T2WI
脂肪	白	灰白
肌肉	黑灰	黑灰
气体	黑	黑
肝脏	灰白	黑灰
脾脏	灰	灰
胰腺	灰白	灰白
胆囊	黑	白
血管	黑	黑
肾皮质	灰白	灰白
肾髓质	灰	灰
肾上腺	灰	灰白

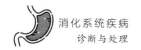
第四节　肝脏常见病变的CT和MRI诊断

　　CT是肝脏疾病较为可靠和有效的检查手段。如何在掌握肝脏CT正常表现的基础上，熟知肝脏常见的弥漫性和局灶性疾病CT典型表现，结合CT增强扫描及MRI信号特征，特别有助于肝脏囊肿、血管瘤、脓肿、原发性和转移性肝癌的影像学诊断。

　　【肝脏CT正常表现】

　　(一)CT可显示肝脏轮廓、大小、密度和内部结构

　　正常肝脏轮廓光滑整齐，密度均匀。根据肝脏外形，分为左叶、右叶、方叶和尾状叶。左右肝分界主要按胆囊底、下腔静脉连线，左侧为左半肝，右侧为右半肝。两裂之间肝门前方为方叶，肝门后方为尾叶。

　　(二)平扫与增强

　　平扫肝脏实质密度个体差异较大，一般稍高于脾脏密度，CT值为40~70 HU(平均为50 HU)。除肝血管影外，肝实质密度均匀。增强扫描后，肝实质和血管密度均匀升高，分为三期：

　　1.动脉期标准条件

　　①主动脉显示十分清楚，呈高密度影；②肝实质无强化或轻度强化；③腹主动脉的分支(腹腔动脉、脾动脉、肠系膜上动脉、肝动脉等)清晰显示；④肾皮质明显均匀强化，而髓质无强化或强化甚微，皮质、髓质交界十分清晰；⑤胰腺强化明显；⑥脾脏明显强化，密度不均匀。

　　2.门静脉期标准条件

　　①肝实质明显强化；②下腔静脉、门静脉及分支、脾静脉、肝静脉显示清晰；③脾脏均匀强化；④肾实质均匀浓密强化。

　　3.延迟期标准条件

　　①肝脾密度降低；②下腔静脉、门静脉及其分支轻度强化；③肾盂、输尿管有浓密强化。

　　(三)肝脏主要代表性层面的CT解剖

　　1.第二肝门层面

　　肝右静脉、肝中静脉及肝左静脉汇入下腔静脉的层面。肝静脉分支走行于肝叶或段间裂内，是划分肝叶、肝段的解剖标志。

　　2.门静脉左支矢状部层面

　　肝尾状叶显示最清晰，与左外叶之间有静脉韧带和肝胃韧带相隔。

　　3.门静脉右支层面

　　门静脉右支斜行走行，并分为右前支和右后支。

　　4.第一肝门层面

　　肝动脉、胆管及门静脉由肝门入肝。

　　【弥漫性肝病CT表现】

　　(一)急性肝炎

　　急性肝炎有非常多的种类，常见的包括病毒性肝炎、酒精性肝炎、药物性肝炎等。其病理主要为肝细胞坏死和炎细胞浸润，可为局灶或弥漫性病变，门静脉周围炎性病变明显。在CT/MR影像学检查中，可表现为肝肿大、门静脉水肿、胆囊壁水肿、肝门部淋巴结肿大。

　　(二)脂肪肝

　　1.CT表现

　　脂肪肝在CT上主要表现是弥漫性或局灶性的密度减低(低于脾脏密度，如果肝CT值/脾CT值<0.85，则可诊断脂肪肝)，少数CT值可达负值。

2.MRI 表现

在 MRI 上,脂肪肝表现为局灶性或弥漫性异常信号。大部分病例常规 MRI 表现正常,少数表现为 T1WI 和 T2WI 稍高信号,脂肪抑制序列上稍高信号消失。由于脂肪与水中的氢质子共振频率不同,进行 T1WI 同相位(in phase)和反相位(out of phase)成像(图 3-4-1)时,脂肪浸润的信号在反相位图像上比同相位图像明显下降,为其特征性表现。

(三)肝硬化

1.CT 主要表现

见图 3-4-2:①肝裂增宽、肝叶比例失调,一般左外侧叶和尾状叶会出现代偿性的增大,而肝右

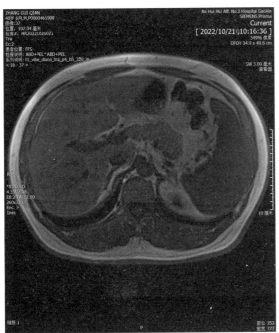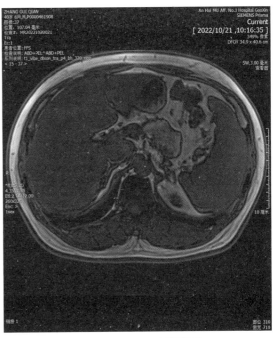

T1WI in phase(同相位)　　　　　　　　　T1WI out of phase(反相位)

图 3-4-1　弥漫性脂肪沉积肝脏

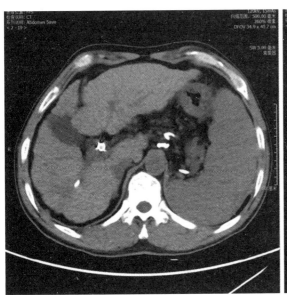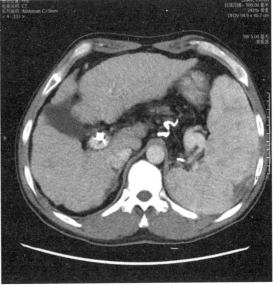

图 3-4-2　肝硬化

肝叶比例失调,肝轮廓边缘凹凸不平,肝门肝裂增宽,腹腔积液。

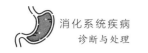

叶会相对缩小,尾叶/右叶>0.65;②可在胃底部和食管发现一些曲张的静脉,这是肝硬化后会引起门静脉高压症所致;③可能会同时出现腹腔积液以及脾脏增大。

2.MRI主要表现

肝硬化磁共振表现在形态上同CT一样。早期肝硬化表现为肝左叶内侧段的萎缩,晚期肝硬化往往出现肝右叶和肝左叶内侧段萎缩,以及肝左叶外侧段及尾状叶代偿性增大。在T2加权下可以看到纤维网格样高信号及T1加权高信号,T2加权等信号或者稍低信号的再生结节表现(图3-4-3)。

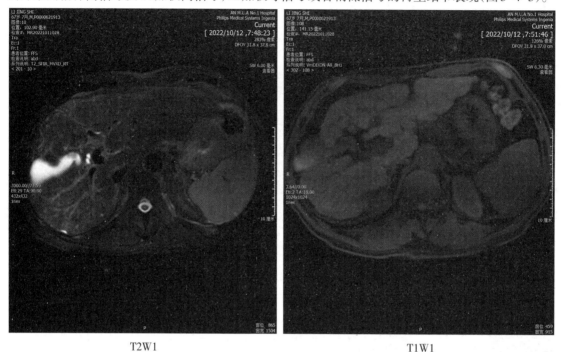

T2W1　　　　　　　　　　　　　　　　　T1W1

图3-4-3　肝硬化磁共振表现

肝脏体积缩小,肝脏包膜不完整,呈锯齿状改变,出现肝裂增宽。

【局灶性肝病CT表现】

(一)肝囊肿

1.影像学表现

超声检查是诊断肝囊肿可靠而简易的方法。边界清楚的多发性无回声区是本病的典型表现。

(1)肝囊肿CT平扫主要表现是单发的或者多发圆形的低密度区,边界比较光滑,其内部低密度区的CT值与水接近,囊肿内部是清亮的液体,除非囊肿合并出现了出血、感染、胆瘘等情况时,CT值才会有所升高。而增强扫描囊肿内没有强化,由于囊壁比较薄,因此在CT增强上并不能有所显示。但若囊肿彼此之间靠得很近或紧靠肝包膜,则可见很薄的囊壁。

(2)MR检查肝囊肿T1WI呈均匀低信号,T2WI上呈高信号,增强扫描病灶不强化。

2.鉴别诊断

(1)多囊肝:属于先天性发育异常,囊腔通常不与肝内胆管系统交通,囊肿是由上皮细胞排列组成的闭合腔隙,内含液体,可为单发性或多发性。多囊肝是一种常染色体显性遗传病,其囊肿来源于胆道系统的异常改变。肝内囊肿多大于20个,大小不等,有融合趋势,且通常合并多囊肾(70%)、多囊胰(20%),也可合并脾、肺、精囊囊肿。

(2)多发性肝脓肿:一般临床上有肝肿大、肝区疼痛及全身感染的症状,T2WI信号极高,增强扫描可见环形强化。

(3)肝囊腺瘤:肝区内出现以液性囊腔为主的病变。具有类似肝囊肿的特征,但其囊的内壁呈不平整状,有乳头状或不规则形实质性组织凸于囊腔内,或囊内有实质性块状组织回声,使病变呈囊实混合性非均质性杂乱回声图像,应结合临床其他检查综合判断。

(4)肝囊腺癌:本病的超声图像特征与肝囊腺瘤一致,以囊实性回声为主,但其囊内的实质性肿块常呈不规则或菜花样改变,发展较快,应结合临床表现(如有无疼痛、贫血、发热、CEA、CA19-9、GGT等酶标记,有无肝外转移灶等)与囊腺瘤加以鉴别。B超引导下穿刺,抽取囊内液呈血性基本可以确诊。

(5)肝内胆管扩张症:超声检查时可见沿肝内胆管走行分布的大小不等的圆形或梭形的液性腔,呈大小串珠样,其囊壁较厚回声增强,而由于梗阻引起的肝内胆管扩张多呈较均匀一致的管道扩张,呈区域性或全肝性普遍的管道扩张,有时虽然有狭窄相隔但多不呈串珠样圆形或梭形改变。肝内胆管扩张症常伴有肝外胆管的囊状扩张改变,囊腔内可有结石回声及声影。

(6)囊性肝转移:有原发肿瘤病史,T1WI一般呈低信号,T2WI呈高信号,可见低信号的壁结节;MRI动态增强扫描可见强化,可与单纯的囊肿鉴别。

(二)肝血管瘤

1.CT检查

平扫呈现低密度影,在CT增强扫描中,造影剂在肝血管瘤中通常呈现快进、慢出的表现,称为"早出晚归"征象(图3-4-4),即可以看到早期边缘呈结节样的强化,随着时间的延长,强化逐渐向

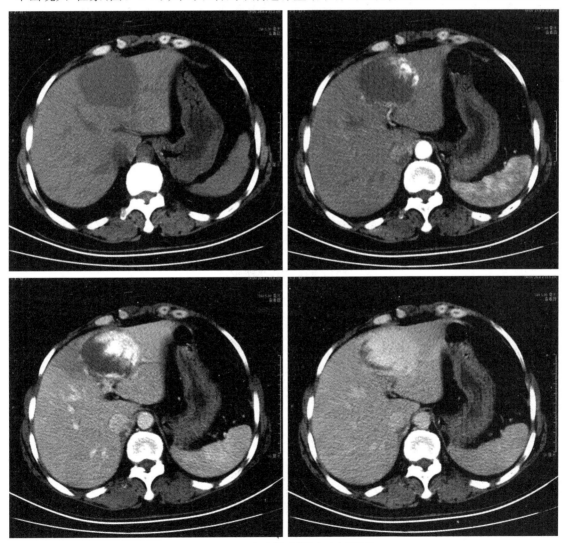

图3-4-4 肝血管瘤"早出晚归"征象

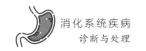
中心区域扩展,延迟扫描病灶呈稍高或等密度的充填(亮灯征),较大的病灶有可能中心低密度区表现为无明显的强化。肝癌增强CT的典型表现为造影剂注射后,病灶迅速而明显强化,但门静脉期及延迟扫描强化消退迅速,表现为"快进快出"的增强特点。

2.MRI

血管瘤的典型表现为大多数病灶圆形、类圆形,边缘清楚、锐利。在T1WI上,病灶多呈均匀的低信号。在T2WI上,在肝实质低信号背景的衬托下,肿瘤表现为边缘锐利的明亮高信号灶,称为灯泡征。在增强期,从边缘增强逐渐向中央扩散,充盈整个肿瘤。

(三)肝脓肿

1.肝脓肿CT主要表现

(1)单发肝脓肿在肝脏内可以发现有明显的低密度区,形状为圆形或者是椭圆形,边界不清晰。随着病情进展,边界可逐渐清晰,同时脓肿壁的密度要高于脓腔,并且与正常的肝组织密度不一样。脓肿壁呈环形,部分的病灶内可以看见气体或者气-液平面。

(2)多发肝脓肿可以发现多个圆形或者椭圆形的病变,如果做增强CT,可以发现脓肿壁呈规则的环形强化,一般比较光滑,厚度比较均匀,呈典型的双环征(图3-4-5),部分脓肿的内部可以看见分隔或者蜂窝状的强化。

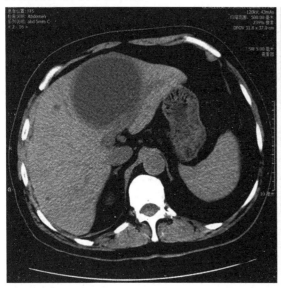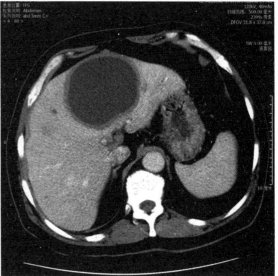

图3-4-5 典型肝脓肿

环形强化的脓肿壁与其外侧低密度水肿带构成双环征。

2.细菌性肝脓肿MRI主要表现

脓腔可单发或多发,单房或多房脓肿均常为圆形、卵圆形。早期较小的脓肿表现为稍长T1和稍长T2信号,界限不清,与肝癌不易鉴别;脓肿形成期呈边界清楚长T1信号,增强后脓肿壁及间隔均有明显强化,多呈花环样或环形,脓腔内液性部分各期均无强化,周围水肿带在增强早期无强化,门静脉期及延迟期可逐渐强化。

(四)肝细胞癌

1.CT检查

CT的分辨率高于超声,能全面客观地反映肝细胞癌的特性。因此,肝细胞癌的影像学检查主要是通过CT诊断,表现为:

(1)平扫可直接发现肝脏肿块,多为低密度肿块影,边缘不光滑,可有分叶;少数肿块CT平扫可为等密度或高密度。

（2）肝细胞癌的典型影像学表现是"快进快出"动态增强模式（图3-4-6），即动脉期明显增强，门静脉期和/或平衡期肝肿瘤强化低于肝实质（"Washout"）。

CT增强三期扫描对于检测高血供性肝脏病变（如原发性肝癌）至关重要。动脉晚期显示肝实质轻度强化的高血管病变，其特征是肝动脉强化良好，门静脉强化良好，但肝静脉无前向强化。相比之下，动脉早期显示肝动脉增强，而门静脉或肝静脉无明显对比，通常不显示高血供病变。

CT肝脏成像的门静脉期通常发生在静脉注射造影剂后60~90 s，其特征是门静脉和肝动脉完全增强，肝静脉前向增强，肝实质明亮增强。此对比期最能显示低血管转移和胆道异常，并且在检测动脉栓塞治疗肝癌后残余病变增强方面可能优于动脉期。在该期可以看到肝癌的消退，但在延迟期通常更好。

（3）多伴有肝硬化征象，腹腔积液。

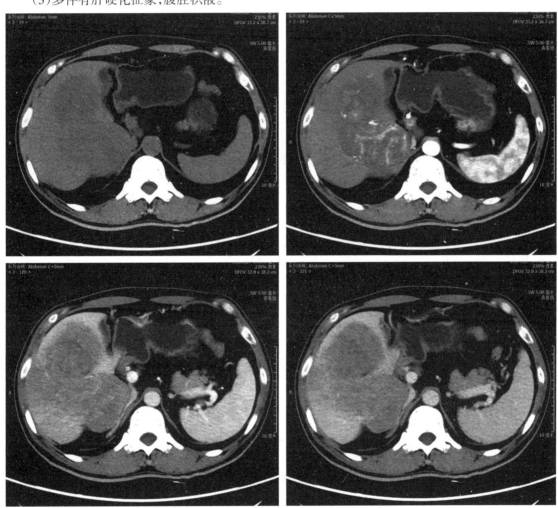

图3-4-6　原发性肝癌"快进快出"征象

（4）可有静脉、肝静脉及下腔静脉侵犯或癌栓形成。侵犯胆道系统，引起胆管扩张。肝门部或腹主动脉旁、腔静脉旁淋巴结增大提示淋巴结转移。晚期可有肾上腺、骨骼转移。

2.MRI所见

肿块表现与CT相似。在T1加权像上多表现为低信号，T2加权像上为高信号。巨块型和结节型肝癌，磁共振上能很好地显现出肿瘤部位、大小、范围。磁共振发现肝癌组织门静脉侵袭具有优势，子灶、门静脉侵袭、富血供等特点都是诊断的重要依据。磁共振对肝内小转移灶的敏感性很高，能较好地体现出癌细胞的转移情况。

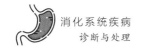
（五）转移性肝癌

肝脏是人体恶性肿瘤转移的最好发部位,临床兼有原发癌和肝转移癌征象。CT/MRI能较为敏感和全面地反映转移性肝癌的特征。

1.CT检查

多为低或等密度影,在重度脂肪肝可以呈相对高密度影。由于大多数肝转移瘤乏血供,因此增强扫描呈现低密度,牛眼征是典型肝转移瘤的增强CT表现(图3-4-7)。但是部分肝转移瘤可以出现巨块型、弥漫性的转移,边界不清楚、形态不规则,强化程度也会存在比较大的差异,可以有环状强化,也可以有不均匀的强化,还有强化比较明显的肝转移瘤。因此肝转移瘤的诊断既要通过影像学,也要根据患者原发肿瘤的特点,必要的时候需要通过穿刺活检来确诊。

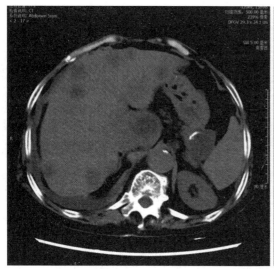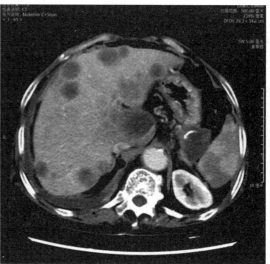

图3-4-7　转移性肝癌牛眼征

2.MRI

平扫时实质内小的或多发圆形的类圆形肿块,肿块信号不均匀,可发生液化、坏死、囊变、钙化、出血等。T1像表现为不均匀的低信号,T2像表现为不均匀的高信号。增强扫描动脉期边缘不规则的强化,门静脉期整个病灶出现均匀或不均匀的增强,平衡期强化消退,典型的表现为牛眼征。MRI还能清晰显示肝内血管和胆管结构,对了解肿瘤与肝内血管及胆管的周围组织关系具有重要意义。

第五节　胆道常见疾病CT和MRI诊断

胆道疾病主要包括胆道系统发育异常、胆道结石、胆道炎症和胆道肿瘤四大类疾病。其基本影像征象是胆管扩张、胆管狭窄、胆管闭锁、充盈缺损、管壁增厚、管壁异常强化、腔外结构异常(淋巴结肿大或其他病变挤压胆道系统)。如何定位胆管发育异常的类型？如何进一步直观显示胆石症的部位和形态？如何通过CT和MRI鉴别厚壁型胆囊癌与慢性胆囊炎？各种类型胆管炎的CT和/或MRI有何征象？如何识别肝门部软组织肿块及其胆管扩张征象？如何识别中下段胆管癌的胆管壁异常及其胆管扩张征象？本节将介绍胆道常见疾病CT和MRI诊断要点,提高胆道疾病的影像学诊断能力。

【胆管发育异常CT和MRI表现】

（一）胆总管囊肿

胆总管囊肿是胆管壁发育不全所致,可合并肝内胆管扩张,大多合并胰胆合流异常。CT/MRI

均可显示胆总管一侧或整个胆总管呈囊性扩张,囊壁菲薄而外形光滑,囊内密度均匀,呈水样密度,分界清楚。巨大胆管囊肿可突入肝内,肝内胆管不扩张或轻度扩张,与胆总管扩张的程度不成比例。静脉期注射胆影葡胺,CT扫描见囊肿为均一的高密度,也可仅见部分对比剂进入囊肿,提示囊肿与胆管相通,有助于诊断。根据胆总管囊肿的直径和形态可分为以下四型:

(1)Ⅰ型胆总管囊肿:指囊肿局限在肝外的胆总管,比较常见,占胆总管囊肿的80%左右。

(2)Ⅱ型胆总管囊肿:指肝外胆管的憩室,是肝外胆管形成的憩室类囊肿,呈梭形,这种分型占胆总管囊肿的2%~3%。

(3)Ⅲ型胆总管囊肿:指胆总管末端出现的憩室和囊肿,发生在胆总管下段、胰腺段,这种情况并不多见。

(4)Ⅳ型胆总管囊肿:指肝外胆管和肝内胆管都出现囊状扩张,统称为肝内外胆管囊状扩张。

(二)Caroli病

Caroli病是累及肝内胆管的囊肿,又称交通性海绵状肝内胆管扩张症,是一种较为少见的先天性胆道疾病。

1.影像学主要表现

(1)肝内胆管囊状扩张,呈节段性或弥漫性,可为单发性,较多为多发性。MRCP能更清楚显示囊与胆管树相通;增强显示"中心点"征(扩张的肝内胆管内可见强化的门静脉小分支)。

(2)分为两型。

a.型(单纯型):侵犯较大胆管,易合并胆石症和胆管炎。

b.型(弥漫型或门静脉周围纤维化型):侵犯小叶间胆管,肝内胆管弥漫性扩张,伴有先天性肝纤维化、肝硬化及门静脉高压症。Caroli病合并先天性肝纤维化亦称Caroli综合征。

Caroli病常合并肾脏囊性病变(尤其是髓质海绵肾)、胰腺、脾脏等囊性病变,约7%会进展为胆管癌。

2.鉴别诊断

(1)多囊肝:也是肝脏内存在多发性囊肿,但囊肿不与胆管相通,囊液也不含有胆汁,不并发肝硬化。与Caroli病不同的是,多囊肝多无肝脏及胆管的临床症状,一般不会发生胆管的炎症。多囊肝也常伴有多囊肾,可因肾功能不全而出现症状。Caroli病患者可伴有肝纤维化、门静脉高压症。

(2)继发性肝内胆管扩张症:多有远端胆管狭窄或梗阻的病史。因胆管内压力长期增高,使胆管被动性、继发性扩张,多累及1级、2级胆管,呈树枝状,扩张的口径逐渐递减。当狭窄或梗阻因素解除后,扩张的肝内胆管可逐渐恢复正常。而Caroli病多无明显的肝外胆管的狭窄和梗阻原因,肝内胆管的扩张多为囊性。

【胆石症CT和MRI表现】

胆石症包括胆囊结石、胆管(肝内/外)结石。

(一)CT表现

影像学表现与结石的化学成分具有较大关系。若胆管结石以胆固醇为主要成分,其影像学表现为等密度或低密度影,为阴性结石,易漏诊;若胆管结石以胆红素钙为主要成分,其影像学表现为高密度改变,在胆管走行区域为类圆形、簇状或石榴子样结石。胆囊结石在胆囊内可见不透光结石,呈圆形或椭圆形,部分表现为环形高密度影,改变体位可使其移动。

因肝内胆管结石主要是含胆红素钙的阳性结石,故在CT图像上能清楚地显示出来。CT还能显示出肝门的位置、胆管扩张,以及肝脏肥大、萎缩的变化。系统地观察各个层面,可以了解结石在肝内胆管分布的情况。

(二)MRI和MRCP检查

胆道系统结石在T2WI上呈低信号充盈缺损,远端胆管扩张;T1WI上大部分胆道系统结石呈低

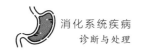
信号,部分可表现为高信号,这可能与结石内的脂质成分和大分子蛋白有关。MRCP可清晰显示胆道系统的形态结构,在胆管内可见低信号的结石影,能观察到结石的部位、大小、形态和数目等,并可以观察到胆管的扩张程度,胆总管结石下端呈倒"杯口"状充盈缺损。

胆总管下端的结石要和胆管癌鉴别,胆管癌表现为胆总管下端长T1、长T2的软组织信号影,扩张的胆管于肿瘤处突然截断。

【胆囊炎CT和MRI表现】

根据临床和影像学表现,分为急性和慢性胆囊炎。超声是胆囊炎首选检查,CT/MRI可直接观察到胆囊炎及其并发症征象,是深入评价胆囊炎的影像学检查方式。

(一)急性胆囊炎影像学表现

1.CT征象

(1)最常见的征象就是胆囊增大,胆囊壁增厚,胆囊周围组织可以见低密度的水肿带,严重时可以出现双边影,同时胆囊周围可见炎性渗出,常合并胆囊结石。

(2)增强扫描可见胆囊壁增厚强化,急性出血性胆囊炎可见胆囊内容物密度增高。若合并胆囊穿孔、胆囊坏疽,可见胆囊壁内或胆囊周围有积气,邻近肠管壁可有水肿改变。

2.MRI征象

(1)可见胆囊增大、胆囊壁增厚。增厚的胆囊壁由于水肿呈长T1、长T2改变,胆囊内胆汁含水量增高。

(2)同时也可以看到与周围组织器官关系,还可以看到胆囊内结石情况,并可以观察到胆囊壁有没有化脓、有没有坏疽情况。

(二)慢性胆囊炎影像学表现

1.CT

表现为胆囊萎缩,胆囊壁增厚、钙化,有时会看到同时合并有胆囊结石和/或息肉。

2.MRI

胆囊缩小,有时也可见增大;胆囊壁增厚不规则,可见钙化灶,T1WI及T2WI上都呈低信号。

(三)胆囊癌的影像学表现

1.CT扫描

对胆囊癌的敏感性不如B超,但其观察胆囊壁情况的能力优于超声检查。胆囊癌的CT影像特点是胆囊壁不规则增厚,边缘毛糙或胆囊区肿块,进行性延迟强化,可伴邻近肝组织受侵(表3-5-1,图3-5-1)。

表3-5-1　厚壁型胆囊癌与慢性胆囊炎的鉴别

鉴别要点	厚壁型胆囊癌	慢性胆囊炎
胆囊壁最厚处与最薄处比例	>2/1	<2/1
胆囊壁平均厚度与胆囊腔内径比例	>1/3	<1/3
胆囊黏膜线是否完整	不连续,终止于病变区	完整,增强环形黏膜强化
与胆囊周围脏器分界	常侵犯肝、十二指肠、胃窦,分界不清	分界不清,但不会侵犯肝脏
肝内转移	可以有	无

(1)直接征象:胆囊癌在CT上的表现分为以下三种。

a.浸润型:表现为胆囊壁局限性不均匀增厚,边缘毛糙,胆囊壁可显示不清,与邻近正常肝组织分界不清。

b.息肉型:胆囊壁向腔内凸起的乳头状或菜花状肿物,增强扫描明显强化。

c.肿块型:胆囊窝区密度不均匀实性肿块,胆囊腔消失或显示不清(图3-5-1)。

（2）间接征象：侵犯肝脏和淋巴结肿大是最常见的间接征象。由于胆囊缺乏黏膜下层，病变易直接穿透肌层达浆膜层，肿瘤经胆囊静脉引流直接进入胆囊床的肝实质，邻近肝段受侵最常见，肝门区及腹膜后可见肿大的淋巴结。

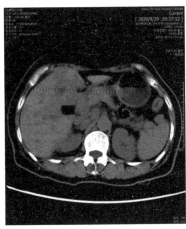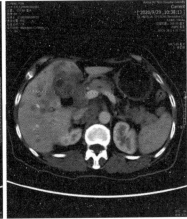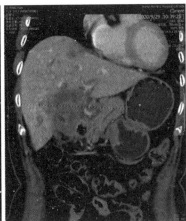

图3-5-1　胆囊癌

2.MRI

对于胆囊壁增厚的判断比CT更准确，较CT能更加敏感地显示肿瘤对邻近肝脏有无侵犯。MRCP显示胆胰管解剖关系，对浸润胆道的胆囊癌较为灵敏。

【胆管炎CT和MRI表现】

（一）化脓性胆管炎

化脓性胆管炎包括急性化脓性胆管炎和复发性化脓性胆管炎两类。前者是一种潜在的由急性胆道感染诱发的危及生命的疾病，通常在梗阻的情况下出现发热、疼痛和黄疸的临床症状。后者是一种进行性的以细菌性胆管炎反复发作为特征的胆管疾病，与胆管扩张、局灶性狭窄和肝内胆色素结石形成有关。

超声检查可用于胆管炎的初步检查。CT/MRI检查除可显示胆管扩张征象以外，还可以较好地显示导致胆管梗阻的胆管内或胆管壁病变。

（二）自身免疫性胆管炎

自身免疫性胆管炎包括原发性胆汁性胆管炎（PBC）和原发性硬化性胆管炎（PSC）两类。

1.原发性胆汁性胆管炎

累及小胆管（小于100 μm），影像学检查主要是排除肝外梗阻性疾病。

2.原发性硬化性胆管炎

原发性硬化性胆管炎的诊断主要依靠CT及MRI，其影像学特征是肝内外多灶性、节段性狭窄与扩张，呈串珠样；胆管分支减少，呈枯树枝样。由于MRCP无侵入性，并发症少，且敏感性≥80%，特异性≥87%，因此是临床上诊断原发性硬化性胆管炎的常规检查。但是对于早期及未引起胆管扩张表现的原发性硬化性胆管炎来说，MRCP的诊断价值就明显弱于作为"金标准"的ERCP。

（三）IgG4相关性硬化性胆管炎

常合并自身免疫性胰腺炎（autoimmune pancreatitis，AIP），最常累及的部位为胰腺段胆总管，CT/MRI可表现为：

（1）胆管壁环形均匀增厚，增厚的胆管壁增强扫描可见强化。

（2）由于胆管壁增厚和胰腺肿胀压迫，常常出现胆总管下端狭窄，狭窄段以上肝内外胆管继发性扩张。

（3）胆囊受累时表现为胆囊壁弥漫性增厚，增强延迟强化。

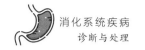

【胆管癌的CT和MRI表现】

胆管癌可起自胆管树的任何部位,胆管汇合部最常见,分为肝内型及肝外型。肝内型胆管癌又称为周围型胆管细胞癌或胆管细胞性肝癌,不在本节的介绍范围内。肝外型胆管癌又分为肝门部(上段)胆管癌、中段胆管癌及下段胆管癌。肝门部胆管癌是指发生于左右肝管及其汇合部、肝总管的肿瘤,占肝外胆管癌的50%;中段胆管癌指肝总管和胆囊管汇合部以下至胆总管中段的肿瘤;下段胆管癌,为胆总管下段、胰腺段和十二指肠壁内段的肿瘤。本节主要介绍肝外型胆管癌。

(一)CT表现

1.肝门部胆管细胞癌

肝门部软组织肿块,肝内胆管扩张。平扫见肿瘤与周围肝实质呈等密度,仅表现为肝门部结构不清,可见左右肝管突然中断,肝内胆管显著扩张。增强后可见阻塞近端肝总管或左右肝管壁增厚,此种表现有利于胆管癌的诊断。如果肿瘤呈结节状突入腔内,则可见扩张的胆管内有结节状软组织影,并可见胆管的中断或变窄,增强后可见结节强化(图3-5-2)。

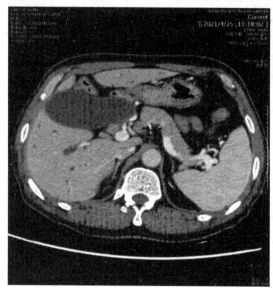
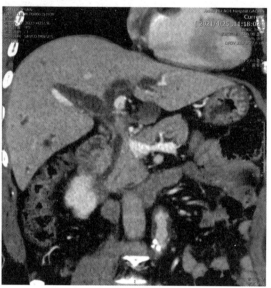

图3-5-2 肝门部胆管癌

2.中下段胆管癌

扩张的胆管骤然变小或中断,局部见胆管壁增厚或软组织肿块,其上方肝内外胆管扩张,增强扫描多表现为延迟强化。需要与胰头癌、壶腹部癌、胆总管下端等密度结石鉴别(表3-5-2),胰头壶腹区恶性肿瘤鉴别诊断要点如表3-5-3所示。

表3-5-2 胆总管癌的鉴别诊断

鉴别疾病	肝内外胆管扩张	胰头钩突增大	强化特点	双管征
胆总管癌	成比例,明显	无	延迟强化	罕见
胰头癌	成比例,明显	可见,形态不整	乏血供,强化不明显	常见,且扩张的胆胰管间有肿块分隔
壶腹部癌	成比例,明显	少见	延迟强化	常见,双管接近
胆总管下端等密度结石	不成比例,内轻外重	无	无强化	少见,双管接近

表3-5-3　胰头壶腹区恶性肿瘤的鉴别诊断

鉴别疾病	肝内胆管扩张程度	强化特点	胆胰管扩张	胰腺体尾部萎缩
壶腹癌	轻中度	较十二指肠明显强化	可见,双管接近	少见
胆总管下端癌	中重度	动脉期强化明显,且持续强化	仅见胆总管扩张	少见
胰头癌	中重度	轻度强化,较周围正常胰腺密度低	多见,双管之间见软组织肿块	常见

（二）MRI表现

（1）胆管内肿物、肝内胆管扩张,T1上肿块表现为等或略低信号,T2为等信号或略高信号,增强扫描表现为周边延迟轻度强化,胆管周围可见高信号、弥散受限、有强化,肝脏边缘呈结节状改变等表现。

（2）MRCP示肝门部或中下段胆管管腔狭窄、闭塞,上游肝内胆管扩张。

【胆管梗阻CT和MRI诊断思路】

（一）判断胆道系统有无扩张

1.肝内胆管扩张

3~5 mm为轻度扩张;5~9 mm为中度扩张;>9 mm为重度扩张。

2.肝外胆管扩张

肝总管和胆总管扩张时,7~10 mm为轻度扩张;10~15 mm为中度扩张;>15 mm为重度扩张。肝门至胰头之间可见圆形或类圆形低密度区,呈自上而下连续不断的环影,环影消失的层面即提示胆管梗阻的部位。

3.肝内胆管扩张的形态

分为软藤状、枯枝状及不典型扩张。

（1）软藤状:肝内胆管扩张至肝边缘部,扩张的胆管走行自然。

（2）枯枝状:肝内胆管扩张以近肝门部为主,肝边缘部未见扩张的胆管,且走行较直。

（3）不典型扩张:即肝内胆管扩张表现既不是软藤状,也不是枯枝状。

（二）胆管梗阻定位

1.分为四段

①肝门段,左右肝管和肝总管上段;②胰上段,进入胰腺之前的胆总管段;③胰腺段,穿过胰腺组织的胆总管段;④壶腹段,胰腺段以下的胆总管段。

2.判断胆管梗阻的部位

临床上,肝外梗阻性黄疸常分为高位（肝门区）和低位（胰头壶腹区）梗阻。

通过观察和分析肝内胆管、胆囊、胆总管、胰管是否扩张,来判断胆管梗阻的部位。①如出现两侧肝内胆管扩张而胆囊不增大,胆总管不扩张,则提示肝门段梗阻;②如胆总管以上胆道系统扩张,但扩张的胆总管未达胰腺组织内,为胰上段梗阻;③如扩张的胆总管有胰腺组织包绕,则表明梗阻位于胰腺段;④胆总管以上胆道系统扩张的同时,看到胰管扩张,则提示梗阻在壶腹段。

3.分析鉴别胆管梗阻的病因

见表3-5-4。

表3-5-4　常见胆管梗阻的病因与鉴别

病变	肝内胆管扩张程度	肝内胆管扩张形态	胆管梗阻情况及伴随改变	有无淋巴结及肝脏转移
胆管结石	轻度	枯枝状	边缘光滑的杯口样充盈缺损,可见半月征和靶征	无
胆管癌	中重度	软藤状	偏心性或向心性狭窄或充盈缺损,呈残根样骤然截断	可见

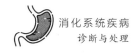
病变	肝内胆管扩张程度	肝内胆管扩张形态	胆管梗阻情况及伴随改变	有无淋巴结及肝脏转移
胰头癌	中重度	软藤状	偏心性狭窄,骤然截断,伴有胰管扩张	可见
壶腹癌	中重度	软藤状	梗阻位置低,不规则向心样狭窄,伴有胰管扩张	可见
胆囊癌	中重度	不典型扩张	梗阻位于肝门或肝内,不规则狭窄或闭塞	可见
肝门及胰头周围淋巴结肿大	轻度	不典型扩张	外压性改变,胆管腔不规则狭窄,胆管壁无明显增厚	可见
胆管炎	轻度	枯枝状	管壁均匀增厚,胆管逐渐变细,呈鼠尾样	无
胰头部慢性胰腺炎	轻度	不典型扩张	鼠尾样狭窄,胆管壁光滑,胰头部肿胀、渗出	无

胆道系统疾病最常见的影像学检查方法包括 B 超、CT 和磁共振,但具体检查方法需根据疾病情况选择。

综上所述,超声对于像胆囊和胆管这样的含液性结构内的实性病变特异性较高,是胆道系统疾病的一线检查方法。但胆总管下端常常由于部位深,受周围胃、十二指肠、横结肠等气体干扰,是超声诊断较困难的区域。CT/MRI 可直接显示胆道系统,特别是随着动态增强、后处理技术、多模态成像技术发展与应用,可较好地显示胆道系统微小病变和胆道系统外病变。CT 平扫可发现胆道系统阳性结石和初步筛选胆道系统病灶,动态增强有助于了解病变性质,结合 CTA 对胆道系统疾病术前分期有重要价值;利用 MRI 多模态成像的一些优势,对胆道系统微小病变及胆道系统疾病鉴别诊断有重要价值。

第六节　胰腺疾病 CT 和 MRI 诊断

胰腺是腹膜后器官,体积小,CT 和/或 MRI 是发现和诊断胰腺疾病的重要手段。在胰腺疾病影像学读片中,需要在分辨胰腺周围毗邻关系、形态或先天变异基础上:①识别急性胰腺炎 CT 诊断要点及其严重程度和并发症;②明确慢性胰腺炎的直接和间接 CT 征象;③熟悉沟槽区胰腺炎(groove pancreatitis,GP)和自身免疫性胰腺炎的 CT 特征;④重点熟悉胰腺局灶性病变的影像学诊断与鉴别诊断要点,包括如何通过影像学表现鉴别胰腺炎性肿块与胰腺癌? 胰腺癌 CT 检查的表现及其血供特点是什么? 它与其他实性肿瘤[胰腺假实性肿瘤或实性胰腺神经内分泌肿瘤(neuroendocrine tumor,NET)]有何区别? 胰腺黏液性囊性肿瘤、寡囊型浆液性腺瘤及导管内乳头状黏液性肿瘤(intraductal papillary mucinous neoplasm,IPMN)有何影像学特征? 胰腺囊实性肿瘤主要见于哪些病变? 其恶性的征象是什么? 这些是胰腺疾病临床诊断的难点和重点问题,在本节中做了较为详细的介绍,供临床诊断参考与实践。

一、胰腺疾病诊断学基础

【正常胰腺 CT 横断面解剖】
见图 3-6-1。
(一)周围毗邻关系
(1)胰腺为腹膜后器官,周围毗邻关系较复杂:胰体前方为胃后壁,胰尾左侧为脾门,胰头被十二指肠圈所包绕。胰腺周围血管主要有腹腔动脉、肠系膜上动静脉、脾静脉、下腔静脉和门静脉等,可作为区分胰腺的标志。

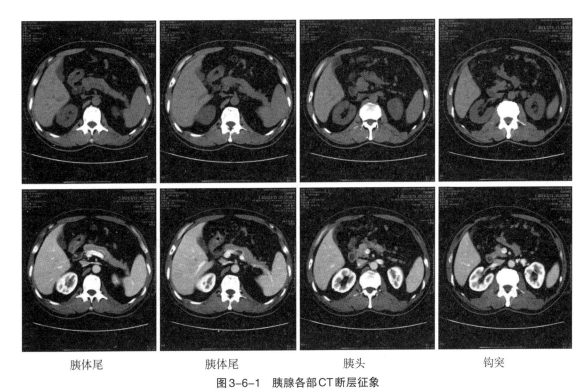

| 胰体尾 | 胰体尾 | 胰头 | 钩突 |

图3-6-1 胰腺各部CT断层征象

(2)胰头部(包括钩突部)位于肠系膜上静脉右侧缘。前方为胃窦,外侧为十二指肠降部,后方为左肾静脉汇入下腔静脉处。

(3)胰体位于肠系膜上动脉前方,胰尾在胃体、胃底的后方,伸至脾门区。

(二)胰腺形态

(1)正常胰腺呈长带状,长为10~20 cm,宽为3~5 cm,厚为1.5~2.5 cm。

(2)分为头、颈、体、尾4部分。胰尾位置较高,位于左上方,胰头钩突位置最低,位于右下方;由头向尾部逐渐变细,头、体、尾垂直经线为3 cm、2.5 cm和2 cm。胰头大小不超过L2椎体横径,体尾不超过L2椎体横径的2/3。

(3)胰腺实质密度均匀,CT值(40~50 HU)与脾相近,低于肝脏。增强扫描后,密度均匀增高,略低于肝脏,门静脉期胰腺实质强化幅度降低。

(4)主胰管直径约为2 mm,一般情况下不显示,但增强检查薄层面上多可显示。

(三)先天变异

1.胰腺实质发育异常

胰腺实质发育异常主要由于腹侧胰腺旋转不良或不到位引起,包括形态变异、异位胰腺、环形胰腺。胰腺实质发育异常还包括部分胰腺发育不全或缺如。胰腺形态变异包括局限性增大、隆起或分叉状改变,但其密度是均匀的,并与正常胰腺组织一致,多平面重建可帮助确认。

2.胰管发育异常

胰管发育异常是由于背侧胰管(主胰管)与腹侧胰管(副胰管)不融合或仅部分融合,导致胰腺分裂或不完全分裂。十二指肠乳头较小,容易堵塞,导致主胰管引流不畅,是胰腺分裂患者反复发生胰腺炎的原因。胰腺分裂在横断面CT图像上较难显示,出现胰管扩张可多平面重建显示胰胆管和十二指肠乳头的关系。MRI诊断胰腺分裂较有优势。

(四)胰腺脂肪浸润

弥漫性或局灶性,多与肥胖、代谢异常有关。

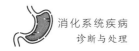
（1）CT平扫胰腺局灶性或弥漫性密度降低，伴或不伴胰腺实质萎缩。

（2）病变无占位效应，胰腺轮廓不改变，胰管不受累。

（3）增强可强化，但密度仍低于正常胰腺组织密度。

局灶性脂肪浸润需要与胰腺乏血供肿瘤相鉴别。局灶性脂肪浸润无占位效应，病变密度始终低于正常胰腺组织。

【正常胰腺MRI横断面解剖】

正常胰腺MRI（图3-6-2）的形态结构特征与CT表现相同，其影像学表现如下：

（1）胰腺实质在T1WI及T2WI上呈均匀稍高信号，与肝脏类似。

（2）脾静脉无信号，勾画出胰腺背侧缘。

（3）胰腺周围的脂肪呈高信号，勾画出胰腺的轮廓。

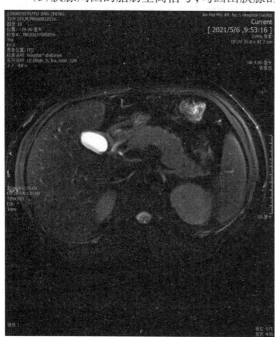
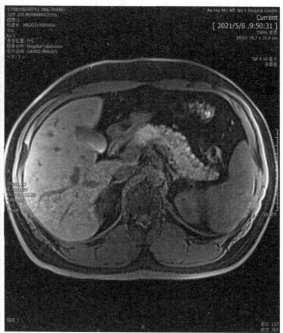

图3-6-2　正常胰腺MRI

在胰腺疾病诊断方面，CT检查与MRI的价值基本相同，MRI的优势在于可以更好地鉴别胰腺内的病变组织与正常组织、区分囊性病变等。

【急性胰腺炎的CT诊断】

（一）CT在急性胰腺炎诊断中的价值

急性胰腺炎患者通过影像学检查基本可以明确诊断。超声可以发现胰周积液，同时可以发现胆道结石，以及胰腺、胰管、胆道形态变化，可对胰腺炎患者的诊断提供帮助。但超声检查容易受到肠内气体干扰，有一定局限性，目前诊断胰腺炎的"金标准"是胰腺CT检查。

1.CT在急性胰腺炎诊断中的价值

（1）排除疑似急性胰腺炎表现的其他急腹痛疾病。

（2）评价急性胰腺炎的严重程度，包括CT分型（水肿或坏死）和严重指数。

（3）并发症的诊断。

（4）部分病因诊断。

2.分期

见表3-6-1。

表3-6-1　急性胰腺炎CT严重程度指数(CTSI)

特征	评分
胰腺炎症	
·正常胰腺	0
·胰腺和/或胰周炎性改变	2
·胰腺或胰周液体聚集或胰周脂肪坏死	4
胰腺坏死	
·无胰腺坏死	0
·坏死范围≤30%	2
·坏死范围>30%	4
胰腺外并发症,包括: ·一处或多处胸腔积液、腹腔积液 ·血管并发症(静脉血栓形成、动脉性出血、假性动脉瘤) ·实质脏器并发症(梗死、出血、包膜下积液)或胃肠道受累(炎症、穿孔、腔内积液)	2

注:轻度0~2分,中度4~6分,重度7~10分。

(二)CT诊断要点

CT检查是急性胰腺炎最清楚、最全面的检查方法(图3-6-3)。各种类型急性胰腺炎CT诊断要点如下:

1.急性水肿型胰腺炎

(1)胰腺弥漫性或局灶性肿大。

(2)胰腺实质均匀强化。

(3)后腹膜和胰周组织正常或轻度炎性改变,表现为脂肪间隙模糊或条索状、网状密度增高影,可有胰周积液(不含实性成分)。

(4)胰腺实质弥漫性不均匀强化(5~7 d复查是否存在坏死)。

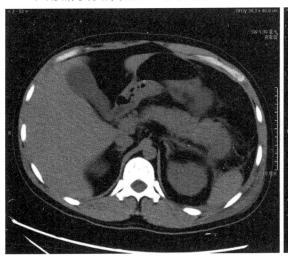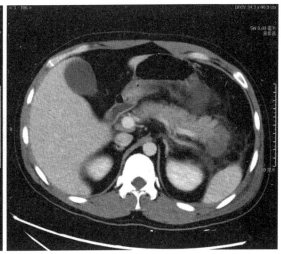

图3-6-3　急性胰腺炎

胰腺弥漫性肿大,密度减低;周围脂肪间隙模糊,肾前筋膜增厚。

2.坏死型胰腺炎

5%~10%的急性胰腺炎患者有胰腺实质坏死或胰周组织坏死,或两者兼有,早期增强CT有可能低估胰腺及胰周坏死的程度,起病1周后的增强CT更有价值,胰腺实质坏死表现为无增强区域。

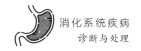
（1）胰腺实质坏死：胰腺弥漫性或局灶性肿大伴一个或多个区域不强化。坏死范围≤30%者，需复查明确是否为坏死或胰腺内积液。

（2）胰周坏死表现。

a.胰周积液内出现实性成分；

b.结肠旁沟和小肠系膜根部增厚；

c.脂肪内条状密度增高影；

d.肾前间隙受累。

（3）胰腺坏死CT检查的特性为非液性、密度不均匀征象，随着病情演变，可有以下胰腺坏死CT特征。

a.实性（<1周）；

b.部分实性，不均匀（>4周）；

c.液化，吸收（数周或数月以后）；

d.如不能吸收（密度高于单纯液体），则为包裹性坏死（WON）。

（三）并发症

1.局部并发症

基于急性水肿性胰腺炎或坏死性胰腺炎病程，其局部并发症定义不一。急性水肿性胰腺炎液体积聚病程在4周以内，称为急性胰周液体积聚（APFC）；病程在4周以上的液体积聚，称为假性囊肿；坏死性胰腺炎病程在4周以内，称为急性坏死物积聚（ANC）；病程在4周以上，称为包裹性坏死（WON）。

（1）胰腺假性囊肿：有完整非上皮包裹的液体积聚，内含胰腺分泌物、肉芽组织、纤维组织等，多发生于急性胰腺炎起病4周后。以前统称的"假性囊肿"中，实际上有一些是包裹性坏死，MRI对此可能有诊断优势。

（2）胰腺包裹性坏死合并感染：以前称为"胰腺脓肿"，典型的胰腺脓肿少见，更多的是胰腺包裹性坏死合并感染，胰腺内或胰周的脓液积聚，外周为纤维囊壁，增强CT提示气泡征，细针穿刺细菌或真菌培养呈阳性。

2.其他并发症

（1）胃肠道并发症：胃流出道梗阻、消化道瘘、坏死性结肠炎等。

（2）血管并发症：脾静脉或门静脉血栓形成、腹腔出血、假性囊肿出血。

（3）合并感染。

（4）胸腔积液等。

（四）读片要点与描述

急性胰腺炎CT检查的主要征象是胰腺局灶性或弥漫性肿大，增强后强化不均匀或不强化，胰周渗出或积液。读片要点与描述应全面到位：

（1）胰腺实质是否坏死：部位、范围。

（2）胰腺或胰周积液的特征：部位（胰腺内或胰腺外），均匀性（是否有实性成分），有无壁形成，有无积气。

（3）其他胰腺外表现：胆石症、胆管扩张，静脉血栓形成或阻塞，腹腔积液，邻近脏器（如十二指肠、小肠、结肠、脾脏、肾脏、肝脏）炎症改变。

（4）其他不相关的异常表现（鉴别诊断）。

三、慢性胰腺炎的影像学诊断

慢性胰腺炎的诊断，由于其临床症状缺乏特征性，病理学理应是诊断慢性胰腺炎的"金标准"，但因组织标本获取难度较大,故不常用。因此,对于慢性胰腺炎的诊断主要依靠临床症状和影像学检查。其中CT检查是诊断慢性胰腺炎的主要手段之一。对于特殊慢性胰腺炎,MRI具有显示病变特点的优势,有助于诊断和鉴别诊断。

【慢性胰腺炎的CT表现与诊断】

(一)病理分型

慢性胰腺炎基本病理特征(表3-6-2)包括胰腺实质慢性炎症损害和间质纤维化、胰腺实质钙化、胰管扩张与胰管结石等改变,但个体差异大,CT表现变化多样,需要结合其病理分型理解其CT征象。

表3-6-2　慢性胰腺炎的病理分型

分型	主要表现
慢性钙化性胰腺炎	最多见,表现为散发性间质纤维化及腺管内蛋白栓子、结石形成及胰管的损伤
慢性梗阻性胰腺炎	由于主胰管局部阻塞,导致导管狭窄和腺泡萎缩,被纤维组织取代
慢性炎症性胰腺炎	主要表现为胰腺组织纤维化、萎缩及单核细胞浸润

(二)CT典型表现

慢性胰腺炎病变早期CT表现正常,随着病变程度加重,可有以下CT表现:

1.直接征象

(1)胰腺萎缩、钙化。

(2)胰腺假性囊肿。

(3)胰管狭窄、扩张(MRCP征象为优)或胰管结石。

(4)胰腺肿块(需要与胰腺癌相鉴别)。

2.间接征象

(1)胰周筋膜增厚。

(2)胰周脂肪层模糊或消失。

(3)胆管或十二指肠梗阻。

3.分类

根据不同的CT影像学特征归纳为五种类型。

(1)萎缩钙化型:CT图像显示钙化沿胰腺导管走向分布,呈散在多发的小钙斑,胰腺体积缩小,胰腺轮廓毛糙不整(图3-6-4)。

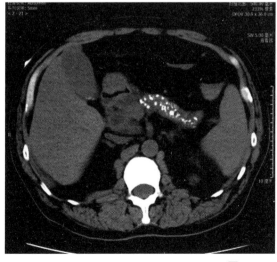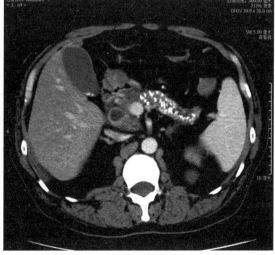

图3-6-4　胰腺钙化

斑点状致密影,沿胰管分布。

（2）慢性囊肿型:CT平扫示单发囊肿形成伴囊壁钙化,表现为局限单发囊肿,囊壁厚薄均匀,CT增强扫描无强化或轻度强化,囊肿内容物密度较高但无明显强化。如为多发囊肿,则表现为多个大小不一的假性囊肿,呈类圆形或类椭圆形相互重叠,内可见粗大的纤维分隔,囊壁厚薄均匀,并见不规则钙化灶,囊内多呈水样密度,无明显强化。

（3）胰管闭塞或扩张型:CT表现为胰管偏侧扩张明显,呈长椭圆形,扩张的胰管内呈水样密度（图3-6-5）。

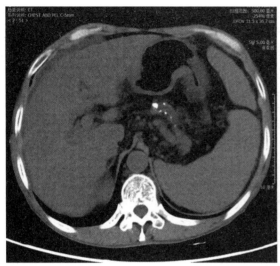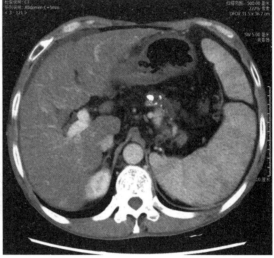

图3-6-5　慢性胰腺炎胰管扩张

（4）肿块型:CT增强片示肿块密度相对均匀,与周围组织和脏器分界清楚,部分肿块样边缘见微囊样改变。

（5）混合型:CT常表现为以上两种或两种以上征象的混合。

（三）慢性胰腺炎的CT诊断要点

特殊类型慢性胰腺炎包括肿块型慢性胰腺炎、自身免疫性胰腺炎（AIP）、沟槽区胰腺炎（GP）。它们可能具有特殊病因或病理改变,并且在治疗上具有一定的特殊性,需要做出更为精细的影像学分析。

1.肿块型慢性胰腺炎

肿块型慢性胰腺炎又称为局部胰腺炎,是慢性胰腺炎的特殊类型,炎症波及胰头部、十二指肠和胆总管中间部位,需要与胰腺癌相鉴别。胰腺炎性肿块的影像学鉴别诊断要点是:

（1）肿块外的胰腺组织是否有炎性纤维化表现?

如果肿块外的胰腺组织也有明显的炎症和纤维化,则肿块边界不清楚,CT上肿块呈等密度,T1WI和T2WI上均呈等信号,也可表现为混杂信号,增强扫描肿块与周围胰腺组织强化程度一致（周围胰腺强化程度也降低）。这种炎性肿块诊断正确率相对较高。

如果肿块外的胰腺组织纤维化不明显,CT上肿块呈低密度,T1WI上肿块信号低于周围胰腺,T2WI肿块信号可低于周围胰腺或呈混杂信号,在CT或MRI增强扫描时,肿块强化程度不及周围胰腺组织,因而呈边界较清楚的低密度或低信号,这种炎性肿块与胰腺肿瘤鉴别困难,常需要穿刺活检。

（2）分析胰腺内肿块影像学征象。

如果病灶内有明显的出血坏死,则肿块在CT上呈不均匀低密度,增强后肿块强化不明显,与周围组织界限清楚。

"胰管穿过"征对鉴别炎症性肿块与胰腺癌颇有价值,所谓"胰管穿过"征即肿块区域有通畅的主胰管穿过,常提示为炎性肿块,而胰腺癌肿块区域的主胰管则常有中断或不规则狭窄。

2.自身免疫性胰腺炎CT诊断要点

(1)自身免疫性胰腺炎(AIP)典型的表现为胰腺弥漫性肿大,失去正常胰腺的"羽毛"状形态,呈所谓"腊肠"样改变。胰腺周围常见环绕增厚的包膜样结构,CT平扫呈等密度或稍低密度,增强可呈轻中度延迟强化,此影像学征象称为"胶囊"征,强烈提示AIP。

(2)局灶性多表现为局部胰腺肿大,可发生在胰腺的任何部位,且胰头部多见,胰尾部次之。

(3)胆总管胰腺段通常表现为狭窄,其上方肝内外胆管常有不同程度的扩张;主胰管多呈弥漫性狭窄,少数可有局限性、节段性轻度扩张。局灶性AIP可表现为"导管穿行"征,这一点有助于其与胰腺癌的鉴别诊断。AIP胰腺周围可有轻度渗出,但胰周淋巴结常无明显增大,胰周血管常无明显受累侵犯,这些均可作为鉴别诊断的重要依据。

典型的影像学表现结合临床的免疫学检查指标,本病的诊断应该不难,对诊断困难的病例可采用类固醇药物进行试验性治疗,治疗后,上述影像学改变常可恢复正常。

3.沟槽区胰腺炎CT诊断要点

沟槽区胰腺炎(GP)是一种临床少见的特殊类型的局限性慢性胰腺炎,发生于十二指肠降部、胆总管下段和胰头背部之间的沟槽区。

好发于40~50岁男性,常有长期饮酒史,病程可持续数周或数年。可以有胰腺异位或胆道解剖变异的发病基础。

根据是否累及胰腺背侧实质分为单纯型和节段型两种类型。单纯型GP是指病变只局限在沟槽区域,胰头部实质未受影响,而节段型GP则是沟槽区和胰头部同时有受累。节段型可同时累及十二指肠和胰头,单纯型仅累及胰十二指肠沟。其影像学特征是:

(1)沟槽区病变:等低密度,十二指肠壁内和/或肠壁与胰头间隙的囊肿,病变区域瘢痕组织的渐进性强化。

(2)十二指肠降部壁明显增厚,伴随黏膜结构完整,多数为弥漫性环状水肿,少部分为局部管壁增厚,壁内可出现囊性变。

(3)胆总管和胰管可在病变处有较长范围的渐进性狭窄,上游轻度扩张。

(4)周围未见明显肿大淋巴结。

【慢性胰腺炎的MRI表现与诊断】

(一)影像学表现

胰腺弥漫性或局限性增大,也可萎缩;T1WI呈混杂低信号,T2WI呈混杂高信号;常表现为斑块样钙化,T1WI及T2WI上都呈低信号。

(二)MRI

显示慢性胰腺炎病变形态,尤其对于胰管和纤维组织显示较好。可较好地反映慢性胰腺炎的病理分型。

(1)以钙化为主并主胰管不规则扩张,实质萎缩(图3-6-6),假性囊肿为特征。

(2)以肿块为主要表现,也称为肿瘤样胰腺炎或肿块型慢性胰腺炎。

(3)以胰腺弥漫性肿大为特征。

(4)以胰腺旁沟炎为特征,纤维组织(延迟强化)。

【并发症】

包括假性囊肿、脾静脉栓塞并发胰源性门静脉高压症(左侧门静脉高压症)、假性脾动脉瘤、胰腺癌。

(一)假性囊肿

(1)是胰腺内或胰腺周围被包裹的胰腺分泌物,可与主胰管连通或不连通。

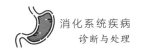
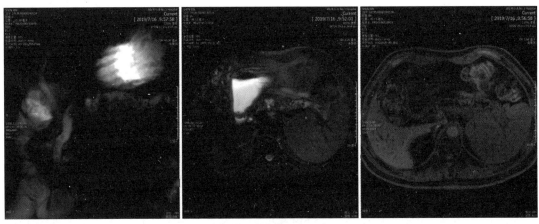

图3-6-6　慢性胰腺炎
主胰管不规则扩张,实质萎缩。

(2)在CT上主要表现胰腺实质内或者胰腺周围出现低密度的囊样区域。一般为单房,囊内含有不强化的碎屑组织。囊液的密度可以是均匀的,也可以是不均匀的(图3-6-7)。如果有出血,囊液可以出现CT平扫的高密度影。如果胰腺假性囊肿压迫了胆总管,还可以造成胆总管扩张等,在CT上也有相应表现。

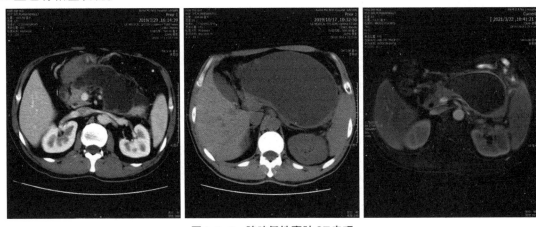

图3-6-7　胰腺假性囊肿CT表现

(3)在MRI上,囊肿可为单房或多房状,与周围组织边界清晰或者不清晰,MRI表现为长T1、长T2信号(图3-6-8),有时可见胰周脂肪间隙消失,吉氏筋膜增厚,增厚的吉氏筋膜在T2WI抑脂序列上为高信号。

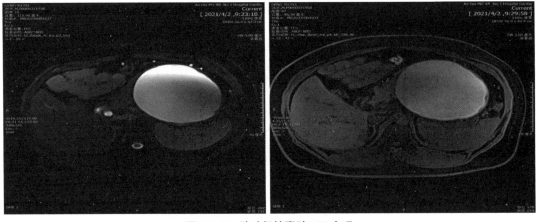

图3-6-8　胰腺假性囊肿MRI表现

(二)脾静脉栓塞

孤立性脾静脉栓塞(SVT)多见于慢性胰腺炎,发生率为10%~40%,门静脉和肠系膜上静脉栓塞相对少见,但也可以继发于胰腺炎。

腹部CT多显示为脾静脉周围广泛的不规则增强的血管影(如胃脾韧带内的胃短静脉、扩张的胃网膜静脉和胃冠状静脉),脾静脉狭窄中断或强化的脾静脉腔内可见低密度充盈缺损。胃网膜静脉扩张,脐静脉不开放,强烈提示孤立性脾静脉栓塞的诊断,而且可以据此与门静脉高压症相区别。

(三)假性脾动脉瘤

假性脾动脉瘤破裂是胰腺炎的一种致命性并发症。可破入假性囊肿、胃肠道、腹腔或者胰腺实质。其发生的机制主要是因假性囊肿腐蚀血管壁而形成,主要病因是控制不佳的严重炎症坏死,胰酶对胰腺、胰周,甚至远处的血管造成腐蚀。累及的动脉(按发生率排序)包括脾动脉(40%)、胃十二指肠动脉(30%)、胰十二指肠动脉(20%)、胃动脉(5%)、肝动脉(2%)及其他(肠系膜上动脉、空肠动脉、回结肠动脉、主动脉,1%~3%)。

CT发现假性囊肿内或周围有与主动脉密度一致的结节状强化影,应考虑假性动脉瘤存在。MRI也有助于显示假性动脉瘤、栓塞的血管、坏死区域和炎性渗出的范围。肠系膜上动脉造影有助于出血的定位和治疗。

(四)胰腺癌

胰腺癌合并慢性胰腺炎可分为两种情况:一种情况是慢性胰腺炎反复发作继发癌变;另一种情况是由于胰腺癌的肿瘤阻塞导管,导致梗阻性慢性胰腺炎急性发作。需要加强鉴别诊断。

1.CT征象

胰腺癌通常在CT图像上表现为边界不清的实性肿块,相对正常胰腺实质呈略低密度。胰腺癌合并急性胰腺炎的直接征象是胰腺轮廓扭曲,异常增大的软组织肿块凸出于胰腺轮廓外,侵入相邻器官和/或血管结构,增强强化程度低于正常胰腺实质。如果同时发现淋巴结肿大或肝转移,则可以确立诊断。

2.MRI征象

胰腺癌的MRI典型表现是T1WI呈低信号,T2WI呈稍高信号,在弥散加权成像(DWI)上显示扩散受限,增强后呈相对弱强化的边界不清的肿块。在慢性胰腺炎中可见到胰管穿过肿块(穿透征),在胰腺癌中则表现为肿块局部胰管截断,远端胰管扩张。

【IPMN合并慢性胰腺炎鉴别要点】

(1)IPMN表现为胰腺导管内乳头样结节形成,与慢性胰腺炎胰管内蛋白栓、结石表现不同。

(2)胰管以扩张为主,为黏液分泌充塞所致,一般不狭窄。

(3)十二指肠乳头增大,凸向十二指肠肠腔(内镜下观察更直观)。

(4)可伴有胆总管扩张(恶变时)。

综上所述,典型的慢性胰腺炎影像学诊断较容易,但局灶性慢性胰腺炎诊断较难,需要与胰腺癌相鉴别,需要认识特殊类型慢性胰腺炎的影像学表现,需要鉴别IPMN合并慢性胰腺炎。

四、胰腺癌的影像学诊断

胰腺癌是起源于胰腺导管上皮的腺癌,胰头部多见,最常见的症状为无痛性黄疸,血清CA19-9、CEA可升高。

【影像学表现】

(1)平扫:CT平扫呈软组织样密度(略低于、等于或高于胰腺密度);T2WI信号不太高(略高于、等于或略低于胰腺)。

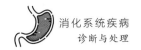

（2）动态增强：肿块呈"乏血供"特征。即在平扫CT时低密度，动脉晚期/胰腺期呈低于周围胰腺实质密度，密度不均，门静脉期仍表现为低密度/低信号，但与周围胰腺组织间密度或信号差异减少。

（3）引起远端胰管扩张、胰腺实质萎缩；胰头癌常导致胰管和胆管同时扩张，称为"双管"征。

（4）胰腺癌累及血管表现：肿瘤与血管间脂肪间隙消失、肿瘤包绕血管致血管壁毛糙、血管腔狭窄甚至闭塞等。

【诊断线索】

（1）胰腺乏血供实质肿块伴远端胰管扩张，首先考虑胰腺癌。

（2）胰腺癌CT诊断需要同时提供肿瘤周围主要血管的情况及是否有肝脏转移。

（3）怀疑肝脏转移者建议进一步行MRI检查。

【诊断】

胰腺癌多数有典型的影像学表现（血供减少、胆胰管扩张等），不典型者应在CT检查的基础上，加做MRI（相互印证），可提高病变定性诊断能力。同时，应根据胰腺癌累及血管表现，评估胰腺肿瘤可切除性。

【胰腺癌可切除性分期】

胰腺癌累及血管表现见表3-6-3。

表3-6-3　胰腺癌累及血管表现

可切除状态	动脉	静脉
可切除胰腺癌	腹腔干、肠系膜上动脉或肝总动脉周围有清楚的脂肪间隙	肠系膜上静脉或门静脉没有肿瘤触及、没有变形
交界可切除胰腺癌	胰头、钩突部癌：实性肿瘤接触肝总动脉，但没有累及腹腔干或肝动脉分叉部，可以全切除并重建；实性肿瘤接触肠系膜上动脉，但≤180°；存在动脉解剖变异（如副肝右动脉）等，并且与肿瘤有接触	实性肿瘤包绕及肠系膜上静脉或门静脉>180°；或实性肿瘤包绕肠系膜上静脉或门静脉≤180°，但静脉变形、狭窄或闭锁，且近段与远段血管适合切除后，可行静脉重建
	胰体/尾部肿瘤：实性肿瘤接触腹腔干≤180°；肿瘤包绕腹腔干>180°，但未触及腹主动脉，且胃十二指肠动脉未受累	实性肿瘤接触下腔静脉
不可切除胰腺癌	动脉	静脉
局部进展期	胰头和钩突癌：实性肿瘤接触肠系膜上动脉>180°，包绕腹腔干>180°，肠系膜上动脉第一空肠支	肿瘤侵犯或栓塞肠系膜上静脉或门静脉，不能重建；肿瘤大范围触及肠系膜上静脉最近的空肠引流支
	胰体尾部癌：实性肿瘤包绕肠系膜上动脉或腹腔干>180°；实性肿瘤接触腹腔干，侵犯腹主动脉	肿瘤肠系膜上静脉或门静脉侵犯或栓塞，不能重建
合并远处转移	远处转移（包括切除范围以外淋巴结转移）	远处转移（包括切除范围以外淋巴结转移）

五、胰腺囊性肿瘤的影像学诊断

胰腺囊肿性病变可以分为胰腺囊肿（真性囊肿）和假性胰腺囊肿两种类型。假性胰腺囊肿多为胰腺炎或胰腺外伤治疗后的后遗症，但如果无胰腺炎或胰腺外伤史，囊内有分隔、实性成分，中央瘢痕，囊壁钙化，则考虑胰腺囊性肿瘤。

真性囊性肿瘤包括胰腺浆液性囊性肿瘤(SCN)、黏液性囊性肿瘤(MCN),以及导管内乳头状黏液性肿瘤(IPMN)。SCN、MCN是原发囊肿,其内壁和分隔被覆连续上皮细胞。SCN、MCN与胰腺导管不相通,而导管内囊性肿瘤IPMN与胰腺导管相通或肿瘤位于导管内。退变性囊性肿瘤包括实性假乳头状肿瘤(SPN)、囊性神经内分泌肿瘤(cNET)等。

(一)浆液性囊性肿瘤的影像学诊断

【影像学表现】

1.微囊型

最多见,表现为非常多的大小为2~20 mm的小囊,分隔密集。CT平扫呈低密度,提示其囊性特征,增强后由于众多囊壁的重叠使肿瘤出现低中强化的表现,肿瘤较小时易误认为实性(图3-6-9),典型者病灶中央可见放射状钙化。

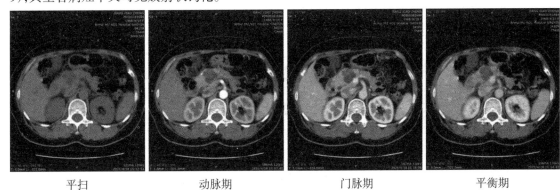

| 平扫 | 动脉期 | 门脉期 | 平衡期 |

图3-6-9 微囊型浆液性囊腺瘤CT征象

2.寡囊型或大囊型

比例小于10%,单囊或多囊(多<6个),囊相对较大(>2 cm),壁薄,规则,无壁结节(图3-6-10)。多平面重建图像有助于显示多囊性结构。病变与胰腺导管不相通,常规影像表现与良性黏液性囊性肿瘤难以鉴别。

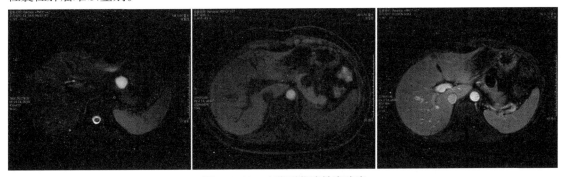

图3-6-10 大囊型浆液性囊腺瘤

3.混合型

SCN微囊与大囊混合存在,以中心部位微囊而周边大囊多见。

【鉴别诊断】

1.浆液性微囊腺瘤

需要与实性假乳头状肿瘤、无功能神经内分泌肿瘤相鉴别。平扫密度低是浆液性微囊腺瘤特点,MRI在显示微囊型特征方面有优势。在T2WI上微囊为高信号,能较好地显示其蜂窝状小囊结构(图3-6-11)。T2WI可见低信号的中心瘢痕。MRCP显示病变与胰腺导管不相通,少数病例可见低位胆管梗阻和胰管扩张,增强扫描区内细小分隔呈蜂窝状或网格状强化,中心瘢痕可见延迟强化。

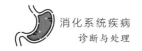
消化系统疾病
诊断与处理

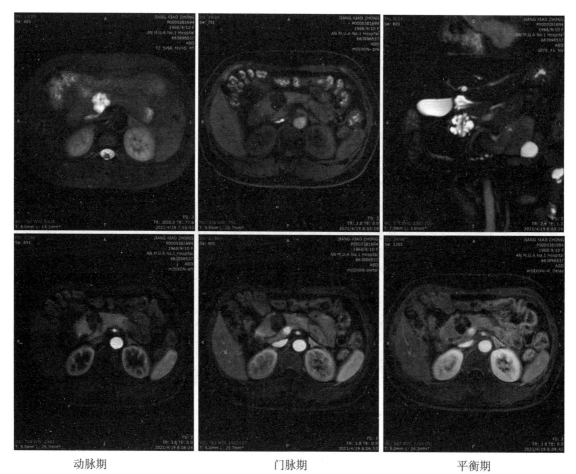

| 动脉期 | 门脉期 | 平衡期 |

图 3-6-11　微囊型浆液性囊腺瘤 MRI 征象

2.大囊型或寡囊型浆液性囊腺瘤

需要与黏液性囊腺瘤相鉴别。黏液性囊腺瘤通常轮廓光滑而内部有分隔,浆液性囊腺瘤往往由几个囊构成,轮廓呈分叶状,体尾部较大病灶提示黏液性囊腺瘤可能大。但小的单囊单房病灶鉴别较难,黏液性囊腺瘤囊壁略厚。

(二)黏液性囊性肿瘤的影像学诊断

好发于中老年女性,潜在恶性,可以演变成黏液性囊腺癌。

【影像学表现】

(1)胰腺囊性病灶,胰腺体尾部多见(超过95%)。

(2)单个大囊,轮廓多光滑,内可见分隔(图3-6-12)。偶可见壁结节和实性成分,囊壁和间隔可以钙化,囊壁钙化有诊断价值。单囊多房分隔,可伴壁结节,是黏液性腺瘤的典型特征。

(3)若分隔粗大、出现较大结节或较多实性成分,提示肿瘤恶变可能(图3-6-13)。

【鉴别诊断】

需要与大囊型或寡囊型浆液性腺瘤相鉴别(见浆液性囊腺瘤鉴别诊断内容)。

根据MCN囊内液体含出血或蛋白成分的多少,黏液性囊腺瘤的MRI T2WI、脂肪抑制T2WI表现为从低到高信号,不同信号可分布于同一肿瘤的不同囊内,弥散加权成像(DWI)对壁结节或增厚的囊壁、囊内分隔显示较为敏感,增强扫描囊壁、分隔和软组织影中等强化。恶变的危险因子为男性、头颈部、较大的实性成分或壁结节、胰腺管扩张。

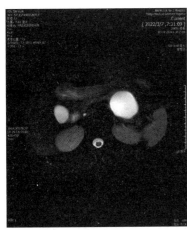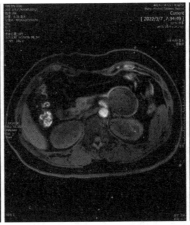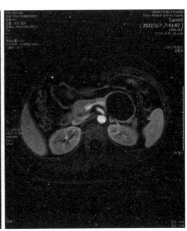

图3-6-12　胰腺体部黏液性囊腺瘤

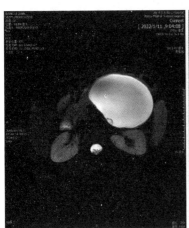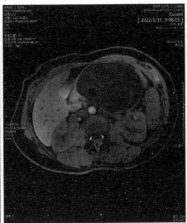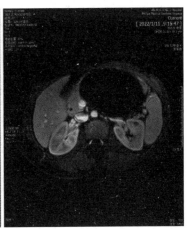

图3-6-13　胰腺体尾部黏液性囊腺瘤伴低-中级别异型增生

（三）胰腺导管内乳头状黏液性肿瘤的影像学诊断

IPMN实际上并不是囊性肿瘤，由于肿瘤分泌黏液，引起胰腺导管扩张，大体病理与影像表现为伴有囊的病变，故在胰腺囊性病变内一并讨论。

根据病变发生的部位，IPMN可分为3型：①主胰管型，肿瘤主要分布于主胰管；②分支胰管型，肿瘤位于分支胰管，主胰管没有肿瘤；③混合型，主胰管与分支胰管均有肿瘤。

【影像学表现】

（一）主胰管型IPMN

表现为主胰管受累扩张（直径>3 mm），影像表现类似于慢性胰腺炎，MRI/MRCP显示主胰管全程轻度或明显扩张，相应胰腺实质正常或变薄，管腔内充满低密度或T2高信号黏液；由于黏液富含黏蛋白而阻碍了胰管内胰液的流动，导致胰管弥漫性扩张（图3-6-14），但胰管扩张也可能是节段性的（图3-6-15）。肿瘤表现为扩张导管内的附壁结节，增强扫描后呈轻度强化，但由于肿瘤小而扁平，通常很难观察到，若出现较大结节或软组织肿块，则提示肿瘤恶变可能。

（二）分支胰管型IPMN

常发生于胰头或钩突，肿瘤可能局限于其中一个分支胰管，也可能累及多个分支胰管；影像表现为单囊，约30%呈多房状囊性病变，边缘呈分叶状，由多个5~20 mm的长条形囊构成，病灶内可见分隔及乳头状突起，可呈葡萄串状（图3-6-16），需要与其他囊性肿瘤相鉴别，高分辨CT多平面重建或MRI T2WI及MRCP可发现病变与主胰管相通的特点。

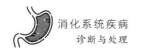

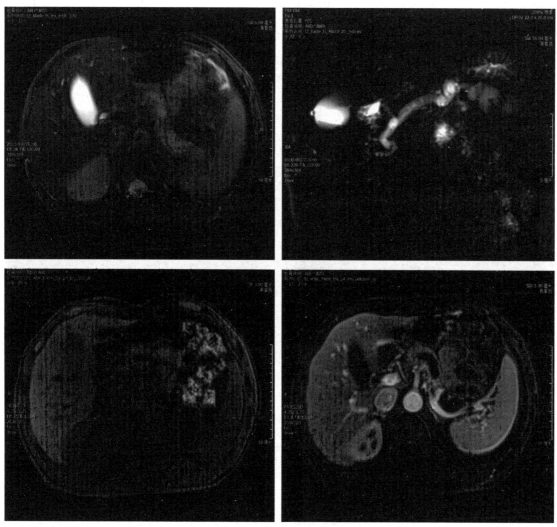

图 3-6-14 主胰管型 IPMN(MRI)

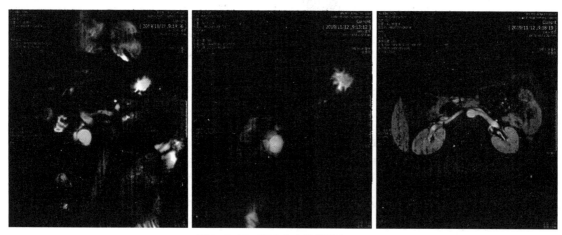

图 3-6-15 胰头分支胰管型 IPMN

（三）混合型 IPMN

病变范围相对较广,影像表现为主胰管 IPMN 与分支胰管 IPMN 同时出现,可有多个分支胰管型 IPMN 分布于扩张的主胰管周围,与主胰管间可见交通。

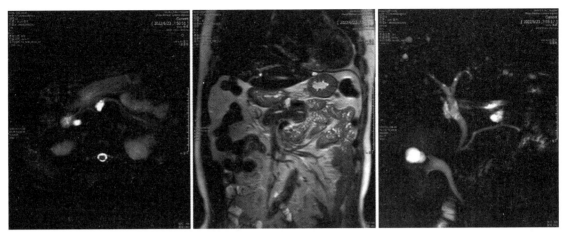

图3-6-16　分支型IPMN

【鉴别诊断】

(1)需要与慢性胰腺炎相鉴别,IPMN仅见胰管扩张,不见狭窄,慢性胰腺炎胰管扩张与狭窄交替出现,但IPMN可以合并慢性胰腺炎。

(2)单纯分支胰管型需要与囊腺瘤相鉴别,多平面重建显示多囊性结构为扩张的胰管,病灶与胰管相通是鉴别的要点。

重点提醒:病变与胰管相通、胰管扩张是IPMN的最大特点。

(四)胰腺神经内分泌肿瘤影像学诊断

胰腺神经内分泌肿瘤(pancreatic neuroendocrine tumor,PNET)是较少见的源于胰腺内分泌细胞的肿瘤,按分泌激素的类型进行分类,包括胰岛素瘤、胰高血糖素瘤、胃泌素瘤、血管活性肠肽(vasoactive intestinal peptide,VIP)瘤、生长抑素瘤等,其中,15%~30%为无功能性肿瘤。

【影像学征象】

CT是最常用的诊断和分期技术,肿瘤边界清楚,可为实性、囊性或囊实性。平扫常常呈现为等密度,因此增强扫描显得尤为重要。功能性胰岛细胞瘤为富血供肿瘤,故动脉期增强扫描呈明显均匀强化,表现为"纽扣"征;部分肿瘤可出现边缘环形强化。囊性的PNET往往是良性的,且常为无功能性的,与胰腺囊性肿瘤的鉴别比较困难。

MRI扫描表现为T1WI低信号和T2WI高信号,在脂肪抑制的T1WI、T2WI上更明显。囊性肿瘤呈现出环形强化,与CT一样,较大的肿瘤更易呈现出不均质的特性,包括信号和增强。

【鉴别诊断】

(1)低中度强化的肿瘤需要与胰腺假乳头状肿瘤相鉴别,神经内分泌肿瘤坏死囊变区以病灶中央区分布多见,常见囊壁或实性结节的富血供表现。

(2)较小的低中度强化的肿瘤需要与浆液性微囊型囊腺瘤相鉴别,后者平扫密度较低是其鉴别点。

重点提示:胰腺肿瘤内见到明显强化的部分,不管肿瘤为实性、囊性,还是囊实性,均首先考虑神经内分泌肿瘤。

(五)胰腺实性假乳头状肿瘤影像学诊断

【影像学表现】

(1)实性假乳头状肿瘤(solid pseudopapillary neoplasm,SPN)CT平扫通常表现为与胰腺实质等密度,或略低密度的软组织结节或肿块。可见包膜/假包膜,肿瘤易出血、钙化,平扫可见高密度。

(2)增强后缓慢延迟强化,强化常不均匀,典型表现为"浮云"征,即实性成分中"漂浮"在囊性成分中(图3-6-17)

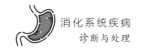

（3）胰腺的实性假乳头状瘤,常表现为囊实性病变,并以囊性成分居多。实性部分 CT 平扫呈等密度,MRI平扫呈稍长 T1 稍长 T2信号,增强扫描动脉期表现为周边不均匀的轻中度强化,部分病灶可见少许明显强化区,门静脉期和延迟期呈渐进性强化;囊性部分CT平扫呈低密度,但稍高于水密度,MRI平扫呈长 T1 长T2信号(图3-6-18)。

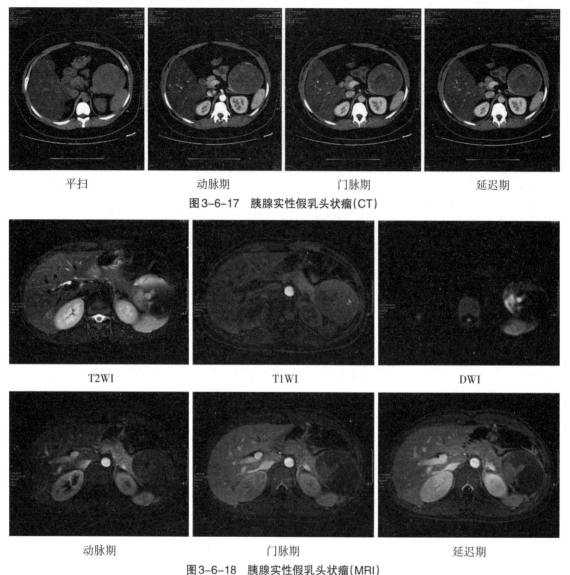

| 平扫 | 动脉期 | 门脉期 | 延迟期 |

图3-6-17　胰腺实性假乳头状瘤(CT)

| T2WI | T1WI | DWI |

| 动脉期 | 门脉期 | 延迟期 |

图3-6-18　胰腺实性假乳头状瘤(MRI)

【鉴别诊断】

SPT多为交界性肿瘤,较少呈浸润性生长,应与胰腺囊腺瘤、无功能性胰岛细胞瘤、假性囊肿等良性病变相鉴别。SPT为恶性时,应与胰腺囊腺癌、胰腺癌等相鉴别。综合临床及影像学检查,一般可做出正确诊断。

重点提示:年轻女性,囊实性病灶、中度强化,首先考虑胰腺实性假乳头状瘤。

(六)胰腺局灶性病变影像学诊断要点

胰腺局灶性病变种类众多,包括肿瘤性与非肿瘤性病变、良性与恶性病变,处理原则与预后不同,需要术前明确影像学诊断。

1.读片观察要点

（1）观察胰腺有无局灶性病灶。

（2）判断局灶性病灶性质：实性、囊性或囊实性。

（3）动态观察局灶性病灶血供情况：高血供、中血供、乏血供特点。

（4）观察局灶性病灶形态与边缘，帮助判断肿块的生物学行为是良性还是恶性。

（5）伴随征象：注意胰管、胆管、胰腺实质、表面结构（十二指肠、肝脾等）。

2.明晰胰腺局灶性病变CT特点

见表3-6-4。

表3-6-4 胰腺局灶性病变的CT诊断与鉴别诊断要点

性质	血供		表现	诊断	鉴别诊断要点
实性	乏血供		边界不清，肿瘤上游导管扩张，侵袭性生长表现	胰腺癌	
	中等强化		边界清楚，不伴胰管扩张	SPN/NEN	两者鉴别较困难
	富血供		边界清楚，不伴胰管扩张	NEN	
囊性	多房/多囊	与胰管相通	主胰管扩张	主胰管型IPMN	
			主胰管不扩张	分支胰管型胰腺IPMN	
		不与胰管相通	分隔	黏液性囊腺瘤	病灶较大、胰体尾部病灶倾向黏液性
			分叶/多囊	寡囊型浆液性囊腺瘤	
			大量微囊	浆液性微囊腺瘤	需要与囊实性肿瘤相鉴别，MRI表现典型，可帮助鉴别诊断
	单囊单房		壁薄、边缘清楚	囊肿/黏液/浆液性	
			厚壁，边缘不清	假性囊肿，可与胰管相通	结合胰腺炎病史
囊实性	边界清楚	交界性	囊性成分中漂浮着实性成分，实性部分中度、进行性强化	SPN	两者鉴别较困难，发现局灶明显强化者倾向NEN
			富血供肿瘤内部有囊性成分	NEN囊性变	
	边界欠清，侵袭性	恶性	囊性部分尾肿瘤实体	囊腺癌	
			囊肿分布于肿瘤外周	胰腺癌伴囊肿潴留	

（王万勤 许建明）

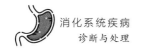
第四章

消化内镜检查规范与质量控制

消化内镜是诊疗消化系统疾病的重要手段之一。按检查所用内镜属性可分为食管镜、胃镜、十二指肠镜、结肠镜、小肠镜、内镜超声、胶囊内镜、胆道镜(包括子母镜)、胰管镜和腹腔镜,以及激光共聚焦内镜等;按检查部位和功能分为上消化道内镜、下消化道内镜、经内镜逆行胰胆管造影术(ERCP)及内镜超声;按临床应用分为诊断性消化内镜和治疗性消化内镜。其中,胃肠镜是消化内镜的基石,注重胃肠镜规范化操作和质量控制,是提高胃肠道早期肿瘤诊治的关键所在。为此,本章仅介绍胃肠镜规范化操作和质量控制,以及结直肠息肉的内镜诊治与管理。其他消化内镜诊治在消化道出血、小肠疾病和胆胰疾病章节中加以评价和应用。

第一节　上消化道内镜检查规范与质量控制

上消化道内镜检查(OGD)是发现上消化道早期癌症及其他上消化道疾病的最主要手段。如何做好内镜检查前准备工作? 检查时的操作流程与质量控制内容有哪些? 本书围绕这两个方面的规范与质量控制,经安徽省消化内科质控中心24位核心专家反复审稿、修改,最终投票通过每条推荐意见,供临床实际工作参考执行。

一、上消化道内镜检查术前事宜

实施要点

【陈述1.1】检查前应评估患者是否有上消化道内镜检查的适应证和禁忌证。

【陈述1.2】向患者说明检查的意义及风险,签署知情同意书。

【陈述1.3】应在开始上消化道内镜检查前后完善安全检查表。

【陈述1.4】在进行上消化道内镜检查之前,要达到胃内积存食物排空要求。

【陈述1.5】在实施上消化道内镜检查前,注意调试仪器性能。核对有无禁忌证,安慰患者,给患者口服祛泡剂和去黏液剂,以及含服局麻剂,必要时肌注镇静剂或解痉剂。

推荐依据

1.评估患者是否适合接受诊断性上消化道内镜

所有食管、胃、十二指肠疾病诊断不清者,均可进行上消化道内镜检查。但检查前,应评估患者是否有以下适应证和禁忌证。

(1)适应证。

a.有上消化道症状,包括咽下困难,胸骨后疼痛、烧灼,上腹部疼痛、不适,饱胀,反酸等症状原因不明者。

b.上消化道出血原因不明者。

c.X线钡餐检查不能确诊或不能解释的上消化道病变,特别是黏膜病变和疑有肿瘤者。

d.药物治疗前后对比,需要随访的病变,如溃疡病、萎缩性胃炎、反流性食管炎等。

e.需要内镜治疗的患者,如上消化道出血止血、食管静脉曲张硬化剂注射及结扎、食管狭窄的扩张治疗、上消化道息肉摘除术等。

f.食管癌或胃癌高危人群的筛查及其早期癌症的内镜治疗。

（2）禁忌证。

a.严重心肺疾患,如严重心律失常、心力衰竭、心肌梗死活动期、严重呼吸功能不全及哮喘发作期等;轻症心肺功能不全不属于禁忌证,必要时酌情在监护条件下进行,以确保安全。

b.休克、昏迷等危重状态。

c.神志不清、精神失常等对检查不能合作者。

d.食管、胃、十二指肠穿孔急性期。

e.严重咽喉部疾患、腐蚀性食管炎和胃炎、巨大食管憩室、主动脉瘤及严重颈胸段脊柱畸形等。

f.急性传染性肝炎或胃肠道传染病一般暂缓检查;慢性乙型、丙型肝炎或抗原携带者、艾滋病（AIDS）患者应备有特殊的消毒措施。

2.向患者说明检查的意义及风险,签署知情同意书

在进行上消化道内镜检查之前,需要规范填写内镜检查申请单[简要病史、体检、化验和影像学检查结果、申请检查的目的与要求,以及与患者有关的资料,如心电图（ECG）等]。

要对患者做好解释工作,告知患者有关该操作的信息及相关风险的信息,书面和口头信息相结合比单独口头信息更容易理解,以期降低患者的焦虑水平并提高其耐受性。在明确有无上述消化道内镜检查指征基础上,为争取医患配合,应给予患者有关上消化道内镜检查的信息。

（1）告知OGD操作的相关信息。

a.内镜检查能够直接观察食管、胃黏膜病变,是发现病变的最好方法,尤其能够发现早期病变。对可疑的病变或不能肯定的病变,可以通过内镜钳取标本,做病理检查,以使诊断明确,治疗才能有的放矢。

b.上消化道内镜是软性镜,可以随解剖腔道弯曲行进,损伤组织和引起疼痛的风险相对较低。

c.如发现病变需要通过内镜活检孔插入活检钳,钳取黏膜标本,做病理检查。所采取的标本是黏膜,这些黏膜70~96 h完全更新一次,即使未进行活检,黏膜上皮也会自行代谢更替,因此对健康无害。

d.检查过程中可能有恶心等不适感。与医护人员配合,遵从医护人员的指导,绝大多数患者均可耐受检查。

（2）告知并预防上消化道内镜诊治可能的并发症。

内镜操作过程中医源性损伤、操作失误、诊断错误等情况均可引起并发症。主要包括:①损伤性并发症,出血、穿孔、血肿、脓肿、气肿、黏膜撕裂等损伤性并发症;②诱发或加重原有疾病,导致心、肺、脑危重征象;③机体异常反应,包括药物反应、麻醉意外、精神神经反应（如受检时虚脱、癔症发作等）;④其他,如下颌关节脱位、喉头痉挛等。

3.在开始上消化道内镜检查前后完善安全检查表

内镜室在接受申请单时,必须"常规"审查该检查是否具有禁忌证（安全检查表,详见表4-1-1）,签署内镜诊疗知情同意书。

表4-1-1 电子胃肠镜检查前后安全检查表

胃肠镜检查前	胃肠镜检查后
□患者识别信息(姓名、性别、年龄)	□病理组织学活检的数目
□有无过敏史	□病理标本是否正确标注
□药物或身体状况不允许内镜诊疗(抗凝药物)	□是否给予镇静/镇痛药物及药物剂量
□是否有严重的合并症	□对被检者有无特殊嘱托
□签署知情同意书	□随访建议或安排

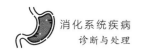

4.在进行上消化道内镜检查之前,要达到胃内积存食物排空要求

术前6~8 h禁食、禁水。已做钡餐检查者须待钡剂排空后再做胃镜检查。幽门梗阻患者应禁食2~3 d,必要时术前洗胃。最好排空大小便。

5.上消化道内镜检查前技术准备事宜

(1)术前常规检查胃镜及配件。负压吸引、试气、试水,检查操纵部旋钮控制角度,调节内镜方向,调节白平衡,擦拭镜头,以及做好检查过程中需要的液体准备。

(2)核对患者有无内镜检查禁忌证。向患者讲明检查目的及配合检查须注意的事项。

(3)建议在胃镜检查前10~20 min口服祛泡剂和去黏液剂,检查前5 min含服含局麻药的胶浆。

(4)对精神紧张的患者,在检查前15 min时可用安定5~10 mg肌肉注射,以消除紧张;胃肠蠕动强者可在检查前15 min肌肉注射消旋山莨菪碱(654-2)或阿托品。

二、上消化道内镜规范检查与质量控制要点

实施要点

【陈述1.6】发现消化道早期癌症的可疑病变或上消化道肿瘤高危人群,建议进行胃镜精查。

【陈述1.7】观察食管时每隔5 cm至少拍摄1幅图片。胃黏膜的观察推荐留图22张。如发现病灶,另需额外留图。保证每张图片的清晰度。

【陈述1.8】如发现上消化道肿瘤病变,应使用Paris分类描述和有针对性的活组织切片检查;Barrett食管的长度应按照Prague分类进行分类;静脉曲张应按照我国标准化分类进行描述。

【陈述1.9】反流性食管炎推荐按照洛杉矶分类描述。食管溃疡和D级或非典型外观食管炎,应取活检,并在PPI治疗6周后进一步评估。

【陈述1.10】规范描述消化性溃疡部位、形态、大小、病期,以及溃疡周围黏膜的情况,鉴别良恶性溃疡。如并发出血,按照Forrest分级描述溃疡出血的内镜下征象。

【陈述1.11】对于胃或十二指肠溃疡,建议检测并根除幽门螺杆菌,胃溃疡建议做活检。

【陈述1.12】对活检病理结果为LGIN的病变,应结合电子染色放大内镜综合评判病变性质,以确定最佳治疗方案。

【陈述1.13】只有经过适当培训并具备相关能力的内镜医生才能独立执行上消化道内镜。

【陈述1.14】高质量上消化道内镜检查应在高清内镜成像系统下进行。

【陈述1.15】应通过适当的空气吹入、吸出和黏膜清洁技术,在充分黏膜可视化条件下,最大可能地检出隐蔽的病变。一般检查观察时间不应少于8 min。

【陈述1.16】按照规范检查要点对上消化道进行完整检查,并留取足够的清晰可见图片(见前述),图文报告合格率应>95%。

【陈述1.17】为获取正确的病理学诊断,应选择在适当部位行活检取材;内镜活检标本应足够大,深度应达黏膜肌层。

【陈述1.18】谨防发生上消化内镜相关严重并发症,及时统计和整改。

【陈述1.19】认真实施消化内镜镇静/麻醉的安全管理,积极防治可能发生的意外和并发症。

推荐依据

(一)规范检查要点

(1)对于一般人群进行胃镜普查,若在检查过程中发现可疑消化道早期癌症的病变则进行胃镜精查;而对于上消化道肿瘤高危人群,建议进行胃镜精查。

(2)实施胃镜精查,推荐使用电子染色结合放大内镜进行观察。检查过程中,如腔内附有黏液、唾液或气泡,应用清水或祛泡剂和黏液祛除剂及时冲洗吸引后,再继续观察。

(3)在检查食管时,应注意进镜/退镜速度,同时要特别注意观察食管上段(包括食管入口处)。

(4)下咽部等容易遗漏病变的部位。建议下咽、食管入口常规留图,含NBI图像更好。

(5)观察食管时,每隔5 cm至少拍摄1幅图片。如发现病灶,另需额外留图。同时,需保证每张图片的清晰度。

(6)胃黏膜的观察推荐留图22张:直视下,胃窦、胃体下部和胃体中上部,分别按前壁、后壁、大弯、小弯各留1张图;翻转视角下,胃底贲门部留4张,胃体中上部和胃角各留图3张,如发现病灶,需额外留图。同时,需保证每张图片的清晰度。

(7)如发现浅表性消化道病变,应使用巴黎(Paris)分类(表4-1-2)和有针对性的活组织切片检查来描述。

(8)采用布拉格C&M标准对Barrett食管进行内镜分级,具有较佳的可信度。其中,C代表全周型化生黏膜的长度,M代表化生黏膜最大长度。

(9)静脉曲张应按照标准化分类进行描述(表4-1-3)。

(10)内镜下反流性食管炎分级推荐洛杉矶分类标准(表4-1-4)。食管溃疡和D级或非典型外观食管炎,应取活检,并在PPI治疗6周后进一步评估。

(11)按照消化性溃疡分期标准(表4-1-5)描述溃疡部位、形态、大小、病期,以及溃疡周围黏膜的情况,鉴别良恶性溃疡。如并发出血,按照Forrest分级(表4-1-6)描述溃疡出血的内镜下征象。

(12)如发现胃或十二指肠溃疡,建议检测并根除幽门螺杆菌。胃溃疡建议做活检,经过适当处理(包括根除幽门螺杆菌),6~8周再次评估。

(13)对活检病理结果为LGIN的病变,应结合电子染色放大内镜综合评判病变性质,以确定最佳评价意见。

表4-1-2　浅表性消化道病变巴黎(Paris)内镜分型

浅表性消化道病变	内镜分型
隆起型病变	
带蒂型	0-Ⅰp
扁平型	0-Ⅰs
浅表型	
浅表隆起型	0-Ⅱa
浅表平坦型	0-Ⅱb
浅表凹陷型	0-Ⅱc
浅表隆起+凹陷型	0-Ⅱa+Ⅱc
浅表凹陷+隆起型	0-Ⅱc+Ⅱa
凹陷型	
溃疡型	0-Ⅲ
溃疡+浅表凹陷型	0-Ⅲc+Ⅱc 0-Ⅱc+Ⅲ

表4-1-3　消化道静脉曲张记录方法

项目		表示方法
位置(L)	Le:曲张静脉位于食管	
	Les:表示曲张静脉位于食管上段	
	Lem:表示曲张静脉位于食管中段	
	Lei:表示曲张静脉位于食管下段	

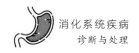
项目	表示方法
位置(L)	Lg:曲张静脉位于胃部
	Lgf:表示曲张静脉位于胃底
	Lgb:表示曲张静脉位于胃体
	Lga:表示曲张静脉位于胃窦
	Le,g:食管曲张静脉与胃静脉曲张完全相通
	LeLg:食管曲张静脉与胃静脉曲张各自独立
	Le,g,Lg一支以上胃曲张静脉与食管静脉曲张完全相通,但还有胃孤立静脉曲张存在
	Ld:曲张静脉位于十二指肠
	Ld1:表示曲张静脉位于十二指肠第一段
	Ld2:表示曲张静脉位于十二指肠第二段
	Ld1/2:表示曲张静脉位于十二指肠第一、二段交界
	Lr:曲张静脉位于直肠
	多段或多部位曲张静脉使用相应部位代号联合表示
直径(D)	D0:无曲张静脉
	D0.3:曲张静脉最大直径≤0.3 cm
	D1.0:曲张静脉最大直径为0.3~1.0 cm
	D1.5:表示曲张静脉最大直径为1.0~1.5 cm
	D2.0:表示曲张静脉最大直径为1.5~2.0 cm
	D3.0:表示曲张静脉最大直径为2.0~3.0 cm
	D4.0:表示曲张静脉最大直径为3.0~4.0 cm
	曲张静脉最大直径>4.0 cm,按D+直径数字方法表示
危险因素(Rf)	Rf0:RC-,未见糜烂、血栓及活动性出血
	Rf1:RC+,或HVPG>12 mmHg,未见糜烂、血栓及活动性出血
	Rf2:RC+,可见糜烂、血栓及活动性出血,或镜下能够见到新鲜血液,并能够排除非静脉曲张出血因素

注:RC为红色征。HVPG为肝静脉压力梯度,可用于判断胃食管静脉曲张的发生及其预后,其正常值为3~5 mmHg;首次内镜检查时无静脉曲张的肝硬化患者中HVPG>10 mmHg者发生静脉曲张的可能性最大;静脉曲张出血24 h内测得HVPG>20 mmHg的患者发生早期再出血、止血失败和较高的1年病死率的危险较大;曲张静脉内的压力与HVPG直接相关;HVPG降到12 mmHg以下,或从基线水平下降20%以上的患者("HVPG反应者")发生静脉曲张再出血的可能性降低。

表4-1-4 反流性食管炎洛杉矶(Los Angeles)分类标准

分级	特征
A级	局限于一条黏膜皱襞上,黏膜破损长度≤5 mm
B级	局限于一条黏膜皱襞上,至少有一条黏膜破损长度>5 mm,但两条黏膜破损间无相互融合
C级	两条或两条以上的黏膜破损存在相互融合现象,但非全周性
D级	融合为全周性的黏膜破损

表4-1-5 消化性溃疡分期标准

分期	亚型	特征
急性期	A1期	溃疡表面坏死,覆盖较厚的白苔或黄白谷,周边明显充血、水肿
	A2期	溃疡表面坏死,覆盖的苔变薄,周边仍有较明显的充血、水肿
愈合期	H1期	溃疡表面无坏死,白苔消失或变得很薄,仍有糜烂,溃疡周围的充血、水肿减轻或基本消失,并可见再生的上皮
	H2期	糜烂消失,溃疡周边轻度充血或充血、水肿消失,可见明显的再生上皮及轻度的黏膜集中
瘢痕期	S1期	亦称红色瘢痕期。此时溃疡已愈合,形成红色瘢痕,周边无充血、水肿,可见再生上皮及黏膜集中像
	S2期	亦称白色瘢痕期。此时溃疡部位形成白色瘢痕,黏膜集中像明显

表4-1-6 消化性溃疡病出血Forrest分级及其对应的再出血概率

Forrest分级	溃疡病变的内镜下表现	再出血概率
Ⅰa	喷射状出血	55%
Ⅰb	活动性渗血	55%
Ⅱa	血管裸露	43%
Ⅱb	附着血凝块	22%
Ⅱc	褐色基底	10%
Ⅲ	基底洁净	5%

(二)质量控制要点

在任何内镜检查中,应询问以下问题:

·是否对上消化道(食管、胃和十二指肠上段)进行了完整的探查?

·如果检查不完整,原因何在? 是否为狭窄等解剖学改变所致,或患者无法耐受检查,或胃里有食物潴留干扰?

·如果检查结果未发现异常,这种阴性结果是否可靠?

·如果有阳性发现,病变的形态描述是否可靠?

为此,需要注意以下上消化道质量控制要点:

(1)只有经过适当培训并具备相关能力的内镜医师才能独立执行上消化道内镜检查。

合格的内镜检查医师至少有200例检查经验,并每年至少进行100次上消化道内镜检查,才有可能胜任上消化道内镜检查工作。

(2)高质量上消化道内镜检查应在高清内镜成像系统下进行。

为了保证上消化道内镜诊断能够实现预期检查目的,至少应使用能够产生高清图像的内镜系统,提供可获得高质量黏膜图像和获取组织学样本的设备。图片质量欠佳,可能会影响后续治疗或需要患者再次内镜检查。

(3)应通过适当的空气吹入、吸出和黏膜清洁技术,在充分黏膜可视化条件下,于8~10 min最大可能地检出隐蔽的病变。

术前10~20 min予以祛泡剂及去黏液剂,如二甲硅油或链霉蛋白酶,可以提供更好的黏膜视野。应保证有充分检查时间,一般检查观察时间不应少于8 min。通过适当的空气吹入、吸出,暴露皱襞掩盖的病变,配合稳定控镜检查方法,提高病变检出率。

(4)对上消化道进行完整检查并规范留图。

按照规范检查要点对上消化道进行完整检查并留取足够的图片(见前述)。

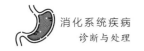
上消化道内镜检查完整率=单位时间内上消化道内镜检查完整的例次数/同期上消化道内镜检查总例次数×100%。

图文报告是否合格的评价标准：①能够对图文报告进行妥善保存留档；②采集的图片质量能够保证黏膜清晰可辨，有助于患者的内镜诊断和后续治疗。图文报告合格率应>95%。

（5）规范内镜黏膜选择性活检。

a.活检部位。

为获取正确的病理学诊断，应选择在适当部位行活检取材。需要根据病灶形态不同，采用不同的取材方法：

·隆起型病灶应在头端及基部的不同方位取材；

·溃疡凹陷型病灶在溃疡边缘黏膜隆起的顶部或内侧黏膜多点活检，避免在溃疡中央取材；

·平坦型病灶在病灶周边或中央、黏膜皱襞中断处活检；

·局部黏膜病灶也可根据染色放大内镜观察的结果，针对最可疑或最典型的病变部位进行活检。

b.活检要点。

·活检顺序应考虑活检后出血血液的流向，如口侧—大弯侧—小弯侧—肛侧。

·不受出血影响的第1个活检最重要。内镜活检标本应足够大，深度应达黏膜肌层。

·取材时应使活检目标置于视野中央，钳取时活检钳应尽可能与黏膜面垂直。

·活检钳不宜伸出过长，以伸出2 cm左右为宜，此时观察清楚而活检钳又不会弯曲。

·活检抽出的动作要迅速，避免利用剪切力使组织与食管、胃壁分离造成的损伤。

·活检后一定要留照片。

·活检标本离体后，立即将活组织展平，将黏膜的基底层面贴附在滤纸上。

（6）谨防上消化内镜相关严重并发症，及时统计和整改。

上消化内镜相关严重并发症主要包括严重出血、穿孔转外科手术修补、致残、致死或其他需外科手术干预的情况。

计算公式：消化内镜相关严重并发症发生率=单位时间内发生消化内镜相关严重并发症的诊疗例次数/同期消化内镜诊疗总例次数×1000‰。

消化内镜并发症发生率可反映内镜诊疗技术水平，是重要的结果指标，应及时总结教训，提出和实施整改措施。

（7）无痛胃镜的质控要点。

a.术前评估患者有无静脉镇静/麻醉的禁忌；签署镇静/麻醉知情同意书。

b.需要以文件形式记录实施镇静/麻醉期间及恢复期的临床评估结论和监护数据。

c.积极防治镇静/麻醉期间可能发生的意外和并发症，如呼吸抑制、反流与误吸、血压下降、坠床、心律失常、心肌缺血等。

（李杨　许建明）

主要参考文献

[1] Sabina Beg, Krish Ragunath, Andrew Wyman, et al.Quality standards in upper gastrointestinal endoscopy：a position statement of the British Society of Gastroenterology(BSG)and Association of Upper Gastrointestinal Surgeons of Great Britain and Ireland(AUGIS)[J].Gut,2017,66(11)：1886-1899.

[2] J F Rey, R Lambert.ESGE recommendations for quality control in gastrointestinal endoscopy：guidelines for image documentation in upper and lower GI endoscopy[J].Endoscopy,2001,33(10)：901-903.

［3］Participants in the Paris Workshop.The Paris endoscopic classification of superficial neoplastic lesions：esophagus，stomach，and colon：November 30 to December 1，2002［J］.Gastrointest Endosc，2003，58（6 Suppl）：S3-S43.

［4］Chaitanya Vadlamudi，Stacy Brethauer.Quality in Endoscopy［J］.Surg Clin North Am，2020，100（6）：1021-1047.

第二节　结肠镜检查规范与质量控制

质量较低的结肠镜检查会导致结肠疾病检出率下降,尤其可导致结直肠腺瘤漏诊率和间期癌的发生率双增高。如何评估患者是否适合接受结肠镜诊断和治疗? 如何做好结肠镜检查肠道准备工作? 如何规范结肠镜检查方法与质量控制? 围绕上述三个方面的问题,安徽省消化内科质量控制中心制定了《结肠镜检查规范与质量控制意见》,供参照执行。

一、结肠镜检查术前事宜

(一)评估患者是否适合接受结肠镜诊断和治疗

推荐意见

【陈述2.1】结肠镜检查是筛查、诊断和治疗结肠病变的重要手段,检查前需要明确有无适应证和禁忌证。

【陈述2.2】结肠镜筛查结直肠癌的目标年龄段是50~75岁。报警信号包括所有便血、黑便、贫血、体重减轻的人群。

【陈述2.3】有以下任意一条者视为结直肠癌高风险人群:①粪便隐血试验阳性;②一级亲属有结直肠癌病史;③以往有肠道腺瘤史;④本人有癌症史;⑤有排便习惯的改变;⑥符合以下任意两项(慢性腹泻、慢性便秘、黏液血便、慢性阑尾炎或阑尾切除史、慢性胆囊炎或胆囊切除史、长期精神压抑),有报警信号。

推荐依据

结肠镜检查是筛查、诊断和治疗结肠病变的重要手段。但结肠镜检查过程中,有腹部胀痛不适,有发生并发症的可能性,术前应明确患者是否有以下适应证和禁忌证。

1.结肠镜检查适应证

寻找炎症和肿瘤等可疑性结直肠病变是结肠镜检查的主要目的。与没有适当适应证相比,具有以下适应证的结肠镜检查对相关病变或异常状态的诊断率更高。

(1)原因不明的下消化道出血(黑便、血便)或粪便隐血试验阳性者。

(2)慢性腹泻原因未明者。

(3)低位肠梗阻或原因不明的腹部肿块,不能排除肠道病变者。

(4)原因不明的中下腹疼痛。

(5)结直肠癌患者,为了解肿瘤的类型、病变的范围,在手术前需做肠镜检查,以利决定手术方案。

(6)慢性肠道炎症性疾病,需要定期结肠镜检查。

(7)钡剂灌肠或影像学检查发现异常,怀疑结肠肿瘤者。

(8)结肠癌术后、结肠息肉术后复查及疗效随访。

(9)肠道疾病手术中需内镜协助探查和治疗者。

(10)结直肠病变(息肉、异物、早期癌症切除等)需要内镜下治疗者。

2.结直肠癌及癌前病变筛查的目标人群

所有有便血、黑便、贫血、体重减轻等结直肠癌报警症状的人群,以及50~75岁的无结直肠癌报警症状的一般风险人群。

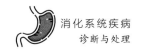
有以下任意一条者视为高风险人群:①粪便隐血试验阳性;②一级亲属有结直肠癌病史;③以往有肠道腺瘤史;④本人有癌症史;⑤有排便习惯的改变;⑥符合以下任意两项(慢性腹泻、慢性便秘、黏液血便、慢性阑尾炎或阑尾切除史、慢性胆囊炎或胆囊切除史、长期精神压抑),有报警信号。

3.禁忌证

(1)绝对禁忌证:严重心肺功能不全、休克、腹主动脉瘤、急性腹膜炎、肠穿孔等。

(2)相对禁忌证。

a.妊娠和腹腔内广泛粘连及各种原因导致肠腔狭窄者,慢性盆腔炎、肝硬化腹腔积液、肠系膜炎症、肠管高度异常屈曲及癌肿晚期伴有腹腔内广泛转移者,等等,如果必须检查,则由有经验的术者小心进行。

b.重症溃疡性结肠炎、多发性结肠憩室患者应看清肠腔进镜,勿用滑进方式推进结肠镜。

c.曾做腹腔尤其盆腔手术、曾患腹膜炎及有腹部放疗史者,进镜时宜缓慢、轻柔,发生剧痛则应终止检查,以防肠壁撕裂、穿孔。

d.体弱、高龄病例,以及有严重的心脑血管疾病、对检查不能耐受者,检查时必须慎重。

e.肛门、直肠有严重化脓性炎症或疼痛性病灶,如肛周脓肿、肛裂等,对检查不能耐受者,检查时必须慎重。

f.小儿及精神病或不能合作者不宜施行检查,必要时可在全麻下施行。

g.妇女月经期一般不宜做检查。

(二)结肠镜检查肠道准备相关注意事项

推荐意见

【陈述2.4】结肠镜是诊断和筛查结肠病变的重要手段,其诊断准确性和治疗安全性很大程度上取决于肠道清洁质量。

【陈述2.5】聚乙二醇电解质散作为容积型泻剂,不影响肠道的吸收和分泌,不会导致水电解质平衡紊乱。

【陈述2.6】在明确有无上述结肠镜检查指征基础上,应通过口头联合书面知情同意方式,告知患者有关结肠镜检查信息。

【陈述2.7】应在开始结肠镜前完善安全检查表和技术准备事宜。

推荐依据

充分的肠道准备可使患者获得较高的肠道清洁度,对实现高质量的肠镜诊疗具有重要意义。肠道准备不充分可降低结肠镜检查的有效性和安全性,且影响肠镜检查的腺瘤检出率(adenoma detection rate,ADR)。因此,充分的肠道准备是结肠镜检查最关键的质量控制指标之一。在结肠镜检查前做好肠道准备要点如下:

(1)建议于结肠镜检查前1 d开始低渣饮食。低渣饮食包括米饭、面包、面条、鸡蛋、果汁等,不吃蔬菜、水果及肉类。采用标准化的预包装低渣/低纤维饮食有助于提高依从性。对于有低血糖倾向、头晕乏力者可给予输液治疗。检查当日应禁食。

(2)有便秘者,请提前2~3 d口服酚酞片、番泻叶茶等泻剂导泻,并确保准备检查前1 d肠道已通畅。

(3)常用肠道清洁剂选择与用法如下。

a.聚乙二醇电解质散是目前国内应用最为普遍的肠道清洁剂,作为容积型泻剂,推荐使用的方案是:在普通肠镜检查前4 h,无痛肠镜检查前6 h服用3~4 L聚乙二醇(PEG),每15 min服用250 mL,1 h内服完1 L。对无法耐受者,可考虑肠镜检查前日晚上服用1.5~2 L聚乙二醇,剩余1.5~2 L在肠镜检查当日早上或检查前4~6 h服用,直至达到清水样便。泻药全部服用结束后,建议立即口服祛泡剂(二甲硅油或西甲硅油)。

b.硫酸镁或磷酸钠盐可作为肠道准备的常用清洁剂,但老年人伴有肾功能异常,以及炎症性肠病患者应避免使用。不建议治疗性结肠镜使用甘露醇进行肠道清洁,中药制剂应与其他肠道清洁剂联合使用。复方匹可硫酸钠作为刺激性泻剂,可用于内镜检查前的肠道准备,耐受性较好,但国内尚未普遍使用,缺乏使用经验。新型肠道准备药物复方口服硫酸盐溶液为渗透性泻剂,肠道准备效果较好,同时补充了钠和钾,降低水电解质紊乱发生风险,具有较好的安全性。但国内尚未普遍使用,缺乏使用经验。

4.口服肠道清洁剂的禁忌证

(1)绝对禁忌证。消化道梗阻或穿孔,肠梗阻或胃潴留;重度活动期炎症性肠病或中毒性巨结肠;意识障碍;对其中的药物成分过敏;无法自主吞咽(这种情况下鼻饲胃管可能有用);回肠造口术后。

(2)相对禁忌证。由于进行肠道准备需要摄入大量的水,因此以下情况下需要慎重使用肠道清洁剂:慢性肾脏疾病,血液透析,腹膜透析,肾移植受者,充血性心力衰竭,肝硬化合并或者不合并腹腔积液,服用某些特定药物(ACEI和ARB、利尿药、非甾体类抗炎药),以及可以诱导抗利尿激素分泌异常的药物。严重溃疡性结肠炎患者慎用肠道清洁剂;有肠道狭窄或便秘等肠内容物潴留的患者,应在给药前1日或给药当日确认有排便后再谨慎给药,以免引起肠内压升高。

5.告知结肠镜检查有关利弊的相关信息

在明确有无上述结肠镜检查指征基础上,应通过口头联合书面知情同意方式,告知患者有关结肠镜检查信息,使患者了解结肠镜检查的益处和可能的风险,以及充分肠道准备的必要性。

(1)告知患者结肠镜是筛查、诊断和治疗结肠病变的重要手段。虽然结肠镜检查安全有效,但仍然有一定的风险性,因此应在把握结肠镜检查禁忌证的同时,了解患者是否患有高血压、心脏病、糖尿病、肝肾功能不全、静脉血栓等疾病,或者有吸烟史及酗酒史。有以上这些风险的患者可能会在术中或术后出现病情加重或心脑血管意外,甚至死亡。

(2)应充分传达口头及书面的肠道准备知识。应向患者和护理住院患者的临床工作人员进行具体的口头联合书面详细指导,并强调依从的重要性,以提高肠道准备的质量。

(3)如发现病变,需要通过内镜内管道采集黏膜标本,做病理检查,但应征得患者同意,授权医生对诊治切除的病变器官、组织或标本进行处置,包括病理学检查、细胞学检查和医疗废物处理等。

6.应在开始结肠镜前后完善安全检查表

见表4-2-1。

表4-2-1 电子结肠镜检查前后安全检查表

结肠镜检查前	结肠镜检查后
□核对患者信息(姓名、性别、年龄)	□留观检查患者有无穿孔、出血及心肺并发症的迹象
□了解患者清肠后,粪便性状是否理想	□打印报告,详细描述检查或治疗情况
□既往结肠镜检查情况	□核对病理组织学活检的数目
□有无与检查相关用药过敏史	□核对病理标本是否正确标注
□近期是否服用抗凝药物(药名,停药时间)?	□对被检者有无特殊嘱托
□是否有严重的合并症或肠镜检查的禁忌证?	□随访建议或安排
□是否完成结肠镜检查同意书?	

7.结肠镜检查前准备的具体事宜

(1)准备好结肠镜、冷光源、活检钳、注射针、圈套器、高频电发生器、细胞刷、吸引器、润滑油等。注意光源、送水、送气阀及吸引装置、操纵部旋钮控制的角度等,对结肠镜性能及质量做到心

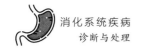
中有数。

(2)核对患者有无内镜检查禁忌证。向患者讲明检查目的及配合检查须注意的事项。

(3)检查前,应再次询问患者有无肠道疾病史及相关家族史、既往结肠镜检查结果,有无高血压、糖尿病、心脏病、癫痫等病史,必要时行心电图、血常规、凝血功能等检查。如预期需活检或内镜治疗者,需要询问是否服用抗凝药。

(4)掌握临床信息,预判内镜插入难易度

检查前,需要掌握的临床信息包括:①患者的基本信息(年龄、性别、初次/非初次、有无开腹手术史);②检查目的(粪便隐血试验阳性、有症状、监测观察、精查等);③是否可以用解痉剂(东莨菪碱等),检查前肠道准备情况,确认前次肠镜检查报告。

预判内镜插入较难的患者:有开腹手术史的患者(有粘连可能)、身材瘦小的女性、高龄患者、身材瘦高的患者(肠道过长可能)、过度精神紧张的患者。

预判内镜插入较易的患者:无开腹史的标准身材患者、不存在便秘异常的患者、较为放松的患者。

(5)对消化内镜诊疗心存顾虑或恐惧感、高度敏感而不能自控的患者,酌情安全实施镇静/麻醉前准备与管理,提高患者对消化内镜的接受度,同时为内镜医生创造更良好的诊疗条件。

二、结肠镜检查方法与质量控制要点

推荐意见

【陈述2.8】推荐采用单人法结肠镜操作。只要发现黏膜可疑病变,应常规取活检。

【陈述2.9】以腺瘤检出率≥15%作为结肠镜质控评价指标。

【陈述2.10】推荐采用波士顿肠道准备量表进行肠道准备评价,保证合格的肠道准备质量比例应≥90%。

【陈述2.11】盲肠插镜率≥95%。

【陈述2.12】退镜时间≥6 min(除外活检和息肉切除时间)。

【陈述2.13】显示结肠镜检查完整的照片应由相关的解剖标志和检测到的病变构成。

【陈述2.14】保证结肠镜诊疗的安全性,控制结肠镜操作并发症。

推荐依据

(一)操作要点

结肠镜检查首先需要在熟悉结肠镜原理和性能、给水给气、旋钮角度、光源等的基础上,熟悉操作技巧。

1.单人法操作

推荐采用单人法结肠镜操作,具有操作灵活、简便,成功率高,节省人力,操作时间短,痛苦小,并发症发生率低等优点。日本学者工藤进英总结创立的"轴保持短缩法"是备受推崇的单人操作的经典方法。"轴保持短缩法"的插入需要变换体位(左侧卧位)、按压腹部等技巧的配合。患者基本上取左侧卧位,原则上检查医生站在其身后,采取一种既轻松又不费力的姿势,挺直腰板,左手放在与胸平行的高度,握住内镜的角度操作部,右手握住距离肛门20~30 cm处的内镜镜身。时刻留意,保持从内镜的前端到右手之间这一部分镜身的直线状态。

2.活检

只要发现黏膜可疑病变,应常规活检。黏膜下层的病变活检价值低。活检时,必须充分暴露视野,特别是病变广泛者,应抓住主要的病变部位活检。第一钳比较重要,要从下面部位开始,以免出血影响视野。同时要注意蠕动情况,有僵硬感的部位是重点活检部位。对于怀疑是克罗恩病、淋巴瘤及淋巴癌者,可以深挖式取材,以提高阳性率。

3.注意事项

(1)检查结束后,观察患者有无腹胀、腹痛、腹部压痛,若无异常,10 min后可离院。如有腹胀、腹痛、肝浊音界消失,应立即做腹部透视;如有膈下游离气体即为消化道穿孔,应立即内镜处理或行外科手术。

(2)向患者及家属说明并解释检查结果,交代医疗上的注意事项。必要时可进行复查,或建议进行其他检查,直至明确诊断为止。提倡首检负责制。

(3)书写或电脑打印报告,详细描述阳性病变部位、范围、大小、形状等,治疗性内镜应书写规范的内镜治疗报告,开好术后建议医嘱。

4.警惕发生和及时处理并发症

心肺并发症、镇静相关并发症、过敏反应、穿孔和出血是结肠镜检查中可能发生的并发症。在筛查、诊断和治疗性结肠镜检查过程中和检查后监测这些并发症,对于评估手术安全性、确定可能的改进目标,以及允许患者准确知情同意非常重要。其中,由结肠镜操作导致或诱发的并发症主要是:

(1)穿孔:结肠镜操作过程中出现的结肠穿孔可能来自结肠镜对肠壁的机械损伤、气压伤或直接由治疗导致。穿孔的早期症状有持续性腹痛和腹胀,后期症状主要由腹膜炎导致,包括发热和白细胞升高,胸腹平片发现膈下有游离气体。CT检查优于立位平片。对怀疑有穿孔,而胸腹平片检查又没有发现有游离气体的患者,应考虑行腹部CT检查。最常见的为乙状结肠穿孔,一旦确诊应立即手术。腹腔外穿孔主要是间位脏器(直肠中段、降结肠、升结肠)的后壁穿孔所致,早期可无症状和体征,当气体蔓延到腹壁下,阴囊或沿纵隔到颈部,可引起皮下气肿,产生捻发音。腹腔外穿孔一般无须手术,予以禁食补液,抗生素治疗,1~2周穿孔会自行愈合,腹膜后及皮下气肿可自行吸收。

(2)出血:出血可能在息肉摘除后很快发生,也有患者在操作后29 d才出现迟发出血。大部分经内镜止血和保守治疗可痊愈。

(3)心血管意外:结肠镜检查对心血管影响极其轻微,但原有严重冠心病或心律失常者应慎重施行。

(二)质控要点

1.以腺瘤检出率≥15%作为结肠镜质控评价指标

与结肠息肉检出率(polyps detection rate,PDR)不同,腺瘤检出率(ADR)=内镜发现并经组织学证实的腺瘤人数/总的检查人数。但PDR与ADR相关,两者均反映了对肠黏膜充分检查的结果。检出结直肠腺瘤是结肠镜检查降低结直肠癌发病率、死亡率的前提,是目前最重要,也是唯一被确认与结肠间期癌(ICC)发生负相关的结肠镜检查质控指标。

根据中国早期结直肠癌筛查流程专家共识意见(2019,上海),建议平均风险人群的ADR目标值应≥15%,其中男性≥20%,女性≥10%。FIT阳性和/或粪便DNA阳性者的ADR应高于此标准。高水平的内镜医生不应该仅满足达到ADR的最低标准,而应不断提高ADR,减少结肠病变漏诊和间期癌的发生。

2.采用波士顿肠道准备量表进行肠道准备评价,保证合格的肠道准备质量比例应≥90%

结肠镜诊断的准确性和安全性很大程度上取决于肠道清洁的质量,是结肠镜检查成败的关键。肠镜波士顿评分量表(Boston Bowel Preparation Scale,BBPS)是评价肠道清洁程度的有效、可靠工具。BBPS最高分9分,最低分0分,总分为8~9分表示优,7分表示良,波士顿肠道准备量表评分>6分提示肠道准备合格,合格率应≥90%,可减少息肉等结肠病变的漏诊,保证结肠病变的检出率。肠道准备不佳者(BBPS≤6分),需要适当地缩短结直肠癌筛查间隔。肠道准备不充分可能导致必须重新安排肠镜检查或替代检查。

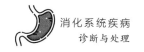

3.盲肠插镜率应≥95%

盲肠插镜率是评价结肠镜检查完成程度的关键指标。结肠镜盲肠插管是指在对无解剖变异者的结肠镜检查中内镜到达盲肠,反映结肠镜检查完成程度的质量指标。若未完成,应记录原因,如因肠道准备较差而放弃本次检查等。

4.退镜时间≥6 min(除外活检和息肉切除时间)

结肠镜退镜时间可减少腺瘤漏诊率和提高腺瘤检出率。由于退镜过程要做到不丢失视野,避免径直退镜,防止大段肠管退出。遇到没有看清的肠段或者可疑病变的肠段要反复进镜,镜头多方向调节,并将皱襞吹开,多角度观察,将漏诊的可能性降至最低。因此,对于结肠镜检正常的患者,即使未发现癌症或癌前病变,也无须进行活检操作,退镜时间也应至少为6 min。建议保留进肛门的第一张图像,见到回盲瓣图像和退出肛门时的最后一张图像,含时间框以证实退镜时间不少于6 min。对于直肠近肛门处不易观察者,可予以反转镜身观察以确保无病变漏诊,但要注意直肠壶腹情况,不可强行反转以避免穿孔。

5.显示结肠镜检查完整的照片应由相关的解剖标志和检测到的病变构成

为了显示结肠检查是否完全,除显示病灶图像以外,一般建议应该拍摄八张图像来说明整个检查征象,包括:①直肠下部肛线上方2 cm。②乙状结肠中间部分。最常见的乙状结肠疾病,特别是憩室炎所在。③脾曲下方的降结肠,有助于评估降结肠至脾曲检查的完整性。④脾曲后的横结肠。⑤肝曲前的横结肠,可见蓝斑,是另一个通常很容易识别的参考点。⑥肝曲下的升结肠。⑦回盲瓣。⑧盲肠,显示阑尾孔。

6.保证结肠镜诊疗安全性,控制结肠镜操作并发症

为了保证结肠镜诊疗的安全性,应及时统计报告结肠镜操作并发症。其中,结肠镜下诊治后发生需要外科补救的穿孔比例<1/1 000,息肉切除后出血需要外科介入治疗比例<1/20,接受镇静、镇痛和舒适结肠镜者,最多1%的患者发生低氧(氧饱和度低于85%超过30 s)或者需要使用阻滞剂。除要重视处理穿孔、出血或与镇静相关的心肺不良事件等早期并发症以外,还应跟踪统计结肠镜诊治后7 d再入院率和30 d死亡率。

(韩 玮 许建明)

主要参考文献

[1] M Kaminski,S Thomas-Gibson,M Bugajski,et al.Performance measures for lower gastrointestinal endoscopy:a European Society of Gastrointestinal Endoscopy(ESGE)quality improvement initiative[J].United European Gastroenterol J,2017,5(3):309-334.

[2] 中国医师协会内镜医师分会消化内镜专业委员会,中国抗癌协会肿瘤内镜学专业委员会.中国消化内镜诊疗相关肠道准备指南(2019,上海)[J].中华消化内镜杂志,2019,36(7):457-469.

[3] Rembacken B,Hassan C,Riemann J F,et al.Quality in screening colonoscopy:position statement of the European Society of Gastrointestinal Endoscopy(ESGE)[J].Endoscopy,2012,44(10):957-968.

思 考 题

1.简述结直肠癌及癌前病变筛查的目标人群及其结肠镜检查禁忌证。

2.简述充分肠道准备的临床意义及其准备方法和评价标准。

3.何谓结肠腺瘤检出率?有何临床意义?

第三节　结直肠息肉的内镜诊治与管理

结直肠息肉,尤其是腺瘤性息肉的早期检出和及时治疗,是明显减少结直肠癌发生的主要防治措施。如何在内镜下初步判断结直肠息肉性质? 如何根据结直肠息肉生长部位、大小、形态选择合适的息肉切除方法,尽可能提高整块切除率、完全切除率? 如何根据病理检查判别结直肠息肉分型与癌变可能性,制订术后结肠镜监测方案? 围绕这些问题,本节制定了结直肠息肉的内镜诊治与管理意见,供参考执行。

一、结直肠息肉内镜检查与初步判断

实施要点

【陈述3.1】高清白光结肠镜检查是诊断结直肠息肉的基础。一般采用以息肉基底部和蒂部形态为依据的山田分型方法。

【陈述3.2】图像增强技术有助于实时判断息肉病理性质,常采用NICE、JNET分型与pit pattern系统分类。

陈述与推荐依据

在结肠镜检查中,大肠息肉表现为高出于黏膜、凸向肠腔的赘生物,可以有蒂,也可以为广基无蒂。息肉的外形和大小不尽相同,可单发或多发,当息肉的数量超过100个时,被称为息肉病。

隆起型息肉的发现较为容易;平坦型息肉(表面隆起型、表面平坦型、表面凹陷型、侧向发育型)由于很少能够见到颜色发红的病变,需要加以注意。一般来说,带蒂、直径小于2 cm、表面光滑、镜子推动活动度好的息肉,常常是良性的。而黏膜下扁平,直径较大(大于2 cm),表面有出血、溃疡,镜子推动活动度差的息肉,恶性机会较大。但肠镜下只能根据息肉的形态做出大概而模糊的诊断,正确的处理是将息肉完整切除送病理检查,以最终判定息肉的性质。病理结果才是息肉诊断的“金标准”。为初步判断息肉恶变可能,应仔细观察息肉大体形态及其表面结构。

(一)结直肠病变内镜下大体形态的描述与分型

1.一般采用以息肉基底部和蒂部形态为依据的山田分型方法

山田分型有4个亚型。Ⅰ型:隆起的息肉起始部较平滑而无明确的境界,息肉隆起与正常黏膜之间的角度大于90°,呈无蒂的半球形状息肉,表面的色泽跟黏膜基本上是相似的。Ⅱ型:隆起的起始部有明确的境界,即息肉隆起与黏膜之间的角度小于90°,呈亚蒂的半球形息肉,黏膜表面有点红,有时候会有凹陷。Ⅲ型:隆起的起始部略小,形成亚蒂。Ⅳ型:隆起的起始部有明显的蒂部。分型越往上恶变的可能性就偏大,但是要把息肉完全切下来做病理检查,才能进一步明确息肉的性质。

2.采用巴黎分型描述结直肠病变的内镜下形态,有助于恶性息肉的识别与处理

以消化道浅表肿瘤的最新版巴黎分型为基础,可将结肠病变分为0-Ⅰ型(隆起型)、0-Ⅱ型(平坦型)和0-Ⅲ型(凹陷型)。0-Ⅰ型根据病变的形态,在内镜下可分为0-Ip型(突出带蒂型)和0-Is型(扁平无蒂型);0-Ⅱ型被进一步细分为0-Ⅱa(浅表隆起)、0-Ⅱb(完全平坦)和0-Ⅱc(浅表凹陷)这3个亚型。采用巴黎分型可初步评估早期结直肠癌及癌前病变的浸润深度及内镜下可切除性。

3.注意甄别结肠侧向发育性肿瘤

结肠侧向发育性肿瘤(laterally spreading tumor, LST)是指直径大于1 cm的特殊平坦型病变,其沿肠壁浅表侧向生长或环肠壁生长,较少向肠壁深部垂直生长。因其形态表象,曾被称为匍匐样

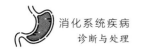

肿瘤或结节聚集性肿瘤。LST具有比腺瘤性息肉更高的恶性潜能,与大肠癌关系密切。按其表面结节形态特征可分为表面有结节的颗粒型(LST-G)及表面平坦的非颗粒型(LST-NG)。其中LST-G更适宜行内镜下治疗。

(二)图像增强技术有助于实时判断息肉病理性质

与诊断其他消化道肿瘤一样,内镜下活检及组织病理学检查是诊断结直肠息肉病变性质的"金标准"。近年来染色内镜技术的迅速发展,为内镜下实时判断结肠病变的病理性质提供了重要参考。常采用的NICE、JNET分型与pit pattern系统分类如下:

1.NICE分型

是基于有NBI功能无须放大的情况下,分辨结直肠病变内镜下表面结构的国际结直肠分类系统(NBI International Colorectal Endoscopics,NICE),从色泽、血管和表面结构三方面描述结直肠病变的表面结构,分为3型(表4-3-1)。其中,具有NICE 3型特征者,应考虑有深层黏膜下浸润(敏感性不够)。

表4-3-1　NICE分型

	1型	2型	3型
色泽	与周围黏膜同色或略淡	与周围黏膜相比呈褐色	与周围黏膜相比呈棕色至黑色
血管	无或单独花边状血管	棕色血管围绕白色腺管	区域血管中断或无血管
表面腺管	统一的黑点或白点状	椭圆形、管状、树枝状白色腺管	无定型或无血管
最可能病理	增生性或无蒂锯齿状息肉	腺瘤-浅层黏膜下浸润	深层黏膜下浸润

2.JNET分型

NICE分类的局限性在于难以区分2型病变中的轻度不典型增生、重度不典型增生和浅表黏膜下浸润。为了解决这一限制,日本窄带成像专家组(Japan NBI Expert Team,JNET)根据NBI染色放大征象,重点分析结直肠病变表面的血管和表面腺管特征,将NICE 2型分为JNET 2a和JNET 2b,JNET 2b的特征与高度不典型增生和浅表黏膜下浸润相关(表4-3-2)。JNET 1型和JNET 3型与NICE 1型和NICE 3型征象及其病理意义一致。

表4-3-2　JENT分型(将NICE 2型分为JNET 2a和JNET 2b)

	1型	2a型	2b型	3型
血管	不可见	粗细均匀 分布均匀	粗细不均 分布不均	区域稀疏血管 增粗血管中断
表面腺管	与周围黏膜相似的黑点或白点状	规则管状、树枝状、乳头状	不规则或不清晰	无定型
最可能病理	增生性或无蒂锯齿状息肉	腺瘤-低度不典型增生	高度不典型增生/浅层黏膜下浸润	深层黏膜下浸润

3.腺管开口部的形态(pit pattern系统分类)

在发现结直肠息肉时,喷洒靛胭脂染色息肉表面后,在放大内镜下观察黏膜腺管开口形态及细微血管形态变化。

腺管开口类型分为6种模式:Ⅰ、Ⅱ、Ⅲ-s、Ⅲ-L、Ⅳ和Ⅴ(表4-3-3)。Ⅰ型凹坑表现为圆形凹坑;Ⅱ型凹坑表现为星状凹坑或乳头状凹坑;Ⅲ-s型凹坑为小圆形管状凹坑(小于Ⅰ型);Ⅲ-L型为圆形管状凹坑(大于Ⅰ型);Ⅳ型凹坑表现为分支状或回旋状凹坑;Ⅴ型凹坑表现为非结构化凹坑。Ⅴ型坑纹进一步分为VN型(非结构)和Ⅳ型(不规则)。Ⅰ型和Ⅱ型是正常、锯齿状或炎性息肉的特征,而Ⅲ—Ⅴ型凹坑模式被认为是发育不良和恶性变化。

表4-3-3 Kudo腺管开口类型分类

类型	特征	解释
I	圆形腺管开口	正常腺管开口
II	星状腺管开口	增生性
III-s	比正常腺管小的管状或圆形腺管开口	管状腺瘤
III-L	比正常腺管大的管状或圆形腺管开口	管状腺瘤
IV	分支状或脑回状腺管	管状绒毛或绒毛状腺瘤
VA	腺管排列混乱、大小不一	绝大部分为早期癌
VN	腺管开口消失或无结构	浸润癌

二、结直肠息肉病理分型与癌变可能性

实施要点

【陈述3.3】结直肠息肉分为腺瘤性息肉和非腺瘤性息肉（炎性息肉、错构瘤性息肉等）两类。前者属于癌前病变,后者与结直肠癌发生和发展关系不大。

【陈述3.4】按腺瘤的结构特点,可将腺瘤性息肉分为管状腺瘤、绒毛状腺瘤和管状绒毛状腺瘤。其中,绒毛状腺瘤的癌变概率要高于管状腺瘤。结直肠腺瘤均具有异型增生,有确切的癌变风险。

【陈述3.5】锯齿状腺瘤细胞无明显异型性,但有明显结构异型性,是较为特殊的癌前病变。其中,无蒂齿状腺瘤/息肉（SSA/p）和传统的锯齿状腺瘤（TSA）属于癌前病变,如伴有细胞异型增生,则进展为癌的速度快于普通型腺瘤。

陈述与推荐依据

结肠息肉病理分型主要包括以下四类:

1.腺瘤

按腺瘤的结构特点可将腺瘤性息肉分为管状腺瘤（绒毛结构成分小于25%）、管状-绒毛状腺瘤（绒毛状成分为25%~75%）、绒毛状腺瘤（绒毛结构成分应超过75%）三种腺瘤,它们均是癌前病变。其中,绒毛状腺瘤的癌变概率要高于管状腺瘤。

结直肠腺瘤均具有不典型增生,按照腺瘤不典型增生程度分为三度:轻度不典型增生,即不典型增生细胞仅限于上皮层底部,不超过上皮层1/3;中度不典型增生,即不典型增生细胞占全上皮层的1/3~2/3;重度不典型增生,不典型增生细胞占全上皮层的2/3以上。

2000版的WHO肿瘤组织学分类中提出,胃肠道肿瘤统一采用"上皮内瘤变"取代原来所用"异型增生（不典型增生）"的名词。这个分类把原来异型增生全部整合到上皮内瘤变中,即低级别上皮内瘤变替代原来的轻度和中度异型增生,高级别上皮内瘤变则替代重度异型增生,且原有的重度异型增生、原位癌等完全等同于高级别上皮内瘤变。

2.锯齿状腺瘤（SSL）

既往称为广基锯齿状腺瘤/息肉（SSA/P）。内镜下呈现扁平隐匿的特点,容易被漏诊,虽然细胞无明显异型性,但有明显结构异型性,是较为特殊的癌前病变。其典型病理特征包括:锯齿状结构延伸到隐窝基底部;隐窝变形,水平生长,表现为隐窝基底部扩张呈烧瓶状、L形、倒T形、靴子形或分枝状等。分为增生性息肉（HPs）、无蒂锯齿状腺瘤/无蒂锯齿状息肉（SSA/SSP）、含有腺瘤成分的无蒂锯齿状病变的混合息肉［或称传统锯齿状腺瘤（TSA）］三种类型。后两者属于癌前病变,如伴有细胞异型增生,则进展为癌的速度快于普通型腺瘤。锯齿状腺瘤≥10 mm者在完全切除后1年内

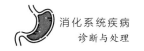

需要内镜监测,但少数增生型息肉亦有恶变的可能,亦需注意监测。

3. 错构瘤

错构瘤由正常组织的异常结构形成,被定义为发育异常性肿瘤,包括Peutz-Jeghers综合征和幼年性结肠息肉病等。其属于非肿瘤性局限性肿瘤样增生,但亦有恶变可能。

4. 炎症性息肉

炎症性息肉是继发于慢性溃疡性结肠炎、克罗恩病、血吸虫病、阿米巴痢疾、肠结核等疾病之后形成的肉芽肿,也称假性息肉。癌变的概率与病程长短呈正相关。

综上所述,结直肠息肉根据病理可以细分为腺瘤性息肉和非腺瘤性息肉;腺瘤性息肉主要包括管状腺瘤、绒毛状腺瘤、管状-绒毛状腺瘤;而非腺瘤性息肉主要有炎性息肉、增生性息肉、错构瘤性息肉。确定性质后,按照部位加上病理诊断学名称,就会有一个比较全面的专业名词,比如:直肠管状腺瘤、乙状结肠绒毛管状腺瘤、横结肠绒毛状腺瘤、升结肠增生性息肉或盲肠炎性息肉等。对于内镜下活检病理提示大肠腺瘤合并上皮内瘤变,不管是低级别还是高级别,均应内镜下完整摘除。

三、结直肠息肉切除的指征与方法

实施要点

【陈述3.6】原则上所有病理证实的结直肠腺瘤性息肉都应进行内镜切除。

【陈述3.7】冷/热活检钳除法简单易行,回收病理简单,适用于对微小息肉的切除,但对4~5 mm息肉可能存在着切除不完全的问题。

【陈述3.8】冷圈套息肉切除术(CSP)和热圈套息肉切除术(HSP)适用于不同大小隆起型病变(Ⅰp型、Ⅰsp型)及小型(<2 cm)Ⅰs型病变。

【陈述3.9】内镜黏膜下剥离术(ESD)适用于直径大于2 cm且需一次性切除病变,抬举征阴性的腺瘤及部分早期癌症。应该由经过专业培训或有经验的内镜专家来进行操作,并且在资源丰富的内镜中心治疗。

【陈述3.10】建议对先进的内镜成像设备下发现的具有较深黏膜下浸润特征的息肉,行外科手术治疗。

陈述与推荐依据

(一)息肉切除指征

原则上所有病理证实的结直肠腺瘤性息肉都应进行内镜切除。但由于≤5 mm微小息肉发生癌的概率非常罕见,结直肠腺瘤≥6 mm恶变发生率明显高于≤5 mm的病灶。因此一般认为,内镜切除的适应证是:

(1)对于≥6 mm的病变,应进行内镜切除。

(2)对在直肠乙状结肠区域检测到的≤5 mm的增生性息肉,可进行随访观察;对于≤5 mm的微小息肉样腺瘤,原则上也应进行内镜切除,但也可行结肠镜随访观察。

(3)对于扁平和凹陷的肿瘤病变,即使≤5 mm也应优选通过EMR治疗。

(二)息肉切除方法

1. 冷/热活检钳除法

简单易行,回收病理简单,适用于对微小息肉的切除,但对4~5 mm的息肉可能存在着切除不完全的问题。热活检在冷活检基础上,通过以高频电流,可以对残余病变灼除及对创面进行止血处理,但应注意避免电凝过度对肠壁浆膜层的损伤,甚至发生出血、穿孔等并发症。

2.冷圈套息肉切除术和热圈套息肉切除术

冷圈套息肉切除术(cold snare polypectomy,CSP)和热圈套息肉切除术(hot snare polypectomy,HSP)适用于不同大小隆起型病变(Ⅰp型、Ⅰsp型)及小型(<2 cm)Ⅰs型病变。小型Ⅰp型病变,圈套切除相对简单,可采用冷或热圈套切除术。切除时,应在保证完整切除病变同时,保留一定长度的蒂部或与肠壁保持一定距离,收紧圈套后,应抖动圈套器,观察有无周围正常肠黏膜一并套入,防止损伤肠壁。一般认为,CSP可以是4~9 mm结直肠息肉的标准技术,完全切除率高、可提供足够的组织学样本且并发症发生率低。采用热圈套方式切除过程中应避免接触肠壁,以免形成闭合回路,灼伤肠壁。

3.内镜下黏膜切除术

对于直径接近于2 cm的Ⅱa—Ⅱc型病变及部分Ⅰs型病变,若直接圈套切除,可能造成全层损伤。内镜下黏膜切除术(endoscopic mucosal resection,EMR)通过黏膜下注射液体可增加病变隆起高度,减少圈套和切除难度。术中是否具备隆起征,也是确定腺瘤良恶性和有无内镜下治疗指征的一个重要依据,能增加直径<2 cm腺瘤的完整切除率。

4.内镜下分片黏膜切除术

对于病变直径超过2 cm的Ⅰs、Ⅱa型病变和LST病变,内镜下分片黏膜切除术(endoscopic piecemeal mucosal resection,EPMR)是安全有效的方法。操作时应注意每一块切除病变区域之间应有少量重叠,对少量残留病变可通过热活检或氩离子凝固术烧灼处理。由于采取分片切除的方法,可能对后续病例评估有影响。

5.内镜黏膜下剥离术

对于直径大于2 cm且需要一次性切除病变,抬举征阴性的腺瘤及部分早期癌症,可实行内镜黏膜下剥离术(endoscopic submucosal dissection,ESD)治疗。相对而言,该技术难度大,费用较高,为追求完整切除,创面相应较深,易并发穿孔等并发症。应该由经过专业培训或有经验的内镜专家来进行操作,并且在资源丰富的内镜中心治疗。

对于需要非圈套技术(如内镜下黏膜剥离或外科手术)切除,《欧洲结直肠息肉切除术和内镜下黏膜切除术指南》推荐意见是:

(1)大多数的结直肠息肉经标准的结肠息肉切除术和/或EMR可获得治愈性切除。

(2)整体切除技术(如整体EMR、ESD或外科手术)应该针对那些怀疑表面有浸润性肿瘤的病例。

(3)对于高度怀疑有表浅的黏膜下层浸润并且通过整体的标准息肉切除术或EMR无法全部切除的结直肠息肉可考虑使用ESD技术。

(4)成功的EMR定义为在EMR术后的缺失区域和边缘仔细内镜下观察无残留肿瘤组织。

(5)建议对内镜下经EMR切除后治愈的区域,应选用先进的放大内镜复查和系统性组织活检确认。

(6)建议在结肠镜复查中确认的残留或复发的腺瘤再次行圈套器切除,若无法行圈套器切除应行灼烧治疗。

(7)建议使用先进的内镜成像来确认潜在的表浅黏膜下浸润病灶。

(8)当无先进的内镜成像设备时,标准的色素内镜检查是有益的。

(9)建议对先进的内镜成像设备下发现的具有较深黏膜下浸润特征的息肉行外科手术而非内镜下治疗。

(10)对无较深黏膜下浸润的息肉,在没有咨询内镜专家评估内镜下息肉切除术/EMR时,不应进行外科手术治疗。

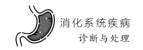

四、结直肠息肉切除术后结肠镜监测

实施要点

【陈述3.11】应在高质量结肠镜检查证实完全切除所有息肉的前提下,进行结肠镜监测。

【陈述3.12】对于完全切除1~2个<10 mm的腺瘤患者(无论绒毛成分如何),或<10 mm的锯齿状息肉的患者,无须进行结肠镜监测,但需进行正常结肠癌筛查或10年后复查结肠镜。

【陈述3.13】对获得高质量诊治的结直肠息肉高危患者,一般间隔3年后进行肠镜检查监测。

【陈述3.14】早期结肠癌内镜切除后应在第6、第12个月分别复查结肠镜,随访时应注意避免漏诊病变。如果在第一次结肠镜监测时没有发现需要监测的高危腺瘤,建议在5年后进行第二次结肠镜监测。如果在第二次结肠镜监测中,仍未检测到需要监测的高危腺瘤,则患者随后只需进行常规筛查。

【陈述3.15】当患者年龄达到80岁后,停止息肉切除术后的内镜监测,或如果患者因为伴随其他疾病而预期寿命有限,也可以更早停止内镜监测。

实施依据

结直肠息肉(如腺瘤和锯齿状息肉)是结直肠癌的前兆,切除此类息肉可降低结直肠癌风险。如果有计划地对结肠息肉切除后进行结肠镜监测,可以较早地发现和处理异时性或复发性腺瘤病变和癌症。结肠息肉/腺瘤在内镜切除后,应根据其病理性质、大小及数量等因素综合决定复查的间隔。其中,高质量的结肠镜检查(满足前述结肠镜检查质控指标)是保证结直肠息肉切除术后结肠镜监测策略的基础。根据2020年欧洲胃肠道内镜学会(ESGE)有关息肉切除术后结肠镜监测指南,推荐合理的结直肠息肉切除术后结肠镜监测意见见图4-3-1。

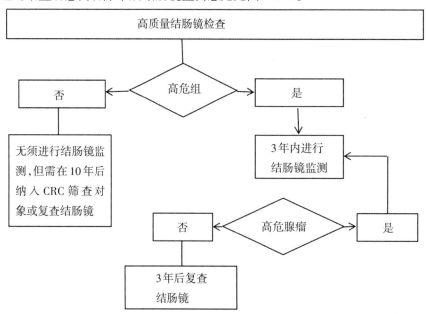

图4-3-1 高质量结肠镜检查后结肠镜监测流程

1.对基线结肠镜操作的要求

应在高质量结肠镜检查并完全切除和检查所有息肉的前提下进行结肠镜监测。即高质量的结肠镜检查是在肠道充分清洁状况下至盲肠,并仔细检查结直肠黏膜,完全(可整块)切除所有息肉并进行组织学检查评估者。如果由于肠道清洁不充分或其他因素导致初始程序的质量欠佳,则应早期复查结肠镜。

2.对于高风险腺瘤(HRA)

①切除的息肉里至少1个腺瘤>10 mm或伴高度不典型增生的患者;②切除了≥5个腺瘤的患者;③切除的锯齿状息肉>10 mm或伴不典型增生的患者,进行为期3年的结肠镜监测。推荐的肠镜监测时间间隔是:

(1)早期CRC内镜切除后,应在第6、第12个月分别复查结肠镜,随访时应注意避免漏诊病变。

(2)如果在第一次结肠镜监测时没有发现需要监测的高危腺瘤,建议在5年后进行第二次结肠镜监测。

(3)第二次结肠镜监测中,若仍未检测到需要监测的高危腺瘤,则患者之后只需进行常规筛查(无须再做监测)。

(4)如果在第一次或随后的监测中发现需要监测的高危腺瘤,需在3年内进行结肠镜监测。

(5)不建议对有结直肠癌家族史的患者在息肉切除后缩短监测间隔。

3.内镜下分片黏膜切除术后监测方案

(1)建议在复查结肠镜后的12个月后进行首次结肠镜监测,以检测潜在的晚期复发。

(2)若使用内镜下分片黏膜切除术切除了≥20 mm的息肉,应对患者在术后3~6个月行早期结肠镜复查。

4.停止监测

建议当患者年龄达到80岁后停止息肉切除术后的内镜监测,如果患者因为伴随其他疾病而预期寿命有限,可以更早停止内镜监测。

(王亚雷　许建明)

主要参考文献

[1] Japanese Society of Gastroenterology(JSGE).Evidence-based clinical practice guidelines for management of colorectal polyps[J]. J Gastroenterol,2021,56(4):323-335.

[2] European Society of Gastrointestinal Endoscopy(ESGE).Colorectal polypectomy and endoscopic mucosal resection (EMR):European Society of Gastrointestinal Endoscopy(ESGE)[J]. Clinical Guideline.Endoscopy,2017,49(3):270-297.

[3] European Society of Gastrointestinal Endoscopy(ESGE).Post-polypectomy colonoscopy surveillance:European Society of Gastrointestinal Endoscopy(ESGE)Guideline-Update 2020[J]. Endoscopy,2020,52(8):687-700.

下篇

消化系统疾病
临床处理

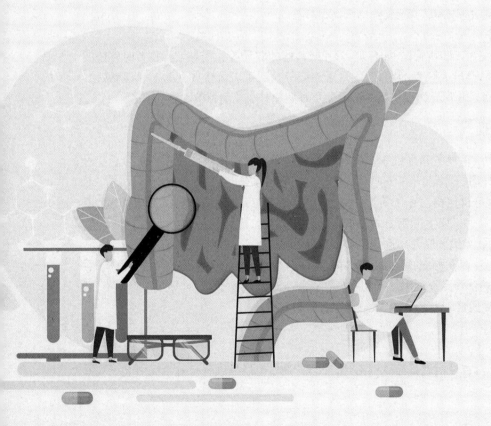

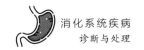
第五章

消化系统急症处理

消化系统急症包括食管、胃、肠、肝、胆、胰疾病相关急症,病情严重,学科交叉性强,处理模式由急诊通道式向专科病房式转变,需要消化专科医生具备急症病情评估、在急症中应用内镜技术,以及多学科诊疗模式等能力,是考验消化专科医生专科能力的重要知识领域。

第一节　食管异物的急症处理

食管异物是常见的急症之一。尽可能早期识别和缩短异物嵌顿至移除的时间,是避免发生食管异物并发症的关键所在。如何根据病史和临床表现判断食管异物及有无并发症? 如何选择应用影像学检查明确食管异物及其位置、形状和大小,以及可能的穿孔迹象? 内镜取异物的指征、时机与方法是什么? 对于复杂或高危食管异物,如何进行多学科联合诊治? 本节根据当代共识意见,介绍了食管异物的急症处理知识与要点,供急诊处理参考。

【临床表现与并发症】

食管异物是指因饮食不慎,误咽异物(如鱼刺、骨片或脱落的假牙等),而导致异物暂时停留或嵌顿于食管。常表现为食管异物感、吞咽困难、胸骨后疼痛等。严重者可造成食管瘘、纵隔脓肿、穿破大血管,甚至危及生命。食管异物损伤早期诊断和及时处理是成功治疗的关键。

一、病史与临床表现

病史是诊断食管异物最重要的诊断线索。异物吞食史是患者就诊的主要原因。接诊后应着重了解异物吞食的时间、异物的类型,并且询问和检查相关症状与体征。

80%~90%的食管异物可自然排出。未能自然排出吞咽异物的患者,常表现为异物阻塞感、恶心、呕吐、疼痛、吞咽困难等。不能主诉病史的儿童,若表现为拒食、流涎与易激惹等,应考虑异物可能。异物造成食管周围软组织肿胀并压迫气管者,可表现为咳嗽、气促等呼吸系统症状。

特异性的临床表现提示存在相应并发症:发热提示感染;血性唾液、呕血预示有黏膜损伤;吞咽唾液困难、流涎者常伴随食管完全梗阻。异物梗阻在食管入口及食管上段,可导致呼吸困难、咳嗽、发绀等。异物较大或尖锐带刺者,可压迫喉或损伤黏膜引起炎症。

二、并发症

食管异物并发症多因没有及时就诊而耽误治疗,或因异物发生后继续强行进食而引起下列并发症。

(一)食管内并发症

食管内并发症主要包括食管炎、咽食管(憩室)、食管瘢痕性狭窄等。

1.食管炎

食管炎是最多见的食管内并发症,与异物长时间压迫或尖锐异物造成的黏膜擦伤引起继发性感染等因素有关。疼痛为持续性的,有轻微的全身症状。食管镜下可见局部黏膜红肿,严重者有糜烂、溃疡。

2. 咽食管憩室

咽食管憩室是咽与食管移行处管壁向外突出而形成的囊袋状结构。多为硬币类异物长期存留所致,如果未感染,临床上无特殊症状。食管吞钡检查为诊断咽食管憩室的首选检查。内镜亦可用来观察憩室,但检查时若内镜进入憩室,可能有从憩室的菲薄黏膜处穿孔的危险。

3. 食管瘢痕性狭窄

食管瘢痕性狭窄多为食管严重感染的后遗症,主要症状为长期持续性的梗阻感和吞咽困难,即使异物被取出后,症状仍持续存在,抗生素治疗无效。

(二)食管外并发症

食管外并发症包括食管穿孔、食管周围炎、食管周围脓肿、纵隔炎和脓肿、颈总动脉破裂、胸主动脉穿孔、主动脉弓假性动脉瘤、心包炎、腹膜炎、咽后脓肿、颈椎骨髓炎、气胸、异物穿通伤等。

1. 食管穿孔

食管穿孔后,症状随之加重,其程度与穿孔的部位、大小有关。通常颈段食管的小穿孔反应较轻,反之胸段食管的大穿孔反应则较严重。如果是食管下段的穿孔可能有上腹部压痛、肌紧张等腹部刺激症状,全身反应较重。

食管穿孔后,咽下的空气经穿孔外溢,潜入颈部皮下组织或纵隔内形成气肿,出现皮下气肿或纵隔气肿。在X线影像上可观察到异物和食管四周有气体、纵隔增宽、纵隔气肿。

诊断食管穿孔主要依靠X线影像学检查。为准确判断穿孔部位,可借助碘油或水溶性造影剂显示穿孔。

2. 食管周围炎和脓肿

多见于尖形、粗糙不规则的异物或嵌顿于食管时间较长的异物。造成食管周围炎的原因主要是较小和较浅的食管穿孔,异物穿透黏膜下层或肌层,在食管周围形成继发性局限蜂窝织炎,但也可为严重的食管壁炎症向外扩散所致。

X线显示食管周围有炎性肿胀阴影。患者常出现进行性加重的局部疼痛和吞咽困难。颈部检查可发现颈部有压痛点,若形成脓肿,则颈部肿胀、压痛明显,可触及炎性包块;部分患者累及气管,可出现呼吸困难。

纵隔炎和脓肿:一般是尖锐异物刺入过深而继发感染。颈部异物可在颈深部形成蜂窝织炎和脓肿,炎症还可由此向下扩散至上纵隔,并发展为纵隔炎和脓肿。食管胸段穿孔必然发展成为纵隔炎和脓肿。

纵隔炎和脓肿的临床症状为胸骨后剧烈疼痛、高热及全身中毒症状,甚至出现中毒性休克。

X线影像学检查可见纵隔明显增宽,胸骨后密度增加,部分患者可见到脓肿液平面及液气胸等。对显影不佳者,可行CT扫描以显示病变部位。纵隔脓肿的病死率为30%~55%,对嵌顿于胸段食管主动脉弓和支气管分叉的异物应高度警惕,防止发生此并发症。

3. 大血管破裂出血

食管中段尖锐的异物可直接刺破食管壁及主动脉弓或锁骨下动脉等大血管,引起致命性出血。继发感染使血管壁坏死、糜烂,形成假性动脉瘤或食管动脉瘘,其破裂后出血。

大血管破裂出血主要表现为大量呕血或便血。一旦发生,治疗困难、死亡率高。凡异物嵌顿于上胸部或颈部食管且有出血者,应高度怀疑大血管受损的可能,应积极采取措施。诊断一经做出,通常无须再行食管镜检查或主动脉造影,以免动脉破裂后大出血。对有先兆出血者,应抓住时机进行开胸探查,及时修补穿孔血管,方可挽救生命。

4. 气管-食管瘘

胸段食管异物嵌顿压迫食管致管壁坏死,再累及气管、支气管时,形成气管-食管瘘,可导致肺

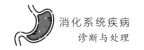

部反复感染。

【诊断要点】

(1)应基于病史和症状进行诊断评估,初步判断异物所在部位,以及有无异物滞留、梗阻或并发症。

(2)初步评估的实验室检查包括全血细胞计数(CBC)、C反应蛋白(CRP)、血气分析(过量碱)和乳酸。

(3)对于口咽部、食管入口上方的异物,可首先由耳鼻咽喉科医生在喉镜下检查与处理。

(4)对于异物位于食管入口以下部位者,颈部、胸部和腹部X线检查有助于评估不透射线或形状未知物体的存在、位置、形状和大小,以及可能的穿孔迹象,等等。

a.如果在普通X线平片上未检测到物体,则建议采用正侧位双平面X线检查,可降低假阴性率,侧位片对于区分气管、支气管和食管异物至关重要。然而,X线检查对于薄金属物体、木材、塑料和玻璃,以及鱼刺或鸡骨头食物团等形状的异物,假阴性率高达85%。

b.对于无并发症的非骨性食物嵌顿有症状者,不推荐行X线平片评估,可直接进行内镜检查。

c.为准确判断穿孔部位,可借助碘油或水溶性造影剂显示穿孔,但该类造影剂是高渗溶液,可能诱发或加重肺水肿,需慎重应用。

(5)计算机断层扫描

对于疑似穿孔或其他可能需要介入内镜检查或有手术并发症的患者,应进行计算机断层扫描(CT)。

CT检查不但能够帮助识别上述X线检查阴性的患者,而且可用于评价怀疑有异物的相关并发症(穿孔、脓肿、纵隔炎、主动脉/气管瘘)。因此,对于怀疑有穿孔或可能需要介入性内镜诊治或需要手术处理并发症的患者,应进行CT检查。

(6)不推荐行食管吞钡检查

因为其存在误吸或影响内镜视野的可能。如果假定存在食管异物但无法在X线平片上检测到该异物,可以考虑口服水溶性放射性造影剂,但这类造影剂具有高渗性,如果误吸会导致肺水肿。还应注意的是,食管吞钡检查可能会延误必要的内镜诊治时机。

根据患者有明确的吞食异物病史,突发的吞咽困难、异物感、疼痛等症状,提示食管异物的可能性。结合影像学及胃镜检查,可明确食管异物诊断(诊断流程参见图5-1-1)。

【处理要点】

一、内镜治疗

(一)适应证及禁忌证

1.适应证

(1)绝对适应证:耐受并配合内镜操作、预计难以自然排出异物且无并发症的普通患者。

(2)相对适应证。

a.胃内容物未完全排空的急诊内镜患者,应气管内插管,防止误吸。

b.不配合内镜操作者,应在气管内插管全身麻醉下操作。

c.无并发症的高危异物患者,宜在气管内插管全身麻醉下操作。

2.禁忌证

(1)绝对禁忌证。

a.合并有心、脑、肺等重要器官疾病,不能耐受内镜诊疗者。

b.异物导致大量出血者。

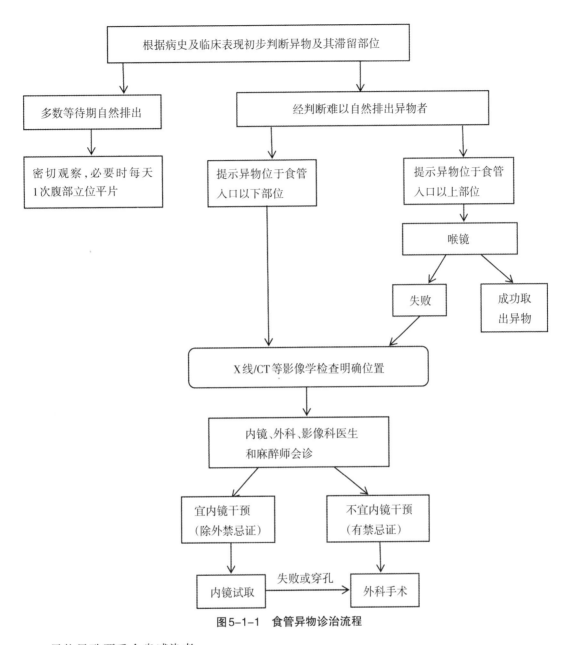

图5-1-1 食管异物诊治流程

c.异物导致严重全身感染者。

d.异物为毒品袋者。符合内镜处理绝对禁忌证的患者,由外科医生评估病情后,拟定手术治疗方案。

(2)相对禁忌证。

a.异物导致瘘管形成者。

b.异物导致局部脓肿、积气者。

c.异物导致可疑或明确穿孔者。

d.异物邻近重要器官与大血管,内镜下取出后,可能导致器官损伤、大量出血等严重并发症者。

(二)内镜取异物的时机

(1)紧急内镜取异物:对于尖锐物体、电池、磁铁和异物导致食管完全梗阻者,推荐急诊软性内镜检查(最好在2h内,最迟在6h内)。

尖锐物体导致食管全层穿孔的风险很高(高达35%);电池和磁铁有造成食管受压坏死、电灼伤

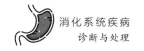
和化学伤害的风险;食管完全阻塞有误吸和穿孔的危险。因此,应在确定没有穿孔的情况下,紧急行内镜检查和酌情取出异物。

(2)对于没有完全梗阻的其他食管异物患者,可在24 h内进行内镜诊治。

在不能自行排出异物且未引起完全梗阻的情况下,可在24 h内择期内镜取出异物。延迟24 h以后取出食管异物,可能会降低异物成功取出的可能性,并增加发生并发症的风险。

(三)内镜下取异物的方法

主要是通过异物钳取器械来进行异物的取出。常规的方法是利用内镜下的活检钳、鼠齿钳等夹取异物,通过旋转、退镜等特殊的手法取出异物,特殊异物(如尖锐异物)需要使用外套管、保护套或透明帽来防止异物取出时对消化道壁造成损害。对于较大的难以钳取的异物,可采用圈套器、取石网篮或网兜来处理。同时也有在异物钳取器械的钳子末端加上橡胶涂层的操作,以此来增加表面的摩擦力,用以处理表面较为光滑、容易滑脱的异物。带有磁体的器械,可通过磁力将金属异物取出。对于有孔或环状异物,可采用球囊扩张法,通过球囊扩张形成的阻力对异物进行固定取出,也可利用活检钳将丝线牵拉入孔后,用线对异物进行牵引固定,更加有效地取出异物。

应根据食管异物的类型(表5-1-1)及其是否滞留或嵌顿,选择内镜处理的对策。

(1)短、钝异物,要根据异物类型和位置选择合适的钳取装置。常规钳取器械包括活检钳、异物钳(鼠齿钳、鳄嘴钳等)、圈套器、取石网篮、取石网兜等。

(2)对于尖锐或长异物,应用保护性器材(如外套管、保护罩、透明帽等),以降低黏膜损伤风险。高危患者应考虑行气管内插管麻醉以避免误吸。

(3)在食物团块的患者中,应先争取将食团轻推入胃部;如果遇到明显的阻力,则可能有潜在的食管疾病,应考虑在内镜下取出食团。同时也应筛查潜在疾病,如食管狭窄、食管裂孔疝、胃食管连接处环周性狭窄(Schatzki环)、嗜酸性食管炎、贲门失弛缓症和肿瘤,必要时行病理学检查。

(4)对通过吞食毒品袋来藏匿毒品的患者,毒品袋破裂会造成致命危险,为内镜处理禁忌证。无法自然排出或怀疑毒品袋破裂的患者,应积极行外科手术。

表5-1-1 食管异物类型及其内镜处理方式

类型	举例	内镜处理方式
短、钝异物	圆形物体:硬币、纽扣、玩具、电池、磁性异物	可通过异物钳、圈套器、取石网篮、取石网兜等取出。 金属性异物可尝试在磁性异物钳吸引下取出。危险性较大或取出难度较高的金属性异物,可在X线透视下行内镜处理
尖锐异物	鱼刺、禽类骨头、义齿、枣核、牙签、回形针、刀片等	内镜下取出尖锐异物时易划伤消化道黏膜,推荐使用保护器材以降低黏膜损伤风险。 两端附有金属卡环的尖锐义齿易嵌顿于消化道管壁,取出难度较大,常规内镜处理失败者,可在双通道内镜下联合使用多个钳取器械尝试取出
长异物 (长度≥6 cm)	软性异物:线、绳子 硬性异物:牙刷、餐具、螺丝刀、钢笔、铅笔	可将外套管置于食管-胃交界处,钳取异物后,平稳退入外套管内,以免损伤黏膜
食物团块	有或没有骨头	可在内镜下取出或推入胃内待其消化后自然排出。不易完整取出的食物团块,可用异物钳、圈套器等捣碎后,再行处理。除使用钳取器械外,部分异物可尝试使用外套管或透明帽,在负压吸引下取出
其他	非法毒品包	内镜处理禁忌证

二、内镜术后处理

(一)一般处理

术后密切观测病情,监测患者生命体征,酌情限制饮食、使用黏膜保护剂。必要时复查X线平片、CT、血常规、内镜等以明确疗效。异物导致瘘管形成、局部脓肿、积气或穿孔者,取出异物后应保持引流通畅,多可自行愈合。

(二)内镜治疗常见并发症及处理

内镜下异物取出的并发症或者风险主要是穿孔和出血,尤其是遇到像鱼刺、鸡骨头等这类锐利、不规则形状的异物,卡在食管中段及食管狭窄的部位,风险较大。如果内镜下取异物不顺利可能会造成穿孔,甚至在内镜取异物之前就已经穿孔(作为相对禁忌证需要多科协作,尤其是外科),从而出现致死性大出血或者致死性纵隔及胸腔感染。处理原则如下:

1.黏膜损伤、出血

内镜操作导致黏膜损伤、出血者,禁食并给予抑酸剂与黏膜保护剂。术中少量渗血,内镜喷洒冰生理盐水去甲肾上腺素液即可;出血较多则酌情选用电凝止血或止血夹闭合止血。若内镜下止血效果欠佳,除内科补液、输血等处理外,须行外科手术干预。

2.感染

胃肠道细菌通过黏膜损伤处进入体内,可引起局部或全身感染,除禁食、抑酸、补液外,应给予患者足量抗生素治疗。局部脓肿应充分引流,保守治疗失败者,须行外科手术处理。

3.穿孔

穿孔常伴随脓肿产生,原则上应保持引流通畅:已存在外引流者可酌情闭合创面;无外引流者不宜过早闭合创面,禁食、补液、充分引流后,多可自行闭合。若病情未改善,须行外科手术治疗。

4.误吸

胃内容物未完全排空的患者在急诊内镜操作过程中有误吸风险。一旦发生,应立即退出内镜并沿途吸引,使患者处于头低足高位,叩拍背部,及时清理口腔内痰液与呕吐物,必要时行气管内吸引、气管切开等抢救措施。

三、硬管食管镜是电子胃镜取异物的互补/交叉技术

电子胃镜是食管异物的一线检查与治疗方法。但对于嵌顿在上端食管和喉部的异物,异物钳纤细,力量较弱,易滑脱,可能造成不必要的食管内膜损伤。硬质食管镜可以保护食管黏膜,方便钳取器械反复进出食管,并能扩张、支撑食管,获得较大的视野和操作空间。因此,如异物嵌顿于食管上段的患者,穿孔风险高的梭形尖锐异物(如枣核),可首选麻醉下行硬质食管镜治疗。其余部位的食管中上段异物宜使用胃镜处理,操作失败者,再试行硬质食管镜。

四、手术治疗和多学科诊治

虽然内镜有较高的治疗成功率,但对存在穿孔、形成瘘管、异物完全穿出等不宜内镜干预的高危患者,或内镜操作失败的患者,需尽快安排外科手术移除异物。

尽可能缩短异物嵌顿至移除异物的时间,是避免发生食管异物并发症的关键所在。因此,对于能够耐受内镜操作、预计不能自然排出异物的患者,可行普通胃镜取出;不能配合或存在高危异物的患者,可全麻插管下行胃镜异物取出。

对于临床上少见的复杂情况,如异物取出风险较大、基础疾病多等情况,需要联合耳鼻喉科、心胸外科、麻醉科等多学科评估,在无内镜绝对禁忌证的情况下,先行尝试内镜治疗,若治疗失败或已出现严重并发症(全身感染、大出血等),需要及时转为手术治疗。

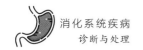

对于高度怀疑尖锐异物穿破大血管的患者,若未发生感染,可在胸外科保驾下行内镜取出术,同时需要考虑置入血管覆膜支架,以防止内镜操作中及异物取出后出现大出血。术后还需要行CT检查有无外伤性假性动脉瘤,如有外伤性假性动脉瘤,需要血管介入科处理;若实验室检查和影像学检查高度提示并发感染,需要及时给予足量、有效的抗生素进行抗感染治疗,同时行有效引流。

总之,对于能够耐受内镜操作、预计不能自然排出异物的患者可行普通胃镜取出,不能配合或存在高危异物的患者可全麻插管下行胃镜异物取出。当患者存在重要脏器严重疾病或异物引发各种风险(如大出血、感染等)时,需要经过严密的评估及多学科的会诊,共同制订解决方案。食管异物诊治流程见图5-1-1。

【临床病例与问题】

一、病史摘要

患者,男,67岁。因"误食枣核7 h伴上胸部堵塞感"就诊。胸部CT检查提示食管颈段见异物嵌顿,纵隔内未见气体影,周围无大血管相邻。遂至安徽医科大学第一附属医院内镜中心就诊,急诊胃镜检查示:食管入口段(距门齿19 cm处)见一枚枣核嵌顿,嵌顿处食管黏膜有少许渗血。

问题:评估食管异物有无并发症? 是否可以在内镜下安全取出异物? 术后如何处理?

二、问题与解析

问题1.评估食管异物有无并发症? 是否可以在内镜下安全取出异物?

患者误食枣核7 h伴上胸部堵塞感。胸部CT检查显示食管颈段见异物嵌顿,纵隔内未见气体影,提示食管异物未导致食管穿孔,周围无大血管相邻。急诊胃镜检查证实枣核嵌顿在食管入口段(距门齿19 cm处),虽然有少量渗血,但食管异物并非在食管中段与大血管相邻部位,导致大血管破裂出血的风险较小。因此可以在内镜下安全取出枣核。

综上,考虑食管异物未穿破食管壁且无大血管损伤,征求患者及其家属同意后,在内镜下用异物钳将枣核顺利取出(图5-1-2)。

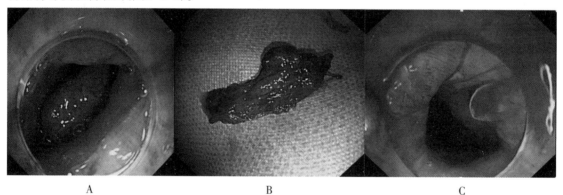

图5-1-2 内镜诊治过程

A.内镜下观察食管入口段异物;B.用异物钳将枣核取出;C.术后食管壁可见穿刺损伤。

问题2.术后如何处理?

术后食管壁可见穿刺损伤,将患者收住入院,禁食48 h,给予抗感染、补液支持治疗,患者无迟发性穿孔及出血表现,3 d后出院。

【随访与健康教育】

一、门诊随访

吞食钝圆或较小异物(除外电池和磁铁)的无症状者,无须行内镜下取出,可在门诊随访治疗。对于等待自然排出的异物,应定期行影像学检查监测异物进程,淘洗粪便以明确异物是否排出。存在基础疾病的患者,应定期随访以了解疾病进展与治疗状况。

二、健康教育

(1)儿童、精神异常者的监护人应提高防范意识,远离异物。
(2)对蓄意吞服异物者应加强宣教。
(3)存在基础疾病的患者,养成良好的进食习惯,并积极治疗病变。

(孙斌　许建明)

主要参考文献

[1] 中国上消化道异物内镜处理专家共识意见(2015年,上海)[J].中华消化内镜杂志,2016,33:19-21.

[2] Michael Birk, Peter Bauerfeind, Pierre H Deprez, et al.Removal of foreign bodies in the upper gastrointestinal tract in adults:European Society of Gastrointestinal Endoscopy(ESGE)clinical guideline[J].Endoscopy,2016,48(5):489-496.

[3] Mircea Chirica, Michael D Kelly, Stefano Siboni, et al.Esophageal emergencies:WSES guidelines[J]. World J Emerg Surg,2019,14:26.

第二节　急性腹痛病情评估与处理

急性腹痛的快速诊断和救治是患者就诊的关键一环,也能体现一个消化专科医生的水平和能力。接诊急性腹痛患者时,要把握哪些处理原则? 如何根据急性腹痛患者病史特点推断可能的病因? 如何进行全面而且突出重点的体格检查? 如何合理安排急性腹痛的实验室和影像学检查? 如何初始处理急性腹痛的病理生理状况? 老年或妊娠期急性腹痛患者有何特殊性,如何处理? 本节将首先介绍急腹症的特点和处理原则,以及急性腹痛的病史采集和体检要点及其辅助检查方法,结合妊娠急性腹痛实际诊治过程,剖析急性腹痛临床诊治思维及其失误之处,以期总结经验教训,提升急性腹痛的诊治能力。

【病因与分类】

急腹症和急性腹痛概念上有所不同,传统上的急腹症主要系指外科和妇产科急腹症。但它们都是以急性腹痛为突出表现的急性腹部疾病的总称,具有发病急、进展快、病情重、需要早期诊断和紧急处理的临床特点。急性腹痛病种多、病因错综复杂,其诊治涉及多个学科。

一、外科急腹症

(一)感染与炎症
急性阑尾炎、急性胆囊炎、急性胆管炎、急性胰腺炎、急性肠憩室炎。
(二)空腔器官穿孔
胃、十二指肠溃疡穿孔,胃癌穿孔,伤寒肠穿孔,坏疽性胆囊炎穿孔,腹部外伤致肠破裂,等等。
(三)腹部出血
创伤所致肝、脾破裂或肠系膜血管破裂,自发性肝癌破裂,腹或腰部创伤致腹膜后血肿,等等。
(四)梗阻
胃肠道、胆道、泌尿道梗阻等。

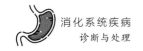

（五）绞窄

胃肠道梗阻或卵巢肿瘤扭转致血循环障碍，甚至缺血坏死，常导致腹膜炎、休克等。

（六）血管病变

1.血管栓塞

血管栓塞如心房纤颤、亚急性细菌性心内膜炎、心脏附壁血栓脱落致肠系膜动脉栓塞、肾栓塞等。

2.血栓形成

血栓形成如急性门静脉炎伴肠系膜静脉血栓形成。

3.动脉瘤破裂

动脉瘤破裂如主动脉夹层破裂，腹主动脉和肝、肾、脾动脉瘤破裂出血，等等。

二、妇产科疾病

主要包括异位妊娠、黄体破裂、卵巢囊肿蒂扭转、卵巢囊肿破裂，以及急性附件炎或急性盆腔炎等。

三、内科疾病

（1）急性胃肠炎、急性肠系膜淋巴结炎、急性病毒性肝炎、原发性腹膜炎、腹型紫癜、镰状细胞贫血危象、铅中毒、糖尿病、尿毒症。

（2）由神经牵涉导致放射性腹痛，常见有急性肺胸膜炎、心绞痛、心肌梗死、肺动脉栓塞。

（3）脊椎增生性骨关节炎，脊柱结核、肿瘤、损伤致脊神经受压迫或刺激，等等。

急性腹痛包括内科疾病腹痛和需要手术治疗的外科急腹症，分辨内科疾病腹痛与外科急腹症，可参见表5-2-1中的腹痛特点加以甄别。

表5-2-1　内科疾病腹痛和外科急腹症的腹痛特点

内科疾病腹痛的特点	外科急腹症的腹痛特点
1.一般先发热或呕吐后再腹痛	1.先腹痛后才发热或呕吐
2.腹痛部位不固定	2.患者能诉说其较明确的部位
3.腹痛程度多较轻	3.腹痛程度多较重，大多难以忍受
4.腹部柔软，无肌紧张或反跳痛	4.腹部体征突出，多有局限性压痛、肌紧张或伴有反跳痛
5.腹式呼吸常存在	5.腹式呼吸多减弱或消失

【病情评估与诊断要点】

一、初始病情评估

急腹症伴生命体征异常和肠绞窄、肠坏死，认为是预后不良的因素。不良预后因素还包括：老年人，一般情况不佳，类固醇的使用，呼吸循环功能障碍，急性生理与慢性健康评分（APACHE Ⅱ）、序贯器官衰竭估计评分（SOFA）、POSSUM 或 E-PASS 评分高，美国麻醉师协会（ASA）Ⅲ—Ⅳ级，器官衰竭和近期有侵入性外科手术。

初始接诊急性腹痛患者时，基于病史、体检、实验室的初步临床检查资料分析，得出的结果虽然不足以明确诊断，却可以区别病情是紧急还是非紧急。初步处理要把握以下3个关键点：

（1）关注生命体征和气道（A）、呼吸（B）、循环（C）、意识（D）异常者，可能是即刻致命性腹痛，处理的原则是"先救命后治病"。

a.气道保护，保持呼吸通畅或通气治疗（给氧）。

b.同时建立静脉通道，快速补充血容量。

c.快速纠正休克的同时,尽快排除即刻危及生命的心血管性腹痛(急性心肌梗死、腹主动脉瘤破裂、肺栓塞、主动脉夹层、心包填塞),以及突发性腹腔脏器疾病(肝癌破裂、宫外孕、缺血性肠病、严重急性胆管炎、腹膜炎伴败血症休克)。

d.如需手术治疗,应急诊手术、控制出血、解除梗阻、引流脓液等。

(2)对于病情较重,且暂时难以明确诊断的患者,处理的原则是"边诊断边治疗"。

a.在密切观察腹痛性质、部位及腹部体征动态变化的同时,可先行全身支持和对症止痛等初步治疗。

b.暂禁食水,予以输液,以提供能量及维持患者的水电解质酸碱平衡。

c.伴感染者积极进行抗感染治疗,可经验性地选用针对革兰阴性菌和厌氧菌的抗生素。

d.疑有胃肠穿孔或肠坏死者,禁止灌肠或应用泻剂。

e.对弥漫性腹膜炎者、肠麻痹或肠梗阻者可行胃肠减压。

f.一般腹痛者进行止痛时,可选用解痉镇痛类药,但近年来的研究认为,可注射吗啡或哌替啶等麻醉剂。

g.若病情不见好转,反而有加重趋势者,需考虑有否外科手术探查或治疗问题。

(3)对于病情较轻、生命体征平稳的患者,处理的原则是"观察加等待",即按部就班完成诊断、鉴别诊断及相关辅助检查,待诊断明确,根据相应的疾病采取特定的处理措施。

急性腹痛的诊断流程可参考图5-2-1。

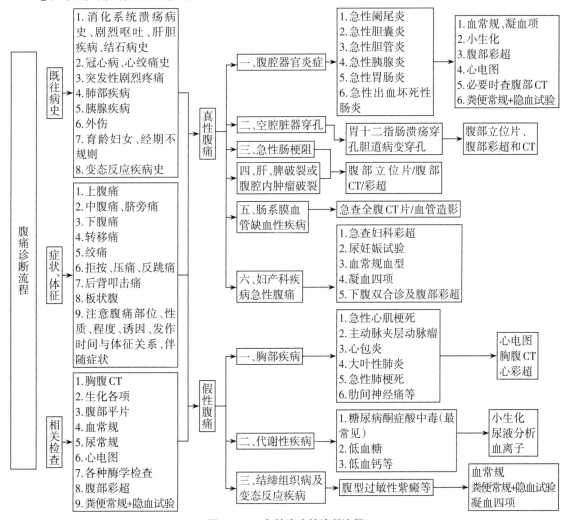

图5-2-1 急性腹痛的诊断流程

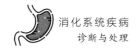
二、重视病史采集和体格检查

诊断急性腹痛的第一步是临床评估。在日常实践中,病史采集和体格检查对于急性腹痛的诊断及病情评估至关重要。

(一)病史采集

掌握腹痛的性质和特点是每位接诊医生的基本功。应评估腹痛的部位和特征、伴随症状(疼痛部位、移动、突然发作、严重程度增加、伴有呕血/便血、呕吐、腹泻或便秘),以及患者过敏史、用药史、既往腹部疾病史、饮食、育龄期妇女生育史。仔细分辨急性腹痛的病史特点,常常可以提示初步临床诊断或第一印象(表5-2-2)。

对疼痛剧烈和生命体征不稳定的患者,如果没有足够的时间完成详细而完整的病史采集,可以进行一个简短的病史采集。"OPQRST"[O(onset,发病),P(palliative/provocative,缓解/诱因),Q(quality/quantity,性质/程度),R(region/radiation,部位/放射),S(associated symptom,相关的症状),T(time course,持续时间)]被推荐作为系统和全面的急诊科病史采集方法。

表5-2-2 急性腹痛患者病史特点与可能的病因

问题	可能的腹痛性质与病因
疼痛的部位在哪里?	见图5-2-1。包括右上腹痛、中上腹及脐部痛、左上腹痛、右下腹痛、中下腹痛、左下腹痛,以及弥漫性腹痛
是什么样的腹痛?	阵发性缩窄样疼痛,"让人透不过来气的疼痛"(肾或胆绞痛) 阵发性钝痛伴呕吐(机械性肠梗阻) 绞痛,而后变为固定的疼痛(阑尾炎、绞窄性肠梗阻、肠系膜血管缺血) 尖锐、持续痛,活动后加重(腹膜炎) 撕裂样痛(动脉瘤破裂) 钝痛(阑尾炎、憩室炎、肾盂肾炎)
以往是否经历过?	是,提示为复发型疾病,如溃疡、胆石绞痛、憩室炎或经间痛
是否突然发生?	突然:"像突然亮的光一闪"(溃疡穿孔、肾结石、异位妊娠破裂、卵巢或睾丸扭转、某些动脉破裂) 不那么突然:大多数其他原因
疼痛有多严重?	严重的腹痛(脏器穿孔、肾结石、腹膜炎、胰腺炎) 与体格检查不符的剧烈腹痛,腹痛比腹部体征严重(肠系膜血管缺血)
疼痛是否放射到其他部位?	右肩胛骨(胆囊痛) 左肩区(脾破裂、胰腺炎) 耻骨部或阴道(肾痛) 后背(主动脉瘤破裂)
什么能使疼痛缓解?	抑酸剂(消化性溃疡) 尽可能平静地平卧(腹膜炎)
疼痛时伴随什么其他症状?	呕吐先于疼痛,随后有腹泻(胃肠炎) 呕吐较晚出现,肠蠕动和排气消失(急性肠梗阻,呕吐出现较晚提示消化道远端梗阻) 呕吐出现在严重的上腹、左胸或肩痛之前(腹腔内食管催吐性穿孔)

(二)体格检查

体格检查包括评估患者的一般状况、生命体征、疼痛严重程度、是否需要急诊手术。腹部体格检查包括视诊、听诊、触诊和叩诊。胸部、背部、直肠和泌尿生殖系统应按规定检查。在体检中,不仅要求全面,而且需要突出重点,具有敏锐的观察力、判断力。

1.一般状况和生命体征

一般状况(表达、肤色、呼吸、仪表等)可能会提供有关疼痛部位和腹膜刺激征的信息,这些信息对判断腹痛的紧迫性和严重性可能有用。呼吸急促提示肺炎、心肺衰竭和菌血症的可能性大。心动过速、低血压和体温与疾病严重程度和预后相关。因此,急腹症患者都应测量生命体征。

2.腹部检查

(1)腹部视诊:应充分暴露剑突到腹股沟腹部,视诊有无腹部手术瘢痕、带状疱疹感染、肝硬化迹象、疝气、呼吸波动和皮肤淤斑等征象。

(2)触诊:是用于探查腹痛的主要体检方法,检查要点如下。

a.触诊应轻柔,从远离最疼痛处开始。在腹痛的情况下,局部压痛通常是潜在疾病的可靠证据,但一般压痛的诊断意义不大。

b.应通过浅触诊探查特别压痛的部位,确认是否存在肌卫、肌强直或反跳痛等腹膜刺激征。

c.深部触诊则主要用于检查是否有肝脾等实质器官肿大或腹腔肿块。伴有压痛的搏动性、可扩张肿块是腹主动脉瘤的体征。右季肋部触及肿块提示急性胆囊炎,Murphy征的敏感性和特异性分别为65%和87%。超声Murphy征优于前两种体征。

d.此外,在评估腹痛的部位和程度时,应观察患者的表情。触诊期间患者闭眼,可能为非器质性疾病(闭眼征;敏感性 33 %,特异性 93.5 %),而器质性疾病导致的腹痛在触诊时患者多因恐惧而睁大双眼。

e.Carnett征(卡奈特氏征)阳性可基本排除腹腔内病变,提示为腹壁病变。Howship-Romberg征是闭孔疝最早期且最具特征的征象。

注:Carnett征阳性,是患者仰卧位时,检查者通过腹部触诊找到压痛最明显处,将手指停留在疼痛点,然后让患者交叉手臂做仰卧起坐,如果疼痛加剧,可能是腹壁肌肉痛而不是腹腔内疾病疼痛,需要进一步甄别是否有腹壁血肿等腹壁病变。

Howship-Romberg征(豪-罗二氏征),是闭孔疝最早期且最具特征的征象。即闭孔神经受到压迫时,腹股沟区及大腿前内侧出现刺痛、麻木、酸胀感,并向膝内侧放射,当患者咳嗽,伸腿外展、外旋时,由于内收肌对闭孔外肌的牵拉,疼痛加剧(使闭孔神经受压加重),反之则减轻的现象。

(3)叩诊:急腹症时,可通过叩诊明确有无叩击痛和腹腔积液。腹膜刺激征提示腹膜炎,腹膜炎时出现反跳痛和叩击痛的概率相当,叩击痛阳性时,不一定要引起反跳痛,而且反跳痛检查会增加患者痛苦,故推荐使用叩击痛来评估腹膜炎。叩诊可用于确定腹腔积液的存在和测量肝脏、膀胱和脾脏的大小。叩诊鼓音提示肠管扩张,浊音提示腹腔积液或腹部肿块。

(4)听诊:"气过水声"提示肠梗阻,如果蠕动的声音传导良好,在单一的位置听诊已足够。急腹症患者的肠蠕动经常无法被听到,不建议多部位听诊或延长听诊时间。血管杂音提示血管病变,如中腹部收缩期喷射性收缩杂音提示腹主动脉瘤,在左、右上腹部听及收缩期血管杂音,提示肾动脉的狭窄,如果是下腹两侧的杂音,应考虑髂动脉狭窄。

三、合理安排实验室和影像学检查

为了合理安排急腹症辅助检查,需要根据病史和体格检查初步诊断或第一印象,选择合适的实验室和影像学检查项目。

(一)实验室检查

常规血液检查是:①全血细胞计数(WBC,RBC,Hb,Ht,MCV,MCH,MCHC,Plt);②电解质(Na^+,K^+,Cl^-,Ca^{2+});③肝生化(T-Bil,D-Bil,AST,ALT,ALP,LDH);④肾功能(BUN,Cr);⑤炎症性指标(CRP、PCT)。解析这些指标的应用价值如下。

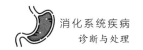

(1)全血细胞计数是急腹症常规血液检查。其中,白细胞计数和分类有助于诊断炎症及其严重程度,如果WBC计数高于$15×10^9$/L或CRP高于100 mg/L,提示有危急值状态,需要补充影像学检查,尽快明确病因。血红蛋白下降可能有腹腔内出血;血小板进行性下降,应考虑有无合并DIC,提示需要进一步检查。

(2)血直接胆红素升高,伴转氨酶升高,提示胆道阻塞性黄疸。

(3)血尿素氮、肌酐增高可能是原发病合并急性肾功能障碍或尿毒症性腹膜炎。

(4)严重水、电解质和酸碱紊乱提示病情严重。

(5)可能帮助诊断急腹症病因的实验室检测项目。

(6)血液脂肪酶、淀粉酶活性测定:急性上腹痛患者,血液脂肪酶、淀粉酶水平超过正常值上限3倍时,具有临床诊断急性胰腺炎的价值。

(7)心肌肌钙蛋白(CTn)、肌酸激酶(CK)、心脏型脂肪酸结合蛋白(h-FABP)是急性冠状动脉综合征(ACS)的生物标志物,可用于早期缺血性胸痛,尤其是极早期急性心肌梗死的筛选诊断。

(8)脑钠肽(BNP):血浆BNP水平对心力衰竭的诊断及严重程度评价有重要价值。

(9)PT、APTT、FDP、D-二聚体等,是血液凝固和纤溶的活动性指标,特别有助于评估和诊断疑似凝血病、DIC、肺栓塞或主动脉夹层等急性腹部危重性疾病。

(10)血气分析检测:碱剩余、pH和血清乳酸的检测,对休克和肠缺血的诊断有意义,临床高度怀疑这些疾病时常需血气分析检测。但在早期肠缺血或肠扭转的情况下,血清乳酸水平可能不会增加,因此不应作为初始诊断标志物。

(11)尿液分析:尿人绒毛膜促性腺激素(HCG)水平的测量可用于诊断妊娠;尿胆色素原的测量可用于诊断急性卟啉症;尿液定性分析可用于诊断输尿管结石、尿路感染和酮症酸中毒。

(12)诊断性腹腔穿刺实验室检查:腹痛诊断未明而发现腹腔积液时,有必要做腹腔穿刺检查。肉眼观察穿刺液性状有助于腹腔内出血、感染的诊断。如穿刺液混浊或为脓液,提示腹膜炎或腹腔脓肿;如有胃肠内容物(食物残渣、胆汁、粪汁等),提示消化道穿孔;不凝血液,多为实质脏器破裂,如外伤性肝、脾破裂或肝癌自发性破裂,也可能穿刺到腹膜后血肿;淡红色血液,可能是绞窄性肠梗阻。穿刺所得液体应送常规及生化检查,必要时还需做细菌培养。

(二)影像学检查

早期和准确的诊断是尽早有效治疗急腹症病因和控制病情进展的最重要因素。多项研究表明,仅根据病史、体检和实验室检查的初始临床评估,不足以确立急腹症的病因诊断,补充下述影像学检查可以增加诊断的确定性。

1.X线平片检查

腹部X线平片检查简便易行,在腹痛的诊断中应用最广,但诊断价值有限,仅在肠梗阻、胃肠道穿孔、尿路结石、肺气肿病变或腹腔异物时,有提示诊断价值。对消化道出血、消化性溃疡、阑尾炎、憩室炎、急性胰腺炎、尿路感染、非特异性腹痛和盆腔疼痛,几乎没有诊断价值。

一般采取后前位和站立位摄片,对肠梗阻患者,需要腹部站立位X线片,当站立姿势困难时,可用左侧卧位代替。立位腹部平片因肝脏非透过区的影响,腹内游离气体有时难以显示,加摄立位胸部X线平片,则容易发现游离气体。因此,当怀疑胃肠道穿孔或胸部疾病(如肺炎、心包炎或心肌梗死)时,应考虑加摄胸部平片。如果高度怀疑有腹腔内游离气体,采用CT检查更为敏感、准确。

2.消化道造影检查

对食管和胃穿孔,宜采用低渗或等渗碘水造影;对小肠梗阻,可采用水溶性对比剂造影检查;对大肠梗阻,则应谨慎行钡剂灌肠检查,以免加重梗阻症状。逆向膀胱造影可用于诊断膀胱破裂。

3.超声检查

是推荐用于急腹症的筛查方法,尤其在怀疑腹主动脉瘤破裂或胆囊炎时。当生命体征不稳定的患者搬运存在风险,不宜行CT检查时,可以行床边超声检查。超声可用于急性阑尾炎、憩室炎、主动脉瘤破裂、胆道疾病(如胆石症、急性胆囊炎)、急性尿道疾病(如肾积水或肾结石)、妇产科疾病的诊断。此外,超声还适用于胃肠道穿孔、急性胰腺炎、腹腔内脓肿、肠系膜动脉闭塞、肠梗阻的诊断。还可用于腹腔积液及腹腔积血的快速评价,以及下腔静脉血管内容量的评估。结合临床评估,超声检查可明显增加急腹症诊断的敏感性和准确性,列为急腹症的一线检查项目。

4.CT检查

所有急腹症患者都可以进行CT检查,但是考虑检查费用及已经超声检查明确诊断者,可以省略CT检查。CT检查对肠缺血、胃肠道穿孔、急性阑尾炎(特别是穿孔性阑尾炎)、憩室炎、胆道系统结石与急性胰腺炎等诊断价值高。CT检查结果没有异常时,可基本排除,但不能完全排除这些疾病。

由于CT平扫难以详细评估器官缺血、血管病变或急性胰腺炎的严重程度,建议对成人疑似急性胰腺炎与消化道疾病(如憩室炎、胃肠道穿孔、肠梗阻、肠缺血),最好进行增强CT检查。为了评估绞窄性肠梗阻导致的血液循环障碍和血栓型主动脉夹层的诊断,可同时分析平扫和增强CT征象。

对有过敏性体质或既往有碘过敏史的哮喘患者,尽量不用含碘造影剂,如果确实需要应用,则在用药前(18~24 h)给予抗组胺药物和糖皮质激素(如泼尼松5 mg,每6 h 1次,共3次)。此外,在肾功能不全的患者中,碘造影剂引起的肾病和钆造影剂引起的肾系统纤维化,尤其要引起重视。对服用二甲双胍治疗糖尿病的患者,必须注意使用含碘造影剂后可能发生乳酸性酸中毒。

虽然CT检查具有较高的诊断特异性和敏感性,但超声和CT检查具有相似的阳性预测值,同时由于CT检查暴露放射线的潜在危害,以及碘造影剂引起的肾病和钆造影剂引起的肾系统纤维化等问题,超声成了急腹症的一线影像学检查方法。目前主张条件性CT检查策略(conditional computed tomography strategy),即当超声结果为阴性时,可考虑施行CT检查;当患者病情极度严重时,可直接施行CT检查(无须首先施行超声检查)。

5.MRI检查

肝胆疾病和妇科疾病引起的急腹症,超声和CT检查不能确诊,以及超声检查不能确诊的孕妇急腹症,应考虑MRI检查。

6.急诊血管造影

若怀疑为非梗阻性肠系膜缺血与动脉性腹腔出血造成的疼痛,诊断时需行急诊血管造影。肝癌破裂、肠系膜上动脉血栓栓塞、非梗阻性肠系膜缺血、急性胰腺炎时,可能需要急诊血管造影以留置导管注药控制出血;主动脉夹层与动脉瘤时,可能需要急诊血管造影以放置支架或弹簧圈栓塞;消化道出血内镜不能控制出血时,可能也需要急诊血管造影。

7.诊断性腹腔镜检查

可以准确诊断80%~94%患者的腹痛原因,但与影像学检查相比较,诊断性腹腔镜检查具有较高的手术并发症(感染性休克、肠皮瘘和/或切口感染等)。因此,只有高度怀疑患者处于紧急状态或者影像学检查对诊断没有价值时,才可考虑施行诊断性腹腔镜检查。

【处理要点】

一、急性腹痛的初始治疗

急性腹痛,尤其是急腹症的初始治疗与病情评估密切相关。对于危及生命的急腹症要紧急处理,对于病情相对稳定的急腹症要判断有无进行手术的必要性,同时注意纠正全身体液紊乱状况,维持循环动力学稳定,早期予以镇痛和抗生素治疗。

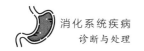

（一）立即开辟静脉通道，输液，维持水电解质平衡，保持循环稳定

急性腹痛患者常有脱水和食欲减退，液体摄入量减少，同时由于恶心、呕吐和腹泻，以及发热出汗而使水排泄增加。当腹腔感染时，即使循环动力学稳定，亦推荐立即启动输液初始治疗。稳定的循环动力学对休克病例极为重要，对失血性休克或腹腔感染引起的感染性休克，应快速输液（必要时输血）稳定循环动力学。应使用晶体溶液（如林格溶液），不推荐使用羟乙基淀粉。与晶体溶液相比，白蛋白制剂并没有降低患者死亡率或不良事件的发生率，而且成本较高。需要大量输液或有低蛋白血症患者可考虑白蛋白制剂。输血应在血红蛋白低于 70 g/L 时实施，目标为血红蛋白升至 70~90 g/L。

（二）合理应用有关药物

1. 是否应该早期使用镇痛剂

急腹症患者往往起病急、疼痛程度重，及时镇痛的需求强烈。因此认为，无论腹痛是何原因，在诊断明确前，推荐进行早期镇痛。早期使用镇痛剂可以降低疼痛程度，不会影响体检准确性；早期使用镇痛剂可以提高患者的配合度，从而提高诊断的准确性。为此，日本急救医学会建议：

（1）无论疼痛严重程度如何，均建议静脉给予 1 000 mg 对乙酰氨基酚。

（2）应根据疼痛严重程度加用静脉麻醉镇痛药。

（3）急腹症应考虑使用吗啡、阿片类药物（如芬太尼、合成的可待因类似物曲马多）。

（4）抗痉挛药（如溴化丁基东莨菪碱）可用作绞痛的辅助治疗，但不是腹痛的首选药物。NSAIDs 与阿片类药物能有效治疗胆道绞痛，可能成为首选药物。输尿管结石引起绞痛时，应使用 NSAIDs；当不能使用 NSAIDs 时，推荐使用阿片类药物。

一般采用皮下注射或肌肉注射给药方法；诊治过程中，每隔 30 min 需对患者进行评估，包括疼痛程度、镇痛效果、不良反应等。

2. 何时应用抗生素

（1）当诊断或怀疑腹部感染时，应进行血培养并给予抗菌药物治疗。

（2）在感染性急腹症导致感染性休克的情况下，推荐在感染性休克患者的血培养取样后 1 h 内使用抗菌药物。已证明，延迟给药与死亡率增加有关。

（3）腹腔感染需要手术时，应在手术开始前 1 h 内（如果可能，少于 30 min）给予抗菌药物。围手术期维持抗生素治疗可显著降低手术感染风险。

二、特别关注特殊人群急腹症问题

（一）老年患者急性腹痛问题

老年急性腹痛患者多合并血管性疾病和/或其他并发症，易使病情复杂化且更加凶险，同时老年急性腹痛患者相关症状和体征可不典型，腹部体格检查和化验室检查结果往往不能反映病情的严重程度，对手术指征和预后的判断及明确诊断具有挑战性。及时行腹部 CT 检查有助于老年患者急腹症的诊断及治疗。由于老年患者急腹症预后较差，死亡率随着患者年龄的增加而增加，因此，主诉腹痛的老年人通常需要紧急住院和手术干预。

（二）妊娠期急性腹痛问题

妊娠期急性腹痛病因复杂，除内外科急腹症病因以外，还应考虑与妊娠相关的急腹症，如胎盘过早分离、子宫破裂、HELLP 综合征等。此外，由于妊娠期在生理和解剖上都发生了明显变化，特别是随着孕期的增大，子宫在体内的解剖位置发生改变，同时由于内分泌的变化，雌孕激素的增加，导致急腹症缺乏典型的症状和体征，加上有些诊断（放射性检查等）和治疗措施因会产生胎儿丢失的风险而受到限制，给处理带来了一定的困难。因此，需要及时合理选择影像学检查项目，尽快明确急腹症部位和病因。目前认为，如果孕妇出现局部腹痛并且鉴别诊断范围狭窄（如急性胆囊炎),推荐将超声检查作为一线检查。当超声检查不能确定或不能确定急性腹痛的原因时,或者如果孕妇的症状是非局部性的且鉴别诊断范围很广,则非增强 MR 成像是首选方式,因为它不会使胎儿或孕妇暴露于电离辐射并能提供腹部和骨盆的综合分析。对于孕期阑尾炎、妊娠期胆囊炎、妊娠期附件扭转等局部病变,尽可能采取腹腔镜诊治途径。在处理急性胰腺炎患者时,经典的治疗包括肠道休息、液体/电解质管理和疼痛缓解。同时必须注意监测重症急性胰腺炎患者的不良预后体征,包括呼吸功能不全、低血压、低钙血症和需要大量补液等,最好在重症监护室给予生命支持技术和纠正水电解质酸碱平衡紊乱等监护治疗。

【临床病例与问题】

一、病史摘要

患者,女,24岁。因"妊娠36周,上腹疼痛17 h"住院。患者油腻饮食后,于次日凌晨3点出现上腹胀痛,以中上腹为主,呈持续性,进食后加重,恶心、呕吐,呕吐物为胃内容物,伴腰背痛,屈曲位稍缓解。无咳嗽、胸闷和心慌。排便2次,稀软,无黏液脓血便。孕36周,腹痛时不伴有阴道流血及阵发性下腹痛。孕期检查"血糖异常"。先后到产科及普外科门诊,18 h 后转消化内科就诊。门诊体格检查:痛苦貌,精神萎靡 T 38 ℃,P 105 次/min,R 23 次/min,BP 154/99 mmHg。全腹膨隆,肝脾肋下未及,中上腹及左上腹部压痛,无肌紧张和反跳痛,肝区叩击痛阳性,双下肢无水肿,神经系统(NS)(−)。超声检查提示:宫内妊娠,单活胎;脂肪肝;急诊血常规显示血象升高。拟"腹痛待查,晚孕"于当晚8点收住消化内科。

体格检查:T 38 ℃,P 105 次/min,血压和呼吸正常。腹部体检确定中上腹及左上腹部有明确的压痛,但无肌紧张和反跳痛。

二、问题与解析

问题1:如何根据症状初步鉴别诊断腹痛部位和可能的病因?

通过问诊可以明确,患者妊娠晚期出现急腹痛,以中上腹为主,呈持续性,伴腰背痛,屈曲位稍缓解,有恶心、呕吐,伴排稀软便2次。无咳嗽、胸闷和心慌等心肺病变症状。不伴有阴道流血及阵发性下腹痛,不符合妊娠相关性并发症(胎盘早剥、子宫破裂、早产或临产、子宫肌瘤红色变性、妊娠合并子宫肌瘤或卵巢肿瘤蒂扭转等)临床征象。

妊娠晚期出现急性中上腹痛,尚需要考虑非妊娠相关疾病,包括胃、十二指肠的各种病变,急性胰腺炎,急性出血坏死性肠炎,肠系膜血栓形成,主动脉夹层动脉瘤,急性心肌梗死等。需要鉴别诊断的疾病主要是:

(1)致命性心血管性腹痛。

腹主动脉夹层多有高血压病史,疼痛多向下放射,本例的可能性较小。

急性心肌梗死多见于中老年人,心肌梗死的部位如在膈面,尤其是面积较大者,多有上腹部痛。其疼痛多在劳累、紧张或饱餐后突然发作,呈持续性痛,并向左肩或双臂内侧部位放射。常伴有恶心,可出现休克。本例患者年龄较轻,牵涉痛部位在腰背部,可能性较小。

肠系膜血管栓塞多有心肌梗死或心房颤动病史,而血栓形成往往发生在术后,尤其是门静脉高压症行断流和脾切除术后,或恶性肿瘤术后,或患者存在血液高凝状态。突发性腹部剧烈疼痛,伴恶心、呕吐,与本例临床征象不符合。

(2)急性胃肠炎。

本例腹痛后出现恶心、呕吐,伴排稀软便2次,应排除急性胃肠炎可能,宜进一步检查与观察后判定。

(3)腹膜后炎性疾病。

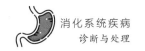
本例腹痛伴腰背痛,屈曲位缓解,提示病变部位位于腹膜后,可能是急性胰腺炎和十二指肠溃疡后壁穿孔,后者多有慢性腹痛的病史,与本例不符。因此需要考虑急性胰腺炎可能。

问题2.如何结合体格检查获得的信息,选择辅助检查的方向?

体格检查确定患者中上腹及左上腹部有明确的压痛,但无休克和呼吸紧迫征象,可进一步排除致命性心血管性腹痛及胃肠穿孔可能性。患者急腹痛时,测T 38 ℃,P 105次/min,符合炎性腹痛征象,结合患者腹痛伴腰背痛,屈曲位缓解,提示腹膜后病变,应重点考虑晚期妊娠并发急性胰腺炎,需要急诊检测血清淀粉酶、脂肪酶和上腹部超等辅助诊断。

问题3.如何根据辅助检查结果明确诊断和处理?

该患者住院后急诊检查显示:WBC $12.93×10^9$/L,N% 89.84%,CRP 406 mg/L,Na$^+$ 127 mmol/L,HCO$_3^-$ 5.0 mmol/L,Ca^{2+} 1.74 mmol/L,淀粉酶 378 U/L,脂肪酶 714 U/L,TG 5.93 mmol/L,TCH 8.40 mmol/L;肝脏生化:总蛋白68.2 g/L,白蛋白16.8 g/L,总胆红素4.97 μmol/L,ALT 41 U/L,AST 25 U/L,GGT 10 U/L,ALP 295 U/L。超声检查发现,胰腺弥漫性肿大,轮廓模糊不清,未见胆石,肝外胆管无扩张。

根据患者急性上腹痛伴血清胰酶(淀粉酶378 U/L,脂肪酶714 U/L)显著升高,超声检查发现胰腺弥漫性肿大,轮廓模糊不清,确诊为急性胰腺炎、高脂血症。

问题4.如何进行病情评估与检测处理? 临床处理有无失误?

前述病例经确诊性辅助检查后,诊断为妊娠合并急性胰腺炎。入院后立即予以补液(12 h补液量2 500 mL,包括5%碳酸氢钠200 mL),生长抑素抑制胰酶分泌,头孢曲松抗感染和对症治疗。请产科会诊检查发现胎儿已死亡。次日清晨,患者一般情况加重,腹痛更加明显,心慌胸闷,心率达170次/min,呼吸30次/min,血气分析提示1型呼吸衰竭。紧急呼吸机机械通气氧疗,予以引产,继续在监护下补液和生长抑素等治疗,生命体征迅速稳定。但继后出现胰腺周围感染,引流胰周液体及抗感染后,患者病情逐渐好转出院。

值得反思的问题是:

(1)明确急性胰腺炎诊断和病因后,应评估病情的严重程度,轻型胰腺炎和重症胰腺炎的预后截然不同。

本例有血象升高,CRP升高,呼吸、心跳加快的炎症反应综合征征象,同时出现水电解质酸碱平衡紊乱(Na$^+$127 mmol/L,Ca^{2+} 74 mmol/L,HCO$_3^-$ 5.0 mmol/L)、一过性1型呼吸衰竭,胎儿死亡和胰周感染,符合妊娠晚期高脂血症性中度重症急性胰腺炎的临床诊断和病情程度。

(2)妊娠合并急性胰腺炎是跨学科急腹症,容易错过重症急性胰腺炎早期治疗的黄金时机。

该患者辗转多个学科门诊,未能及时收住院进行监护治疗,同时面临选择终止妊娠时机和把握干预指征的难题,出现了威胁母婴生命的灾难性后果。需要在学习当代急性胰腺炎处理指南的基础上,充分考虑患者妊娠的特殊状况,对患者进行分层和个体化治疗,提高妊娠期急性胰腺炎综合诊治的能力。

（马维娟　许建明）

主要参考文献

[1] Sarah L Gans,Margreet A Pols,Jaap Stoker,et al.Guideline for the diagnostic pathway in patients with acute abdominal pain[J].Dig Surg,2015,32(1):23-31.

[2] Japan Radiological Society,Japanese Society of Hepato-Biliary-Pancreatic Surgery,and Japan Primary Care Association 2015.The practice guidelines for primary care of acute abdomen 2015[J].J Hepatobiliary Pancreat Sci,2016,23(1):3-36.

[3]国内急诊/重症相关专家小组.成人非创伤性急腹症早期镇痛专家共识[J].中国急救医学,2021,41(1):11-17.

第三节 胃十二指肠穿孔的识别与处理

胃十二指肠穿孔是指各种原因导致胃肠道管壁发生小孔破裂,释放出气体及胃和/或肠内容物到腹腔,临床出现急性腹膜炎征象,是消化科医生需要及时与相关学科沟通处理的急腹症之一。哪些症状提示胃十二指肠穿孔？如何选择影像学检查发现其气腹特征？急性胃十二指肠穿孔手术时机是什么,围手术期应该进行哪些处理？非手术治疗的指征是什么,如何密切观察和处理？本节将介绍上述诊治要点,并引入一个因特殊身体状况不能手术治疗的病例,展示急性胃十二指肠穿孔监测与保守治疗的经过与反思。

【临床表现与辅助检查】

一、临床表现

胃十二指肠穿孔原因包括消化性溃疡、外伤、肿瘤坏死穿孔、异物或内镜直接损伤等。其中,胃十二指肠溃疡是胃十二指肠穿孔最常见的原因。在消化性溃疡发展过程中,由于溃疡不断加深,穿透肌层、浆膜层,最后穿透胃或十二指肠壁而发生穿孔。根据穿孔部位和起病速度,可分为以下三种类型:

(一)急性消化道穿孔

多为胃十二指肠前壁穿孔,可导致以下典型的急性消化道穿孔临床表现:

(1)多数病者有溃疡病史,急性穿孔前常有溃疡病加重的表现。

(2)穿孔时突然发生上腹部剧烈疼痛,呈持续性刀割样或烧灼样痛,很快扩散到全腹,也可扩散到肩部,出现刺痛或酸痛感觉。

(3)穿孔初期,患者可出现四肢冰冷、心慌、气短等休克症状;可有恶心、呕吐、腹胀、发热。

(4)体征:患者出现痛苦面容,常呈现屈曲体位,不敢移动。腹式呼吸减弱或消失,全腹存在压痛,主要集中于病变部位。腹肌紧张呈板状腹,反跳痛明显。肠鸣音减弱或消失,叩诊肝浊音界缩小或消失,可闻及移动性浊音。

(5)病情发展至细菌性腹膜炎和肠麻痹,患者可出现中毒性休克征象(发热、低血压、心动过速)。

(6)腹腔穿刺或灌洗:可抽出含有胆汁或食物残渣的液体。

(二)亚急性消化道穿孔

起病相对较急,穿孔较小或仅穿透后壁,引起局部腹膜炎。患者疼痛部位往往局限在局部,不会迅速波及整个腹部。如溃疡穿孔后迅速与大网膜或附近脏器发生粘连,则可穿孔后在周围形成脓肿。

(三)慢性消化道穿孔

起病慢,溃疡穿透胃肠道管壁后并未直达腹腔,而是与胰肝等邻近脏器发生粘连,形成穿透性溃疡,患者疼痛顽固而持续,或形成胃结肠瘘,病情进展相对缓慢。少数病例溃疡底与横结肠粘连,穿孔后形成胃结肠瘘。

二、辅助检查

根据上述临床表现,疑似胃十二指肠溃疡穿孔者,可进一步按照下述思路安排相关检查:

(1)对于疑似胃十二指肠穿孔的患者,推荐常规实验室检查和动脉血气分析。

(2)对于疑似消化性溃疡穿孔引起的急腹症患者,推荐进行CT扫描。

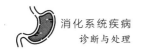

（3）对于疑似消化性溃疡穿孔引起的急腹症患者，如果不能及时进行CT扫描，建议进行胸部/腹部X线检查作为初始常规诊断评估。

（4）对于疑似消化性溃疡穿孔的急腹症患者，当影像学检查未见游离气体且持续怀疑消化性溃疡穿孔时，建议进行影像学检查同时，通过口服或经鼻胃管添加水溶性造影。

腹部和胸部的X线检查简便易行，主要用于检测是否存在膈下新月状游离气体。但其可检出的阳性率范围在30%~85%，变异较大，且气腹征阴性不能排除可能的穿孔。此外，后壁穿孔可出现小网膜囊内充气积液现象，气体还可进入并存积于肾旁前间隙及腹膜后其他间隙，因此，没有游离气腹并不能排除胃十二指肠穿孔。另外，X线腹部平片发现气腹后，还应排除非穿孔病变，如间位结肠、充气扩大的肠管互相重叠（双肠壁征，Rigler sign）、胃十二指肠大的憩室、胃扩张、膈疝等，通过透视下转动体位可以鉴别。

多排螺旋CT可较为敏感地显示腹腔游离气体、游离液体、肠壁增厚、肠系膜脂肪条纹，并可能显示穿孔的部位和大小并排除其他可能的原因，具有高安全性、高效率性、高准确性的影像学检查优点。但仍然有高达12%的穿孔患者CT扫描可能正常，在这种情况下，口服水溶性对比剂或通过鼻胃管进行三重对比CT扫描，可以提高诊断的敏感性和特异性。

【诊断与鉴别诊断】

一、诊断要点

（1）有溃疡病史，突然发生的持续性上腹剧烈疼痛，并很快转为全腹，体检有腹膜刺激征。

（2）腹部立位片看到膈下游离气体，或者CT检查看到腹腔穿孔征象及其穿孔部位，可确定胃十二指肠溃疡急性穿孔。

二、鉴别诊断

（一）急性胆囊炎

表现为右上腹绞痛或持续性疼痛伴阵发性加剧，疼痛向右肩放射，畏寒发热，右上腹局部压痛、反跳痛，可触及肿大的胆囊，Murphy征阳性，胆囊坏疽穿孔时有弥漫性腹膜炎的表现，但X线检查膈下没有游离气体，超声提示胆囊炎或者胆囊结石。

（二）急性胰腺炎

急性胰腺炎的腹痛发作一般不如溃疡急性穿孔者急剧，腹痛多位于上腹部偏左，向背部放射腹痛有一个由轻转重的过程，腹肌紧张程度相对较轻，血清尿液和腹腔穿刺液淀粉酶明显升高，X线检查膈下没有游离气体，CT或超声检查提示胰腺肿胀和/或胰周渗出。

（三）急性阑尾炎

溃疡穿孔后，消化液沿右结肠旁沟流至右下腹引起右下腹痛和腹膜炎体征，容易与急性阑尾炎相混淆。但阑尾炎一般症状比较轻，腹部压痛局限于右下腹，无腹壁板状腹样强直，X线检查无膈下游离气体。

【处理要点】

胃十二指肠溃疡穿孔处理原则为尽快行外科手术治疗，酌情考虑非手术治疗措施。

一、一般处理

病情轻，患者一般情况好，或诊断尚未明确时，可先行非手术治疗密切观察。即使患者有手术指征，也应先行一般处理，做好以下术前准备：

（1）禁食禁饮、胃肠减压。

（2）输液，纠正水和电解质、酸碱平衡失调。

(3)应用抗生素和抑酸剂。

禁食禁饮和胃肠减压是胃十二指肠急性穿孔施行非手术疗法最关键的治疗措施,可减少胃肠道内容物流入腹腔,便于随时手术治疗,同时便于计算出入量,甚至让胃肠道能够自我修复。

血流动力学不稳定的患者应立即予以快速液体复苏和广谱抗生素(如阿莫西林/克拉维酸或头孢曲松+甲硝唑或头孢噻肟+甲硝唑)及质子泵抑制剂治疗,必要时使用血管升压药。一旦患者被复苏[平均动脉压(MAP)≥65 mmHg;尿量≥0.5 mL/(kg·h),乳酸正常化],应该紧急剖腹探查。

二、非手术治疗

消化性溃疡穿孔是否可以非手术治疗?最重要的判断因素是患者生命体征正常,以及通过碘水造影证实溃疡本身是否已经愈合。如果没有造影剂外渗并且患者没有腹膜炎或败血症迹象,可以考虑非手术治疗,否则应紧急手术治疗。

非手术性适应证:局部穿孔较小,渗出量不多,病症较轻的患者;胃十二指肠溃疡穿孔时间已超过24~72 h,临床表现不严重或者是局部有脓肿的患者。

非手术治疗失败相关的危险因素包括年龄超过70岁、症状超过24 h及保守治疗12 h后没有改善。如果患者病情未能改善或恶化(发热、休克、腹膜炎加重),则需要及时进行手术干预。

三、手术治疗

(一)手术指征

对于有明显气腹和/或腹膜炎体征,提示消化性溃疡急性穿孔的患者,尤其是饱食后穿孔,70岁以上的患者,应尽快行外科手术治疗。治疗延迟,尤其是超过24 h者,死亡率和并发症发生率明显增加,住院时间延长。

(二)手术方法选择

(1)穿孔在12 h内,一般情况好,腹腔内炎症不严重,胃十二指肠穿孔处周壁炎症水肿较轻者,可行胃大部切除术。

(2)穿孔超过12 h且腹膜炎严重者,则只能做穿孔修补术及腹腔引流术。

【临床病例与问题探讨】

一、病例摘要

患者,女,84岁。因"腹痛10余日,呕吐咖啡色液体1 d"急诊入院。

患者10余日前出现腹痛,伴恶心干呕,住院前日上消化道钡餐造影示:胃窦溃疡性病变,性质待定,恶性可疑。次日出现腹痛加重,呕吐咖啡色液体,急诊检查:WBC 11.85×10⁹/L,N 92.30%,HB 123 g/L,PLT 245×10⁹/L;急诊淀粉酶及脂肪酶正常,肌钙蛋白与肌红蛋白及心肌酶谱正常。拟以"胃溃疡出血"收住。病程中,患者饮食睡眠较差,大小便正常。患者去年6月胸闷诊断为"冠心病、心律失常、心房颤动、心功能Ⅳ级",目前口服华法林、螺内酯、呋塞米、美托洛尔、瑞舒伐他汀、缬沙坦,已停药1 d。

入院体格检查:体温36.9℃,脉搏100次/min,呼吸20次/min,血压102/67mmHg。神志清楚,精神差,全身皮肤及巩膜未见黄染,浅表淋巴结未触及肿大,双肺呼吸音粗,未闻及干湿性啰音,心率122次/min,心律绝对不齐,第一心音强弱不等,心脏各瓣膜未闻及杂音,腹软,上腹部压痛阳性,反跳痛阴性,肝脾肋下未及,肝肾区叩击痛(-),移动性浊音(-),双下肢未及水肿,NS(-)。

腹腔、盆腔CT平扫报告:腹腔积气积液,考虑消化道穿孔;幽门前区及十二指肠球部壁增厚,请结合临床检查。

十二导联心电图报告:①异位心律;②心房颤动(心室率快,172次/min);③肢导联低电压。

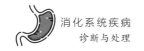
二、问题与解析

问题1.如何根据患者的病史特点进行初步诊断,有无疑点?

总结患者病史特点和初步诊断:

(1)超高龄女性,有冠心病、心房颤动和心功能不全基础疾病。

(2)腹痛10 d后出现呕血,消化道钡餐造影显示胃窦溃疡性病变,提示胃窦病变并发上消化道出血。

(3)腹腔、盆腔CT平扫显示腹腔积气积液,考虑消化道穿孔;幽门前区及十二指肠球部壁增厚,应考虑胃十二指肠病变穿孔。但体检仅有上腹压痛,无全腹压痛、反跳痛、肌紧张的腹膜刺激征,且无发热、休克等中毒症状,不符合典型的消化道穿孔临床表现。

初步诊断:急性穿孔性腹膜炎、胃十二指肠穿孔可能。冠状动脉硬化性心脏病,并发快速心房颤动、心功能不全Ⅳ级。

问题2.如何监测病情变化和评估与处理?

患者入院后予以抑酸、补液等对症处理,当晚患者出现血压下降,最低68/44 mmHg,心率波动在140~160次/min,呼吸30~40次/min,急诊请胃肠外科、重症医学科多学科会诊。根据患者并发感染性休克,诊断为胃十二指肠穿孔,继发性腹膜炎,需要监护和手术治疗。

考虑患者超高龄,有心律失常和心功能不全,手术风险较大,积极沟通后患者及家属拒绝手术,转入ICU监测与保守治疗。继续予禁食水、胃肠减压、快速补液扩容、纠酸、多巴胺升压、亚胺培南-西司他丁1 g / 8 h抗感染、输注血浆及白蛋白方案治疗,患者生命体征逐渐好转,呼吸频率约30次/min,心率波动在80~120次/min,间羟胺4 mL/h泵入下血压维持在120/80 mmHg左右,3 d后逐渐减停间羟胺,血压稳定于120~140/80~90 mmHg,心率100~130次/min。考虑患者存在心功能不全,结合心内科会诊意见,予限制补液速度。

问题3.处理结果与反思?

患者住院第10日复查炎症指标较前好转,抗生素降档为头孢哌酮-舒巴坦2.0 g / 12 h,并继续维持禁食、抑酸、卡文静滴等加强肠外营养支持治疗。同时针对患者存在左侧胸腔大量积液,行左侧胸腔穿刺置管术引流600~1000 mL/d。2周后腹痛消失、胸闷较前好转,介入引导下置入空肠营养管进行肠内营养。复查腹部CT提示:空肠管置入术后,头端位于十二指肠、空肠交界处。复查CT示腹腔游离气体有所吸收。病情好转出院。

出院2个月后胃镜检查诊断:十二指肠球部溃疡,萎缩性胃炎(C2期)。

综合以上检查结果和预后,最终诊断为十二指肠球部溃疡穿孔继发性腹膜炎、感染性休克。

疑点是患者无反跳痛和肌紧张的腹膜刺激征。考虑其可能的原因是:①患者超高龄,患有心脏疾患,对疼痛的反应性较差,以致腹膜炎体征不典型;②可能是十二指肠球部溃疡小穿孔,局部包裹,故而没有典型的反跳痛和肌紧张的腹膜刺激征。

第四节　肠穿孔的识别与处理

肠穿孔系指小肠和结肠穿孔,不包括十二指肠穿孔。临床上由腹部创伤引起多见,由肠道本身疾病引起的相对较少见。后者又称非创伤性肠穿孔,系以因肠道病理改变而造成肠壁坏死为特征,最后导致穿孔,是许多肠道疾病的严重并发症。

非创伤性肠穿孔的病因有哪些?如何判断肠道病变并发穿孔?不同肠道病变穿孔后处理的策略是什么?本节主要围绕上述非创伤性肠穿孔问题,分别介绍常见肠道病变穿孔的处理策略,并引入一例结肠息肉切除迟发穿孔诊治过程,供参考。

【临床表现】

(1)创伤性肠穿孔有腹部外伤史,非创伤性穿孔有原发疾病的相关表现,如肠伤寒、肠结核、克罗恩病等。

(2)腹痛、腹胀:常突然发生腹痛,呈持续性刀割样疼痛,并在深呼吸与咳嗽时加重。疼痛范围与腹膜炎扩散的程度有关。

(3)全身感染中毒症状:发热、寒战、心率加快、血压下降等感染性休克表现。

(4)腹部检查:腹式呼吸减弱或消失,全腹有明显的压痛、反跳痛,肌紧张板样强直,叩诊肝浊音界消失,可有移动性浊音,肠鸣音减弱或消失。

【诊断要点】

(1)如果患者在原有肠病或腹部外伤史的基础上,出现弥漫性腹膜炎临床表现,几乎可以肯定并发肠穿孔。

(2)对于疑似并发肠穿孔患者,如腹部立位平片检查显示膈下游离气体,结合临床体征可以确定肠穿孔的临床诊断。

(3)如果肠穿孔诊断仍然存在疑问,CT检查可作为肠穿孔确认性检查手段,同时可了解肠穿孔导致腹腔积液及积液的部位和量。

(4)实验室检查,包括全血细胞计数、血清生化检查和动脉血气分析,是非特异性的诊断指标,但可能有助于指导术前复苏。

【病因与治疗】

与胃十二指肠穿孔治疗原则类似。肠穿孔一经诊断,即应在条件许可的情况下及时进行剖腹探查和手术治疗。围手术期应进行胃肠减压、应用抗生素、胃肠道外营养支持、维持水和电解质及酸碱平衡。

创伤性肠穿孔可能有多段小肠破裂,也可能有肠系膜损伤,需要在紧急手术治疗中仔细检查,适当切除不可保留的肠道。非创伤性肠穿孔病因较多,需结合其病因和病情进行手术和综合治疗。

(一)肠梗阻并发穿孔

对各种类型的绞窄性肠梗阻、肿瘤及先天性畸形所致的肠梗阻,以及非手术治疗无效的患者,应行手术治疗。肠穿孔手术方式要根据肠穿孔的病因及穿孔部位、穿孔时间、腹腔污染程度、患者的一般状态等进行选择。可行穿孔修补、肠部分切除或肠造口术。

(二)炎症性肠病

炎症性肠病,包括克罗恩病和溃疡性结肠炎,都可能导致小肠或大肠穿孔。继发于克罗恩病的小肠或大肠穿孔需要切除和一期吻合,确保切除严重病变的肠段。中毒性巨结肠通常由溃疡性结肠炎引起,但也可能由克罗恩病引起。与结肠梗阻性疾病相似,中毒性巨结肠的穿孔通常会发生在盲肠。中毒性巨结肠穿孔应采用结肠次全切除术和末端回肠造口术治疗。

(三)憩室病

大部分结肠憩室病患者无症状。如果憩室发生感染,称为憩室炎,出现腹痛、便血等症状,严重憩室炎可导致穿孔,是结肠憩室病最严重的并发症,一旦发现穿孔应立即行手术治疗。传统治疗方法是手术切除病变肠段后行结肠造口,具体手术方式需根据术中情况而定。

小肠憩室病导致穿孔不太常见,但Meckel憩室可能并发急性炎症和穿孔。Meckel憩室多在回肠末端距回盲瓣40~90 cm处。其形状多样,基部大小不一,多在系膜对侧缘凸出肠壁如袋状或指状,有的在顶端有索状物与脐相连;憩室内面常有异生的胃黏膜或胰腺组织,易引起溃疡、出血或穿孔。Meckel憩室引起的各种并发症,包括肠扭转、梗阻、出血、穿孔等,都必须行憩室切除术,

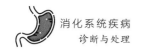
若憩室病变侵及回肠,应连同回肠一并切除,并做回肠端端吻合术。

(四)急性肠系膜缺血

急性肠系膜缺血(acute mesenteric ischemia,AMI)可由动脉血栓形成、静脉血栓形成或非闭塞性缺血性疾病引起。导致小肠部分血液供应突然中断,如果未经及时治疗,可迅速进展为危及生命的肠坏死。

急性肠系膜缺血患者通常会在穿孔发生之前就出现严重的腹痛,延迟诊断可能导致肠道透壁缺血和穿孔。对于肠缺血严重的患者,在特殊诊断和治疗前应进行复苏和稳定病情治疗。包括改善心功能、纠正低血压、低血容量和心律失常,建立大孔径输液通路,使组织、器官恢复足够的灌注,有心脏疾病的低血压患者应监测肺动脉压。在无禁忌证条件下,所有AMI患者均应立即开始抗凝治疗,解除肠系膜血管痉挛,以及进行广谱抗生素的药物治疗。在病情允许的情况下,建议AMI早期进行血管内介入治疗以争取更好的预后,介入术后应持续抗凝。如体格检查发现腹膜炎常提示肠道血管不可逆性闭塞或肠管坏死,应积极进行手术探查。AMI手术干预的目标包括:①重新建立缺血部位血供;②切除所有无功能性肠道;③保存所有功能性肠道。肠道活力是影响AMI患者结局的最重要因素。如果无法识别无功能性的肠道,会导致败血症及多脏器功能障碍并最终死亡。剖腹探查可直接评估肠道活力。通常,在肠道血运重建、生理状态稳定后,初次探查时边界缺血的肠道将有所改善;若肠系膜血运未见明显恢复,则需要进行计划性的二次开腹。

(五)放射性肠炎

盆腔恶性肿瘤(前列腺、宫颈、子宫内膜、膀胱、直肠)的放射治疗会引起肠壁缺血,黏膜糜烂,晚期肠壁纤维化,肠腔狭窄或穿孔,腹腔内形成脓肿,瘘管和肠粘连等。对放射性肠炎引起的肠管急性穿孔和腹腔脓肿患者理应及时手术,切除病变肠管,进行一期吻合。但由于放射性损伤也会导致穿孔周围肠道损伤,病变周围肠管水肿明显,不宜行一期吻合。因此,可以考虑将肠道的两端外置先行肠造口术,同时充分引流腹腔内脓液。

(六)异物

肠内异物所致的肠穿孔相对少见,因为大多数异物在胃肠道都能顺利排出体外。容易导致肠穿孔的异物通常是长而硬且锋利的异物,如铁钉、鱼骨或鸡骨等。十二指肠和回盲部是异物穿孔的多发部位,或者是由于异物在肠道本身原有疾病(如肿瘤、狭窄、憩室等)处搁浅穿孔。如果异物穿孔小、边缘干净,可以进行肠穿孔修补,否则应进行节段肠切除和一期吻合。

(七)感染性

伤寒和结核等感染性疾病可并发肠穿孔,免疫功能低下患者巨细胞病毒肠炎也可并发肠穿孔,通常发生在回肠末端或右侧结肠。由感染引起的穿孔,可切除病变肠段,进行一期吻合,但如患者情况差,腹腔污染程度重,将行穿孔段结肠外置造口。

总之,非创伤性肠穿孔是许多肠道疾病的严重并发症,通常出现腹膜炎征象,剖腹探查可明确诊断肠道损伤状况。一般治疗包括静脉注射抗生素和液体复苏,而手术治疗方案取决于肠穿孔的原发疾病及其肠道损伤状况。表5-4-1总结了小肠和结肠穿孔的最常见病因和治疗方案。

表5-4-1　小肠和大肠穿孔的非创伤性病因及其相应的手术治疗方案

原发疾病	治疗方案
梗阻	
小肠	◊ 切除和一期吻合
	◊ 减轻梗阻的原因

原发疾病	治疗方案
大肠	◊ 切除和一期吻合
	◊ 结肠次全切除术
	◊ 减轻梗阻的原因
炎症性肠病	◊ 切除严重受累的肠道和一期吻合
	◊ 中毒性巨结肠——结肠次全切除术和末端回肠造口术
憩室病	
乙状结肠憩室炎	◊ 切除和末端结肠造口术
	◊ 切除和一期吻合
	◊ 腹腔镜冲洗引流
Meckel憩室	◊ 憩室切除术
	◊ 节段性肠切除和一期吻合
急性肠系膜缺血	◊ 切除和一期吻合,或使肠道不连续
	◊ 处理潜在血管病理异常
	◊ 二次剖腹探查
放射性肠炎	切除缺血肠管和一期吻合,或外置
异物	◊ 修补
	◊ 切除和一期吻合
感染性疾病	切除和一期吻合,或外置

引自:Surg Clin North Am,2014,94(2):471-475.

【临床病例与诊治经过】

一、病史摘要

患者,女,71岁。因“间断腹痛1月,息肉切除术后腹痛6 d”入院。患者1个月前因右下腹隐痛,粪便带少量鲜血及黏液,肠镜检查发现结肠息肉(回盲部下方一个带蒂1.5 cm息肉;直肠见多个0.2~0.3 cm息肉),诊断为结肠炎。病理检查示:回盲部下方腺瘤性息肉,遂行内镜下结肠息肉切除术。术后患者出现腹痛,伴有恶心,腹泻,黄色水样便,每日1~2次,不伴有脓血、发热,有下腹腹胀感,腹痛好发于夜间,排便后不缓解。急诊血常规:白细胞计数9.58×10⁹/L,中性粒细胞百分比80.20%,中性粒细胞绝对数7.68×10⁹/L,血红蛋白136 g/L,血小板计数314×10⁹/L,白蛋白38.2 g/L,肌酸激酶38 U/L,尿素2.25 mmol/L,碳酸氢根19.6 mmol/L,葡萄糖6.25 mmol/L,C反应蛋白156.39 mg/L。急诊止凝血(六项):纤维蛋白原含量7.17 g/L,D-二聚体4.25 μg/mL,纤维蛋白(原)降解产物13.99 μg/mL。腹腔、盆腔CT平扫显示升结肠及回盲部管壁增厚,周围脂肪间隙模糊伴气体影,盆腔少量积液。拟以“腹痛”收治入院,腹痛后禁食1 d,睡眠差,小便正常,近期体重未见明显变化。

患者高血压病史45年,血压最高180/100 mmHg,口服美托洛尔、氨氯地平缬沙坦降压。高脂血症数年,口服瑞舒伐他汀钙片,氯吡格雷(已停用13 d左右)。2019年因脑垂体瘤行手术。2019年因肘关节粉碎性骨折行手术。曾行剖宫产手术。否认肝炎、结核、疟疾病史,否认糖尿病、脑血管疾病、精神疾病史,否认输血史,青霉素过敏,无预防接种史。

体检:体温36.6℃,脉搏98次/min,呼吸20次/min,血压118/70 mmHg,体重45 kg。神志清楚,急性面容,全身皮肤巩膜未见黄染,浅表淋巴结未及肿大,双肺呼吸音稍粗,未闻及干湿性啰音,心律齐,右下腹肌紧张,压痛及反跳痛阳性,可触及一质韧包块,边界欠清晰,大小约10 cm×8 cm,移动

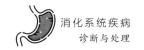

度差,局部压痛,反跳痛阳性,下腹部可见一手术瘢痕,肝脾肋下未及,肝肾区叩击痛阴性,移动性浊音阴性,肠鸣音4次/min,双下肢无水肿,NS(-)。

二、问题与诊治经过

问题1.患者出现结肠息肉切除术后出现右下腹隐痛需要警惕什么问题?

根据结肠息肉切除术后出现腹痛,需要警惕切除术后导致的肠穿孔问题,需要进一步检查和病情评估,确定治疗方案。

问题2.如何进行病情评估与诊断?

复查患者体温正常,肝浊音界存在,右下腹可触及压痛性边界不清包块,无明显反跳痛,移动性浊音阴性。检测血常规和血生化及凝血全套未见异常。腹盆腔腹膜后超声:升结肠及回盲部管壁局部增厚伴周围少许积液。复查腹腔、盆腔CT仅显示升结肠周围渗出性病变伴积气,未发现膈下游离气体。经病区讨论,认为是右半结肠息肉切除术后局限性穿孔包裹,感染不严重,可以保守治疗。

问题3.如何进行病情监测和治疗?

继续予以禁食。同时予以亚胺培南-西司他丁钠1 g / 8 h(2022年3月9—15日)抗感染和补液治疗。6 d后患者腹痛好转,右下腹包块明显缩小。改为口服左氧氟沙星0.4 g qd,并嘱试饮水1 d,患者未诉特殊不适,逐步过渡至温凉流质饮食。继续住院观察治疗2周后患者康复出院。

反思

在结肠息肉电切过程中,多采用黏膜下注射或术后常规钛夹夹闭,但仍然难以避免息肉切除后的意外穿孔。但只要术后严格禁食,较少引起严重的腹膜后和腹腔感染,为内镜下修补创造了条件。在做出感染状况评估后,可以在内镜下用钛夹夹闭。本例发生右半结肠小穿孔,由于患者处于禁食状态,术前清肠后,肠道较为清洁,影像学检查未发现肾周及膈下气体征象,腹腔积液较少,且腹膜刺激征不明显,评估为局限性穿孔包裹,感染不严重,可以保守治疗。如果临床评估腹腔或腹膜后感染较重,宜尽早采用外科手术。

(许建明　揭磊　王旭)

主要参考文献

[1] Raminder Nirula.Gastroduodenal perforation[J]. Surg Clin North Am,2014,94(1):31-34.

[2] Antonio Tarasconi, Federico Coccolini, Walter L Biffl, et al.Perforated and bleeding peptic ulcer:WSES guidelines[J]. World J Emerg Surg,2020,15:3.

[3] Carlos V.R.Brown, MD.Small bowel and colon perforation[J]. Surg Clin North Am,2014,94(2):471-475.

[4] 中华医学会消化病学分会炎症性肠病学组.炎症性肠病诊断与治疗的共识意见(2018年,北京)[J].中华消化杂志,2018,38(5):292-311.

[5] 中国医师协会急诊医师分会.2020中国急性肠系膜缺血诊断与治疗专家共识[J].中国急救医学,2020,40(9):804-812.

第五节　急性肠梗阻诊断与治疗

肠梗阻是消化系统常见急腹症之一。急性肠梗阻的典型症状是什么? 机械性肠梗阻的主要体征是什么? 肠梗阻常用影像学检查方法有哪些,如何评价应用? 肠梗阻处理流程及其治疗方法是什么? 本节以临床病例为引导,展示急性肠梗阻的上述临床诊治分析处理要点。

【病史采集与体格检查】

一、临床表现

任何原因引起的肠内容物通过障碍统称肠梗阻。按病因可分为机械性肠梗阻、动力性肠梗阻和血运性肠梗阻;按肠壁血液循环状况分为单纯性肠梗阻和绞窄性肠梗阻;按肠梗阻程度可分为完全性肠梗阻和不完全性肠梗阻或部分性肠梗阻,闭襻性肠梗阻最容易发生肠坏死和穿孔;按梗阻部位可分为高位小肠梗阻、低位小肠梗阻和结肠梗阻;按发病轻重缓急可分为急性肠梗阻和慢性肠梗阻。需要综合临床多方面因素考虑肠梗阻类型及其发展过程。

(一)主要症状

机械性肠梗阻的典型症状是腹部阵发性绞痛、呕吐、腹胀、无法排便或排气四大症状。由于肠梗阻的原因、部位、病变性质、发病缓急的不同,可有不同的临床表现:

1.腹痛

机械性肠梗阻腹痛性质多为阵发性绞痛。若腹痛的间歇期不断缩短,或疼痛持续性加重,则肠梗阻可能是由单纯性肠梗阻发展至绞窄性肠梗阻;若肠壁已发生缺血坏死,则呈持续性剧烈腹痛。

2.呕吐

在梗阻早期,呕吐是反射性的,吐出物为食物、胃及十二指肠内容物,此后呕吐随梗阻位置高低有所不同。

(1)高位(十二指肠或空肠)肠梗阻呕吐出现较早,吐出物主要为胃及十二指肠内容物。

(2)低位(回肠)肠梗阻时,呕吐出现较迟,吐出物较少,初为胃内容物,后期呕吐物为积蓄在肠内并经发酵、腐败呈粪样的肠内容物。

(3)发生血液循环障碍时,吐出物呈棕褐色或血性;麻痹性肠梗阻时,呕吐多呈溢出性。

3.腹胀

一般在梗阻发生一段时间后出现,与梗阻位置也有关系,高位梗阻腹胀不明显,低位梗阻腹胀明显,遍及全腹。动力性肠梗阻腹胀明显。麻痹性肠梗阻无阵发腹痛,只有持续性腹胀和不适。

4.肛门停止排气排便

完全性肠梗阻发生后,患者多不排气、排便,但梗阻早期,由于梗阻以下肠段残留粪便和气体,仍可自行排出或在灌肠后排出。因此,需要询问归纳各个症状的特点和发展状况,才能反映肠梗阻的类型和病情。

(二)肠梗阻的主要体征

1.全身情况

梗阻早期多无明显改变,晚期可出现体液丢失的体征。发生绞窄时,可出现全身中毒症状及休克。

2.腹部检查应注意的情况

①有腹部手术史者可见腹壁切口瘢痕;②患者可有腹胀,且腹胀多不对称;③多数可见肠型及蠕动波;④腹部压痛在早期多不明显,随病情发展可出现明显压痛;⑤梗阻肠襻较固定时可扪及压痛性包块;⑥腹腔液增多或肠绞窄者可有腹膜刺激征或移动性浊音;⑦肠梗阻发展至肠绞窄、肠麻痹前,均表现肠鸣音亢进,并可闻及气过水声或金属音。

根据上述四大症状结合体征,可初步诊断肠梗阻。但应与下列疾病鉴别诊断(表5-5-1)。

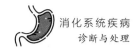
表5-5-1 肠梗阻临床表现的鉴别诊断

类似病因	类似症状	鉴别诊断线索
肝性腹腔积液	腹部隆起,胀痛	肝衰竭、肝炎或酗酒史
药物(如三环类抗抑郁药、麻醉剂)不良反应	有恶心、呕吐、便秘、麻痹性肠梗阻等抗胆碱能反应的症状和体征	用药史;排除诊断
急性肠系膜缺血	剧烈腹痛,早期同时还可出现腹胀、恶心、呕吐、脱水等表现	外周血管疾病、高凝状态或餐后腹痛、心绞痛病史;最近使用血管升压药
急性胃肠道穿孔	急腹痛、呕吐、腹胀	发热、白细胞增多、急腹症、影像学检查发现腹腔游离气体
术后麻痹性肠梗阻	突出表现为全腹明显腹胀,且常呕吐胃内容物	最近的腹部手术,术后没有排气或排便
假性肠梗阻(原发性)	主要表现为慢性或反复发作的恶心、呕吐、腹痛、腹胀	大肠急性扩张、肠动力障碍、糖尿病、系统性硬化病病史

【辅助检查】

一、实验室检查

梗阻早期一般无异常发现。为了解肠梗阻可能导致局部缺血或全身状况的改变,尤其是代谢性酸中毒与水和电解质紊乱等状况,应常规检查白细胞计数,血红蛋白,血细胞比容,二氧化碳结合力,血清钾、钠、氯,以及尿常规和粪便常规。如果检测发现白细胞计数增多,中性粒细胞核左移,血液浓缩,代谢性酸中毒及水和电解质平衡紊乱等检测指标异常,提示发生绞窄性肠梗阻,并导致全身状况严重改变。

二、影像学检查

影像学检查是临床诊断肠梗阻的主要途径和依据,可帮助明确是否存在肠梗阻,区分完全性与不完全性肠梗阻,分辨是高位还是低位肠梗阻,明确梗阻的性质是机械性还是绞窄性肠梗阻,明确梗阻的病因。常用的影像学检查方法如下(表5-5-2)。

表5-5-2 肠梗阻常用影像学检查方法及其评价

检查方法	推荐	评价
X线立位腹部平片检查	对于疑似肠梗阻的患者,腹部X线检查是一种有效的筛查方法	对高度梗阻的敏感性高于部分梗阻
腹部CT	当X线检查显示高度肠梗阻或梗阻不确定时,需要进行腹部CT检查	能确定大多数重度梗阻患者的梗阻病因,以及是否存在严重并发症
消化道碘水造影	有助于确定部分梗阻患者是否需要手术干预	在4h内造影剂进入盲肠,可高度预测非手术治疗的成功。如24h后造影剂未能进入盲肠,则表明非手术治疗失败

(一)X线立位腹部平片检查

梗阻发生后4~6h,腹部平片上即可见胀气的肠襻及多数气-液平面。如立位腹部平片表现为固定孤立的肠襻,呈咖啡豆状、假肿瘤状及花瓣状,且肠间隙增宽,应警惕发生绞窄性肠梗阻。但X线立位腹部平片并不能反映更早期的腹膜炎或绞窄征象,也不能提供有助于区分肠梗阻病因的解剖学信息。

（二）腹部CT

由于多层螺旋CT检查时间短及具有图像重组技术优势,使其在分析肠梗阻的病因和部位方面更有优势。CT诊断肠梗阻的征象为:

(1)肠管积液或积气积液,小肠扩张内径超过3 cm;结肠内径超过6 cm,即诊断为肠管扩张。

(2)机械性肠梗阻有扩张肠管和凹陷肠管交界的移行带征。

(3)麻痹性肠梗阻常表现为小肠、结肠均有扩张积气、积液,而常以积气为主,并无明显移行带征,并且可能显示引起肠麻痹的腹部病变,如腹膜炎等。

(4)绞窄性肠梗阻CT征象:肠腔扩张,其内充满液体,出现肠壁水肿环形增厚(>3 mm),呈靶征或晕征,肠壁出血(CT值>20 Hu),肠壁积气征,肠系膜模糊,肠系膜缆绳征(因肠系膜血管充血水肿,表现为扇形缆绳状增粗,边缘毛糙,对诊断肠系膜梗死具有特征性),漩涡征(肠系膜软组织和脂肪组织伴肠结构扭转的软组织肿块,是肠扭转的直接征象),腹腔积液。

同时,CT检查可显示腹膜腔及腹膜后的病灶、恶性肿瘤及其转移灶。因此,CT检查对于明确梗阻原因、病变肠管血供情况及梗阻发生的部位,具有很强的临床应用价值,是肠梗阻的主要诊断方法。

（三）小肠碘水造影

与钡剂造影不同,碘水造影剂(76%复方泛影葡胺)为离子型水溶液,用于消化道造影不会加重梗阻症状。由于碘水造影剂浓度较高,能较满意显示肠腔情况,有助于明确有无小肠梗阻,特别是高位梗阻部位。与CT检查联合用于难以确定的小肠梗阻,具有更高的敏感性和特异性。由于碘水造影剂为高渗溶液,会导致液体转移到肠腔,从而增加阻塞部位的压力梯度,加速肠道功能的恢复,对粘连导致的不完全肠梗阻有缓解作用,减少对手术的需求,缩短住院时间。如果在造影剂给药后24 h拍摄的腹部X线片上造影剂未到达结肠,则高度表明非手术治疗失败。

（四）其他检查

1.超声检查

在重度梗阻患者中,腹部超声评估对肠梗阻的敏感性很高。然而,随着CT检查的广泛应用,CT检查已在很大程度上取代超声检查成为肠梗阻患者的一线检查手段。只是在怀疑肠梗阻,诊断不明确的不稳定患者和禁忌辐射暴露的患者(如孕妇),超声检查通过发现肠管扩张的程度,以及腹腔内积液的情况来协助诊断。

2.磁共振成像

在评估肠梗阻方面,磁共振成像(MRI)可能比CT检查更敏感。通过十二指肠插管将碘水造影剂直接注入小肠,可以更可靠地确定梗阻的位置和原因。然而,由于腹部CT检查的简便性和成本效益,MRI只是肠梗阻的研究或辅助成像方式。

【诊断要点】

肠梗阻的诊断主要取决于病史、症状和体征,以及必要的辅助检查。需要在诊断过程中明确:①是否有肠梗阻的存在? ②是单纯性还是绞窄性梗阻? ③是机械性还是动力性梗阻? ④是高位还是低位梗阻? ⑤是完全性还是不完全性梗阻? ⑥是什么原因引起的肠梗阻? 本节结合以下病例,解析肠梗阻诊断过程。

【病例与问题】

一、病史摘要

患者,男,54岁,因"阵发性腹部绞痛伴呕吐和肛门停止排气排便2 d"急诊入院。患者有高血压史,长期服用硝苯地平和阿司匹林;20年前曾因阑尾穿孔剖腹手术。体温37.5℃,P 84次/min,R 20次/min,BP 141/86 mmHg。神志清楚,心肺(-)。下腹稍膨隆,可看到肠型和蠕动波,右下腹手

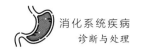
术瘢痕,全腹轻压痛,以右下腹明显,无反跳痛,移动性浊音(±),肠鸣音亢进,偶可闻及高调肠鸣音,NS(−)。急诊血常规报告示 WBC 14.2×10⁹/L,Na^+ 131.9 mmol/L,凝血指标正常。急诊腹部平片提示:腹腔内部分肠管扩张,可见气−液平面,在右下腹回肠下端有扩张肠管和凹陷肠管交界的移行带征。

二、问题与病例解析

问题1.该例患者诊断肠梗阻依据?

根据以下病例特点诊断为机械性急性肠梗阻。

(1)患者出现腹痛、呕吐、腹胀、肛门不排便/不排气四大症状。加之腹部可见肠蠕动波或肠形,肠鸣音亢进,可初步诊断为肠梗阻。

(2)急诊腹部平片显示腹腔内部分肠扩张,可见气−液平面,无膈下游离气体,为机械性肠梗阻典型影像学征象。

问题2.如为肠梗阻,是否存在缺血或穿孔?

患者经腹部CT检查,显示肠腔扩张,其内充满液体,肠壁环形增厚,在右下腹回肠下端有扩张肠管和凹陷肠管交界的移行带征,提示肠梗阻有绞窄可能。虽然患者有少量腹腔积液,外周血白细胞数升高,但全腹仅轻压痛,无反跳痛,无明显肠穿孔征象。

问题3.肠梗阻的原因是什么? 如何处理?

患者有阑尾穿孔手术史,CT检查未见腹腔占位病变,考虑可能是阑尾术后粘连导致机械性肠梗阻。经手术行肠粘连松解术,肠粘连松解后肠道血供恢复。

【治疗要点】

肠梗阻治疗旨在纠正由梗阻引起的全身生理状况紊乱(如水和电解质紊乱、酸碱失衡等)、肠道休息及解除梗阻。

治疗方法大体分为手术治疗及非手术治疗方法两部分。根据患者肠梗阻的原因、性质、部位,以及全身情况和病情严重程度等决定具体治疗方案。如有弥漫性腹膜炎的体征,或有其他恶化迹象,如发热、白细胞增多、心动过速、代谢性酸中毒和持续疼痛等,应及时手术探查,以免贻误病情。如临床情况稳定,可通过影像学检查评估和/或保守治疗效果,确定治疗方案(图5-5-1)。

一、一般治疗

一般治疗是肠梗阻的基础治疗或保守治疗,旨在纠正由肠梗阻引起的生理紊乱。特别是对于临床稳定的不全性肠梗阻患者,通过以下保守治疗,有可能恢复肠道功能,避免手术治疗。

(一)纠正水和电解质紊乱与酸碱失衡

不论采用手术和非手术治疗,纠正水和电解质紊乱及酸碱失衡都是极重要的措施。最常用的是静脉输注葡萄糖液、等渗盐水;如梗阻已存在数日,也需要补钾,对高位小肠梗阻及呕吐频繁的患者尤为重要。但输液所需容量和种类须根据呕吐情况、缺水体征、血液浓缩程度、尿排出量和尿比重,并结合血清钾、钠、氯和二氧化碳结合力监测结果而定。单纯性肠梗阻,特别是在早期,上述生理紊乱较易纠正。而在单纯性肠梗阻晚期和绞窄性肠梗阻患者,尚需要输注血浆、全血或血浆代用品,以补偿丧失至肠腔或腹腔内的血浆和血液。

(二)胃肠减压

胃肠减压是治疗肠梗阻的重要方法之一。在禁食、禁水基础上,通过胃肠减压,吸出胃肠道内的气体和液体,可以减轻腹胀,降低肠腔内压力,减少肠腔内的细菌和毒素,改善肠壁血循环,有利于改善局部病变和全身情况。

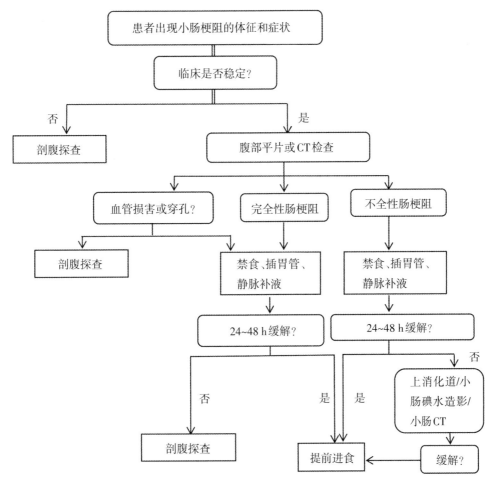

图5-5-1 肠梗阻处理流程

（三）防治感染和毒血症

抗生素可以预防肠梗阻患者的细菌易位，防止潜在致病性细菌的入侵。一般单纯性肠梗阻可以不用，但在单纯性肠梗阻晚期，特别是绞窄性肠梗阻及手术治疗的患者，应该使用抗生素。抗生素应覆盖革兰阴性菌和厌氧菌，具体药物的选择应根据当地的敏感性和可用性来确定。

（四）营养支持治疗

肠梗阻手术或非手术治疗都有相当一段时间不能进食，因此营养支持很重要。一般的外周静脉输液通常达不到营养支持的要求，可采用全胃肠外营养，既可作为术前的准备，也可作为非手术治疗或术后不能及早进食的支持治疗。若肠梗阻解除和肠功能恢复，最好尽早改为口服。不能进正常饮食的患者，可进食要素膳。

二、手术治疗

手术治疗可在最短的时间内，直截了当地解除梗阻或恢复肠腔的通畅。

（一）手术适应证

各种类型的绞窄性肠梗阻、肿瘤及先天性肠道畸形引起的肠梗阻，以及非手术治疗48 h无效的患者。

（二）手术方法与方式

可根据病情及手术条件和经验，选择开腹手术和腹腔镜手术。其中，腹腔镜手术有助于术后肠功能恢复，减少住院时间，而且可以降低术后肠梗阻发病率，但腹腔镜手术肠损伤的发生率较

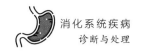

高。需根据手术医生的专业经验、患者的要求和谨慎的判断,做出手术方法的选择。根据病因、性质、部位及全身情况选择不同的手术方式。

(1)单纯解除肠梗阻的手术:如粘连松解术,肠切开取除肠石、蛔虫等,肠套叠或肠扭转复位术等。

(2)肠切除吻合术:对肠管因肿瘤、炎症狭窄,或局部肠襻已经失活坏死,则应行肠切除和肠吻合术。

(3)绞窄性肠梗阻:应争取在肠坏死前解除梗阻,恢复肠管血液循环。如有肠壁呈紫黑色并已塌陷,或肠壁已失去张力和蠕动能力,对刺激物无收缩反应,相应的肠系膜终末小动脉无搏动等表现时,往往提示肠管已无生机。然而,手术中判断肠襻生机常有困难,小段肠襻如无法确认有无血液循环障碍,切除更为安全。

(4)肠短路吻合术:当梗阻的部位切除有困难,为解除梗阻,可分离梗阻部位远近段肠管做短路吻合,旷置梗阻的部位。

(5)肠造口或肠外置术:肠梗阻部位的病变复杂或患者情况很差,不允许行复杂的手术,可用这类术式解除梗阻。即在梗阻近端肠管做肠造口以减压,解除因肠管高度膨胀而带来的生理紊乱。

(6)主要适用于低位肠梗阻,如急性结肠梗阻,若已有肠坏死或肠肿瘤,可切除坏死或肿瘤肠段,将两断端外置行造口术,以后再行二期手术重建肠道的连续性。

(7)腹腔引流:有腹腔内严重感染(如绞窄性肠梗阻)时均应引流。

主要参考文献

[1] Amara. Diagnosis and management of small bowelob struction in virgin abdomen:a WSES position paper[J]. World Journal of Emergency Surgery,2021,16:36.

[2] Patrick G Jackson,Manish T Raiji. Evaluation and managementof intestinal obstruction[J]. Am Fam Physician,2011, 83(2):159-165.

[3] Richard P G Ten Broek,Pepijn Krielen,Salomone Di Saverio,et al.Bologna guidelines for diagnosis and management of adhesive small bowel obstruction(ASBO):2017 update of the evidence-based guidelines from the world society of emergency surgery ASBO working group[J]. World J Emerg Surg,2018,13:24.

第六节　急性胆囊炎诊断与治疗

急性胆囊炎是一种常见的急性胆道系统急症。其典型的症状体征是什么? 如何明确急性胆囊炎的诊断? 可能出现哪些并发症? 如何根据严重程度分级和患者全身状况选择相应的治疗方案? 胆囊切除的时机和方式是什么? 本节根据当代指南共识整理归纳上述问题,并介绍展示一例急性重症胆囊炎诊治过程,供参考。

【临床表现与辅助检查】

一、临床表现

(一)典型症状

急性胆囊炎通常以胆绞痛发作开始,常在饱食或进食油腻后发作。疼痛位于右上腹、上腹或剑突下。疼痛性质为阵发性腹痛、绞痛或持续性疼痛,可放射到右肩部、心窝部或后背部,并伴有恶心和呕吐。由于胆囊炎症波及肝脏或胆管,少部分患者可能出现黄疸的症状。

患者常有轻度到中度发热,若出现寒战、高热,表明病变严重,应及时就诊,手术处理。

（二）主要体征

腹部检查可见右上腹部及上腹中部腹肌紧张、压痛、反跳痛、Murphy征阳性,伴胆囊积脓或胆囊周围脓肿者,于右上腹可扪及有压痛的包块或明显肿大的胆囊。

（三）并发症

急性胆囊炎的病程若未得到控制,可导致近、远期并发症,包括：

1. 胆囊积脓和积水

胆囊炎伴胆囊管持续阻塞时,可发生胆囊积脓。此时症状加重,患者表现为高热,剧烈右上腹痛,极易发生穿孔,需急诊手术。如胆囊管长期阻塞,引起胆囊积聚胆汁,胆色素逐渐被吸收,并被胆囊黏膜分泌的黏液所取代,胆囊内就会充满透明黏液（白胆汁）,形成胆囊积水。体检时在右上腹可触及肿大胆囊,肿块活动度大,压痛轻,宜行手术治疗。

2. 胆囊穿孔

在胆囊坏疽的基础上并发穿孔,可导致：①胆汁性腹膜炎。胆汁进入腹腔可引起严重的胆汁性腹膜炎、感染性休克。②在某些情况下形成胆瘘。大网膜及胃肠被包裹后易引起破溃,从而形成胆囊与肠道、胃的内瘘。③形成肝脓肿。如果胆囊穿孔进入肝脏,会在胆囊窝肝脏区域形成肝脓肿,从而导致严重的高热、寒战,甚至可能出现感染性休克。

二、辅助检查

（一）实验室检查

（1）血液检查：包括白细胞计数、血小板计数、C反应蛋白（CRP）、白蛋白、碱性磷酸酶（ALP）、γ-谷氨酰转肽酶（GGT）、天冬氨酸氨基转移酶（AST）、丙氨酸氨基转移酶（ALT）、胆红素、血尿素氮（BUN）、肌酐、凝血酶原时间（PT）和PT-国际标准化比值（INR）。用于诊断和严重程度分级,还应进行血气分析（CPG）。

（2）如果出现高热,最好及时进行血培养。

（二）影像学检查

1. 超声检查

为急性胆囊炎的首选检查方法,其敏感性和特异性分别为81%和83%。诊断依据包括：①胆囊壁增厚（厚度>4 mm）,胆囊增大（宽≥4 cm）；②存在胆囊结石（伴或不伴颈部嵌顿）；③胆囊周围积液,胆囊周围可见低回声带、胆囊壁呈双边征。

2. CT检查

腹部CT扫描可清晰显示胆囊周围液体聚集、胆囊增大、胆囊壁增厚等征象,可作为急性胆囊炎检查的较好选择。感染进展迅速,高度怀疑坏疽性胆囊炎和气肿性胆囊炎的患者,术前诊断时,推荐应用增强CT检查,其敏感性较高,对胆囊三角和肝门部血管的走行方式亦有较好的提示作用。

3. MRI和磁共振胰胆管成像（MRCP）

其敏感性和特异性较高。影像学诊断依据：胆囊周围高信号、胆囊增大、胆囊壁增厚。MRI和MRCP的优势在于诊断坏疽性胆囊炎及提示胆管系统的走行方式。

【临床诊断与病情评估】

一、临床诊断

基于局部炎症、全身炎症和影像学三个方面的表现,急性胆囊炎临床诊断标准见表5-6-1。

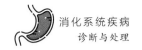
表5-6-1　急性胆囊炎的诊断标准

诊断标准	内容
A.局部炎症表现	(1)Murphy征;(2)右上腹包块、疼痛和/或压痛
B.全身炎症表现	(1)发热;(2)C反应蛋白升高;(3)白细胞计数升高
C.影像学检查	急性胆囊炎的影像学表现
疑似诊断:A 1项+B 1项	
确切诊断:A、B、C 各1项	

二、严重程度分级和患者全身状况的评估

(一)严重程度分级

急性胆囊炎的严重程度可分为轻度、中度、重度三级(表5-6-2)。严重程度不同,治疗方法和预后亦不同。

表5-6-2　急性胆囊炎的严重程度分级

严重程度	内容
重度(GradeⅢ) 急性胆囊炎	急性胆囊炎合并以下≥1个器官功能不全 1.心血管功能障碍:低血压需要多巴胺≥5 μg/(kg·min),或使用去甲肾上腺素 2.神经系统功能障碍:意识障碍 3.呼吸功能障碍:氧合指数<300 mmHg 4.肾功能不全:少尿、血清肌酐>176.8 μmol/L 5.肝功能不全:PT-INR>1.5 6.凝血病:血小板计数<100×10⁹/L
中度(GradeⅡ) 急性胆囊炎	急性胆囊炎合并以下2项,可诊断: 1.白细胞计数>8×10⁹/L 2.右上腹触及压痛肿块 3.明显的局部炎症(坏疽性胆囊炎、胆囊周围脓肿、肝脓肿、胆汁性腹膜炎、气肿性胆囊炎)
轻度(GradeⅠ) 急性胆囊炎	急性胆囊炎不伴随中度、重度局部或全身炎症表现

(二)全身状况评估

(1)当血肌酐>176.8 μmol/L、凝血酶原时间-国际标准化比值>1.5及血小板计数<100×10⁹/L时,需结合患者病史,排除肾功能不全、肝硬化、凝血病等疾病后,方能正确分级。当急性胆囊炎患者合并慢性肾功能不全、肝硬化和凝血病时,建议行多学科协作,谨慎治疗。

(2)评估胆囊炎严重程度的同时亦需评估患者的全身状况和合并症。可采用美国麻醉师协会(ASA)的患者体质分级标准(表5-6-3)联合年龄校正 Charlson 合并症指数(CCI)(表5-6-4)共同评估。

表5-6-3　美国麻醉医师协会健康状况分级(ASA手术分级)

分级	描述
1级	无器质性、生化或心理疾病的健康人。围手术期死亡率0.08%~0.6%(不包括<2个月或>80岁的年龄层)
2级	有轻度全身疾病,如轻度哮喘或控制较好的高血压。对日常生活无严重影响。对麻醉和手术无影响。围手术期死亡率为0.27%~0.40%
3级	严重的全身疾病限制正常活动,如需要透析的肾衰竭或2级充血性心力衰竭。显著影响日常生活。对麻醉和手术很可能有影响。围手术期死亡率为1.82%~4.30%

分级	描述
4级	有严重疾病,威胁生命或需要强化治疗,如急性心肌梗死,需要机械通气的呼吸衰竭。日常活动严重受限。对麻醉和手术有重要影响。围手术期死亡率为7.80%~23.0%
5级	危重患者,手术与否都将在24 h内死亡。围手术期死亡率为9.40%~50.7%
6级	确证为脑死亡,其器官拟用于器官移植手术
结果解读	ASA 1级、2级患者对麻醉和手术的耐受能力较好,麻醉经过平稳。 ASA 3级患者对接受麻醉存在一定的危险,麻醉前需做好充分准备,麻醉药物的选择应十分慎重,麻醉中需采取相关的监测措施,对麻醉中和麻醉后可能出现的并发症要采取相关措施积极预防。 ASA 4级、5级患者的麻醉危险性极大,麻醉耐受力极差,随时受到死亡的威胁,麻醉和手术异常危险

表5-6-4 年龄校正Charlson合并症指数

评分	合并症名称
1分	心肌梗死(有发作史,不单纯是心电图改变)、充血性心力衰竭、周围血管性疾病(包括主动脉瘤直径≥6cm)、脑血管病(轻度发作未留后遗症、短暂性脑缺血发作)、阿尔茨海默病、慢性肺部疾病、消化性溃疡病、轻度肝脏病变(无门静脉高压症和慢性肝炎)、糖尿病(无终末器官衰竭)
2分	偏瘫、糖尿病导致终末器官衰竭(视网膜病、神经病变、肾病、脆性糖尿病)、中度或重度肾脏疾病、任何肿瘤但无转移、白血病(急性、慢性)、淋巴瘤
3分	中度或重度肝病
4分	转移性实体瘤、艾滋病

年龄校正标准:≤40岁:=0分。41~50岁:+1分。51~60岁:+2分。61~70岁:+3分。71~80岁+4分:>81岁+5分

【治疗】

一、基本治疗

急性胆囊炎一旦明确诊断,在评估是否需手术切除或紧急引流的同时,应禁食并充分补液,维持水和电解质、酸碱平衡。早期应用抗菌药物和镇痛药物,持续监测生命体征和血流动力学指标。

二、手术风险的判断和相应治疗方法的选择

手术风险的判断需结合胆囊炎的严重程度、全身状况和合并症情况综合评估。

(一)轻度急性胆囊炎的治疗

若符合CCI≤5 和/或 ASA 分级≤Ⅱ级,则其手术风险可判定为低风险,可尽早行胆囊切除术。而对于CCI≥6 和/或 ASA 分级≥Ⅲ级的高风险患者,可先行保守治疗,全身情况改善后,再判断是否适合手术治疗。在有条件的单位,手术方式可优先选择腹腔镜胆囊切除术(LC),对于操作困难者需及时中转开腹,并采取合适的术式(如胆囊造瘘或胆囊次全切除术)以降低并发症的风险。

(二)中度急性胆囊炎的治疗

(1)抗菌药物及全身支持治疗有效,且手术风险为低风险者(CCI≤5 和/或 ASA 分级≤Ⅱ级),在具备条件的医疗机构及时行胆囊切除术。

(2)抗菌药物及全身支持治疗有效,但手术风险为高风险者(CCI≥6 和/或 ASA 分级≥Ⅲ级),暂时选择继续保守治疗。

(三)重度急性胆囊炎的治疗

(1)首先应强调积极的抗菌药物和全身支持治疗,保护重要器官(心、肝、肾、肺、脑)的功能,维持循环稳定。若患者满足以下条件,可考虑及时行胆囊切除术(LC或开腹):①CCI≤3 和/或 ASA 分

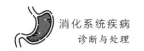
级≤Ⅱ级;②不存在威胁生命的器官功能障碍(威胁生命的器官功能障碍包括中枢神经系统损害、呼吸衰竭或肝功能损害);③可逆转的器官功能障碍(包括预后良好的循环障碍和肾功能不全);④就诊于有良好重症监护设施和能胜任复杂胆道系统外科手术的医疗单位。

(2)在患者CCI≥4和/或ASA分级≥Ⅲ级,或患者就诊的医疗机构不能满足重症监护要求,或术者不具备进行复杂胆道系统外科手术的情况下,需急诊行胆囊引流术。根据引流后患者全身情况的改善程度,决定是否继续行保守治疗,或2~3个月再次评估全身状态和胆囊炎症情况,符合手术条件者行胆囊切除术。

(3)若患者存在威胁生命的器官功能障碍,需紧急行胆囊引流术。

建议在抗菌药物和全身支持治疗无效时,需及时行胆囊引流(穿刺、造瘘),同时行胆汁培养。1~3个月再次评估患者全身状态和胆囊炎症情况,符合手术条件者适时行胆囊切除术。

三、胆囊切除的时机和方式

1.胆囊切除术的时机

对于符合手术指征、手术风险评估合适的急性胆囊炎患者,推荐在急性胆囊炎起病的72 h内行胆囊切除术,以获得良好的近、远期预后。特殊情况下,如炎症程度较轻、患者全身情况可耐受手术、就诊于具有一定经验的高级别医院的胆道中心,可根据实际情况适时实施胆囊切除术。对于不适合手术的患者,推荐在保守治疗或胆囊引流术1~3个月,再次评估患者的全身状态和胆囊炎症情况,符合手术条件者行胆囊切除术。

2.胆囊切除方式的选择

若患者情况允许,接诊单位具备相应条件,首选腹腔镜胆囊切除术(LC)。若患者病程较长,急性胆囊炎反复发作,胆囊萎缩,术前怀疑胆囊三角纤维化、Mirizzi综合征或存在解剖变异,则建议术前完善超声、增强CT和MRCP检查,对胆囊炎症程度、胆囊三角和围肝门解剖结构等进行仔细评估后再选择手术方式。

在手术时间长、患者全身情况不稳定、术中解剖困难或胆管损伤风险较高的情况下,需果断中转开腹。

对于胆囊萎缩、胆囊壁不规则增厚、胆囊黏膜有可疑占位性病变的患者,术中应送快速冰冻病理学检查,以免漏诊胆囊癌。

四、转院标准

需要根据病情严重程度及其诊治条件转院治疗。

1.轻度急性胆囊炎(Ⅰ级)

对于因有严重合并症而延迟手术的患者,应考虑转移到可以提供胆囊紧急引流或早期LC先进设施的医学中心。

2.中度急性胆囊炎(Ⅱ级)

应能够为患者能够提供胆囊紧急引流或早期LC治疗,否则可考虑转院。

3.严重急性胆囊炎(Ⅲ级)

应当在能够提供重症监护条件下,由腹腔镜专家外科医生团队实施手术治疗。否则,应考虑安全转院到专科治疗中心处置。

【病例与问题解析】

一、病史摘要

患者,女,48岁。因右肋下疼痛3 h急诊。患者于3 h前进食冷藏早饭后,突然上腹痛,以右上腹部持续疼痛为主,同时感背痛,并且出现胃部不适,自觉体温升高。无腹泻,尿液颜色正常。既往无消化性溃疡、高血压、缺血性心脏病或者糖尿病史,但2年前曾有一次类似的疼痛发作,程度较轻且持续时间较短。

体检:体温38.7℃,血压86/38 mmHg,脉率88次/min,呼吸频率28次/min,呼吸浅快。巩膜皮肤无黄染。腹部浅触诊右上腹部压痛且有肌卫现象,肝胆触诊未及,但是在以拇指指腹勾压右肋缘锁骨中线(胆囊点),患者缓慢深吸气过程中,因疼痛加剧而致吸气中止(Murphy征阳性)。

二、问题与解析

问题1.如何根据症状体征特点做出急性腹痛初步诊断和病情评估?

根据患者急性右上腹痛伴发热和Murphy征阳性,符合急性胆囊炎临床诊断标准。基于患者血压下降(血压86/38 mmHg),呼吸浅快,考虑并发感染性休克,为重度急性胆囊炎。

立即予以禁食,并充分补液,维持水和电解质、酸碱平衡,抗菌治疗及血管升压药治疗(多巴胺≥5 μg(kg·min)初始处理,同时紧急行血常规、肝肾功能、血酶原时间(PT)和PT-INR、腹部超声检查。

问题2.如何进行急症处理和进一步处理?

在抗菌药物和全身支持治疗的同时,腹部超声检查证实为急性胆囊炎,无胆管结石和胆管扩张。紧急行胆囊穿刺引流(送胆汁培养)后病情稳定,腹痛减轻,血压恢复正常。1个月后再次评估患者全身状态和胆囊炎症情况,认为符合手术条件,行胆囊切除术。

上述危重病例,经紧急胆囊引流术缓解危重状况,继后行胆囊切除术,获得治愈。

(刘磊 刘付宝 许建明)

主要参考文献

[1] 中华医学会外科学分会胆道外科学组.急性胆道系统感染的诊断和治疗指南(2021版)[J].中华外科杂志,2021,59(6):422-429.

[2] Masamichi Yokoe, Jiro Hata, Tadahiro Takada, et al.Tokyo Guidelines 2018 diagnostic criteria and severity grading of acute cholecystitis(with.videos)[J]. J Hepatobiliary Pancreat Sci,2018,25(1):41-45.

[3] Kohji Okamoto, Kenji Suzuki, Tadahiro Takada, et al.Tokyo Guidelines 2018 flowchart for the management of acute cholecystitis[J]. J Hepatobiliary Pancreat Sci,2018,25(1):55-72.

第七节 急性胆管炎诊断与急症处理

急性胆管炎,尤其是重症胆管炎的病情凶险,进展迅速,死亡率高。早期明确诊断,及时解除胆管梗阻引起的胆管内高压,阻断细菌和毒素入血触发炎症"瀑布反应",是治疗的关键。

急性胆管炎典型和危重的临床表现是什么?如何明确急性胆管炎诊断?如何区分急性胆管炎的严重程度?胆管引流方式有哪些?首选和次选的引流方式是什么?何时需要行外科手术胆管引流?本节以临床病例引入和整理归纳上述问题,借此提升对胆道感染的认识和处置能力。

急性胆管炎是因为胆管结石等病因导致胆管梗阻扩张致胆汁淤积,继发细菌感染导致胆道感染,甚至是化脓性炎症并发休克和神志改变等,需要紧急行胆管引流和抗菌治疗的消化系统急症。

一、临床表现

急性胆管炎典型的临床表现是Charcot三联征,包括腹痛、发热、黄疸这三个症状及体征,如果又合并了休克和神经系统的障碍,则称Reynolds五联征,是病情危重征象。

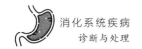
同时应该明确如下病史：既往有无胆道系统结石，或其他有关胆管疾病史？既往是否接受过导致胆管解剖改变的手术（如Billroth Ⅰ/Ⅱ手术或胆总管空肠吻合术，这两种情况都可能使ERCP操作困难）？既往是否有胆道检查史，包括ERCP、EUS和经皮穿肝胆道造影？近期抗生素使用情况，以及可能提示恶性肿瘤的体质状况。

体检的重点是生命体征，是否有黄疸、腹部压痛和反跳痛，有无腹部肿块的体征，有无提示胆或胃手术的手术瘢痕，以及发现可能提示恶性肿瘤的征象，如在淋巴瘤患者中有可触及的淋巴结病变，在转移性胆囊或胰腺癌患者触及锁骨上淋巴结病变。

二、辅助检查

(一)实验室检查

急性胆管炎的病程发展迅速，可发展为全身炎症反应综合征和/或脓毒血症，导致多器官功能障碍综合征。因此，应急诊检查全血细胞计数、CRP和/或降钙素原，进行肝脏生化试验，同时需要检测凝血功能、电解质和肾功能，进行血培养和抗生素药敏试验。

(二)影像学检查

超声、CT、MRI等影像学检查虽然难以直接确诊胆管的细菌性炎症，但可通过胆管扩张、胆道积气等，证明存在胆管梗阻和/或发现其病因学证据(肿瘤、胆管结石、寄生虫等)，间接支持急性胆管炎的诊断。

1.超声检查

相比于CT检查，超声检查特异性高，但敏感性较低，影响因素较多，包括有无禁食、肠道内气体等因素干扰诊断。但超声检查具有无创、费用低、易获得等优点，可用于胆管炎的初步检查。

2.CT检查

快捷方便，受干扰少，检查范围较大，我国指南推荐认为，腹部CT检查能诊断胆管阳性结石，敏感性较高，可清楚地显示胆管扩张，且有助于判断胆管狭窄的原因，推荐作为急性胆管炎的首选影像学检查。

3.MRI和MRCP

由于检查相对费时，难以成为急诊胆管炎的首选急诊检查方法。但MRCP具有无创性和对胆胰管解剖显像清晰等优点，对恶性肿瘤或胆管结石引起的胆管梗阻成像清晰，可作为腹部超声或CT检查诊断困难时的替代选择。

三、诊断标准与严重程度评估

综合应用上述诊断依据，急性胆管炎的诊断标准见表5-7-1。

表5-7-1 急性胆管炎的诊断标准

诊断标准	内容
A.全身炎症	1.发热(体温>38 ℃)和/或寒战 2.实验室检查：白细胞计数<4×10⁹/L或>10×10⁹/L
B.胆汁淤积	1.黄疸(胆红素≥34.2 μmol/L) 2.实验室检查：碱性磷酸酶(U/L)>1.5×正常值上限。γ-谷氨酰转肽酶(U/L)>1.5×正常值上限，AST(U/L)>1.5×正常值上限，ALT(U/L)>1.5×正常值上限
C.影像学检查	1.胆管扩张 2.影像学检查发现病因(狭窄、结石、肿瘤、支架等)
怀疑诊断：A 1项+B或C 1项	
确切诊断：A、B、C各1项	

急性胆管炎病情轻者症状缓解迅速,预后较好;重者可能发展为脓毒血症、感染性休克、多器官功能障碍综合征。根据临床表现、治疗效果的不同,将急性胆管炎分为轻度、中度、重度三级(表5-7-2)。

表5-7-2　急性胆管炎严重程度分级

严重程度	内容
重度(Grade Ⅲ)急性胆管炎	急性胆管炎合并以下1项及1项以上可诊断: 心血管功能障碍;低血压需要多巴胺≥5 μg/(kg·min),或使用去甲肾上腺素 神经系统功能障碍:意识障碍 呼吸功能障碍:氧合指数<300 mmHg 肾功能不全:少尿、血肌酐>176.8 μmol/L 肝功能不全:PT-INR>1.5 凝血病:血小板计数<100×10⁹/L
中度(Grade Ⅱ)急性胆管炎	急性胆管炎合并以下2项可诊断: 白细胞计数>12×10⁹/L或<4×10⁹/L 高热(≥39 ℃) 年龄(≥75岁) 黄疸(总胆红素≥85.5 μmol/L) 低蛋白(<0.7×正常值上限)
轻度(Grade Ⅰ)急性胆管炎	急性胆管炎不符合中度、重度胆管炎诊断标准

四、治疗

一旦确诊为急性胆管炎,首先要评估患者的一般情况及严重程度,进行初始处理(图5-7-1)。

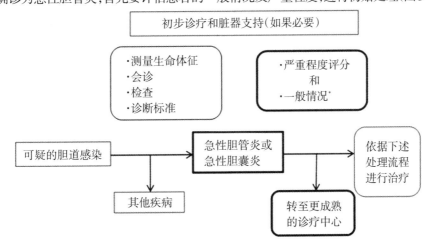

图5-7-1　急性胆道感染初始处理流程图

*:一般情况评估参考第五章第六节"急性胆囊炎诊断与治疗"一节中介绍的Charlson合并症指数(CCI)和美国麻醉师协会(ASA)健康状况分级。

(一)治疗策略

急性胆管炎主要的治疗方法是在进行积极的抗菌药物治疗及全身支持治疗的同时,酌情进行胆管引流及病因治疗。治疗方式应依据严重程度决定(图5-7-2),注意治疗过程中病情进展情况,及时调整治疗策略。

1.轻度急性胆管炎

多数仅需全身支持治疗和抗菌药物治疗即可控制,然后再针对病因治疗;如果抗菌药物治疗

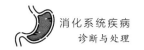

效果不佳(24 h),可视具体情况进行胆管引流,待感染控制后再行病因治疗。

2.中度急性胆管炎

建议行抗菌药物治疗及全身支持治疗,同时尽早行胆管引流[经内镜逆行胰胆管造影术(ER-CP)或经皮经肝穿刺胆管引流术(PTCD)]。如果引起胆管梗阻的原因需要手术处理,待病情好转后再进行病因治疗。

3.重度急性胆管炎

患者多数病情严重,应强调尽早行胆管引流,同时行全身器官功能支持治疗。必须尽早给予足够的器官支持治疗,改善器官功能不全,一旦患者能耐受,尽早行ERCP或PTCD,同时结合广谱抗菌药物治疗,待患者全身情况好转后,二期手术时再处理引起梗阻的病因。对于怀疑急性胆管炎的患者,建议行血液培养,如进行胆管引流需进行胆汁培养。

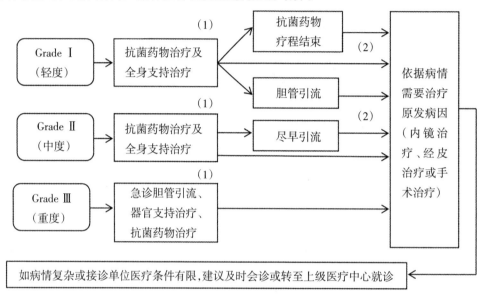

图5-7-2 急性胆管炎处理流程

注:①抗菌药物治疗前,留取血培养,胆管引流时留取胆汁培养;②急性胆管炎的治疗原则包括抗菌药物治疗、胆管引流和病因治疗;轻中度患者合并胆总管结石时,如有可能,尽量同期行胆管引流和取石。

(二)胆管引流时机与方式

胆管引流是急性胆管炎最基本的治疗方法,胆管引流的方式包括外科手术引流、经皮经肝引流和内镜下经乳头胆管引流三种方式。其中,传统的手术引流死亡率最高,随着近代经皮经肝胆管引流(PTCD)和内镜经乳头胆管引流技术的成熟进步,胆管引流取得以下共识和推荐意见:

1.胆管引流时机

取决于病情严重程度,判断是否需要胆管引流,同时行积极的抗菌药物治疗及全身支持治疗。

2.胆管引流方式

(1)内镜下胆管引流术:是急性胆管炎的主要胆管引流方式。包括内镜十二指肠乳头括约肌切开术(EST)、内镜下胆道支架内引流术(ERBD)和内镜下鼻胆管引流术(ENBD)。EST的优势在于引流的同时可以取石,适用于胆管结石合并急性胆管炎感染控制后进行的胆总管取石,有发生消化道出血、穿孔及急性胰腺炎等并发症的风险,不建议在中重度急性胆管炎或有凝血病的患者中使用。ERBD和ENBD的操作相对简便,ERBD为内引流,不适感较小,但无法直接观察胆汁引流情况,且存在支架脱落和堵塞的风险,部分患者需要再次通过内镜操作取出支架;ENBD为外引流,可以观察引流液的情况,但患者的不适感强。ERBD和ENBD对于多数由结石、肿瘤或炎性狭窄造成的肝外胆管梗阻,均具有良好的引流作用,在条件允许的前提下,可作为这类急性胆管炎患者胆管引流的首选方式,两者之间如何选择,可依据患者是否需后续再次内镜治疗来决定。

建议:内镜下胆道引流包括ERBD和ENBD,可作为多数急性胆管炎胆管引流的首选方式。内镜下胆管引流可选择留置鼻胆管或支架置入,应谨慎选择行EST。

(2)经皮经肝胆管引流(PTCD):PTCD后疼痛、出血、胆管炎、胆瘘等风险高于内镜下胆管引流术,可作为次选和ERCP插管失败或无条件进行内镜下胆管引流时的替代方法。但肝门部及其以上位置的肿瘤、结石或狭窄引起胆管梗阻所致的急性胆管炎,首选PTCD。

建议:PTCD可作为急性胆管炎无法行内镜下胆道引流时的替代方案,建议作为肝门部以上胆管梗阻进行胆管引流的首选方式。

(3)经皮胆囊造瘘或开腹胆管引流术:对于没有条件进行内镜下胆管引流和PTCD的患者,以及内镜操作失败或存在禁忌证的患者,可考虑行胆管引流术,如经皮胆囊造瘘或开腹胆管引流术。若患者情况允许,可选择性进行腹腔镜下胆管引流术。应强调尽可能缩短手术时间并解除梗阻,可先放置T管引流,无须强求术中取净结石,行二期手术解决胆管梗阻病因。

建议:外科手术胆管引流可作为无条件行内镜下胆管引流术及PTCD时的选择,强调缩短手术时间、尽早解除梗阻的重要性。

肝内胆管结石合并急性肝内胆管炎时,应及时解除胆管梗阻,通畅引流。任何肝叶切除应慎重选择,尽量在急性胆道感染完全控制后实施。

此外,对于急性胆管炎合并胆总管结石的患者,轻度和中度患者可行内镜下同期处理,而重度患者由于病情重,可能合并凝血病,建议分期处理。急性胆管炎的治疗流程见图5-7-1。

(三)抗菌治疗

1.急性胆道感染治疗中样本采集

抗菌药物规范化应用在急性胆道感染的治疗中具有非常重要的意义。建议血培养或胆汁培养应尽量在抗菌药物应用前完成,否则可能导致培养结果假阴性。在任何有创性诊疗操作开始时抽取胆汁送细菌培养,尽可能在使用抗菌药物前采集胆汁样本,同时完成涂片,初步明确细菌类型。

2.急性胆道感染的抗菌药物应用指征和用药方案

任何抗菌药物均不能替代解除胆管梗阻的治疗措施。轻度和中度急性胆道感染应在诊断明确后6 h内使用抗菌药物。重度急性胆道感染,通常合并感染性休克的表现,需在诊断明确后1 h内使用抗菌药物,以及时控制局部及全身炎症反应。

在经验性用药时,尽量使用广谱抗革兰阴性菌药物,同时联合抗厌氧菌药物,应注意避免选用喹诺酮类等临床耐药率较高的药物。在选择抗菌药物时,应考虑以下因素:抗菌谱、药代动力学和药效学、抗菌药物使用史、肝肾功能、过敏史和其他不良事件。如果有胆肠吻合病史,则建议同时进行抗厌氧菌治疗。应结合患者的实际情况,尽可能将影响药效的因素考虑周全。

轻度和中度急性胆道感染可给予第二、第三代头孢菌素,如头孢呋辛、头孢曲松等,同时联合硝基咪唑类药物。或直接选择头孢哌酮/舒巴坦、哌拉西林/他唑巴坦;合并基础疾病、高龄、既往有腹腔感染或胆道手术病史等复杂情况时,可使用β内酰胺酶抑制剂复合制剂或碳青霉烯类,如头孢哌酮/舒巴坦、哌拉西林/他唑巴坦、亚胺培南、厄他培南等。

重度急性胆道感染可给予第三、第四代头孢类,如头孢他啶、头孢吡肟等,同时联合硝基咪唑类药物。或直接使用β内酰胺酶抑制剂复合制剂或碳青霉烯类或替加环素,如头孢哌酮/舒巴坦、哌拉西林/他唑巴坦、亚胺培南、美罗培南、厄他培南等。

梗阻性黄疸出现胆道感染症状,如腹痛、体温升高、白细胞计数>$10.0×10^9$/L 时,在胆汁引流通畅的基础上,需应用抗菌药物治疗。经验性给予第三代头孢菌素,如头孢曲松、头孢他啶等联合硝

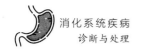
基咪唑类。或β内酰胺酶抑制剂复合制剂(如头孢哌酮/舒巴坦、哌拉西林/他唑巴坦)或碳青霉烯类,如亚胺培南、美罗培南、厄他培南等。合并有革兰阳性菌感染,必要时可给予万古霉素、替考拉宁或利奈唑胺。尽量取胆汁进行细菌培养及药敏试验,根据药敏试验结果选择适宜的抗菌药物治疗。

依据抗菌药物代谢及效应动力学特点,选择具有高胆汁穿透率的抗菌药物,如头孢哌酮/舒巴坦、替加环素等,保证药物在胆汁中达到足够的浓度(低质量证据,强烈推荐)。

3.急性胆道感染患者的停药指征及抗菌药物疗程

停药指征:①体温正常72 h以上;②腹痛及腹部压痛、反跳痛等临床表现缓解或消失;③血常规白细胞计数正常;④降钙素原<0.05 μg/L;⑤重度以上急性胆道感染患者,血流动力学指标及重要器官功能恢复正常。

轻、中度急性胆囊炎患者抗菌药物治疗仅在术前或手术中使用,术后应用尽量不超过24 h。重度急性胆囊炎患者抗菌药物治疗至感染控制(手术切除或胆囊穿刺造瘘术)后4~7 d。在有效胆汁引流的基础上,急性胆管炎的抗菌治疗应持续至达到停药指征。

五、转院治疗建议

需要根据病情严重程度及其诊治条件转院治疗。表5-7-3显示了急性胆管炎的转院标准。如果初诊医院不具备进行内镜或经皮经肝胆管引流或提供重症监护的设备,则中度或重度胆管炎患者最好转至能够提供这些治疗的医院。

表5-7-3 急性胆管炎转院标准

严重程度	转院标准
重度(GradeⅢ)急性胆管炎	需要紧急胆管引流和重症监护的患者,应立即转院到可以提供此服务的医院紧急救治
中度(GradeⅡ)急性胆管炎	患者应在可以进行胆管引流和全身管理的医院接受治疗。如果医院不具备胆管引流的条件,则应将其转移到可以提供此服务的医院
轻度(GradeⅠ)急性胆管炎	如果胆总管中存在结石或对初始治疗(24 h内)没有疗效的患者,应转院到可以提供此服务的医院

【病例与问题解析】

一、病例摘要

患者,男,64岁,因间断腹痛5 d加重1 d入院。患者于5 d前无明显诱因出现腹痛,以右上腹部疼痛明显,呈阵发性,给予止痛药物后可缓解。近1 d来上述症状加重,上腹部疼痛加剧,呈进行性加重,给予止痛药物肌肉注射后不缓解,出现眼黄、尿黄、发热,伴恶心、呕吐,为求进一步诊治住院。超声检查发现胆总管下段多发结石,胆道系统扩张。自发病以来,神志清楚,精神差,饮食尚可,排便正常。患者既往有冠状动脉粥样硬化性心脏病病史5年,无口服抗凝药物治疗史,否认高血压、糖尿病、慢性支气管炎病史。

患者入院后出现高热,体温高达39.5 ℃,伴寒战,神志清楚,血压正常。急诊检查白细胞计数14.9×10⁹/L,Alb 27 g/L,总胆红素125.5 μmol/L,ALT 126 U/L,ALP 210 U/L,PT时间正常,肾功能正常,血气分析正常。CT显示胆管扩张,胆总管下段结石。

二、问题与解析

问题1.该患者的诊断及其诊断依据是什么?

根据患者临床表现具备急性上腹痛、发热、黄疸Charcot三联征,超声和CT检查均发现胆总管下段多发结石,胆道系统扩张,诊断胆总管结石合并急性胆管炎。

患者入院后出现高热寒战,白细胞计数>12×10⁹/L,白蛋白明显降低,总胆红素≥85.5 μmol/L,无神经系统、低血压及肾功能和凝血系统等器官功能不全的征象,评估为中度急性胆管炎。

问题2.如何急症处理,效果如何? 后续如何处理?

立即予以禁食,并充分补液,维持水、电解质、酸碱平衡,留取血培养后予以头孢哌酮/舒巴坦经验性抗菌药物治疗。同时经十二指肠乳头行ENBD引流出脓性胆汁。

经上述急诊处理,患者腹痛迅速缓解,血清胆红素明显下降,体温正常3 d以上,血常规白细胞计数和降钙素原恢复正常。继后行EST术取出胆总管结石,患者康复出院。

最终诊断:胆总管结石并发急性胆管炎(中度)。

(洪江龙　鲍峻峻　许建明)

主要参考文献

[1] 中华医学会外科学分会胆道外科学组.急性胆道系统感染的诊断和治疗指南(2021版)[J].中华外科杂志,2021,59(6):422-429.

[2] Shuntaro Mukai,Takao Itoi,Todd H.Baron,et al.Indications and techniques of biliary drainage for acute cholangitis in-updated Tokyo Guidelines 2018[J]. J Hepatobiliary Pancreat Sci,2017,24(10):537-549.

[3] Fumihiko Miura,Kohji Okamoto,Tadahiro Takada,et al. Tokyo Guidelines 2018:initial management of acute biliary infection and flowchart for acute cholangitis[J]. J Hepatobiliary Pancreat Sci,2018,25(1):31-40.

第八节　急性胰腺炎病情评估与处理

急性胰腺炎(acute pancreatitis,AP)是一种胰腺急性炎症和以组织学上腺泡细胞破坏为特征的疾病,是常见消化系统急症之一。

如何通过病史、体格检查和胰酶升高的实验室评估及影像学检查,做出AP诊断与鉴别诊断? 如何评估AP病情严重度,特别是如何识别有可能发展为危重症的患者? 如何早期实施液体复苏、药物和营养治疗等内科综合治理体系? 重症急性胰腺炎(SAP)器官衰竭的定义,及其转入ICU救治的时机是什么? SAP后期局部并发症及其处理原则是什么? AP手术干预的指征是什么? 如何对AP后续治疗与预后观察? 本节根据当代指南,介绍AP上述急诊诊断及治疗要点,有关临床病例可参见急性腹痛一节内容。

【病因与发病机制】

一、病因

急性胰腺炎最常见的病因是胆道疾病、高脂血症、饮酒,以及ERCP等医源性病因,占70%以上。

其他不常见的病因尚有药物、胰腺囊性恶性肿瘤、病毒感染[新型冠状病毒、人类免疫缺陷病毒、流行性腮腺炎病毒、巨细胞病毒、柯萨奇B型病毒和甲型流感(H1N1)病毒]、代谢因素(如甲状旁腺功能亢进、高钙血症)、血管炎性、自身免疫性、妊娠、创伤、医源性因素等。

二、发病机制

1.胆管梗阻

如果胆管下端出现阻塞,胆管内压力很高,高压胆汁回流到胰管,会导致胰腺腺泡破裂,胰酶

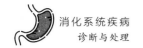

进入胰腺基质,进而导致胰腺炎。

2.过度饮酒

大量饮酒和暴饮暴食时,会促进大量胰酶的分泌,使得胰管内压力突然升高,导致胰腺腺泡破裂,胰酶进入腺泡间质,促进急性胰腺炎。同时摄入酒精和高蛋白、高脂肪食物不仅会增加胰酶的分泌,还会引起高脂蛋白血症。此时,胰腺脂肪酶分解甘油三酯,释放游离脂肪酸并损伤胰腺。

3.胰管梗阻

胰腺小动脉和小静脉的急性栓塞和阻塞导致急性胰腺炎,另一个因素是胰管阻塞。胰管阻塞后,胰管中的高压将被动地浸润基质。由于胰蛋白酶的刺激,基质中的淋巴管、静脉和动脉被栓塞,然后胰腺缺血坏死。

4.创伤

胰腺外伤后引起胰管破裂、胰液溢出和血供不足,导致急性重症胰腺炎。

5.感染因素

急性胰腺炎可引起各种细菌和病毒感染,病毒或细菌通过血液或淋巴进入胰腺组织,引起胰腺炎。

对病因的早期控制有助于缓解病情,改善预后,并预防急性胰腺炎复发。

【临床表现与辅助检查】

一、临床表现

急性胰腺炎临床以急性上腹痛、恶心、呕吐、发热和血胰酶增高等为特点。病变程度轻重不等,轻者以胰腺水肿为主,临床多见,病情常呈自限性,预后良好,又称轻症急性胰腺炎。少数重症者的胰腺出血坏死,常继发感染、腹膜炎和休克等,病死率高,称为重症急性胰腺炎。

(一)症状

急性胰腺炎的典型症状为急性发作的持续性上腹部剧烈疼痛,常向背部放射,伴有腹胀、恶心、呕吐,且呕吐后疼痛不缓解,部分患者可出现心动过速、低血压、少尿等休克表现,严重脱水和老年患者可出现精神状态改变。

(二)体格检查

轻者仅表现为腹部轻压痛,重者可出现腹膜刺激征,偶见腰肋部皮下淤斑征(Grey. Turner 征)和脐周皮下淤斑征(Cullen征)。出现黄疸者多为胆源性胰腺炎。

二、辅助检查

(一)实验室检查

1.胰酶

在AP中,淀粉酶、脂肪酶、弹性酶和胰蛋白酶同时被释放到血液中。血清淀粉酶水平通常在6~12 h升高,24~48 h达到峰值,在随后的3~7 d降至正常或接近正常水平。脂肪酶在4~8 h上升,24 h达到峰值,在接下来的8~14 d下降到正常或接近正常水平。血清淀粉酶及脂肪酶升高程度与疾病的严重程度无关。血清脂肪酶被认为是比血清淀粉酶更可靠的AP诊断生物学标志物。

2.辅助病情评估的预警标志物

(1)炎性标志物C反应蛋白(CRP),第3日C反应蛋白水平≥150 mg/L可作为重症急性胰腺炎的预后因素。

(2)降钙素原是检测胰腺感染最敏感的实验室检测指标,低血清值似乎是感染坏死的强阴性预测因子。

(3)血尿素氮(BUN)>20 mg/dL(>7.14 mmol/L)是死亡的独立预测因子。

(4)血细胞比容(HCT)升高>44%,是胰腺坏死的独立危险因素。

(5)如果没有胆石症或明显的酒精使用史,应测量血清甘油三酯和钙水平。血清甘油三酯水平超过11.3 mmol/L(1 000 mg/dL),提示为病因。

(二)影像学检查

1.超声检查

超声检查是诊断AP的首选影像学诊断方法,可以显示胰腺体积弥漫性增大、内部回声减低、周围界限不清等,还可以发现胆道系统内有无结石,胆管有无扩张,有助于确定急性胰腺炎(胆道)的病因。但是由于部分患者上腹部胃肠道气体干扰,可能会影响诊断的准确性。

2.计算机断层扫描(CT)

当诊断存疑时,CT检查可以提供存在或不存在胰腺炎的良好证据。典型的CT表现是诊断急性胰腺炎的重要依据,但发病初始的影像学特征不能反映疾病的严重程度。除非确诊需要,CT检查应在发病72 h后进行。CT增强扫描可准确反映是否存在胰腺坏死及其范围。改良CT严重指数(MCTSI)有助于评估急性胰腺炎的严重程度(表5-8-1)。

表5-8-1 改良的CT严重指数(MCTSI)

特征	评分
胰腺炎症反应	
正常胰腺	0
胰腺和/或胰周炎性改变	2
胰腺或胰周液体聚集或胰周脂肪坏死	4
胰腺坏死	
无胰腺坏死	0
坏死范围≤30%	2
坏死范围>30%	4
胰腺外并发症,包括胸腹腔积液、血管或胃肠道受累	2

后续影像学检查方案如下:

(1)对严重急性胰腺炎(计算机断层扫描严重性指数≥3),首次CT扫描后7~10 d需要进行后续CE-CT扫描。

(2)只有当临床状况恶化或未能显示持续改善,或考虑侵入性干预时,才建议进行额外的CE-CT扫描。

3.MRI检查

MRI检查可用于碘造影剂过敏、肾功能不全、年轻或怀孕患者,其检查胰腺水肿的敏感性优于CT检查,亦可用于判断局部是否存在并发症,但对诊断积聚液体中气泡的敏感性较低。

腹部超声或CT检查对在胆源性胰腺炎早期发现胆总管结石是不可靠的。因此,对于病因不明的患者,应考虑使用磁共振胰胆管成像(MRCP)或内镜超声检查隐匿性胆总管结石。

总结与建议:首次增强CT评估的最佳时间为发病后72~96 h。对于危重患者,症状出现48~72 h完善腹盆增强CT和腹部MRI+MRCP。对于出现感染征象、临床状态明显恶化及4周以上的胰周积液患者出现胃肠道梗阻或感染征象,应复查腹盆腔增强CT和腹部MRI+MRCP。对于病因不明的患者,应考虑磁共振胆管成像(MRCP)或内镜超声筛查隐匿性胆总管结石。MRCP或EUS用于筛查隐匿性胆总管结石。MRI有助于判断胰腺坏死的状态(无菌性和感染性)。

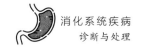

【诊断与鉴别诊断】

一、诊断标准

诊断AP需要至少符合以下三个标准中的两个：
(1)与发病一致的腹部疼痛。
(2)胰腺炎的生化证据(血清淀粉酶和/或脂肪酶大于正常上限的3倍)。
(3)腹部影像的典型表现(胰腺水肿/坏死或胰腺周围渗出积液)。

二、鉴别诊断

临床常见的急腹症都会有腹痛症状,血清淀粉酶和脂肪酶水平也可能有所升高,常混淆或延误AP的诊断,因此有必要与其他常见急腹症进行鉴别。

(一)急性胆囊炎

严重的右上腹疼痛,可放射到右肩胛区;在进食大量和/或高脂肪食物后,疼痛可能会加重,血清淀粉酶和脂肪酶水平在参考范围内或仅轻度升高。诊断依据:体格检查时有右上腹压痛,可伴有肌卫及反跳痛,或Murphy征阳性。腹部超声显示胆囊增大、腹壁增厚水肿,可伴有胆囊结石等。

(二)胆总管结石

间歇性强烈右上腹或剑突下钝性疼痛或绞痛,可放射至右肩胛区;黄疸,陶土色粪便;可有发热;血清淀粉酶和脂肪酶水平可能升高。诊断依据:胆红素水平升高,且以直接胆红素为主,腹部超声和/或CT/MRI检查提示胆总管增宽,可见结石影像。

(三)消化性溃疡疾病

消化不良,胃灼热,腹胀,餐后2~3 h的恶心和/或呕吐,上腹部疼痛。诊断依据:上消化道内镜检查。

(四)胃肠道穿孔

突然剧烈的腹痛;触诊时患者可出现板样腹、不自主肌卫和明显的压痛、弥漫性反跳痛;可出现低血压、呼吸急促、心动过速、发热等;血清淀粉酶和脂肪酶水平可能升高。诊断依据:腹部X线/CT检查显示腹腔游离气体。

(五)急性肠系膜缺血

严重弥漫性腹痛,腹胀,伴恶心、呕吐,腹泻或便血。诊断依据:无肠管坏死时可仅表现为脐周压痛,一般症状重、体征轻;合并肠管坏死时有腹膜炎表现,肠鸣音消失,白细胞计数升高,结肠镜检查提示缺血性肠病,腹部增强CT可见肠系膜血管造影剂充盈缺损,可有肠壁水肿、肠坏死表现。血管造影可鉴别,但已不常规采用。

(六)肠梗阻

间断的腹部绞痛,腹胀,伴恶心、呕吐,排气、排便减少或停止。诊断依据:腹部X线/CT检查可见气-液平面,可见孤立的肠襻、弹簧征等。

(七)心肌梗死(急性冠状动脉综合征)

剧烈而持续的胸骨后疼痛,可放射到颈部、肩部、下颌和左臂,偶有上腹痛或上腹部不适、乏力、出汗、恶心呕吐、呼吸困难等。诊断依据:心电图ST-T动态改变,心脏生物标志物(如肌钙蛋白Ⅰ)水平升高,冠状动脉CTA/冠状动脉造影可明确诊断。

(八)糖尿病酮症酸中毒

20%~30%的糖尿病患者并发急性腹痛,淀粉酶轻度升高,易误诊为AP,腹部CT可明确诊断。但糖尿病酮症酸中毒患者同时并发AP并不少见。患者可有烦渴、多尿、恶心、呕吐、嗜睡,甚至昏迷。可见不同程度的脱水征,如皮肤干燥、眼球下陷、血压下降、四肢厥冷、休克。尿糖、尿酮体强阳性,血糖明显升高,一般为16.7~27.8 mmol/L(300~500 mg/dL),二氧化碳结合力减低,血气提示代谢性酸中毒。

【严重程度分级】

临床常用的急性胰腺炎严重程度分级包括修订版亚特兰大分级(revised Atlanta classification, RAC)及基于决定因素的分级(determinant-based classification,DBC),目前前者应用居多。

一、修订版亚特兰大分级标准(RAC)2012

该分类方法按有无器官衰竭和并发症将病情严重度分为3级。

1.轻症急性胰腺炎(mild acute pancreatitis,MAP)

AP不伴有器官衰竭或局部并发症或全身并发症,病死率极低。

2.中度重症急性胰腺炎(moderately severe acute pancreatitis,MSAP)

AP伴有短暂器官衰竭(48 h以内)或局部并发症或全身并发症,病死率<5%。

3.重症急性胰腺炎(severe acute pancreatitis,SAP)

AP伴有持续器官衰竭(>48 h),病死率36%~50%。

二、基于决定因素的急性胰腺炎严重程度分级(DBC)

该分级基于器官功能障碍和感染2项影响预后的因素进行分类,分为4级。

1.轻型急性胰腺炎

无胰腺(胰周)坏死及器官功能障碍。

2.中型急性胰腺炎

无菌性胰腺(胰周)坏死和/或一过性(≤48 h)器官功能障碍。

3.重型急性胰腺炎

感染性胰腺(胰周)坏死或持续性(>48 h)器官功能障碍。

4.危重型急性胰腺炎(critical acute pancreatitis,CAP)

持续性器官功能障碍伴感染性胰腺(胰周)坏死。

修订亚特兰大分级和基于决定因素的急性胰腺炎严重程度分级,在确定急性胰腺炎的诊断和严重程度方面是相似的。但DBC分级需明确是否存在胰腺和/或胰周感染,不适用于病程早期应用。CAP患者伴有持续器官功能障碍和胰腺(胰周)坏死感染,虽不常见,但病死率高,临床应给予高度重视。

【SAP的预测】

早期识别可能进展为重症的病例,并采取更积极的监护及治疗措施,有助于改善患者预后。实验室检查中的血细胞比容、血尿素氮及C反应蛋白水平与疾病严重程度存在一定相关性,但准确性不佳。临床上曾提出多种评分系统[如急性生理与慢性健康评分(APACHE Ⅱ)、Ranson评分、急性胰腺炎严重程度床边指数评分等]来预测SAP的发生,但均存在不足,不能满足临床需求。在此情况下,严密监测患者生命体征,评估是否存在器官功能障碍至关重要。

伴有感染性坏死的持续性器官衰竭患者的死亡风险最高。有器官衰竭的患者,应尽可能安排其入住重症医学科。

【病程分期】

急性胰腺炎的病程可分为早期和后期,两个阶段相互重叠,分别对应急性胰腺炎病程中的两个死亡高峰。

早期指发病至发病后2周,其特点为出现全身炎性反应综合征(systemic inflammatory response syndrome,SIRS)及器官功能障碍。虽然急性胰腺炎早期阶段可出现局部并发症,但此时的局部并

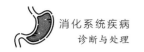
发症不是疾病严重程度的主要决定因素。

后期指发病2周后,其特点为有可能持续存在的SIRS、器官功能障碍和局部并发症。在病程的后期,持续存在的SIRS和器官功能障碍是病情严重程度的重要决定因素。此外,局部并发症特别是感染性并发症亦会影响患者预后。

【并发症】

急性胰腺炎可引起局部或全身并发症。

一、局部并发症

AP局部并发症主要与胰腺和/或胰周液体积聚、组织坏死有关,包括早期(发病4周及以内)的急性胰周液体积聚(acute peripancreatic fluid collection,APFC)、急性坏死物积聚(acute necrotic collection,ANC),以及后期(发病4周后)的胰腺假性囊肿(pancreatic pseudocyst,PP)、包裹性坏死(walled-off necrosis,WON)(表5-8-2)。

表5-8-2　急性胰腺炎局部并发症的基本特征

内容物	距离初发腹痛时间(周)	亚型	部位	影像学特征
APFC	≤4	间质水肿性胰腺炎(IEP)	胰周	腹膜后无壁,均质液性密度
ANC	≤4	坏死性胰腺炎	胰腺和/或胰周	无壁,不均质非液性密度
PPC	>4	间质水肿性胰腺炎(IEP)	胰周	有壁,均质液性密度
WON	>4	坏死性胰腺炎	胰腺和/或胰周	有壁,不均质非液性密度

以上局部并发症又分为无菌性和感染性两种类型。在临床实践中,急性胰腺炎合并感染的主要判断依据是临床表现及相关辅助检查,包括发热、白细胞变化、CRP升高、PCT升高等。

其他并发症还包括消化道出血、腹腔出血、胆管梗阻、肠梗阻、肠瘘等。

二、全身并发症

全身并发症主要有SIRS、败血症、多器官功能障碍综合征(multiple organ dysfunction syndrome,MODS)、腹腔内高压及腹腔间室综合征(abdominal compartment syndrome,ACS)。

(一)败血症

SAP并发败血症,病死率升高50%~80%。推荐将快速序贯器官衰竭评分(qSOFA)≥2分作为院外、急诊科和普通病房中败血症的筛查标准(表5-8-3)。

表5-8-3　快速序贯器官衰竭评分(qSOFA)计算方法

临床表现	评分	
	1分	0分
意识形态改变	是	否
收缩压≤100 mmHg	是	否
呼吸频率≥22次/min	是	否

(二)急性呼吸窘迫综合征

SAP并发急性呼吸窘迫综合征(ARDS),病死率急剧升高至50%以上。ARDS诊断标准多采用柏林定义,要满足四个条件方可诊断,具体如下:

(1)原发疾病发病后1周内新发呼吸道症状,或原发呼吸症状加重。

(2)胸部影像学检查(X线或CT检查)可见双侧的肺炎阴影,不能完全以胸腔积液、肺液、全肺不张或结节影来解释。

（3）呼吸衰竭不能完全以心力衰竭或液体容量的负荷过多解释。

（4）缺氧的程度要进行相应分层,根据氧合指数确立ARDS的诊断,并将其按严重程度分为轻度、中度和重度。轻度指氧合指数≤300 mmHg,>200 mmHg;中度指氧合指数≤200 mmHg,>100 mmHg;重度指氧合指数<100 mmHg。

上述的ARDS的诊断标准是非特异的,诊断时必须鉴别诊断,通常需要与重症肺炎、心功能不全、肺栓塞、补液过多等进行鉴别诊断。

（三）器官衰竭

根据Marshall评分系统(表5-8-4)来评估。一个器官评分≥2分定义为器官衰竭。器官功能在48 h内恢复者为一过性器官衰竭,否则为持续性器官衰竭。

表5-8-4　改良Marshall评分系统

指标	0分	1分	2分	3分	4分
呼吸(PaO$_2$/FiO$_2$)	>400	301~400	201~300	101~200	<101
循环(收缩压,mmHg)	>90	<90,补液后可纠正	<90,补液不能纠正	<90,pH<7.3	<90,pH<7.2
肾脏(肌酐,μmol/L)	<134	134~169	170~310	311~439	>439

（四）腹腔内高压和腹腔间室综合征

通常采用膀胱压间接测定腹内压(IAP)。IAP持续或反复>12 mmHg定义为腹腔内高压(intra-abdominal hypertension,IAH)。IAH分为四级:

Ⅰ级:腹腔内压力12~15 mmHg;

Ⅱ级:16~20 mmHg;

Ⅲ级:21~25 mmHg;

Ⅳ级>25 mmHg。

当IAH>20 mmHg,并伴有新发器官功能不全或衰竭时,诊断为腹腔间室综合征(ACS)。

综上,完善的急性胰腺炎诊疗体系应包括急性胰腺炎的诊断、严重程度评估、病因诊断和并发症诊断。

【处理要点】

急性胰腺炎特别是伴多种并发症的SAP的治疗,是涉及外科、消化内科、急诊科、重症医学科、感染科、介入科、营养科、康复科等多个学科的复杂问题,应采用多学科综合治疗协作组(MDT)模式。

一、早期治疗

急性胰腺炎的早期治疗主要包括液体治疗、镇痛与营养支持,以及针对病因和早期并发症的治疗。

（一）液体治疗

早期液体治疗可改善组织灌注,需在诊断急性胰腺炎后即刻进行。对于SAP,可采用目标导向的治疗模式,应反复评估血流动力学状态以指导液体滴注。

乳酸林格液、生理盐水等晶体液可作为液体治疗的首选。开始时,推荐以5~10 mL/(kg·h)的速度进行液体治疗,过程中应警惕液体负荷过重导致的组织水肿及器官功能障碍。目前,液体治疗成功的指标尚未统一,可参考早期目标导向治疗的复苏目标,包括尿量>0.5 mL/(kg·h)、平均动脉压>65 mmHg(1 mmHg=0.133 kPa)、中心静脉压 8~12 mmH$_2$O(1 mmH$_2$O=0.00981 kPa)、中心静脉血氧饱和度≥70%。另外,动脉血乳酸、血尿素氮水平及血细胞比容的下降亦提示复苏有效。

对持续存在低血压的急性胰腺炎患者,可在液体复苏过程中或之后给予去甲肾上腺素提升血压。

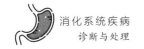

（二）急诊ERCP治疗指征与时机

胆道系统结石是急性胰腺炎的常见病因。多年来，急诊ERCP治疗是否有助于缓解胆源性急性胰腺炎的病情存在争议。目前认为，急诊ERCP仅适用于胆源性胰腺炎合并胆管炎患者，且应在患者入院24 h内完成。对于存在持续性胆管梗阻的患者亦可考虑ERCP治疗，手术时机可放宽至入院后72 h内。

（三）镇痛治疗

疼痛是急性胰腺炎的主要症状，缓解疼痛是临床重要的治疗目标。可能改善患者预后，应根据病情合理选择镇痛药物与方式。

有明显疼痛的急性胰腺炎患者应在入院24 h内接受镇痛治疗。没有证据或建议对疼痛药物有任何限制。急性肾损伤应避免使用非甾体类抗炎药。在非气管插管患者中，盐酸氢吗啡酮镇痛效果优于吗啡或芬太尼。对于需要长期大剂量阿片类药物治疗的SAP和CAP患者，可考虑使用硬膜外镇痛。

（四）营养支持治疗

相较于肠外营养，肠内营养对于不同严重程度的急性胰腺炎患者是安全、可耐受的，可降低感染性并发症、多器官功能障碍的发生率和病死率。对于不能经口进食的急性胰腺炎患者，肠内营养优于肠外营养。Meta分析结果显示，鼻胃管有较好的安全性和可行性。相较于鼻空肠管，鼻胃管的放置更便捷，但当患者存在胃排空延迟或幽门梗阻时，应使用鼻空肠管。

推荐在胃肠功能耐受的情况下，应尽早开展经口或肠内营养。研究结果表明，48 h内启动肠内营养比延后启动更有效，表现在感染及器官功能障碍的发生率和病死率更低等方面。

（五）高脂血症性急性胰腺炎的早期治疗

急性胰腺炎合并静脉乳糜状血或血甘油三酯>11.3 mmol/L，可明确诊断为高脂血症性急性胰腺炎。除急性胰腺炎的常规治疗外，针对高脂血症性急性胰腺炎的早期治疗应包括禁食水≥24 h后的饮食调节，使用降血脂药物及其他辅助降脂手段（小剂量低分子肝素、胰岛素、血脂吸附和/或血浆置换）控制血脂。推荐尽快将甘油三酯水平降至<5.65 mmol/L。

（六）腹腔间室综合征的早期处理

SAP患者可合并ACS，当腹内压>20 mmHg时，常伴有新发器官功能障碍，是急性胰腺炎患者早期死亡的重要原因之一。

ACS的治疗原则：及时采用有效措施降低腹内压，包括增加腹壁顺应性，如使用镇痛药、镇静药、肌松药等；清除胃肠内容物，如采用胃肠减压、灌肠、使用促胃肠动力药等方式；避免过量液体滴注，并引流腹腔或腹膜后积液等，如经皮穿刺引流。如果所有其他非手术治疗（包括经皮腹腔内液体引流）都不充分，则需要进行深度镇静和麻痹来限制腹腔内高压。

（七）抗菌药物使用

对于无感染证据的急性胰腺炎，不推荐预防性使用抗菌药物。对于可疑或确诊的胰腺（胰周）或胰外感染（如胆道系统、肺部、泌尿系统、导管相关感染等）患者，可经验性使用抗菌药物，并尽快进行体液培养，根据细菌培养和药敏试验结果调整抗菌药物。

（八）急性胰腺炎的药物治疗

现阶段仍缺乏针对急性胰腺炎的特异性药物。有关蛋白酶抑制剂及胰酶抑制剂（如生长抑素及其类似物），在急性胰腺炎中的治疗价值尚缺乏高质量的临床证据。中药（大黄、芒硝及复方制剂，如清胰汤、大承气汤等）有助于促进患者胃肠道功能恢复，减轻腹痛、腹胀症状，可选择使用。

（九）重症监护指征

改良的Marshall评分系统达2分或以上，定义为器官衰竭。一般来说，持续器官衰竭超过48 h的患者需要紧急转到ICU。没有必要常规将短暂性器官衰竭的患者转入ICU，但此类患者仍需要密切监测。需要呼吸机、肾脏替代治疗(CRRT)等治疗的48 h内的器官衰竭重症患者,也应该转入ICU。

二、后期治疗

急性胰腺炎的后期治疗主要针对各种局部并发症。在此阶段,患者仍可能存在器官功能障碍。持续的器官功能障碍是患者预后不佳的独立危险因素,会显著增加处理风险。急性胰腺炎的后期并发症主要包括PP、WON、出血、消化道瘘等。对于无症状的PP及WON,无须采取处理措施,而WON合并感染是外科处理的主要对象。

(一)感染性胰腺坏死

感染性胰腺坏死(infected pancreatic necrosis,IPN)是急性胰腺炎的严重并发症,病死率达30%,常需手术治疗。抗菌药物及穿刺引流可使部分患者免于手术。干预方式采用多学科微创升阶梯("Step-up")策略。即首先进行穿刺引流(PCD),对引流效果不佳的患者依次进行视频辅助清创和开腹手术。

1.经皮/内镜引流指征和时机

胰腺和/或胰周感染是PCD和内镜下穿刺引流的重要指征,可在急性胰腺炎病程早期进行。对于合并ACS的急性胰腺炎患者,若存在大量腹腔或腹膜后积液,应考虑穿刺引流以降低腹内压。发病后期,对于因压迫消化道或胆管而引起症状的局部并发症亦可行引流治疗。

2.手术治疗

外科手术干预的指征包括腹腔间室综合征、急性持续性出血血管介入治疗不成功、肠缺血或急性坏死性胆囊炎、肠瘘导致胰周积液。

但IPN早期手术患者的病死率可>50%,而延迟手术可降低患者的并发症发生率和病死率,因此,IPN手术治疗的干预时机应延迟至发病4周后。

(二)急性胰腺炎后门静脉、脾静脉血栓形成及胰源性门静脉高压症的处理

门静脉、脾静脉血栓形成在急性胰腺炎患者中的发生率约为13%,严重者可导致肝衰竭、门静脉高压症、脾脏和肠管坏死等。血栓形成与胰腺坏死位置和程度有关。研究发现,门静脉、脾静脉血栓形成后,抗凝治疗并未提高血管再通率,反而增加了出血的发生率。因此,不建议对急性胰腺炎后门静脉及脾静脉血栓形成患者行抗凝治疗。

胰源性门静脉高压症,又称左侧门静脉高压症,多由急、慢性胰腺炎导致。多数胰源性门静脉高压症无明显临床表现,可随访观察。少数患者表现为上消化道大出血,除对症止血治疗外,积极处理胰腺原发疾病是治疗的关键,对反复出血者,可考虑行脾切除术。对合并严重脾功能亢进的患者,可行脾动脉栓塞或脾切除术。

(三)急性胰腺炎并发肠瘘、腹腔出血的处理

急性胰腺炎后发生的肠瘘以结肠瘘常见,多由胰液腐蚀或手术操作等原因引起,治疗方式包括通畅引流及造口转流手术。对于发生腹腔出血的患者,建议先行血管造影检查明确出血部位。如为动脉性出血,则行血管栓塞术治疗;如未明确出血部位或栓塞失败、出血持续,可行手术治疗。

【后续治疗与预后观察】

约20%的急性胰腺炎患者会进展为复发性胰腺炎,针对病因的治疗有助于预防急性胰腺炎复发。

一、胆源性胰腺炎胆囊切除的时机

腹腔镜胆囊切除术是预防胆源性胰腺炎复发的主要手段,原则上应尽早进行。对于MAP伴胆囊结石的患者,在排除胆总管结石的情况下,建议在当次发病出院前完成胆囊切除术。但在伴有

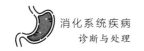
胰周积液的急性胆石性胰腺炎中,应推迟胆囊切除术,直到积液解决或稳定,急性炎症停止。

二、急性胰腺炎患者的随访

急性胰腺炎患者1年内胰腺外分泌功能不全的发生率为61%~85%,部分患者的外分泌功能不全会持续6~18个月。约1/3的患者会出现胰腺内分泌功能不全,约40%的患者会在急性胰腺炎后出现糖尿病或糖尿病前驱表现。因此,急性胰腺炎患者康复后,均需进行规律随访。MAP患者随访至出院后6个月,MSAP及SAP患者至少持续至出院后18个月。每6个月对胰腺内分泌功能进行评估(通过空腹和餐后血糖浓度检测,还可以测定HbA1c),并注意是否出现远期并发症,以及病因(如胆石症、高脂血症)是否去除。

对于急性酒精性胰腺炎患者推荐入院期间进行简单的饮酒干预。每隔6个月由医生或经过培训的护士与患者进行有组织的谈话,告知患者如何禁酒及为什么应该禁酒,在2年内显著降低酒精性胰腺炎的复发率。

总之,SAP病死率高,随着治疗方法的改进,虽然病死率有下降趋势,但住院时间仍然很长、花费较大,只有将胰腺炎的治疗关口前移、及时给予精细化、规范化治疗,才能降低AP的后期手术率、住院病死率,减少住院时间。而做到关卡前移、在AP早期阶段给予规范化诊疗,恰恰是急诊或消化科医师的主要任务。

主要参考文献

[1] 中华医学会急诊分会,京津冀急诊急救联盟,北京医学会急诊分会,等.急性胰腺炎急诊诊断及治疗专家共识[J].中华急救医学杂志,2021,30(2):161-172.
[2] 中华医学会外科学分会胰腺外科学组.中国急性胰腺炎诊治指南(2021)[J].中国实用外科杂志,2021,41(7):735-742.
[3] Ari Leppäniemi, Matti Tolonen, Antonio Tarasconi, et al.2019 WSES guidelines for the management of severe acute pancreatitis[J]. World J Emerg Surg,2019,14:27.

第九节　急性上消化道出血评估与处理

急性上消化道出血是临床最常见、最重要的消化系统急症。如何根据临床表现,判断为急性上消化道出血?如何进行紧急评估,首先分辨"危险性上消化道出血"并及时救治?当高危患者经紧急救治恢复血流动力学稳定后,如何二次评估和治疗急性上消化道出血?对于大出血或活动性出血,若无法进行内镜检查或内镜检查不能明确病因,可选择哪些检查判断出血来源和原因,如何启动多学科救治措施?这些均是救治急性上消化道出血的基本临床要素。本节根据当代指南,归纳整理上述诊治要点,并介绍一例危重性急性上消化道出血MDT救治过程,展示急性上消化道出血诊治流程的指导作用。

【初始紧急处理要点】

一、判断是否为急性上消化道出血

(一)呕血、黑便是急性上消化道出血的特征性临床表现

患者发生消化道大量出血之后,均有黑便。出血的部位在幽门以上和/或大出血者,常有呕血。

呕血的颜色多为咖啡色渣样,如出血量较大,又没有经过胃酸充分混合,呕血为鲜红色或者有血块。需要注意的是,应当排除某些口、鼻、咽部或呼吸道病变出血被吞入食管引起的呕血。

黑便特征多呈柏油样便,黏稠而发亮,结合病史,可与服用某些药物(如铁剂、铋剂等)和食物(如动物血)引起的粪便发黑相鉴别。当出血量大时,血液在肠道内的推动比较快,粪便也可以呈现暗红色,甚至是鲜红色,需要与下消化道出血相鉴别。

(二)失血性循环衰竭是上消化道出血危重征象

急性上消化道大出血可首先出现失血性循环衰竭症状,如头晕、心悸、出汗、恶心、口渴、乏力、黑蒙、晕厥等。患者常有便意,在排便或便后起立时晕厥倒地。如果患者在短时间内失血量超过全身血量的25%,会引起血容量的急剧减少,症状加重,严重者可危及生命。

综上,根据突发的呕血、黑便和失血性周围循环衰竭的临床表现,呕吐物或黑便(隐血试验呈强阳性),可基本判断为急性上消化道出血。如能在病情稳定或许可情况下,实施内镜或选择性动脉造影等检查,可明确上消化道大出血的诊断。

二、紧急评估和抢救突发的"危险性上消化道出血"

危险性上消化道出血,指的是24 h内上消化道大量出血致血流动力学紊乱、器官功能障碍。由于快速循环衰竭、机体反应时间不足、继发器官衰竭,因而危险性急性上消化道出血的治疗反应差、预后较差,需要紧急评估和救治。

(一)紧急评估与救治

首先应评估患者意识、气道、呼吸和循环。评判有无气道阻塞;有无呼吸,呼吸的频率和程度;有无脉搏,循环是否充分;神志是否清楚。

存在活动性出血、循环衰竭、呼吸衰竭、意识障碍、误吸、结合格拉斯哥-布拉奇福德(Glasgow-Blatchford, GBS)评分中的任意一项,判断为高危性上消化道出血。特别是在有晕厥、持续的呕血/便血、四肢末梢湿冷、心率>100次/min、收缩压<90 mmHg或基础收缩压降低>30 mmHg、血红蛋白(Hb)<70 g/L表现的患者,需要实施下列急诊救治措施。

(二)紧急处置措施

(1)患者禁食,绝对卧床休息,头偏向一侧,口处于最低位,避免误吸;意识丧失、大动脉搏动不能触及的患者,应立即进行心肺复苏。

(2)若有气道阻塞或呼吸异常,则应立即用大管径管吸痰或气管切开或插管,清除气道异物,保持气道通畅。

(3)严重出血患者应开放至少两条静脉通路(最少18G),必要时采用中心静脉置管。

(4)持续监测心电图、血压、血氧饱和度。

(5)有意识障碍或休克的患者,可留置尿管记录尿量。

(6)选择性置入鼻胃管,对预测病情有一定价值,但抽吸负压勿超过500 mmHg,且不宜过久。

(7)必要时大流量吸氧或人工通气支持,保持血氧饱和度95%以上,并开始以下复苏治疗。

(三)复苏治疗

主要包括容量复苏、输血及血管活性药物应用。

1.积极容量复苏,恢复并维持重要器官灌注

对于血流动力学不稳定的急性上消化道出血,一般应立即快速输注晶体液(生理盐水和林格溶液)和500~1 000 mL胶体液(羟乙基淀粉和低分子右旋糖酐),暂时扩充血管内容量。

出血未控制时,采用限制性液体复苏和允许性低血压复苏策略,建议收缩压维持在80~90 mmHg为宜。在失血性休克中,容量复苏应避免大量晶体液输注,尽量减少晶体液输注(前6 h少于3 L),以免增加呼吸衰竭、腹腔间室综合征及凝血病等并发症的发生风险。对于合并心、肺、肾疾病的患者,更需警惕输液量过多引起的心力衰竭或肺水肿。为此,若条件允许,应行有创血流动力学监测,综合临床表现、超声及实验室检查,指导容量复苏,注意预防低体温、酸中毒、凝血病和

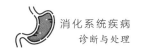
基础疾病恶化。

患者血压恢复至出血前的基线水平,脉搏<100次/min,尿量>0.5 mL/(kg·h),意识清楚,无显著脱水貌,动脉血乳酸恢复正常等表现,提示容量复苏充分。需要继续输液,维持重要器官灌注。

2.权衡输血风险和获益,采取最佳输血策略

大量失血患者需要及时备血和输血,以保证组织供氧和维持正常的凝血功能。以下情况时应考虑输血:收缩压<90 mmHg;心率>110次/min;Hb<70g/L;血细胞比容<25%或出现失血性休克。对于急性大量出血,需立即配血备血,启动大量输血方案进行输血。非活动性出血和血流动力学稳定时,无须输注血小板;活动性出血且血小板计数<50×10⁹/L时,应输注血小板。但对于服用抗血小板药物的上消化道出血患者,不应输注血小板。

应个体化权衡输血风险和获益,一般采用限制性输血策略,推荐Hb目标值为70~90 g/L。静脉曲张出血除肝功能Child-Pugh C级外,需严格限制输血指征在Hb<70 g/L,否则可能会增加病死率。然而,高龄、有基础心脑血管疾病(如急性冠状动脉综合征、卒中或短暂性脑缺血发作)、血流动力学不稳定或持续大量出血的患者,采用限制性输血策略并不合适,输血指征可放宽至Hb<90 g/L或以上,避免由于大量失血可能导致的基础疾病恶化。

大量输血可导致输血并发症,如低钙血症和凝血病,应经验性给予钙剂(如输注4 U血液制品后,补充1 g氯化钙),并密切监测离子钙水平。大量输血过程中还需注意可能出现的低体温、酸中毒和高钾血症。

对于凝血病的患者,需动态观察凝血指标或血栓弹力图变化,从而实时评估凝血功能状态。对活动性出血者,若凝血酶原时间(或国际标准化比值)或活化部分凝血活酶时间大于正常值1.5倍,应输注新鲜冰冻血浆(FFP),如果使用FFP后纤维蛋白原(FIB)水平仍低于1.5 g/L,推荐输注FIB或冷沉淀。肝硬化活动性静脉曲张出血,若FIB<1 g/L,应输注FFP。

3.血管活性药物应用

如果经过液体复苏和输血,患者还不能够维持生命体征,即不能维持尿量、血压、平均动脉压和静脉压,为保证重要器官的最低有效灌注,可选择使用血管活性药物(如多巴胺)。

(四)初始经验性药物治疗

对于不明原因的危险性上消化道出血,在急诊胃镜干预可能延迟的情况下,可"经验性联合用药"——静脉输注PPI和生长抑素,在病因明确后再行调整。旨在争取最大可能减少出血、严重并发症及死亡的发生,为内镜或其他后续治疗创造条件。当高度怀疑为静脉曲张出血时,可预防性使用抗生素。

【初始处理后再评估及其治疗要点】

一、初始处理后再评估要点

根据出血速度和病情,急性上消化道出血分为一般性急性消化道出血和危险性上消化道出血。当高危患者解除危及生命的情况后,进一步需要二次评估或全面评估。内容包括全面的病史采集、全面体格检查、必要的辅助检查。全面评估病情的严重程度、可能的疾病诊断、有无活动性出血及出血预后。

(一)病情严重程度

严重贫血貌、持续性呕血或便血、晕厥、血压过低或Hb水平过低,均提示严重失血。当呕血、黑便量与贫血程度不相符时,应警惕隐匿的上消化道大出血。呕吐鲜血或咖啡色液,均提示病情危重。

(二)判断是否仍然有活动性出血

为判断是否仍然有活动性出血,应持续动态监测生命体征、血常规、凝血功能和血尿素氮等指

标。此外,应动态监测血乳酸水平,判断组织缺血是否改善和液体复苏疗效,优化液体复苏方案。上消化道活动性出血的征象如下:

(1)呕血、黑便次数增多,呕吐物由咖啡色转为鲜红色或排出的粪便由黑色干便转为暗红色稀血便,或伴有肠鸣音活跃。

(2)如果有鼻饲管,鼻饲管引流液有较多新鲜血。

(3)经快速输液输血,血压仍然在下降,或在24 h之内积极输液输血仍然不能使血压稳定,周围循环灌注的表现未见显著改善,或虽暂时好转但再次恶化,中心静脉压仍有波动,稍稳定后又再下降。

(4)血红蛋白及红细胞计数和红细胞比容持续下降,网织红细胞计数持续增高,或在补液量足够的情况下,血尿素氮持续升高。

(5)补液与尿量足够的情况下,血尿素氮持续异常或再次升高。

(三)推测可能的出血病因

根据急性上消化道出血的病因,分为非静脉曲张性出血和静脉曲张性出血两类。

(1)对于疑似静脉曲张出血要注意早期识别,可根据体征和门静脉高压症风险因素进行评估。

(2)急性非静脉曲张性出血最常见病因,包括胃十二指肠消化性溃疡、上消化道肿瘤、应激性溃疡、急性上消化道黏膜炎症,其他原因有贲门黏膜撕裂综合征、上消化道动静脉畸形、Dieulafoy病变等。医源性因素包括:服用非甾体类抗炎药(NSAIDs),尤其是抗血小板药物(如阿司匹林),内镜下黏膜切除术/内镜黏膜下剥离术(EMR/ESD)等,可通过相关病史推测出血病因。

(四)评估风险程度

急性上消化道出血病情稳定后,应根据出血表现、生命体征、Hb变化情况和高危因素,综合评估疾病严重程度及临床干预上消化道出血的价值。

采用Glasgow-Blatchford评分(GBS)系统(表6-9-1),能更迅速、准确地判断上消化道出血患者的风险,是早期预测是否需要临床干预(输血、内镜治疗或手术)或预测患者死亡的最佳指标。GBS评分≥7分是预测是否进行内镜治疗的最佳选择。GBS评分≤1分可以较准确地预测能够生存且无须急诊临床干预的极低风险患者。

表5-9-1 上消化道出血Glasgow-Blatchford评分

风险	内容	评分
尿素氮/(mmol/L)	<6.5	0
	6.5~7.9	2
	8.0~9.9	3
	10.0~24.9	4
	≥25.0	6
血红蛋白/(g/L)	男性	
	120~129	1
	100~119	3
	<100	6
	女性	
	100~119	1
	<100	6

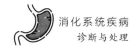
风险	内容	评分
收缩压/mmHg	>109	0
	100~109	1
	90~99	2
	<90	3
脉搏≥100次/min	是	1
出现黑便	是	1
出现晕厥	是	2
肝脏疾病	是	2
心力衰竭	是	2

二、后续诊治要点

在上述全面评估后,需要根据评估结果合理选择下一步诊治方法。

(一)药物治疗

1.急性非静脉曲张性上消化道出血药物治疗方案

急性非静脉曲张性上消化道出血的病因与胃酸分泌有关(如消化性溃疡、腐蚀性食管炎、胃炎、十二指肠炎)或为食管贲门黏膜撕裂综合征引发出血,理应予以抑酸治疗。通过抑制胃酸的分泌,使胃内的pH得到提升,并使蛋白酶活性调节方式改变,稳定纤维蛋白酶血栓,从而治疗上消化道出血。

为了获得最大的抑制胃酸分泌作用,不推荐使用H_2受体阻滞剂,不推荐常规使用生长抑素和奥曲肽。对于内镜治疗成功的高危出血性溃疡患者,为减少再出血和死亡率,推荐:①通过静脉负荷剂量后持续静脉输注的方式使用PPI治疗(艾司奥美拉唑80 mg静脉推注,然后72 h 8 mg/h连续静脉输注);②高剂量PPI治疗3 d后,每日口服2次PPI,共计14 d,之后减量至每日1次。在内镜干预前后应考虑使用PPI。

2.急性静脉曲张性上消化道出血药物治疗方案

首选降低门静脉压力的药物,包括生长抑素或其类似物(奥曲肽)和血管加压素(垂体后叶素或其类似物特利加压素),最长可持续用药5 d。

(1)垂体后叶素:0.2 U/min静滴,可渐加至0.4 U/min,或特利加压素1~2 mg静脉注射,6 h 1次。

(2)生长抑素或类似物:14肽生长抑素首剂250 μg静脉注射后,以250 μg/h静脉滴注,8肽生长抑素奥曲肽100 μg静脉注射后,以25~50 μg/h静脉滴注。

3.急性上消化道出血应慎用止血药物

(1)抗纤溶药物氨甲环酸(0.5~1.5 g静脉注射每日2次)有助于减少急诊内镜检查需要,但对病死率、再出血率没有改善。由于氨甲环酸有引起血栓栓塞的风险,在其安全性被大样本RCT研究确认前需谨慎使用。

(2)经口服或胃管局部使用凝血酶、云南白药、硫糖铝或冰去甲肾上腺素盐水,疗效均不肯定。

4.对肝硬化伴急性上消化道出血患者应给予预防性抗菌治疗

肝硬化伴急性静脉曲张出血患者感染风险可由Child-Pugh分级进行评估。Child-Pugh分级越高,感染风险越高。酗酒或饮酒的Child-Pugh A级患者在静脉曲张出血后,也是感染的高风险人群。对于肝硬化伴急性上消化道出血患者,预防性给予抗生素有利于止血,降低再出血和感染的发生,30 d病死率也更低。

一般应根据当地细菌耐药情况合理选择抗菌药。有研究表明,静脉输注头孢曲松对细菌感染预防的效果要优于口服诺氟沙星。头孢曲松3 d与7 d疗程相比,效果无显著差异。

5.权衡出血与缺血风险,个体化管理抗栓药物

抗栓药物包括抗血小板和抗凝治疗药物。急性上消化道出血后,抗栓药物是否停用,是一个具有挑战性的临床决策。需要与心血管医师共同权衡出血与缺血的风险,完成个体化评估。

(1)抗血小板药物应用。

急性上消化道出血后的抗血小板治疗,需要从药物使用的必要性和出血风险两方面考虑。如果药物非必要,如阿司匹林作为心血管事件的一级预防,应予以停药,临床需要时再进行评估。而单独使用阿司匹林或双联抗血小板治疗的二级预防,应采用个体化策略,可根据内镜下出血征象风险高低给予先停药后恢复、不停药或其他处理。对于使用双联抗血小板治疗的急性冠状动脉综合征患者,我国专家共识建议轻度出血无须停用,明显出血先停用阿司匹林,若出现危及生命的活动性出血,停用所有抗血小板药物,有效止血且病情稳定后,尽快恢复抗血小板治疗。一般在有效止血3~5 d恢复使用氯吡格雷,5~7 d恢复使用阿司匹林。对于不能停用抗血小板治疗的急性非静脉曲张性上消化道出血,需持续使用PPI治疗。

(2)抗凝药物应用。

服用华法林者,若有活动性出血或血流动力学不稳定,应停药,并可使用凝血酶原复合物和维生素K逆转抗凝作用。新型口服抗凝药(达比加群、利伐沙班、阿哌沙班)的抗凝作用1~2 d即可消失,一般无须补充凝血酶原复合物。若止血效果确切,而血栓风险高,应尽快评估重启抗凝治疗。高风险的心血管病患者在停用口服抗凝药物期间,可考虑使用肝素或低分子肝素过渡。

(二)三腔二囊管仅作为处理内镜难以治疗的EGVB的临时过渡措施

如果食管胃底静脉曲张破裂出血(EGVB)的出血量大,内镜难以治疗,可放置三腔二囊管作为短期控制出血和过渡到确定性治疗的临时措施。三腔二囊管放置时间不宜超过3 d。根据病情8~24 h放气一次,拔管时机应在再止血成功后24 h。一般先放气观察24 h,若仍无出血即可拔管。三腔二囊管治疗后易发生再出血及一些严重并发症,如食管破裂和吸入性肺炎,需要注意。

(三)急诊内镜诊治

内镜是明确急性上消化道出血的首选关键检查,在疾病危险分层及治疗中有重要作用。因而,急性上消化道出血,尤其是原因不明者,在补充血容量、纠正休克、稳定病情后,应尽可能接受紧急内镜检查治疗。

1.急诊内镜检查时机

急性非静脉曲张性上消化道出血患者,若无禁忌,在出血后24 h内进行内镜检查,超过24 h的延迟内镜检查与病死率增加有关。积极复苏后,血流动力学持续不稳定患者应进行紧急内镜检查;如果血流动力学稳定,可在24 h内进行内镜检查。

静脉曲张出血常为大出血,输血、输液速度远低于出血速度,应在12 h内进行内镜检查和止血治疗。

若首次内镜未完全止血,必要时可考虑重复内镜检查治疗。

2.内镜检查注意事项

(1)急性上消化道出血患者胃中可能存在积血。在内镜检查前使用红霉素输注,可减少胃内积血量,改善内镜视野,显著减小二次内镜检查率和缩短内镜操作时间。

(2)服用抗凝药物者,内镜检查前INR纠正至2.5以下即可。

(3)在进行内镜检查时,应做好气道保护,预防反流误吸,避免发生吸入性肺炎,尤其是有透

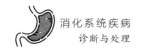
析、卒中史且手术时间较长的老年患者。

3.非静脉曲张出血内镜止血方法

(1)内镜下止血指征:以溃疡出血处理方案为代表,按照Forrest分级确定内镜下处理方案。

a.低危征象者(溃疡面有非凸起性红斑或基底洁净,对应Forest Ⅱc和Ⅲ级),不推荐行内镜止血。

b.溃疡面附着血凝块者(对应Forrest Ⅱb级),须进行冲洗,尽量使其脱落,并对病灶行适当治疗。

c.对溃疡面附着血凝块者是否须行内镜治疗尚存在争议。虽然单独PPI治疗可有效止血,但仍可考虑行内镜治疗。

d.高危征象者(喷射样出血患者,对应Forrest Ⅰa、Ⅰb、Ⅱa级),建议行内镜止血。

(2)内镜下止血方法。

内镜下止血方法包括:注射疗法(如1:1 000肾上腺素)、热接触装置(如双极电凝探头或加热探头)或止血夹止血。

a.单独肾上腺素注射不是最有效的措施,注射后应再采用热接触装置或钛夹止血等第二种止血方法。

b.对于有急性溃疡性出血高危征象的患者,建议使用止血夹进行内镜治疗,或采用热凝或硬化剂注射进行内镜治疗。

c.复发性出血应重复内镜治疗,或随后通过动脉栓塞或手术止血。

4.静脉曲张出血内镜急诊止血方法

(1)活动期食管静脉曲张出血的内镜急诊止血方法。

a.主张首选结扎治疗(EVL)。在出血部位的下方对曲张静脉进行结扎,再在其上方结扎,然后依次结扎其余曲张静脉。

b.如遇瘢痕形成难以套扎或其他紧急情况下也可使用硬化剂注射止血,硬化剂量一定要充足,直至出血停止。

(2)胃静脉曲张出血。

注射组织黏合剂。如果胃腔内有较多积血,应尽可能吸引至暴露曲张静脉及出血部位,以便准确治疗。

(3)难治性静脉曲张出血应采用经颈静脉门体分流术治疗。

(4)对于严重的难治性食管静脉曲张出血,首选可移除的覆膜金属支架作为临时措施,而不是球囊填塞。

(四)腹部CTA与急诊介入治疗

1.腹部CTA有助于明确血管病变性出血

胃肠镜可直接显示胃肠黏膜表面的出血情况及出血部位,但当大量急性消化道出血时,由于出血量多或血凝块等影响,出血部位常被掩盖,另外内镜检查还可能存在盲区,导致内镜检查消化道出血受限,而影像学具有很好的互补作用。CT血管成像(computed comography angiography,CTA)将CT增强技术与薄层、大范围、快速扫描技术相结合,通过合理的后处理,清晰显示全身各部位血管细节;具有无创和操作简便的特点,对于血管变异、血管疾病及显示病变和血管关系有重要价值。尤其对于内镜治疗失败的大出血病例,需要考虑急性动脉性上消化道出血(acute arterial upper gastrointestinal bleeding),CTA有助于显示动脉出血部位和/或病因,且具有普及、无创和快速诊断的优势。

2.急诊介入检查治疗

内镜禁忌或检查阴性者仍有活动性出血,或药物及内镜止血失败,或腹部CTA提示血管病变性出血,可通过急诊介入检查治疗。

(1)对于急性非静脉曲张性上消化道出血患者,可进行选择性血管造影以判断出血部位。血管造影常规选择的血管有胃左动脉、胃十二指肠动脉、脾动脉和胰十二指肠动脉。治疗方式包括在出血血管内注射血管收缩药物或直接行经导管动脉栓塞术(TAE)。

(2)对于急性静脉曲张性上消化道出血患者,药物和内镜止血失败后,可考虑行经颈静脉肝内门体分流术。严重的反复静脉曲张出血、Child-Pugh C级(<14分)或B级合并活动性出血者,可考虑早期进行TIPS,以减少出血复发。

(五)多学科诊治和外科手术干预

由于急性上消化道出血病因的多样性和病情的紧急性,常需要不同专业的医师协作诊治。尤其是对于难治性大出血,多学科诊治策略的实施可以提高诊治效率、减少病死率。对于经药物、内镜和介入治疗仍不能止血的患者,条件允许可考虑进行手术探查治疗。

急诊手术指征是保守治疗24 h无效,24 h内输血量超过1 500 mL,血流动力学仍不稳定者,或合并穿孔、幽门梗阻者。

【预后评估与病因防治】

一、预后评估

急性上消化道出血病情稳定后需对预后进行评估。评估内容包括:

(1)重要器官功能可根据临床资料评估,如分级评估心功能、肺功能、肝功能、肾功能等。

(2)再出血风险:若急性非静脉曲张性上消化道出血的患者有下列情况之一:年龄超过65岁、严重合并症、休克、低Hb浓度、输血、内镜下溃疡基底有血凝块和血管显露,则再出血危险性增高。急性静脉曲张性上消化道出血容易发生再出血,首次出血后1~2年再次出血的发生率为60%~70%,病死率高达33%。

(3)死亡风险:急性上消化道出血的高危因素包括年龄>60岁、晚期肿瘤、肝硬化或其他严重伴发疾病、既往有严重上消化道出血病史或器械置入史、呕血、凝血病(INR>1.5)、无肝肾疾病但血尿素氮持续升高等。若存在上述高危因素,往往提示预后不佳。

二、病因防治

在预后评估完成后,根据病因和评估结果,进一步专科诊治或出院后随访。

(1)消化性溃疡引起的出血:一般均可治愈,止血治疗结束后继续抗溃疡治疗,患者可痊愈。

(2)肝硬化静脉曲张引起出血:肝硬化无法逆转,静脉曲张一般很难完全恢复,有再出血的风险。针对肝硬化静脉曲张,使用降低门静脉压药物及止血药,另外可做内镜下治疗,预防再次出血。

(3)其他原因:如大血管出血、食管贲门撕裂、血管畸形,可内镜下使用钛夹,并同时用药,患者预后较好。

【临床病例与问题解析】

一、病史摘要

患者,男,65岁,有冠心病史(无抗凝药物治疗史)。因黑便3 d胃镜检查发现十二指肠球部后壁小弯及交界处多发溃疡,球降交界处可见一深凹溃疡,中央见红色血栓头,活动性渗血,局部注射1∶1 000肾上腺素后用止血钳反复电凝止血,冲洗后未见明显出血。胃镜检查8 h后再度出现黑便,随之晕厥,意识丧失,血压下降,收缩压70 mmHg,心率>100次/min,急诊心电图显示心室颤动,紧急胸外心脏按压,随之采用电除颤8次,5 min后恢复正常心律,心肌酶谱检查正常,但患者仍然昏迷不醒,血红蛋白由出血前的160 g/L降至70 g/L。急诊冠状动脉造影显示右冠状动脉及其分支

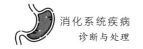
管壁过度狭窄,不能放置支架治疗。

急诊收住ICU,留置尿管和鼻胃管,大流量吸氧,心电监护显示血压90/50 mmHg,心率110次/min,血氧饱和度95%以上。开放两条静脉通路,输注林格溶液800 mL,同时输血4 U,血压恢复至出血前基线水平,尿量>0.5 mL/(kg·h),心率76次/min,ST段无抬高,但频发室性早搏,患者仍然意识不清,强刺激后有面部痛苦表情,Babinski征阳性。胃管引流液未见新鲜血液,肠鸣音正常,未见继续黑便。

二、问题与诊治经过

问题1.如何进行急性上消化道大出血的病情评估与急诊处理?

患者急性上消化道大出血并发多器官衰竭,紧急组织MDT,讨论结果如下:

(一)重要脏器功能评估

1.心脏状况评估与心内科处理意见

患者有冠心病史,本次急性消化道出血后休克,失血诱发冠状动脉硬化性心脏病严重心律失常,出现心室颤动、阿-斯综合征。经紧急心肺复苏和电除颤恢复窦性心律,但仍然有频发室性期前收缩,冠状动脉造影证实冠状动脉及其分支管壁狭窄。因而诊断冠状动脉硬化性心脏病并发室性心律失常,但不符合急性冠状动脉综合征心电图特征。由于右冠状动脉及其分支管壁狭窄缩小超过75%,不能放置支架治疗。主要针对室性心律失常予以药物(胺碘酮)治疗。

2.脑部状况评估与神经内科处理意见

患者出血诱发心室颤动导致晕厥后昏迷,符合阿-斯综合征后缺血性脑病。由于电除颤8次,5 min后才恢复正常心律,导致脑部持久缺血缺氧,患者持续昏迷。继续予以冰帽、甘露醇降颅压等治疗。

3.急性消化道出血评估与消化内科处理和介入科处理意见

患者在内镜确诊十二指肠多发溃疡后再次黑便,出现晕厥、心率>100次/min、收缩压<90 mmHg,提示失血性周围循环衰竭,属于高危性上消化道出血、十二指肠溃疡出血。经心肺复苏和容量复苏后,血压恢复至出血前基线水平,尿量>0.5 mL/(kg·h),心率76次/min,胃管引流液未见新鲜血液,肠鸣音正常,未见继续黑便,提示暂时没有活动性出血征象。但十二指肠溃疡活动性渗血和血管裸露,高危性复发出血可能性极大。鉴于患者昏迷、心律不齐,属于内镜和手术治疗禁忌。建议持续动态监测生命体征,注意胃管是否引出血液或黑便是否增多,如有活动性出血征象,急诊介入检查止血治疗。

(二)MDT结论

基于以上评估,经MDT讨论决定:

1.采取监测下限制性输液输血策略

在ICU监测心电、血压、血氧饱和度。采用限制性输液输血策略,希望使Hb升至90 g/L左右。

2.监测和纠正心脑功能,防止全身器官衰竭

(1)室性心律失常(胺碘酮)。

(2)保护脑组织(冰帽、甘露醇降颅压等治疗)。

(3)注意预防低体温、酸中毒、凝血病和基础疾病恶化。

3.暂时不宜内镜和手术治疗,必要时急诊介入止血治疗

鉴于患者昏迷、心律不齐,属于内镜和手术治疗禁忌。建议持续动态监测生命体征,注意胃管是否引出血液或黑便是否增多,如有活动性出血征象,急诊介入检查止血治疗。

问题2.患者再次大出血,如何评估与处理?

前述患者于消化道出血后第7日再次见胃管引出新鲜血液,心率由75次/min增加至106次/

min,判断为再次消化道大出血。经再次多学科会诊后,决定急诊介入检查治疗。当晚在血管介入检查中发现活动性出血灶在胰十二指肠上动脉,予以组织胶栓塞止血成功。

介入治疗后次日,患者出现躁动,意识模糊,逐渐苏醒,自主心律,偶发室性期前收缩,血压稳定,胃管无血液引出。5 d后观察病情稳定(GBS=0),转出ICU,继续口服艾司奥美拉唑维持治疗。出院1个月后行冠状动脉搭桥手术成功。在近2年的随访观察中,无消化道出血征象。

这例急危重型非静脉曲张性出血诊治的实践过程,符合急性上消化道出血诊治流程(图5-9-1)。即患者发生黑便后经胃镜检查诊断为十二指肠球部后壁小弯及交界处多发溃疡,Forrest Ⅱa型。内镜治疗后再次出血,出现失血性休克和心室颤动、阿-斯综合征。在紧急心肺复苏和电除颤恢复窦性心律后,经紧急MDT讨论,予以气道保护、机械通气、液体复苏、输血和大剂量PPI治疗方案处理。再次大出血后急诊介入检查止血治疗成功。在病情稳定恢复后,冠状动脉搭桥手术成功,抗溃疡治疗后2年未再复发出血。该病例展示了急危重型非静脉曲张性出血诊治多学科优化组合的优势。

(许建明 张磊)

主要参考文献

[1] 中国医师协会急诊医师分会,中华医学会急诊医学分会,全军急救医学专业委员会中国急诊专科医联体,等.急性上消化道出血急诊诊治流程专家共识(2020版)[J].中华急诊医学杂志,2021,30(1):15-24.

[2] Adrian J Stanley,Loren Laine.Management of acute upper gastrointestinal bleeding[J].BMJ,2019,25;364:1536.

[3] Alan N Barkun,Majid Almadi,Ernst J Kuipers, et al. Management of nonvariceal upper gastrointestinal bleeding: guideline recommendations from the International Consensus Group[J].Ann Intern Med,2019,171(11):805-822.

第十节 急性下消化道出血评估与处理

下消化道出血是指出血位于Treitz韧带以远的部位。然而,由于小肠出血患者的临床表现、处理原则及患者预后,均与结肠出血患者存在差异,因此当代共识意见定义下的消化道出血是指回盲部以远的结直肠出血,小肠出血则定义为中消化道出血。

根据出血的时间和缓急可分为急性下消化道出血和慢性下消化道出血。如何初步判断是急性下消化道出血?如何初步评估急性下消化道出血的严重程度并实施复苏治疗?对于血流动力学稳定且无心血管病史的急性下消化道出血患者,如何进行内镜诊治?经常规内镜(包括胃镜与结肠镜)检查不能明确病因的持续或反复发作的消化道出血,如何识别与处理?本节试图通过一例急性下消化道出血实际诊治过程,展示不明原因消化道出血诊治要点及其处理流程。

【初始急症处理要点】

一、判断是否为急性下消化道出血

急性下消化道出血常常在近期(3 d内)发生明显的便血或黑便,并可能导致血流动力学不稳定的急性事件,需要及时识别和处理。

急性下消化道出血(LGIB)患者主要临床表现为血液由肛门排出,或者血液与粪便一同排出,血色多呈鲜红色或暗红色,有时下消化道出血也可出现黑便,特别是高位小肠出血及右半结肠出血,血液在肠腔停留时间较长,也可呈柏油样。大量或快速出血通常出现持续性暗红色或鲜红色血便,可出现血流动力学不稳定(心动过速、低血压和/或晕厥)及其他休克的临床症状,如四肢冰凉、尿量少和毛细血管再充盈时间延长。

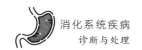
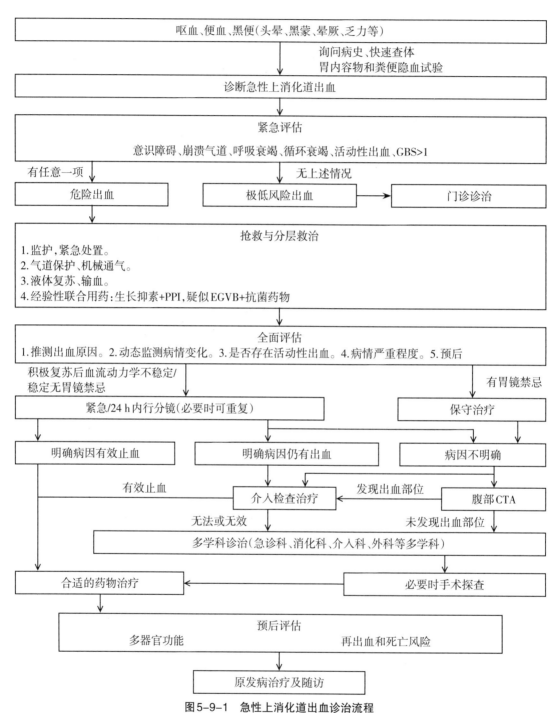

图 5-9-1　急性上消化道出血诊治流程

[资料来源:《急性上消化道出血急诊诊治流程专家共识》(2020版)]

对于出现大量血便,疑似下消化道出血的患者,需要甄别便血是否来自上消化道。上消化道病变出血量大,速度快,血液在肠腔停留时间短,也可表现为肛门排出暗红色,甚至鲜红色血便。血尿素氮(BUN)/肌酐(Cr)值>30。对于不能排除上消化道出血的便血患者,在结肠镜检查前应首先完善胃镜检查以明确有无上消化道出血,也可以通过鼻胃管吸引或者洗胃来帮助判断有无上消化道出血的可能。

注意患者的某些症状可能提示下消化道出血的病因,如结肠炎(缺血、感染或炎症性肠病)患者常出现腹泻和腹部压痛。而血管疾病(如憩室出血、痔疮、血管扩张和直肠溃疡)患者,通常不出现腹泻和腹部压痛。体重减轻和排便习惯改变提示恶性肿瘤。

二、初始评估与复苏治疗

(一)评估及危险分层

在患者出现下消化道出血(LGIB)症状时,须立即对患者进行初步评估,包括病史询问、体格检查及相关实验室检查,以评估患者出血的严重程度,对出血部位和诱因进行预估等,并立即进行血流动力学复苏。

急性下消化道出血患者的病情严重度与失血量呈正相关。虽然大部分LGIB患者的出血可以自发停止且预后良好,但在老年患者中,LGIB的发病率和死亡率持续增加,特别是对于存在合并症的患者。预后差的危险因素包括:初步评估时患者存在血流动力学不稳定表现(心动过速、低血压及出现晕厥)、存在活动性持续性出血(直肠指诊可见血液、反复出现不成形暗红色血便)、存在其他合并症、年龄>60岁、有憩室病或血管扩张病史、实验室检查存在贫血或肌酐升高。

(二)血流动力学复苏

与急性上消化道出血容量复苏措施相似,对于血流动力学不稳定的急性大出血患者,推荐深静脉置管,扩容补液应坚持先晶后胶、先盐后糖、先快后慢、见尿补钾的原则,必要时输血,以维持血红蛋白水平在70 g/L以上。对于严重出血、存在严重合并症或者短期内无法接受内镜治疗的患者,应维持血红蛋白水平在90 g/L以上,并进行多学科团队合作,以保证在内镜治疗或介入治疗前保持患者生命体征稳定。

判断下消化道出血是否停止,需要根据患者的临床表现、实验室检查和特殊的诊疗技术来进行综合的判断。对于下消化道出血的患者,要进行血常规检查、粪便常规检查,还要检测血红蛋白和红细胞比容等指标。欧洲胃肠道内镜学会(ESGE)推荐Oakland评分(表5-10-1)≤8分,可用于指导临床医生做出患者可以出院进行门诊随访的决定。

表5-10-1 预测急性下消化道出血患者可安全出院的Oakland评分

年龄	分数	收缩压(mmHg)	分数
<40	0	50~89	5
40~69	1	90~119	4
>70	2	120~129	3
性别	分数	130~159	2
女	0	>160	0
男	1	血红蛋白(g/dL)	分数
既往因下消化道出血住院	分数	36~69	22
是	0	70~89	17
否	1	90~109	13
直肠指检发现	分数	110~129	8
无出血	0	130~159	4
出血	1	>160	0

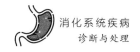
【急性出血控制后进一步处理】

结肠镜检查与治疗

结肠镜检查是明确结直肠出血原因和部位的最重要手段,且可在内镜直视下进行止血治疗,是急性下消化道出血的一线诊治方法。国际共识推荐的急性下消化道出血时结肠镜诊治要点如下:

1.结肠镜检查的时间

对于高危并持续性出血的患者,须在血流动力学复苏稳定24 h内,待肠道准备后完善结肠镜检查。对于不存在高风险临床特征的患者、不存在严重合并症的患者,以及存在高危临床特征但不存在持续性出血的患者,可在结肠清洁后进行结肠镜检查。

2.肠道准备

急性下消化道出血的患者行肠道准备,有助于内镜检查、诊断和治疗,并可能降低肠穿孔的风险。因此,对于血流动力学稳定的患者,应尽可能进行充分的肠道准备。2019欧洲胃肠道内镜学会建议,行肠道准备应用4~6 L PEG方案,直到流出物清洁为止。

3.进行高质量结肠镜检查

结肠镜检查过程中,进镜时和退镜时均需仔细检查结肠黏膜,积极尝试清洗残余粪便及血液,以便对出血部位进行判断。内镜医师需进镜至回肠末端,排除是否存在近端出血,近端出血往往提示存在小肠病变。

4.内镜下止血治疗的指征与方法

当高危患者在内镜检查时出现活动性出血表现时,须及时进行内镜下止血治疗。活动性出血表现包括可见喷射性出血或血液渗出、无血液渗出的血管裸露、血栓附着。常用止血方法如下。

(1)憩室出血:建议使用消化道内镜下钳夹术止血治疗。在结肠使用止血夹止血比较热传导直接接触式止血方式更为安全,比套扎术更容易操作,特别是在出血部位位于右半结肠时。

(2)扩张血管出血:推荐进行非接触式氩离子凝固术治疗。

(3)息肉切除术后出血:机械性止血或接触性热传导止血联合或不联合注射稀释性肾上腺素,均可用于治疗息肉切除术后创面出血。

(4)肾上腺素注射疗法:使用生理盐水按1∶10 000或1∶20 000的比例稀释肾上腺素。这种肾上腺素局部注射方法可以用来对活动性出血病灶的出血进行初步的控制以改善内镜视野,但后续必须联用其他机械性或直接热传导性止血治疗方法进行处理,以保证止血效果。

5.早期复发性出血重复进行结肠镜检查

经治疗后再次出现出血表现的患者,可考虑再次进行结肠镜检查,必要时行结肠镜下止血治疗。

综上,怀疑结直肠出血时,可按照图5-10-1流程合理诊治。

【小肠出血诊治要点】

急性便血症状的原因多种多样,除结肠和上消化道出血以外,小肠出血往往是诊治的难点问题。由于小肠出血症状通常较隐匿,缺乏特异性,且小肠具有长度较长、排列复杂、腹腔内活动度较大等解剖学特点,胃镜及结肠镜检查难以全面探及,导致对小肠出血的诊断仍十分困难,漏诊、误诊率较高。需要综合应用其他诊治措施,诊治要点见合理实施急性下消化道出血诊治程序(图5-10-2)。

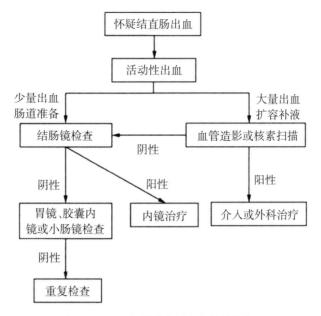

图5-10-1 怀疑结直肠出血诊治流程

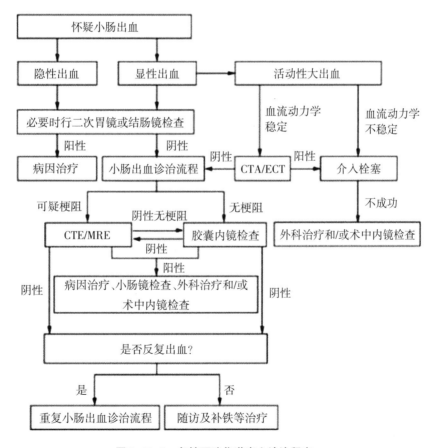

图5-10-2 急性下消化道出血诊治程序

（一）影像学检查

影像学检查是下消化道出血的病因诊断和定位诊断的重要手段。常用的影像学检查手段是腹部增强CT或者腹部CT血管重建。

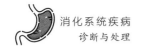
（二）放射性介入检查及治疗

对于具有高危临床表现和持续性出血的患者，上消化道内镜检查未发现出血病灶，经积极的血容量复苏后仍有血流动力学不稳定表现，又无法耐受肠道准备，不能进行急诊结肠镜检查的患者，可考虑进行放射性介入检查及治疗。在行血管造影前，可考虑行CT血管成像辅助确定出血位置。

（三）胶囊内镜检查和/或小肠镜检查

对于胃镜和结肠镜均未发现出血部位的患者，应考虑实施该检查。原则上胶囊内镜检查应先于小肠镜进行，以提高诊断率。优先行小肠镜检查一般用于有胶囊内镜检查禁忌证、出血量较大或考虑行内镜下治疗的患者。

（四）手术治疗

对于存在持续性出血的高危患者需进行外科会诊。在其他治疗方式无效，并且充分考虑了出血部位、严重程度及其他合并症，调整止血方案后仍无效的情况下，可考虑行手术治疗。在手术治疗前最好对出血部位进行精准定位（如钛夹定位），避免因手术未发现潜在出血部位而导致术后持续性出血或出血复发。

（五）重度LGIB急诊手术指征

（1）已明确出血病因但非手术干预失败。

（2）结肠镜和介入检查未能明确出血病因，输注6个单位的红细胞后仍然持续出血。

【临床病例与问题解析】

一、病史摘要

患者，男，19岁。反复下腹痛血便5月余，再发加重3 h。排暗红色血便约500 mL，伴下腹痛、头晕，无呕血。体检：意识模糊，重度贫血貌，血压85/60 mmHg，心率108次/min，四肢冰凉，肠鸣音活跃。半年前结肠镜示末端回肠淋巴滤泡样增生，回盲瓣黏膜病变，病理示：末端回肠黏膜慢性炎伴糜烂，黏膜内较多炎细胞浸润，回盲瓣黏膜慢性炎伴小溃疡形成，局部黏膜内淋巴细胞浸润伴淋巴滤泡形成。胃镜示慢性非萎缩性胃炎（活动期）、十二指肠球炎、贲门炎。胶囊内镜未见小肠病变。急诊血红蛋白82.0 g/L，红细胞计数3.41×10^{12}/L，白细胞计数5.65×10^9/L，血小板计数285×10^9/L，止凝血全套阴性，肝肾功能正常。

二、问题与解析

问题1.如何进行初始病情评估与初始处理？

根据患者大量血便，血压下降，心率增快，血红蛋白下降，提示消化道出血伴失血性周围循环衰竭。立即通过两条静脉通道输注生理盐水和林格溶液1 500 mL，输血2 U，血压回升至出血前基线水平，脉搏<100次/min，尿量>0.5 mL/(kg·h)，患者意识清楚，无显著脱水貌，显示容量复苏充分。虽然患者仍然排出少量血便，但心电图、血压、血氧饱和度基本维持正常，需要进一步考虑出血病因及其止血治疗方法。

问题2.如何诊断和处理原发病因？

鉴于患者血便，无呕血，半年前胃镜检查未发现与出血相关的责任病变。结肠镜+病理显示：末端回肠黏膜慢性炎伴糜烂，黏膜内较多炎细胞浸润，回盲瓣黏膜慢性炎伴小溃疡形成，局部黏膜内淋巴细胞浸润伴淋巴滤泡形成。

是否系回盲部病变加重导致下消化道出血？需要经肛气囊辅助小肠镜检查明确病变部位与性质。故而在复苏后患者血流动力学稳定的情况下，予以复方聚乙二醇电解质散清肠，结肠镜检查见回肠下段一凹陷病灶，活动性出血，周围充血水肿明显，反复尝试内镜无法进入，病变旁予以印度墨汁定位标记。继后转胃肠外科,在印度墨汁定位标记处行回肠部分切除,切开回肠,见憩室样结构,与周围组织粘连明显。术后病理诊断:回肠憩室长约3.5 cm,见异位胰腺组织,考虑Meckel憩室。

问题3.病史回顾与临床启示?

(一)诊治过程

(1)该病例年轻,反复腹痛血便5月余,再发加重3 h。由于出血期间伴腹痛,无呕血,提示为下消化道出血。

(2)患者胃镜和胶囊内镜检查均未见异常,虽然半年前结肠镜示末端回肠淋巴滤泡样增生,回盲瓣黏膜病变,但难以解释突发大量血便伴腹痛,需要进一步探究回肠下端有无导致出血的责任病灶。

(3)在确认患者血流动力学稳定的情况下,予以复方聚乙二醇电解质散清肠后,小肠镜检查发现回肠憩室出血,经手术病理证实为Meckel憩室。

(二)如何诊治不明原因消化道出血

虽然目前将小肠出血划分为中消化道出血,但在临床实践中,在排除上消化道出血后,对于结肠镜检查无法解释的消化道出血,归纳为不明原因消化道出血。需要针对小肠出血,采取更为深入的检查。本例经肛气囊辅助小肠镜诊断小肠憩室病变,其结果指导了后续的手术切除治疗。

伴有出血的小肠憩室,是青少年不明原因消化道出血的重要原因。Meckel憩室是由胚胎卵黄小管不完全性退化引起的,常发生在回肠末梢对面的系膜,属于真正的分肠管。更常见于男性年轻人。如果在Meckel憩室周围形成一些小肠瓣或小肠与脐部之间存在纤维,则可能发生腹痛,甚至导致小肠梗阻和肠套叠等并发症。诊断回肠Meckel憩室,可酌情采用下列影像学和内镜技术:

(1)全消化道钡餐造影:虽然可以显示憩室的具体位置、大小和形状,但全消化道钡餐造影常常不能提供小肠,特别是回肠下端的全貌或获得小肠的综合成像,有时甚至会引起肠梗阻。特别是在出血期间不宜采用。

(2)CT小肠成像(CTE):CTE对比通常显示小肠系膜静脉边缘小肠壁外突出的囊袋。囊袋通常以液体或筛状低密度阴影压迫周围组织。特别是对于出血量大、血流动力学不稳定的患者,有较大的辅助诊断价值。

(3)胶囊内镜有一定的漏诊风险,并可能发生摄像头卡在肠道内,导致肠梗阻并发症。本例曾经胶囊内镜检查未见小肠病变,是胶囊内镜漏诊病例。

(4)经肛气囊辅助小肠镜(DBE):DBE可以直观地检测小肠憩室病变,对成人Meckel憩室的术前定性及定位诊断均具有极高的价值。本例检查证实经肛气囊辅助小肠镜明确诊断,其结果指导了后续的手术切除治疗。

综上,对于反复消化道出血且胃镜和结肠镜检查均未见阳性结果的患者,可考虑将小肠内镜检查和CTE对比剂作为主要诊断途径。

怀疑小肠出血时,可按照图5-10-2流程合理诊治。

(胡静 许建明)

主要参考文献

[1] 中华医学会消化内镜学分会结直肠学组,中国医师协会消化医师分会结直肠学组,国家消化系统疾病临床医学研究中心.下消化道出血诊治指南(2020)[J].中国医刊,2020,55(10):1068-1076.

[2] Strate LL, Gralnek IM.ACG Clinical Guideline: Management of patients with acute lower gastrointestinal bleeding[J]. Am J Gastroenterol,2016,111(4):459-74.

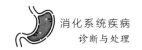

[3] Tomonori Aoki, Yoshihiro Hirata, Atsuo Yamada, et al. Initial management for acute lower gastrointestinal bleeding[J]. World J Gastroenterol, 2019, 25(1):69-84.

[4] Kathryn Oakland, Georgina Chadwick, James E Eas. Diagnosis and management of acute lower gastrointestinal bleeding: guidelines from the British Society of Gastroenterology[J]. Gut, 2019, 68(5):776-789.

[5] Qayed E, Dagar G, Nanchal RS. Lower gastrointestinal hemorrhage[J]. Crit Care Clin, 2016, 32(2):241-54.

[6] Triantafyllou K, Gkolfakis P, Gralnek IM, et al. Diagnosis and management of acute lower gastrointestinal bleeding: European Society of Gastrointestinal Endoscopy(ESGE)Guideline[J]. Endoscopy, 2021, 53(8):850-868.

第十一节　成人急性腹泻评估与处理

急性腹泻(acute diarrhea)发病急,病程短,多数可以自愈,但也可能危及生命。与小儿腹泻不同,成年人可能出现抗生素相关性腹泻、急性血性腹泻、老年人急性腹泻、旅行者腹泻、免疫缺陷相关腹泻等特殊问题。

如何评估患者的水电解质、酸碱平衡状态? 如何指导患者饮食,给予补液止泻等应急治疗? 如何甄别感染性腹泻,合理抗感染治疗? 如何处理抗生素相关腹泻和旅行者腹泻等特殊问题? 需要在处理成人急性腹泻时,特别重视病情评估与处理,甄别上述急性腹泻的特殊问题,以期有效诊治成人急性腹泻。

【病因】

肠道感染,包括食物中毒,是引起急性腹泻最常见的病因,少见其他非感染性因素。可分为以下几类:

一、细菌感染

常见病原菌包括痢疾杆菌、致泻大肠埃希菌、沙门菌属、小肠弯曲菌、小肠结肠耶尔森菌、肠道金黄色葡萄球菌、产气荚膜杆菌、魏氏梭状芽孢杆菌、难辨梭状芽孢杆菌、霍乱弧菌等。

二、原虫与寄生虫感染

包括阿米巴、血吸虫、滴虫、梨形鞭毛虫等。

三、病毒感染

多见于肠道轮状病毒感染、肠道腺病毒感染。

四、真菌感染

可导致腹泻的真菌有很多,如过期食物中的霉菌等。

五、食物中毒

常见致病菌包括金黄色葡萄球菌、沙门菌、嗜盐杆菌、蜡样芽孢杆菌、产气夹膜梭状芽孢杆菌或肉毒杆菌;毒蕈、河豚、较大的鱼胆及毒鼠药、农药等其他有毒化学性毒物。

六、变态反应

如食物(牛奶、鱼、虾、海鲜产品等)过敏可引起腹痛、腹泻;过敏性紫癜等疾病可伴有肠蠕动增快而发生腹泻。

七、药物

多种药物可导致腹泻,如红霉素、氢氧化镁、新霉素、林可霉素、硫酸镁、山梨醇、甘露醇、5-氟尿嘧啶、利舍平(利血平)、普萘洛尔(心得安)等,这些药物导致腹泻的机制不尽相同;某些化学物质(如磷、砷、汞及酒精中毒等)均可导致急性腹泻。

【诊断与鉴别诊断】

一、诊断要求

(一)是否符合急性腹泻的临床特点?是否排除其他急性疾病?

急性腹泻具有起病急、病程短(持续时间不超过2周)、腹泻次数频繁(每日≥3次)的特点。可伴有恶心、呕吐、腹痛或发热等全身症状。

急性腹泻病情严重者,大量丢失水分可引起脱水、电解质紊乱,甚至休克。重型菌痢等严重细菌感染,可导致感染性休克或中毒性脑病。需要与全身性感染(疟疾、麻疹、伤寒、钩端螺旋体病等)伴发急性腹泻患者相鉴别。

在腹部体检中,急性腹泻患者一般不应出现腹部肌紧张和反跳痛。当出现这些急腹症体征时,应高度警惕并采取进一步检查措施,排除阑尾炎、憩室炎、附件炎、胰腺炎、缺血性结肠炎等危重疾病。

(二)区分急性腹泻的性质

1. 出血性腹泻

出血性腹泻系指含有肉眼可见的血和黏液的粪便,是病原体侵袭肠上皮细胞引起炎症而导致的腹泻,又称炎症性腹泻,常伴有发热。粪便为黏液脓便或脓血便,要考虑为细菌性痢疾;如血多脓少、呈果酱样,多为阿米巴痢疾。此外,应考虑侵袭性细菌感染,如肠侵袭性大肠杆菌肠炎、空肠弯曲菌肠炎或沙门菌肠炎等。

2. 水样腹泻

粪便多为稀水便,无血性成分,镜检红白细胞不多,是病原体刺激肠上皮细胞引起肠液分泌增多和/或吸收障碍而导致的腹泻,又称分泌性腹泻,多不伴有发热。

粪便常规检查可通过肉眼观察腹泻物性状,如是否为水样便、有无脓血和黏液便等,即可大致判断腹泻的性质;光学显微镜高倍视野下见多个RBC和大量脓细胞,或WBC≥15/HPF者,有助于确定急性细菌性腹泻。粪便光学显微镜检查可发现虫卵、滋养体、包囊和卵囊,是确诊肠阿米巴病、贾第虫感染和隐孢子虫病的重要方法。

二、病情评估

(一)评估水、电解质和酸碱平衡程度,特别有助于制订补液方案

脱水程度主要通过以下体征来判断:皮肤是否干燥和皮肤弹性试验,是否无泪、眼球凹陷,脉搏次数,是否有体位性低血压或低血压,体质量下降程度,以及意识状况。据此将脱水分型如下:①无脱水。意识正常,无眼球凹陷,皮肤弹性好,无口干。②轻度脱水。脉搏加快,烦躁,眼球凹陷,皮肤弹性差,口干。③严重脱水。血压下降或休克,嗜睡或倦怠,眼球凹陷,皮肤皱褶试验2 s不恢复,少尿或无尿。

(二)评估可能的病因及其并发症

病毒性腹泻病多见脱水和电解质紊乱,伴呕吐者可有低氯、低钾性碱中毒;霍乱弧菌感染可有严重脱水和电解质紊乱。脱水严重,尤其是伴低血压或休克者,有代谢性酸中毒。严重失水,有效肾脏循环血容量减少可致肾损伤。某些病原体感染,如肠出血性大肠埃希菌(EHEC)可致溶血性

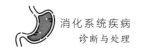
尿毒综合征(HUS)。HUS的主要临床表现为微血管病性溶血性贫血、急性肾功能不全和PLT减少。EHEC感染者使用抗菌药物治疗易诱发或加重HUS,需要引起高度警惕。

(三)流行病学史可以为病原学诊断提供一定的参考依据

感染性腹泻病的季节特征和地区特征比较明显,夏季多见细菌性感染,秋季多见诺如病毒和轮状病毒性腹泻,冬春季节亦多见各种病毒性腹泻。养老机构、集体单位或局部地区腹泻病流行或暴发流行,应首先考虑急性感染性腹泻。近期旅行史是诊断感染性腹泻(旅行者腹泻)的重要线索,尤其是从卫生条件较好的发达地区前往欠发达地区旅行。

动物宿主、患者及带菌者的粪便污染食品和水的机会较多,是感染性腹泻病原体的主要传染源。进食可疑食物史有助于判断感染的病原,可作为经验性诊断依据。

(四)根据病情进行病原菌培养

由于大多数腹泻疾病是病毒性感染,具有自限性,因此,对于轻-中度腹泻、48 h内自行缓解,以及没有发热、寒战、严重腹痛或血便者,不需要进行急性腹泻粪便微生物检查。如果症状严重或病程延长,患者出现中毒症状,有结肠炎证据(隐血试验阳性或显性血便,明显的腹痛或者压痛,发热),以及经验性抗生素治疗失败者,则应进行急性腹泻粪便微生物检查。下列情况特别需要进行详尽的临床和细菌病原学评价:①频繁排出少量含有血和黏液的粪便,体温>38.5 ℃,24 h内排出不成形粪便超过6次;②病程超过48 h的50岁以上腹泻患者伴重度腹痛,或70岁以上的老年腹泻患者;③有免疫缺陷(如艾滋病、移植后,或接受肿瘤化疗)的患者;④对疑似霍乱的患者,必须采集腹泻标本检测霍乱弧菌。

美国ACG指南推荐:①当患者出现痢疾样、中重度腹泻或症状持续时间超过一周,考虑进行粪便诊断研究,以确定病因和进行针对性治疗。②细菌培养、显微镜、免疫荧光染色及抗原检测等传统方法无法发现大部分急性感染性腹泻的病原体。FDA批准的免培养法作为传统诊断方法的辅助可以被用于病因确定。③不推荐将药敏试验用于急性腹泻感染患者的治疗。疑似感染性急性腹泻诊治流程见图5-11-1。

二、鉴别诊断

(一)肠易激综合征(IBS)

IBS为功能性胃肠病,各项检查无异常,肠镜检查亦缺少可以解释患者症状的异常发现。临床表现为稀便、水样便或黏液便,无血性便或脓血便。腹泻在白天多见,夜间缓解,与精神紧张和情绪变化有关,也可能与摄入某种特定食物有关,语言暗示可以诱发或缓解。部分IBS患者近期有志贺菌、沙门菌和空肠弯曲菌感染史,称为感染后IBS(PI-IBS)。沙门菌感染后,患IBS的概率增加8倍。因此,容易被误诊为前一次感染性腹泻的延续,易被误诊为感染性肠炎而误用或滥用抗菌药物。

(二)炎症性肠病(IBD)

多为慢性病程,但可以急性发作,发作可能与饮食成分或情绪有关。腹泻表现为黏液血便或脓血便,脱水不明显。可有胃肠道外表现,也可有发热等全身症状。肠镜检查有特征性的表浅溃疡。该病初次发作很容易与细菌感染性腹泻病(如细菌性痢疾)混淆,尤其是在IBD合并细菌感染时。在鉴别诊断困难时,除连续多次进行粪便检测(每周3次以上)、粪培养行ELISA或PCR、多点活检(尤其是凹陷部位)外,还可使用抗生素进行试验性治疗,不但可鉴别UC与感染性结肠炎,还可改变重症感染患者的预后。

(三)其他肠道疾病的鉴别

药物不良反应(胃肠道反应)、憩室炎、缺血性肠炎、消化不良、肠道肿瘤等可表现为急性腹泻,应通过询问病史、用药史、病程、腹泻特征、肠道检查等加以鉴别。

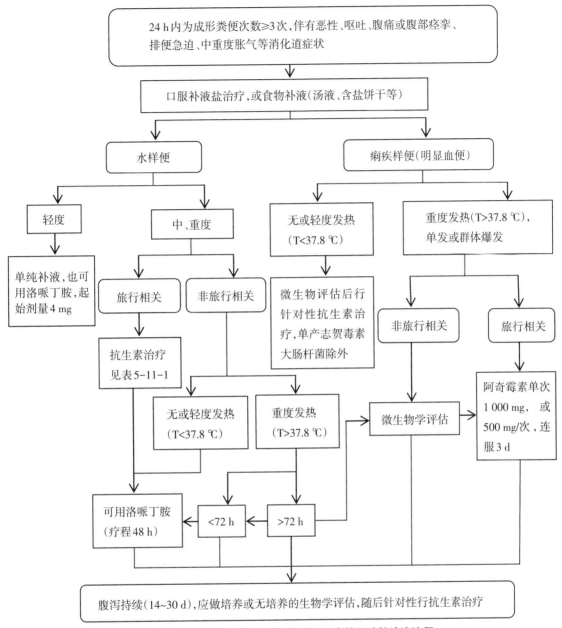

图5-11-1　疑似感染性成人急性腹泻患者的经验性诊治流程

注:疾病程度分为重度(因腹泻丧失劳动力),中度(活动受影响,生理功能不变),轻度(活动未受影响)。

三、关注某些急性腹泻的特殊性

(一)抗生素相关性腹泻(AAD)

抗生素相关性腹泻主要是因长期服用抗生素,导致肠道内大量的正常菌群被破坏,从而使有害的细菌异常增生并大量繁殖,造成肠道内菌群失调而引起腹泻。

AAD以腹泻为主要表现,其临床症状可轻可重。轻型患者仅表现解稀便每日2~3次,持续时间短,没有因腹泻而发生中毒症状,该型属于Ⅰ度—轻Ⅱ度肠道菌群失调,易被临床医师忽视。中等型患者临床腹泻次数较多,可以合并肠道机会菌(如变形杆菌、假单胞菌、非伤寒沙门菌等)感染,粪便可出现红细胞、白细胞,值得注意的是,该型易被误诊为感染性腹泻而不断使用大剂量广谱抗生素,结果导致抗生素与腹泻形成恶性循环,病情发展。

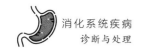
重型患者指在严重肠道菌群紊乱基础上往往继发特殊条件致病菌(如难辨梭状芽孢杆菌、金黄色葡萄球菌、白色念珠菌等)感染,其临床症状重,常腹泻水样便每日10~20次,假膜性肠炎(PMC)粪便中可见漂浮的假膜,可伴发热、腹部不适、里急后重。少数极其严重者(如暴发性结肠炎)除有腹泻外,还可发生脱水、电解质紊乱、低蛋白质血症或败血症等,甚至出现中毒性巨结肠而表现高热、恶心、呕吐及肠鸣音减弱、胃肠衰竭,此时腹泻可能停止,也可能发生肠穿孔。

在使用抗生素后发生腹泻并能排除基础疾病或其他相关原因所致的腹泻,均要考虑AAD诊断。若同时粪便培养或毒素检测有肠道菌群紊乱证据,则诊断AAD基本成立。

(二)急性血性腹泻

年龄在50岁以下者要注意排除IBD,50岁以上者则要考虑憩室炎、缺血性肠炎和恶性肿瘤。某些病原体(EHEC、溶组织内阿米巴)感染后表现为血样便。可通过粪便检查、肠镜等明确诊断。

(三)老年人急性腹泻

老年人常有基础疾病,用药较多,因此药物相关性腹泻,即药物不良反应引起的腹泻更多。另外需要与之鉴别的其他非感染性腹泻有功能性腹泻、肿瘤(可能表现为腹泻与便秘交替)、肠道血管病变等。

(四)旅行者腹泻

导致旅行者腹泻的病原体以细菌为多,肠产毒素性大肠埃希菌(ETEC)最常见,其次为沙门菌、弯曲菌和志贺菌等,通常为异地水和食物传播。轮状病毒和人型贾第虫也是常见病原体。腹泻一般发生在到达旅行地后的4~14 d,以水样泻多见,少见血性或脓血性腹泻。诊断主要依靠临床表现,并结合旅行地的腹泻病流行状况、季节特征、饮水和饮食情况、卫生习惯和卫生资源等。粪便常规检查可以提供病原学线索,但对病毒性腹泻病无诊断价值。有发热和明显的结肠炎表现时,应做粪便培养。

(五)免疫缺陷相关腹泻

先天性和获得性免疫缺陷人群容易发生感染性腹泻,且不易治愈,易发展为慢性腹泻,如HIV感染相关腹泻和老年人群的腹泻等。前述细菌、真菌、寄生虫和病毒等均可能成为免疫缺陷者腹泻的病原体。

【治疗】

一、饮食指导

绝大多数未发生脱水的腹泻病患者可通过多饮含钾、钠等电解质且有一定含糖量的运动饮料,以及进食苏打饼干、肉汤等,补充丢失的水分、电解质和能量。腹泻尤其是水样泻患者的理想饮食以含盐的淀粉类熟食为主,补充能量和电解质,饼干、酸奶、汤、熟制蔬菜也是较好的选择。部分患者因腹泻而可能发生一过性乳糖酶缺乏,最好避免牛奶的摄入。粪便成形后,饮食可逐渐恢复正常。

急性感染性腹泻患者一般不需要禁食,如有较严重呕吐的患者则需要禁食,口服补液疗法或静脉补液开始后4 h内应恢复进食。少食多餐(建议每日6餐),进食少油腻、易消化、富含微量元素和维生素的食物(谷类、肉类、蔬菜和水果),尽可能增加热量摄入。避免进食罐装果汁等高渗性液体,以防腹泻加重。评估成人水样便腹泻的脱水程度,确定补液方案。

二、补液治疗

所有急性腹泻,尤其是大量水样腹泻患者,会因液体和电解质的损失而有不同程度的脱水,因此,治疗的重点是预防和治疗脱水(参见图5-11-1)。

轻度脱水患者及无临床脱水证据的腹泻患者也可正常饮水,同时适当予以口服补液治疗

（ORT）。水样便腹泻及已发生临床脱水症状的患者，应积极补液治疗，尤其是在霍乱流行地区。

目前常用的口服补液盐Ⅲ是包含盐和葡萄糖与水的混合物，钠含量为60~75 mEq/L，葡萄糖含量为75~90 mmol/L，可以更好地利用肠道的钠-葡萄糖耦合细胞转运机制。由于其渗透压较低（245 mmol/L），可减少排便量、呕吐，而不会增加低钠血症。首日口服补液量是累计丢失量加上继续丢失量之和的1.5~2倍，加上继续损失量，总量不超过3 000 mL。服用时，将每包补液盐溶于500 mL的温开水或凉开水中，4~6 h服完，成人开始时50 mL/kg，以后根据患者脱水程度调整剂量直至腹泻停止。注意不宜口服浓度过高和饮用速度过快；腹泻停止后即停服；脑、肾、心功能不全及高钾血症患者慎用。ORT除有引起麻痹性肠梗阻的风险外，口服补液疗效与静脉补液并无任何差异，但前者可以减少住院时间，避免血管炎的发生。

成人急性感染性腹泻病患者，应尽可能鼓励其接受ORT，但有下述情况时，应采取静脉补液治疗：①频繁呕吐，不能进食或饮水者；②高热等全身症状严重，尤其是伴意识障碍者；③严重脱水，循环衰竭伴严重电解质紊乱和酸碱失衡者；④其他不适于口服补液治疗的情况。

对于大量水样便腹泻的治疗，一般应使用平衡电解质补液代替口服补液措施。在处理伴有严重脱水或低血容量性休克的患者时，必须迅速积极静脉输液和支持监护，遵循"先快后慢、先盐后糖、先晶体后胶体、见尿补钾"的原则。

宜根据粪便丢失速度和脱水程度计算初始的补液总量。对伴有中度至重度脱水的急性腹泻患者，开始输液4 h内输入补液总量的一半，其余一半液体在24 h内补充完毕。而在重度脱水时，在输液第1 h内的补液量应占总量一半，其余液体在4 h内输完。最好同时应用口服补液治疗，以期达到摄入液体量等于继续损失量的平衡目标，并尽可能经口补充钾剂，因为经口补液和补钾比静脉途径安全，且可通过口渴和尿量进行生理调节。然而，持续大量腹泻患者则需要延长静脉输液疗程，以便能应对胃肠液体继续大量损失的状态。

三、止泻治疗

尽管急性腹泻应该针对病因治疗，但在临床实践中，大多数病因难以很快明确，需要应用止泻药物等对症治疗，以期减少排便量和次数，缩短病程，使患者尽快恢复正常生活与工作。止吐药在急性腹泻治疗中通常是不必要的，主要考虑以下对症治疗药物。

（一）肠黏膜保护剂和吸附剂

蒙脱石、果胶和活性炭等，有吸附肠道毒素和保护肠黏膜的作用。蒙脱石制剂被证实在急性腹泻中能够缩短腹泻病程，降低腹泻频度。成人用量和用法为3.0 g/次，每日3次口服。

（二）肠动力抑制剂

洛哌丁胺（Imodium）可间接或直接抑制黏膜分泌和减少肠蠕动，减少腹泻排便次数，缩短腹泻时间。洛哌丁胺可与抗生素联合使用，初始剂量为4 mg，随后每次便后2 mg，24 h不超过16 mg。为了防止洛哌丁胺治疗急性腹泻后便秘，应尽可能使用最低剂量的洛哌丁胺止泻，给药时间不超过48 h。

地芬诺酯为合成的哌替啶衍生物，每日用药20 mg，对肠道的作用类似于吗啡，可减少肠蠕动而止泻，但无镇痛作用。该药可直接作用于肠平滑肌，通过抑制肠黏膜感受器，消除局部黏膜的蠕动反射而减弱肠蠕动，同时可增加肠的节段性收缩，使肠内容物通过迟缓，有利于肠液的再吸收。

由于止泻药物，尤其是地芬诺酯使肠内容物通过延迟，可使侵袭性病原体在肠腔内停留时间延长，增强其对肠黏膜组织的侵袭性，可导致细菌性痢疾发热期延长、难辨梭状芽孢杆菌感染患者出现中毒性巨结肠、产毒性志贺大肠杆菌感染儿童出现溶血性尿毒症综合征，因而对于伴有高热血性便腹泻、免疫缺陷宿主，以及伴有腹泻的有败血症倾向的患者，应慎用止泻剂。

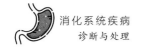

（三）抑制肠道分泌

次水杨酸铋（BSS）的水杨酸盐部分具有抗分泌特性，可使排便减少约40%，用于治疗急性腹泻的每日推荐剂量为每次525 mg，每0.5 h 1次，共8次。次水杨酸铋药效适中，可以考虑用于没有任何禁忌证并能坚持频繁给药要求的旅行者，预防旅行中发生急性腹泻。

脑啡肽酶抑制剂。脑啡肽酶可降解脑啡肽，而脑啡肽酶抑制剂（如消旋卡多曲）则可选择性、可逆性地抑制脑啡肽酶，从而保护内源性脑啡肽免受降解，延长消化道内源性脑啡肽的生理活性，减少水和电解质的过度分泌。口服消旋卡多曲作用于外周脑啡肽酶，不影响中枢神经系统的脑啡肽酶活性，且对胃肠道蠕动和肠道基础分泌无明显影响。使用方法为100 mg，每日3次，餐前口服，治疗时间不超过7 d。随机对照研究结果显示其与洛哌丁胺疗效相当。

（四）益生菌

益生菌是非致病性微生物，例如乳酸杆菌和酵母菌等。益生菌在患者肠道内繁殖并产生代谢产物，可以增加粪便酸度和阻止肠病原菌生长，可以防止细菌侵袭肠组织，可以合成短链脂肪酸有益于肠黏膜修复，可以增加水和电解质的吸收。有研究表明，在儿童中益生菌的使用可以减少急性腹泻的临床过程。但在成人中，它们主要用于慢性腹泻及抗生素相关性小肠结肠炎复发。

四、抗感染治疗

急性水样便腹泻患者，排除霍乱后，多为病毒性或产肠毒素性细菌感染，不应常规使用抗菌药物。轻、中度腹泻患者一般不用抗菌药物。病毒性腹泻为自限性疾病，一般不用抗病毒药物和抗菌药物。

（一）经验性抗感染药物应用原则

以下情况考虑使用抗感染药物：①发热伴有黏液脓血便的急性腹泻；②持续的志贺菌、沙门菌、弯曲菌感染或原虫感染；③感染发生在老年人、免疫功能低下者、败血症或有假体患者；④中、重度的旅行者腹泻患者。可先根据患者病情及当地药物敏感情况经验性地选用抗感染药物，但应结合药物不良反应、正常肠道菌群是否被抑制、是否诱导志贺毒素产生，以及是否增加抗菌药物耐药性等情况来权衡利弊。

美国ACG指南建议：①经验性抗菌药物被建议用于旅行者腹泻，而不是常规的急性腹泻，因为旅行者腹泻中细菌性病原体发生的可能性远高于抗菌药物的毒副作用；②抗菌药物应该避免用于社区获得性腹泻，大多数社区获得性腹泻由病毒感染引起。疑似感染性成人急性腹泻患者的经验性诊治流程见图5-11-1。对有适应证的社区获得性细菌感染性腹泻病，经验性抗菌治疗可以缩短1~2 d的病程。一般以喹诺酮类药物为首选抗菌药物，旅行者腹泻为痢疾样粪便形状者，选用大环内酯类阿奇霉素。成人急性感染性腹泻的抗生素治疗方案可参见表5-11-1。

表5-11-1　成人急性感染性腹泻的抗生素治疗

抗生素	剂量	疗程
诺氟沙星	500 mg 口服	单次或3 d（如24 h后症状未缓解，可继续3 d疗程）
环丙沙星	750 mg 口服	单次
	500 mg 口服	3 d
氧氟沙星	400 mg 口服	单次或3 d
阿奇霉素	1 000 mg 口服	单次
	500 mg 口服	3 d

（二）CDI的治疗

首先应停止正在使用中的抗菌药物，但对于不能停用抗菌药物的患者，最好能改用与CDI相关性相对较小的抗菌药物,如氨苄西林、磺胺类药物、红霉素、四环素、第一代头孢菌素等。抗动力止泻药(如洛哌丁胺)可能增加发生中毒性巨结肠的风险,应避免使用。甲硝唑是轻中型CDI治疗的首选药物,用法为500 mg,每日3次口服,疗程10~14 d。对于重型CDI,或甲硝唑治疗5~7 d失败的患者,应改为万古霉素治疗,用法为万古霉素125 mg,每日4次口服。合并肠梗阻、中毒性巨结肠、严重腹胀的重症患者,建议增加万古霉素剂量,并联合甲硝唑,用法为万古霉素500 mg,每日4次口服,或将万古霉素500 mg溶于100 mL的0.9%氯化钠溶液中,保留灌肠,每6 h 1次,联合静脉使用甲硝唑,用法为500 mg,静脉滴注,每8 h 1次。

(三)急性寄生虫感染性腹泻的治疗

1.贾第虫病

可使用替硝唑,2.0 g/次,每日1次口服,或甲硝唑,200 mg/次,每日3次,疗程5 d。

2.急性溶组织内阿米巴肠病

原则上采用组织内杀阿米巴药物,甲硝唑400~600 mg,每日3次口服,共10 d,或替硝唑2.0 g,每日1次,共3 d。随后加用腔内杀虫剂巴龙霉素25~35 mg/(kg·d),每日3次,共7 d。或二氯尼特500 mg,每日3次口服,10 d为一个疗程,以清除肠内包囊。疗程结束后,粪便检查随访,每月1次,连续3次,以确定是否已清除病原体,必要时可予以再次治疗。

3.隐孢子虫病

螺旋霉素1.0 g,每日3次口服。

(四)中医药制剂

中药制剂,如香连丸、四磨汤等,可用于轻型无脱水的病例,对改善临床症状和缓解病情有一定效果。盐酸小檗碱(盐酸黄连素)适用于感染性腹泻,对轻型炎症可以选用小檗碱,对于重型则必须合用抗感染作用强的抗生素。

【临床病例与问题】

一、病史摘要

患者,男,52岁,因腰椎受损后重度腹泻3 d住院。患者20 d前因外伤性腰椎骨折入住骨科手术。因术后低热,予以亚胺培南抗生素治疗。近3 d出现严重腹泻,黄色稀水便,量大,内有膜状物,每日排便次数>10次,止泻剂治疗无效。伴有低热、头晕,不伴恶心、呕吐,无明显腹痛,无里急后重。体检:急性病容,一般情况较差,皮肤黏膜干燥,口唇无发绀。体温37.5℃,呼吸22次/min,脉搏108次/min,血压118/62 mmHg。心肺检查未见异常。腹部平软,未见肠型。全腹无明显压痛、反跳痛和肌紧张,肝脾肋下未及,移动性浊音(-),肠鸣音活跃,10次/min,明显亢进。外周血白细胞↑11×10⁹/L,血电解质血钾↓3.2 mmol/L、血钠↓131 mmol/L、血氯↓91 mmol/L,HCO₃↑30 mmol/L。肝肾功能检测未见异常,粪便常规检查阴性。

二、问题与诊治经过解析

问题1.如何进行急性腹泻的病情评估和初始治疗?

该患者日腹泻量大,出现脱水,电解质和酸碱平衡紊乱(低钠、低氯、低钾和碳酸氢根升高),表明是重度腹泻。故而首先积极静脉输液和支持监护,遵循"先快后慢、先盐后糖、先晶体后胶体、见尿补钾"的原则,予以输液3 500 mL,次日患者皮肤弹性转好,尿量达1 500 mL。鉴于患者无呕吐,开始给予口服补液盐及蒙脱石散止泻治疗,但患者腹泻症状没有好转。

问题2.急性腹泻的病因是什么?

患者因外伤性腰椎骨折入住骨科进行手术治疗,术后低热,予以亚胺培南抗生素治疗,继后出现急性腹泻和低热症状。鉴于患者在碳青霉烯类抗生素使用过程中发生腹泻,不符合一般细菌感

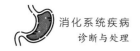
染性腹泻,需要考虑抗生素相关性腹泻等。结合粪便性状有膜状物,应高度怀疑为梭状芽孢杆菌所致。短肠镜检查显示结肠黏膜表面有片状伪膜,符合难辨梭状芽孢杆菌相关性腹泻。

问题3.如何进一步治疗?

立即停用亚胺培南,改用甲硝唑400 mg,每日3次口服,将万古霉素500 mg溶于100 mL生理盐水中,每次125 mL,口服,每日4次。48 h后水样泻基本停止,逐渐过渡至进半流食。继续治疗5 d后改为益生菌治疗,疾病痊愈。

(韩玮 许建明)

主要参考文献

[1] 缪晓辉,冉陆,张文宏,等.成人急性感染性腹泻诊疗专家共识[J].中华传染病学杂志,2013,31(12):705-714.

[2] Mark S Riddle,Herbert L Du Pont,Bradley A Connor.ACG Clinical Guideline:diagnosis,treatment,and prevention of acute diarrheal infections in adults[J].Am J Gastroenterol,2016,111:602‐622.

[3] Mark S.Riddle.Current management of acute diarrheal infections in adults.Pol Arch Intern Med,2018,128(11):685-692.

[4] Pawlowski SW,Warren CA,Guerrant R.Diagnosis and treatment of acute or persistent diarrhea[J].Gastroenterology,2009,136(6):1874-1886.

第六章

上消化道疾病处理

第一节　消化不良症状评估与治疗

消化不良是消化内科门诊患者最常见的症状,病因复杂,包含多种器质性病变和功能性疾病。门诊需要明确什么是消化不良? 如何排除器质性消化不良? 怎样明确功能性消化不良诊断及其亚型? 对反复或间断发作的消化不良,临床治疗目的是什么? 如何改善患者生活方式和进行药物治疗? 本节分别介绍上述内容,并引入一例消化不良门诊病例,展示消化不良症状门诊评估与治疗要点。

【临床症状与解析】

一、分辨消化不良不同症状及其定义

消化不良是指位于上腹部的一个或一组症状。临床症状包括上腹痛、腹胀、早饱、嗳气、上腹胀气、烧心、反酸、恶心和呕吐。症状可反复发作,也可在相当一段时间内无症状,可以某一症状为主,也可多个症状叠加。分辨消化不良症状主次及其定义,有利于准确解析消化不良症状特点。

(一)主要症状

主要有餐后饱胀感、中上腹部出现疼痛感以及烧灼感。

1.餐后饱胀或早饱

餐后饱胀是指食物长时间存留于胃内引起的不适感;早饱则是指进食少许食物即感胃部饱满,不能继续进餐,提示胃动力出现了异常。

2.上腹痛

位于胸骨剑突下与脐上之间,两侧锁骨中线之间区域的中上腹疼痛。

3.上腹烧灼感

局部的灼热感。与烧心不同,烧心是指胸骨后的烧灼样疼痛或不适,是胃食管反流病的特征性症状。

(二)次要症状

1.上腹胀气

胃部气体膨胀的不适感,位于中上腹部。

2.嗳气

气体从胃内经过食管从口排出。

3.恶心

作呕或要吐的不适感觉。

4.呕吐

胃内容物经口用力吐出,同时伴有腹肌和胸肌收缩。

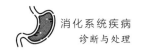

5.不适

患者和医生都不能更好表达的非疼痛、不舒服的感觉。

二、区别消化不良的性质

按病因划分,消化不良可分为器质性消化不良(organic dyspepsia,OD)和功能性消化不良(functional dyspepsia,FD)。前者症状的产生与胃肠疾病有关,也可由胰、胆、肝脏疾病,以及药物、血管病变等引起,经有关检查能显示相关病因(表6-1-1)。而FD是指具有慢性消化不良症状,但其临床表现不能用器质性、系统性或代谢性疾病等来解释。

表6-1-1　器质性消化不良的病因与诊断

病因	有提示诊断的临床表现	诊断措施
贲门失弛缓症	慢性胸骨后疼痛,吞咽食物时明显的哽咽感	钡餐造影,食管测压,内镜检查
肿瘤(食管或胃)	早期无症状或隐约不适;随食管癌进展进行性吞咽困难,胃癌进展期出现早饱或饱胀不适,恶心、呕吐,可并发黑便或呕血	上消化道内镜检查
冠状动脉缺血	有些患者胸痛症状不典型,而是描述胃胀气和消化不良	心电图;心肌酶谱,心脏彩超,有时需做冠状动脉造影
胃排空延迟(因糖尿病、病毒感染或药物引起)	恶心、饱胀及饱腹感	稀钡剂或76%泛影葡胺造影见造影剂长时间潴留于胃腔,必要时行放射性核素胃排空时间测定
药物因素(如阿司匹林及其他NSAIDs、大环内酯类抗生素、雌激素、铁制剂、钙通道阻滞剂、双膦酸盐、SNRIs、茶碱、钾等)	相关药物使用史,症状的出现与药物使用时间相符	临床评估
食管痉挛	胸骨后疼痛,伴或不伴有液体及固体食物吞咽困难	食管吞钡检查,食管测压
胃食管反流	烧心,有时胃酸或胃内容物反流至口腔,仰卧位有时会促发反流,抑酸剂可缓解症状	临床评估 有时需内镜检查 有时需24 h pH测压
消化性溃疡	节律性上腹烧灼性疼痛,进食或服用抑酸剂可缓解症状	上消化道内镜检查

【诊断和评估】

一、诊断要点

如上所述,FD为一排除性诊断疾病。在临床实际工作中,对功能性消化不良患者的诊断与评估要点如下:

(一)消化不良症状是否为器质性疾病的临床表现?

对消化不良患者的评估需包括症状频率及严重程度、心理状态及有无报警症状等。

(1)报警症状和体征系指45岁以上,近期出现消化不良症状,有消瘦、贫血、呕血、黑粪、吞咽困难、腹部肿块、黄疸等,消化不良症状进行性加重。或有上述器质性疾病临床表现。

(2)对有上述器质性疾病临床表现者,可按照表6-1-1进行诊断;对有"报警症状和体征"者,可选择基本的检查,包括血常规、血生化、粪便隐血试验、腹部超声检查等,必要时可行上腹部CT检查。在感染流行区域,建议行粪便寄生虫检查。

(3)因我国社区人群幽门螺杆菌感染率及上消化道肿瘤发病率高,推荐在初诊的消化不良患者中及时进行胃镜检查。

(4)对经验性治疗无效的消化不良患者可行幽门螺杆菌的检测。

(5)经验性治疗无效的患者可行胃感觉运动功能检查(包括胃排空和/或胃容受性试验),但不推荐为常规临床检查项目。

(二)功能性消化不良诊断标准与分型

1.功能性消化不良罗马Ⅳ标准

为症状+排他性诊断(表6-1-2)。

表6-1-2　功能性消化不良的诊断标准

诊断前6个月出现症状,近3个月内出现以下症状中的一种
·餐后饱腹感每周3 d
·早饱每周3 d
·上腹痛每周1 d
·上腹部烧灼感每周1 d
无可以解释上述症状的器质性疾病的证据(包括胃镜检查)

2.功能性消化不良亚型

根据症状学特点,FD又可以分为餐后不适综合征(post-prandial discomfort syndrome,PDS)、上腹痛综合征(epigastrc pain syndrome,EPS)二种亚型(表6-1-3)。患者的临床表现可能同时具有PDS和EPS的症状,两者常有重叠,有时难以区分。

表6-1-3　功能性消化不良亚型标准

餐后不适综合征(PDS)	上腹痛综合征(EPS)
每周至少有3 d出现以下症状之一	每周至少有1 d出现以下症状之一
·餐后饱胀不适(以致影响日常生活)	·中上腹痛(以致影响日常生活)
·早饱不适感(以致不能完成平常餐量的进食)	·上腹烧灼感(以致影响日常生活)
诊断前6个月出现症状,近3个月内出现以上症状中的1项或2项	
还必须有:无可以解释上述症状的器质性疾病的证据(包括胃镜检查)	

注意:

(1)出现呕吐不认为是PDS;如果腹胀在排气或排便后减轻就不视为消化不良。

(2)腹痛症状不应符合胆道疾病诊断标准;烧心不属于EPS症状。

(3)胃食管反流和肠易激综合征等也可引起消化不良症状,其可能和功能型消化不良是共存关系。

【门诊病例与问题】

一、病史摘要

患者,女,57岁。因间断上腹痛8年,复发加重3个月就诊。患者8年前开始间断出现上腹隐痛,餐后多见,无放射痛,有嗳气和反酸,无明显腹胀。常因为进食不当或生气诱发。近3个月每周有1~2 d腹痛,程度较前加重,呈烧灼样疼痛,自服中药无明显减轻,影响日常生活。起病以来,精神、睡眠可,大小便如常,体力体重无明显改变。否认高血压、糖尿病、冠心病及传染病史,否认肿

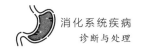
瘤家族史。既往多次胃镜检查未见明显异常。

体格检查:神志清楚,无明显消瘦和贫血征象,全身皮肤黏膜无黄染、发绀、皮疹及出血点,浅表淋巴结未触及。巩膜无黄染,心肺查体无异常。腹部平坦,未见腹壁静脉曲张、胃肠型及蠕动波,腹软,无明显压痛和反跳痛,未触及包块,肝脾肋下未触及,Murphy征阴性,双肾区及肝区无叩击痛,移动性浊音阴性,肠鸣音4次/min。

血常规及生化未见明显异常,肝胆胰脾超声显示未见明显异常,^{13}C呼气试验(−)。

二、问题与诊治经过解析

问题1.患者症状特点是什么?有无报警症状和体征?

该患者症状特点是慢性间歇性上腹隐痛,餐后多见,伴有嗳气和反酸,无明显腹胀,符合上腹痛综合征临床症状特点。近3个月中上腹痛发作频繁,呈烧灼样疼痛,影响日常生活,但无消瘦、贫血、呕血、黑粪、吞咽困难、腹部肿块、黄疸等报警症状。由于年龄超过40岁,需要复查胃镜等排除上消化道器质性病变。

问题2.该患者是否可诊断为功能性消化不良?

该患者经复查胃镜检查显示非萎缩性胃炎,无黏膜糜烂或溃疡,复查上腹部超声检查未见异常。根据患者病程长达8年,近期症状加重,影响日常生活,但无法通过胃镜和超声检查解释其腹痛原因,血常规及生化未见明显异常,故可诊断功能性消化不良。

问题3.该病例消化不良如何分型和指导治疗?

根据该患者功能性消化不良症状特点是慢性间歇性中上腹隐痛,近3月症状复发伴上腹烧灼感,分型为上腹痛综合征(EPS)。因为无幽门螺杆菌感染证据(呼气试验阴性),可在改变生活方式同时,采用抑制胃酸分泌的药物治疗方案(见下述)。

【治疗】

对于反复或间断发作的消化不良,其治疗目的是迅速缓解症状、提高生活质量、去除诱因、恢复正常生理功能、预防复发。

一、功能性消化不良治疗方法

(一)常用治疗药物推荐意见与评价

(1)质子泵抑制剂(PPI)和H_2受体阻滞剂,可作为功能性消化不良(FD)尤其是上腹痛综合征(EPS)的经验性治疗。

评价:在控制FD症状方面,大剂量PPI治疗并不优于标准剂量。H_2RA可作为酸抑制剂治疗FD的另一种选择,但由于易产生耐受性,减弱功效,因此推荐短期使用。抑酸药、铋剂和硫糖铝对FD患者无效。

(2)促动力药可作为FD,特别是餐后不适综合征(PDS)的首选经验性治疗。

评价:国内应用较多的促动力药物是多潘立酮、伊托必利和莫沙必利。早期的Meta分析显示,疗程为2~8周的促动力药物疗效优于安慰剂,但存在患者的异质性和样本量较小的局限性。

(3)对于幽门螺杆菌(Hp)感染的FD患者,尤其是对上腹痛症状和烧灼感,根除Hp能使部分患者受益。

评价:若根除Hp患者的症状获得长期缓解,称为Hp相关性消化不良,若症状无改善或短暂改善,仍应视为治疗无反应的功能性消化不良,予以其他治疗方法。

(4)中药治疗可改善部分FD症状

评价:中医药在治疗功能性胃肠病方面有其独特的理论和经验。对于常规西医治疗效果不佳的患者可以尝试采用中医药治疗。

（5）消化酶可作为FD的辅助治疗。

评价：消化酶制剂有助于食物的消化吸收，能有效缓解FD患者的症状。

（二）其他治疗方法

（1）某些食物可能加重或减轻FD症状，改善生活方式有助于减轻FD症状。

（2）穴位刺激治疗FD有一定疗效。

（3）抗焦虑抑郁药物适用于伴有明显焦虑抑郁状态且对常规药物治疗无效的FD患者。

（4）应用抗焦虑抑郁药治疗FD时，应优先选择从小剂量开始的三环类抗抑郁药（丙咪嗪、氯米帕明、盐酸多塞平、阿米替林等）或黛力新（氟哌噻吨美利曲辛片），而不是选择性5-羟色胺（5-hydroxytryptamine，5-HT）再摄取抑制剂（selective serotonin reuptake inhibitor，SSRI）或5-HT和去甲肾上腺素再摄取抑制剂。

（5）精神心理治疗对伴有焦虑抑郁的FD患者有效。

（6）心理疗法包括动态心理疗法、催眠疗法、行为疗法和认知行为疗法等。

二、治疗流程

由于功能性消化不良是一种异质性疾病，需要根据治疗反应状况，按照图6-1-1流程逐步治疗。

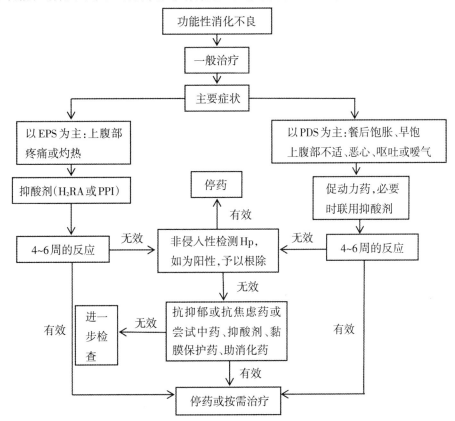

图6-1-1　功能性消化不良治疗流程

【预后与健康教育】

一、预后

大多数FD患者的自然病程呈慢性、波动性。基于人群的研究显示，15%~20%的FD患者症状呈持续性，50%患者的症状可缓解，另外的30%~35%的患者症状呈波动性，且符合其他功能性胃肠病的诊断标准。虽然FD为慢性疾病，但目前尚无证据表明其会降低生存率。

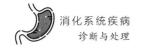

二、健康教育与饮食

1.减少应激、降低焦虑至关重要

所有FD患者在完善检查后应给予明确诊断,告知患者该病不影响寿命,并向患者解释引起症状的可能机制及其相关的药物治疗作用。帮助患者认识和理解病情,去除可能与症状相关的发病因素,建立良好的医患关系。对有精神心理障碍者,更要注重心理治疗。必要时可给予适量的抗精神病药物。

2.给予患者适当的饮食指导

如粗粮、高脂饮食、刺激性或辛辣食物、碳酸饮料、酒精和浓茶等能够导致或加重FD症状;米饭、面包、酸奶、蜂蜜、冰糖、苹果等可能有助于减轻FD症状。进餐方式和进餐是否规律也可能影响消化不良症状。

（张磊　许建明）

主要参考文献

［1］中华医学会消化病学分会胃肠动力学组,中华医学会消化病学分会胃肠功能性疾病协作组.中国功能性消化不良专家共识意见(2015年,上海)［J］.中华消化杂志,2016,36(4):217-229.

［2］PM Moayyedi,BE Lacy,CN Andrews,et al. ACG and CAG clinical guideline:management of dyspepsia［J］. Am J Gastroenterol, 2017, 112(7):988-1013.

［3］Alia Chisty.Update on Indigestion［J］.Med Clin North Am,2021,105(1):19-30.

［4］Maryann Katherine Overland.Dyspepsia［J］. Med Clin North Am,2014,98(3):549-564.

第二节　呃逆症状评估与诊治

呃逆是消化内科门诊常见但有时难以控制的症状。虽然这种症状无特异性,但可能有潜在疾病。如何评估呃逆的性质及其可能的病因? 如何对症治疗? 是消化专科医师需要深入解析和处理的症状。本节结合呃逆诊治要点,解析一例长期呃逆患者的诊治经过,探寻呃逆的特殊病因。

【门诊病史要点】

一、问诊与体检要点

呃逆即打嗝,指气从胃中上逆,喉间频频作声,声音急而短促,由膈肌痉挛收缩引起。健康人也可发生一过性呃逆,但呃逆频繁或持续时间过长,则可能为病态,需要评估患者呃逆症状的特点及其相关信息。

(一)现病史问诊要点

(1)呃逆持续的时间?

(2)饮食与发生呃逆的关系?

(3)已经尝试的治疗措施及其疗效?

(4)是否伴随消化道或胸部症状,有无神经系统相关症状?

(二)既往史

需要了解有无消化道、胸部和神经系统疾病,以及胸腹部手术史,详细询问包括饮酒在内的药物使用史。

（三）体检要点

需要评估营养状况,检查口咽部和胸腹部体征。注意是否有精神或神经异常的体征?

【辅助检查】

长时间呃逆但没有明显病因者,需要进行检查,包括血电解质、血尿素氮、肌酐、胸部X线和心电图检查。有时要考虑行上消化道内镜或食管pH监测。如果仍未见异常,可能需要做脑部MRI和胸部CT检查。

【诊断思路】

评估与诊断呃逆症状,可参考以下诊断思路。

（一）呃逆持续的时间

是一过性呃逆,还是持续性(>2 d)或顽固性(>1个月)呃逆?

一过性呃逆多与饮食有关,特别是饮食过快、过饱,摄入很热或冷的食物饮料、饮酒等,外界温度变化和过度吸烟亦可引起。以上因素可作为指导患者生活方式的依据。持续性或顽固性呃逆则多发于某些疾病。

（二）追寻呃逆的病因

持续性呃逆的原因常不明确,治疗往往难以奏效,需要仔细追究其原因,针对存在的问题治疗。呃逆的诊治思路应基于以下方面考虑:

1.是否为中枢性呃逆

(1)神经性,如脑炎、脑膜脑炎、脑部肿瘤、脑出血、脑血栓、癫痫早期等。

(2)中毒性,可见于乙醇、环丙烷、铅、巴比妥类中毒,全身感染伴有毒血症者。

(3)精神性,如癔症或者神经过敏者。

2.外周性呃逆的病变部位与病因

(1)胸部疾患,如纵隔肿瘤、主动脉瘤、食管肿瘤或者纵隔淋巴结肿大、心包炎等。

(2)膈肌疾患,如肺炎合并膈胸膜炎、膈疝等。

(3)腹腔内疾患,可以使腹压增高或使膈肌受到刺激的任何原因都可以引起呃逆,包括胃扩张、饮食过饱、胃肠胀气等。

3.其他

(1)如代谢障碍性呃逆,见于各种原因引起的低钾、低镁、低钙、代谢性酸中毒等。

(2)摄入过多饮料,会冲淡消化液,消化液浓度越低、呃逆症状就会越重。

(3)服用阿司匹林等易冒泡的药物。

(4)充气饮料中冲出的压缩气体以同样的力量从消化道冒出,会引起呃逆。

(5)焦虑情绪或精神压力大时,身体对氧气的需求增加,引起呃逆。

(6)匆忙进食的时候,会吸入大量空气,引起呃逆。

(7)吃饭时说话太多也会引起呃逆。

(8)身体受寒、受凉及身体热证等因素引起的膈肌兴奋表现,身体出现脾胃有热,经常脾气不好、失眠、精神忧郁,导致脾胃功能失调而出现的上逆反应,即呃逆症状。

(9)长期饮食寒凉食物,导致胃肠功能失调,出现膈肌痉挛等而引起呃逆。

【治疗】

如为短暂的自限性呃逆,不需要进行病因评估或立即治疗。有效的呃逆治疗应对因诊断和治疗。例如,在对中枢神经系统病变(如血管缺血和肿瘤)采取有效措施后,呃逆发作会消退;胃食管反流病导致的呃逆,PPI治疗反应良好。其他治疗则多为经验性的,可以在临床酌情应用。

（一）一般治疗

对于初发呃逆,可指导患者试用以下物理刺激法,经验性纠治呃逆症状。

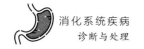

1.深呼吸

进食时发生呃逆,可以暂停进食,做几次深呼吸,往往在短时内能止住呃逆。

2.穴位按压

呃逆频繁时,可自己或请旁人用手指压迫两侧的少商穴。少商穴位于大拇指甲根部桡侧面,距指甲缘约0.6 cm,在黑白肉际交界处。压迫时要用一定的力量,使患者有明显的酸痛感。患者自行压迫穴位,可两手交替进行。

3.按摩

取一根细棒,一端裹上棉花(若手边无棒,可用竹筷的细端包上棉花代替),放入患者口中,用其软端按摩前软腭正中线一点,此点的位置正好在硬、软腭交界处稍后面。一般按摩1 min就能有效地控制呃逆。

4.喝水弯腰法

将身体弯腰至90°时,大口喝下几口温水,因胃部离膈肌较近,可从内部温暖膈肌。在弯腰时,内脏还会对膈肌起到按摩作用,缓解膈肌痉挛,瞬间中止呃逆。

5.屏气法

直接屏住呼吸30~45 s,或取一根干净的筷子放入口中,轻轻刺激上腭后1/3处,呃逆症状会立即停止。但心肺功能不好的人慎用此法。

6.惊吓法

趁其不注意猛拍一下呃逆者的后背,也能中止呃逆。因为惊吓作为一种强烈的情绪刺激,可通过大脑皮质传至皮下中枢,抑止膈肌痉挛。但高血压、心脏病患者应慎用。

7.纸袋呼气法

用一个小塑料袋罩住自己的口鼻,进行3~5次的深呼吸,将呼出的二氧化碳重复吸入,增加血液中二氧化碳的浓度,抑制呃逆。

8.伸拉舌头法

呃逆不止时,用一块干净纱布垫在舌头上,用手指捏住舌头向外拉伸。此时,会感到腹部有气体上升,呃逆自然消除。

9.喷嚏止呃法

呃逆时,如果想办法打个喷嚏,就可以中止呃逆。可以闻一下胡椒粉,即可打喷嚏。

(二)药物治疗

(1)在排除药物、毒物/代谢紊乱及胸部病变后,重点考虑诊治胃食管病变,首选质子泵抑制剂,腹胀引起的呃逆首选促动力药。

(2)对于非消化道疾病引起的超过48 h持续性或顽固性呃逆,可酌情选用以下药物。

a.巴氯芬:为神经性传导抑制剂γ-氨基丁酸(GABA)的衍生物,主要作用于脊髓运动神经元的GABA受体,其抗呃逆的作用机制未明。用法:每次10 mg,每日2次,口服;最大剂量为15 mg,每日3次。在老年受试者和肾衰竭患者中使用巴氯芬时应非常谨慎,因为可能有肾毒性、过度镇静、共济失调和精神错乱等不良反应。

b.加巴喷丁:抑制性神经递质GABA的类似物。加巴喷丁原为治疗癫痫而研发,能够阻断电压操作的钙离子通道,以减少包括谷氨酸和P物质在内的几种神经递质的释放,并最终调节膈肌活动,现有望安全地治疗顽固性呃逆。12岁以上患者,在给药第1日可每日口服1次,每次300 mg;第2日为每日两次,每次300 mg;第3日为每日3次,每次300 mg,之后维持此剂量服用。加巴喷丁的不良反应是嗜睡,为减少头晕、嗜睡等不良反应的发生,第1日用药可在睡前服用。

c.氯丙嗪:被FDA批准用于治疗呃逆。但是在使用过程中要防止心血管意外、体位性低血压等不良反应。用法:从小剂量开始,每次25~50 mg,每日2~3次,每隔2~3日缓慢逐渐递增量,最大治疗剂量为每日400~600 mg。

d.氟哌啶醇:具有镇静作用,可用于治疗各种脑血管疾病引起的顽固性呃逆。用法:氟哌啶醇5 mg静脉滴注或肌肉注射每日1~2次,好转后改为口服维持,5 mg每日2次。可连服2~4 d。

e.咪达唑仑:是一种苯二氮䓬类药物,作用于苯二氮䓬类受体或在门控氯离子通道中形成苯二氮䓬类-GABA受体-氯离子载体复合物,导致超极化以抑制神经元放电并减少神经元去极化。当与吗啡联用时,咪达唑仑确实能控制癌症患者的顽固性呃逆。

f.麻醉前应用甲氧氯普胺(胃复安)等动力药治疗可有效预防麻醉引起的呃逆。

g.利多卡因:可以通过阻断钠离子通道来稳定细胞膜,从而降低神经元的兴奋性。用法:50~100 mg持续静滴,每日2~3次,可用1~7 d,但应注意心律监护。其止呃机制可能为调节自主神经或反馈影响中枢神经系统而抑制膈神经。

h.金刚烷胺:作为N-甲基-D-天冬氨酸亚型谷氨酸受体的低亲和力阻滞剂,已被用于抗帕金森病的治疗,亦用于治疗癌症患者的术后呃逆。

i.卡维地洛:是一种有效的非心脏选择性β受体阻滞剂、钙通道阻滞剂和抗氧化剂,用于治疗舞蹈病的迟发性运动障碍,对顽固性呃逆有效。

j.钙通道阻滞剂:尼莫地平或硝苯地平10~20 mg舌下含服或吞服,每日3次,一日总量不宜超过60 mg。

k.抗抑郁药:盐酸多塞平片25~50 mg口服,每日3次。阿米替林30 mg口服,每日3次。

呃逆诊治程序可参见图6-2-1。

反复发作呃逆造成苦楚,物理刺激法治疗(如屏气)无效

↓

通过病史和体检,分析呃逆可能的原因,并尽可能停用或处理下述病因:①药物(如类碘化物、苯并二氮杂、地塞米松);②毒物/代谢紊乱(如乙醇、尿毒症、电解质失衡),心理(如焦虑症、厌食症);③胸部或胃食管病变

↓

如果找不到病因,先试用PPI

↓

	一线治疗	二线治疗	备选治疗
外周性呃逆(消化道病变)	甲氧氯普胺 质子泵抑制剂	氯丙嗪 巴氯芬 加巴喷丁	咪达唑仑 尼莫地平
外周性呃逆(非消化道病变)	甲氧氯普胺		奥氮平 利多卡因 甲氧氯普胺
中枢性呃逆	巴氯芬	加巴喷丁	氟哌啶醇 尼莫地平

↓

如果没有反应,可考虑手术干预治疗顽固性呃逆

图6-2-1　呃逆诊治程序

【临床病例与问题】

一、病史摘要

患者男性,42岁。反复呃逆9个月,有时吞咽不畅,偶伴反酸烧心、恶心,无腹痛、腹泻,无黑便,

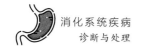

无发热,曾行胃镜检查诊断为反流性食管炎,予以抑制胃酸、促胃动力等治疗,症状可以缓解。2周前无明显诱因再次出现频繁呃逆,每日发作10次以上,严重影响进食和睡眠。先后用筷子刺激上腭或吞咽干食不能缓解,服用埃索美拉唑20 mg qd、莫沙必利5 mg tid 10 d,症状仍然不能缓解。同时再度吞咽不畅,伴恶心、呕吐食物与酸水。无胸腹部手术史,无心肺疾病和其他慢性疾病史,否认神经系统疾病史,无烟酒嗜好。

入院时体检:神志清楚,精神欠佳,营养状况良好,痛苦面容。双肺未闻及明显干湿性啰音,心率62次/min,律齐,无杂音,腹平软,未见肠型及胃肠蠕动波,未扪及包块,全腹无明显压痛及反跳痛,Murphy征(-),肝脾肋下未及,肠鸣音正常,双下肢无水肿,四肢肌力、肌张力正常。

二、问题与诊治经过解析

问题1.如何初步评估呃逆的性质及其可能的病因?

分析该患者病情经过与病史特点:

(1)该患者反复呃逆9个月,病程较长,营养状况良好。有时吞咽不畅,偶伴反酸烧心、恶心。曾行胃镜检查诊断为反流性食管炎,予以抑制胃酸、促胃动力等治疗,症状可以缓解。应考虑反流性食管炎引发的呃逆症状。

(2)患者2周前无明显诱因再次出现频繁呃逆,每日发作10次以上,严重影响进食和睡眠。先后用筷子刺激上腭或吞咽干食不能缓解,服用埃索美拉唑20 mg qd、莫沙必利5 mg tid 10 d,症状仍然不能缓解,同时再度吞咽不畅,伴恶心、呕吐食物与酸水。不符合一般反流性食管炎的临床特点,需要进一步检查,追寻有无导致呃逆的其他原因。

问题2.如何进一步检查和诊治?

进一步检查血清电解质和血糖正常,胸部CT检查未见异常,初步排除代谢障碍性呃逆和胸部疾患。鉴于该患者既往抑制胃酸治疗有效,本次复发加重后小剂量PPI治疗无效,结合患者伴有吞咽不畅,恶心、呕吐食物与酸水,需要考虑有无其他食管病变可能。复查胃镜结果显示反流性食管炎(C级),同时活检病理检查报告黏膜慢性炎伴间质嗜酸细胞性增多(25/HPF)。

鉴于该患者具有吞咽不畅、呃逆伴反酸烧心、恶心等食管功能障碍的症状,食管活检发现食管下端糜烂,组织学检查发现以嗜酸性粒细胞为主的炎症,诊断为嗜酸性食管炎。加大艾司奥美拉唑剂量(40 mg bid)治疗2周,患者症状缓解。治疗8周后复查胃镜显示反流性食管炎程度减轻(A级),黏膜慢性炎伴间质嗜酸细胞减少(5~8/HPF)。因此,该患者诊治过程符合PPI-反应性食管嗜酸细胞增多症(PPI-REE)的临床特点及其治疗反应性(见下文)。最终临床诊断:嗜酸性食管炎(PPI-反应性食管嗜酸细胞增多症)。

问题3.有何临床诊治认识?

嗜酸性食管炎(EoE)是一种临床-病理疾病,诊断时必须同时考虑临床和病理信息,两者不可分割。即活检病理发现食管黏膜嗜酸细胞浸润(≥15/HPF),还需要结合临床情况加以甄别与认定。2018年AGREE会议上关于EoE的国际共识诊断标准:①食管功能障碍相关的症状;②伴随的特异性疾病;③内镜检查发现食管环、沟槽、渗出物、管腔狭窄、黏膜脆性及黏膜裂隙;④食管活检中嗜酸性粒细胞≥15/HPF;⑤黏膜嗜酸性粒细胞增多局限于食管;⑥评估EoE以外的可能导致嗜酸性粒细胞浸润的疾病。但PPI-反应性食管嗜酸细胞增多症(PPI-REE)与GERD鉴别诊断是具有挑战性。

目前认为,PPI-REE是嗜酸性食管炎的亚型,其特点是:与GERD药物反应性相似,在大剂量PPI治疗后2个月,症状缓解,但同时原有食管鳞状上皮细胞内的嗜酸性粒细胞可能减少或消失,称为PPI-反应性食管嗜酸细胞增多症(PPI-REE)(图6-2-2)。

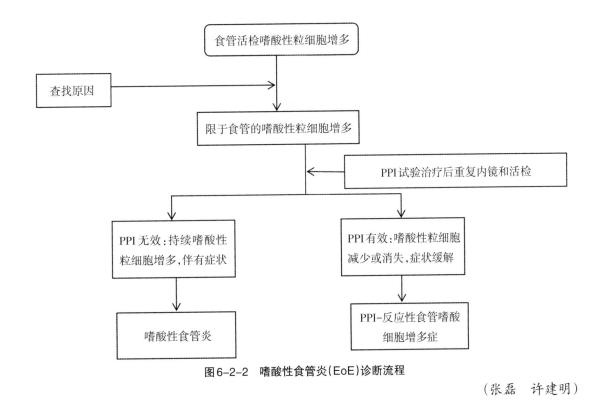

图6-2-2 嗜酸性食管炎(EoE)诊断流程

(张磊 许建明)

主要参考文献

[1] Dellon ES, Gonsalves N, Hirano I, et al. ACG clinical guideline: Evidenced based approach to the diagnosis and management of esophageal eosinophilia and eosinophilic esophagitis (EoE)[J]. Am J Gastroenterol, 2013, 108(5): 679-692.

[2] Lipsky MS. Chronic hiccups[J]. Am Fam Physician, 1986, 34(5): 173-177.

[3] Gutiérrez-Junquera C, Fernández-Fernández S, Cilleruelo ML, et al. The role of proton pump inhibitors in the management of pediatric eosinophilic esophagitis[J]. Front Pediatr, 2018, 6: 119.

第三节 癔球症门诊识别与处理

癔球症也是消化内科门诊常见症状。癔球症有何症状特点？如何分辨"咽部球状感"是功能性或心理或精神因素？本节分别介绍上述内容,并引入一例癔球症门诊病例,展示癔球症门诊评估要点。

【癔球症的临床表现与解析】

一、症状分析

癔球症是患者就诊的特殊状态。患者往返就诊耳鼻喉科、消化科、精神科等多个门诊科室,常常难以明确其确切的病因与机制。与其他功能性胃肠病类似,癔球症也是以症状为基础的临床诊断,需要注意分析癔球症是否具有下列特点或报警症状。

(1)癔球症的主要症状是咽部有球状或团块的主观感觉,是特殊形式的咽下困难感,患者经常做吞咽动作以求解除症状,常有咽部异物感等。

(2)与吞咽困难或咽炎不同,咽部球状感与吞咽无关,不伴有咽后部疼痛、吞咽困难及食物粘

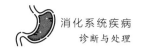

于咽部的感觉,体格检查无任何异常。

（3）某些癔球症也受强烈情感精神因素影响。慢性球状感可发生在患者有不能克服的或病态的悲伤时,但可被痛哭所缓解。

（4）有以下任何报警症状或异常体检发现,均提示器质性或吞咽困难障碍:①颈部或咽部疼痛;②体重下降;③50岁后发病,且起病突然;④疼痛、窒息、吞咽困难;⑤食物反流;⑥肌肉无力;⑦触诊或视诊发现包块;⑧症状进行性加重。

二、体格检查

癔球症患者的体格检查重点一方面是检查颈部有无淋巴结肿大和甲状腺肿大,另一方面是检查口咽部有无器质性病变,必要时进行咽喉镜检查。

癔球症突出的特点是主观感觉与临床检查的阳性发现不相称。患者具有较强咽部异物感,体格检查和/或辅助检查却不能发现或仅能发现轻微的相关病变,如鼻炎、鼻窦炎、慢性咽炎、扁桃体炎、喉或声带水肿、胃食管反流等。多数患者为非器质性疾病,即口咽部和食管感觉运动功能异常,或为躯体障碍性疾病征象。

【辅助检查与诊治思路】

癔球症一般病程较长,呈良性过程,可能与环咽部运动障碍、神经肌肉疾病和局部损害等机制有关。需要经辅助检查甄别或排除口咽部及其周围组织相关性病变,以及食管源性病变;如无异常,怀疑功能性疾病。其诊治思路如下:

（1）颈部和口咽部检查,必要时经咽喉镜检查,排除或诊治咽喉部和/或颈部病变。

（2）在排除咽喉部及颈部疾病后,癔球症最可能的病因包括食管入口处异位胃黏膜、胃食管反流病、食管非酸反流或动力异常,如果排除上述问题,心理障碍是最常见的病因。因此首先需要按照胃食管反流病进行2~3个月的PPI治疗;内镜检查排除包括食管入口处是否有异位胃黏膜等病变,酌情予以食管测压及24 h食管pH监测,寻找或评价有无其他食管功能性疾病导致的癔球症。

（3）心理评估与心理治疗。

癔球症症状发病人群较高,患者首诊或辗转于消化内科或耳鼻喉科,包括抑制胃酸和胃动力药的治疗无明显效果,浪费大量的医疗资源,严重影响患者的生活或工作。对这些患者需要进行心理状况分析,消除顾虑,可试用以下治疗方法:

a.禁止空咽疗法:对有空咽习惯的患者要劝告其严格控制空咽,以打断咽部异物感的恶性循环。

b.镇静药、抗抑郁药:对于伴有焦虑、抑郁、惊恐等心理障碍者,可用苯二氮䓬类镇静催眠药(地西泮等)或三环类抗抑郁药(如丙咪嗪)治疗。

c.心理治疗:癔球症心理治疗一般以抗抑郁以及抗焦虑为主,需要仔细检查,医生辅以耐心解释,解除其心理负担,从而达到治疗的目的。

d.中医治疗:可使用针灸治疗及中医药物治疗,针灸包括体针治疗以及耳针治疗,而中药包括半夏厚朴汤、逍遥散等。

综上,癔球症诊断程序见图6-3-1。

【病例与问题】

一、病史摘要

患者,女,52岁。因"间歇性发生喉咙团块或异物感2年"就诊。患者感觉有东西卡在喉咙中,多在两餐之间发生,但不影响饮食,进食或专心从事工作时反而会有所改善,多在不吃饭或空闲时间出现喉咙团块或异物感,常常反复吞咽来试图改善或消除症状。无咽喉部疼痛,无吞咽困难,无声音嘶哑,无反酸烧心。患者焦虑不安,失眠,极少感觉烧心,无体重下降。既往体健,无烟酒嗜好。体检:营养状况良好,口腔未见异常,颈部无可触及的包块及肿大淋巴结,甲状腺不大,胸腹部体检未发现异常。在耳鼻喉科就诊,鼻咽喉镜检查无异常发现。

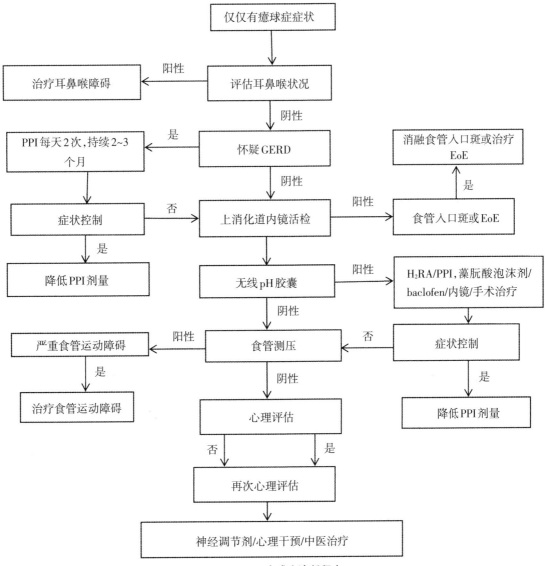

图6-3-1 癔球症诊断程序

二、问题与诊治经过解析

问题1.如何甄别患者的"喉咙哽噎感"?

该患者喉咙长期有种团块堵塞感而吞咽正常,这种"喉咙团块或异物感"症状在餐间明显,进餐时反而没有感觉或感觉甚微,虽间断出现2年不缓解,但营养状况良好,无体重下降,符合癔球症的临床表现。

问题2.有无病因可循? 如何做出合理的诊断?

追问该患者,有时反酸,偶尔剑突下烧灼感,予以艾司奥美拉唑20 mg早晚餐前半小时服用,癔球症状未能改善,胃镜检查加活检病理检查未发现食管胃黏膜异位症、食管憩室、糜烂性食管炎或嗜酸性食管炎(EoE),以及食管癌征象。

根据患者有长期癔球感,感觉出现在两餐之间,没有吞咽困难或吞咽痛,自认为工作或生活压

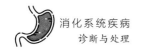

力大时易出现"喉咙哽噎感"。鼻咽喉镜和胃镜检查无异常发现,虽然未做食管测压及24 h食管pH监测(检测费用较高,患者不愿意检测),但可以参照以下罗马(Ⅲ)标准,临床诊断"癔球症"。

(1)患者"喉咙哽噎感",吞咽正常并排除性咽喉、颈部和食管器质性疾病。

(2)根据患者症状出现至少6个月,近3个月满足"癔球症"以下标准:①喉部持续或间断的无痛性团块或异物感;②感觉出现在两餐之间;③没有吞咽困难或吞咽痛;④没有胃食管酸反流导致该症状的证据;⑤没有以组织病理学为基础的食管运动障碍。

患者在消化内科予以抗焦虑和抗抑郁药物(氟哌噻吨美利曲辛片)治疗2周无效,转神经心理科继续诊治。

【门诊健康教育】

应针对癔球症患者的精神因素如"恐癌症"等,在认真详细检查后,耐心解释,解除其心理负担。避免不谨慎的语言,草率检查和处理,给患者带来不良影响。对于有心理异常的患者,与患者门诊健康教育和沟通的要点是:

(1)咽部异感症的患者不要过分恐慌,去医院检查以排除癌症,平时保持心情开朗。

(2)细心开导,解除思想顾虑,增强信心。

(3)加强体育锻炼,增强体质,或用咽喉部的导引法进行锻炼。

只有从生物、心理、社会医学发病模式的角度出发,采取综合治疗方法,方可收到较好的防治效果。

(张磊　许建明)

主要参考文献

[1] KHMALI,JAWILSON[J]. How can we best assess patients with glohus[J]. symptoms British Journal of Hospital Medicine,2013,74(1):6-7.

[2] José Tawil,Ronnie Fass. Globus current concepts and dilemmas[J]. Clin Gastroenterol,2018,52(10):845-852.

第四节　恶心呕吐的鉴别诊断与治疗

恶心呕吐是消化系统常见的临床症状,两者可或不相互伴随,是呕吐中枢参与调节的反射活动。如何区别恶心呕吐与反流和反刍等相似症状? 恶心呕吐有哪些病因类型? 如何根据恶心呕吐症状和体征特点寻找疾病诊断线索? 恶心呕吐的对症治疗药物有哪些? 如何处理慢性恶心呕吐? 本节分别介绍上述内容,并引入一例不明原因呕吐病例,展示恶心呕吐评估与诊治经过。

【病因】

恶心呕吐的病因众多,包括医源性、毒素和感染性病因,胃肠道疾病,中枢神经系统或精神疾病,等等(表6-4-1)。

一、医源性、毒素和感染性

几乎任何药物都会引起恶心和呕吐,尤其化疗期间恶心呕吐更为明显。药物反应通常会在治疗早期引起恶心和呕吐。

过量饮酒、非法毒品和其他毒素也可能导致恶心和呕吐。

感染性病因通常会导致症状的急性发作,病毒性肠胃炎尤为常见。细菌或其毒素导致的恶心和呕吐通常是自限性的,如葡萄球菌食物中毒中肠毒素或蜡状芽孢杆菌产生的毒素,引起的恶心和呕吐通常在摄入后 1~6 h 发生,持续 24~48 h。

二、胃肠道疾病

许多胃肠道疾病会引起恶心和呕吐。急性症状通常是炎症过程的伴随症状(如阑尾炎、胆囊炎、胰腺炎)。胃肠道梗阻可能导致急性或慢性恶心呕吐。胃出口梗阻可导致间歇性恶心呕吐,而肠梗阻通常会引起急性腹痛伴呕吐。

消化不良、胃食管反流病(GERD)、消化性溃疡病(PUD)或肠易激综合征(IBS)等疾病的患者可能会出现恶心和呕吐,但很少是主要症状。胃轻瘫等胃动力障碍性疾病可出现上腹部饱胀和恶心呕吐症状。

三、中枢神经系统或精神疾病

任何增加颅内压的情况(如肿块、梗死、感染)都可能导致呕吐伴或不伴恶心。患有中枢神经系统病变的患者通常会出现神经系统体征,例如颅神经功能障碍或锥体束征。导致迷路的疾病(如感染、梅尼埃病、肿瘤)可能会引起与眩晕有关的恶心和呕吐。偏头痛通常会引起恶心和呕吐。

患者也可能会因情绪焦虑或精神压力过大而出现症状。应考虑进行精神病学诊断,如神经性厌食症、神经性贪食症、抑郁症和焦虑症。

四、内分泌代谢性疾病

怀孕是恶心和呕吐最常见的内分泌原因,任何育龄妇女都必须考虑妊娠呕吐。代谢紊乱可导致恶心呕吐,包括酸中毒、尿毒症、甲状腺功能亢进、肾上腺疾病和甲状旁腺疾病等。

如果无上述常见病因,则可以考虑罕见的情况。如周期性呕吐综合征,以周期性或反复发作的严重恶心和呕吐为特征,而间歇期无任何症状,亦无器质性疾病为基础的精神障碍,常有偏头痛症状。多见于儿童,常到青春期会结束,但有的人能持续到成年期。

表6-4-1 恶心和呕吐的病因分类与鉴别诊断

分类	疾病
医源性、毒素和感染性病因	·药物、过量饮酒、非法毒品 ·细菌性感染:急性中耳炎,细菌毒素(食源性),肺炎,自发性细菌性腹膜炎,尿路感染/肾盂肾炎 ·病毒性:腺病毒/诺沃克/轮状病毒
中枢神经系统疾病	·闭合性头部损伤 ·颅内压升高:脑血管意外(梗死/出血),脑积水,肿块,脑膜炎/脑炎/脓肿 ·偏头痛 ·癫痫症 ·前庭障碍性呕吐:迷路炎,梅尼埃病,晕车
胃肠道疾病	·梗阻:粘连性肠梗阻,食管疾病/贲门失弛缓症,肠套叠,恶性肿瘤 ·功能障碍:慢性肠假性梗阻,胃轻瘫,肠易激综合征,功能性消化不良
内分泌代谢紊乱	肾上腺疾病,糖尿病酮症酸中毒,副肿瘤综合征,甲状旁腺疾病,妊娠,甲状腺疾病,尿毒症
精神疾病	神经性厌食症,焦虑抑郁,神经性贪食症,转换性障碍,心理/情绪障碍
其他病因	急性青光眼,急性心肌梗死,肾结石,疼痛

【初步临床评估】

恶心呕吐病因复杂,鉴别诊断内容广泛,需要通过仔细询问病史和/或体检,获得诊断线索,进而安排有针对性的辅助检查,合理诊治恶心呕吐。

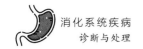
初步评估可采用三步法:第一,尝试识别和纠正恶心呕吐导致的脱水或电解质紊乱;第二,尝试找出病因并提供具体的治疗方法;第三,如果无法确定病因,则采用经验性对症治疗。

由于恶心呕吐可能的病因范围广泛,因此须采用有序的评估方法(图6-4-1)。大多数急性恶心呕吐的病因可以从病史和体格检查中确定,应根据临床怀疑的情况进行诊断测试。在初步接诊期间,必须首先排除紧急情况或任何需要住院的情况,评估救治胸痛、严重腹痛、中枢神经系统症状、发热、免疫抑制病史、低血压、严重脱水或年龄较大等紧急或报警症状。

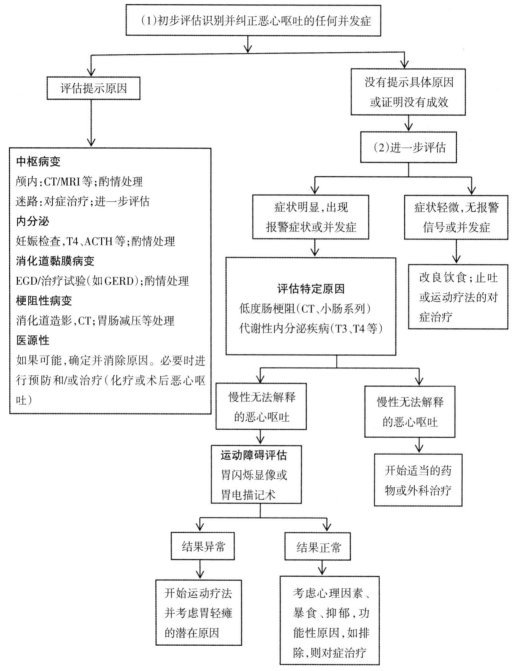

图6-4-1　恶心呕吐诊治流程

一、病史分析要点

首先确定患者是否恶心呕吐,将呕吐与反流和反刍等症状区分开来。呕吐是由于食管、胃和肠道内容物受到强力挤压经过食管由口腔吐出的动作,伴有腹肌强力痉挛性收缩;干呕是只有呕吐的声音和动作,但并无食物吐出(无物有声),或仅有涎沫吐出的病症;反流是在无恶心、干呕和不用力的情况下,胃内容物反流入口腔或咽部。若反流物为不消化食物称为反食,若反流酸味液体则为反酸,少数情况下可有苦味的胆汁和肠液;反刍是只有呕吐的声音和动作,但并无食物吐出(无物有声),或仅有涎沫吐出的病症。

详细的症状史可为诊断提供线索(表6-4-2)。急性呕吐持续1个月或更短时间,而慢性呕吐则持续1个月以上。突然发作的恶心和呕吐提示胆囊炎、食物中毒、肠胃炎、胰腺炎或药物相关病因。

如果患者呕吐前的剧烈疼痛,则须考虑胃肠道梗阻性病因。隐匿发作提示 GERD、胃轻瘫、药物不良反应、代谢紊乱或妊娠等。发生恶心呕吐症状的时间也很重要(如发生在进食前、进食中或进食后,连续、不规则或可预测),呕吐物的质量和数量也可能提示特定病因(表6-4-2)。

同时存在腹痛通常提示有器质性原因,疼痛的位置、严重程度和时间可能表明特定的病因,其他相关症状也能提供重要信息。感染性或医源性病因导致的恶心呕吐往往没有先兆。详细的用药史至关重要。不洁饮食摄入或与患者共用餐具和亲密接触可能导致食源性感染呕吐,诸如病毒感染或是霍乱弧菌感染等传染类疾病常导致呕吐。体重显著减轻应警惕恶性肿瘤所致,然而,继发于功能障碍的恐惧症(害怕进食)也可能会导致体重显著下降。应调查神经系统症状,如果没有其他神经系统症状的患者,恶心和呕吐不太可能是中枢神经系统病因所致。

表6-4-2　基于恶心和呕吐患者病史的可能诊断

病史	可能的诊断
症状发作	
突发	胆囊炎、食物中毒、肠胃炎、违禁药物、药物治疗、胰腺炎
隐匿性	胃食管反流病、胃轻瘫、药物治疗、代谢紊乱、妊娠
出现恶心呕吐的时间	
早餐前	酒精、颅内压升高、妊娠、尿毒症
进食期间或进食后立即恶心呕吐	精神原因 不太可能是消化性溃疡病或幽门狭窄
饭后1~4 h	胃出口梗阻(如由消化性溃疡病、肿瘤引起)、胃轻瘫
持续性	转换障碍、抑郁
不规则性	重度抑郁
呕吐物的性状	
未消化的食物	贲门失弛缓症、食管疾病(如憩室、狭窄)
部分消化的食物	胃出口梗阻、胃轻瘫
胆汁	近端小肠梗阻
有臭味的呕吐物	瘘管,内容物被细菌降解
量大(>1 500 mL/ 24 h)	提示器质性而非精神性原因
腹痛	
右上腹	胆道疾病、胆囊炎
上腹	胰腺疾病、消化性溃疡病
剧烈疼痛	胆道疾病、胰腺疾病、腹膜刺激、小肠梗阻
呕吐前剧烈疼痛	小肠梗阻
相关症状/发现	

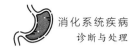

病史	可能的诊断
体重减轻	恶性肿瘤(体重显著减轻,也可能是继发于胃出口梗阻和消化性溃疡疾病的恐惧症)
腹泻、肌痛、不适、头痛、有与患者接触史	病毒感染
头痛、颈部僵硬、眩晕、局灶性神经功能缺损	中枢神经系统原因(如脑炎/脑膜炎、头部损伤、肿块或颅内压升高的其他原因,偏头痛)
早饱、餐后腹胀、腹部不适	胃轻瘫
重复性偏头痛或肠易激综合征的症状	周期性呕吐综合征

二、体格检查与评估要点

体格检查的重要内容应包括生命体征的评估以及全面彻底的体格检查。

1.全身状况评估

(1)应首先关注脱水迹象,评估皮肤和黏膜征象,并观察低血压或体位性变化,评估容量不足及外周灌注不足征象。

(2)神经性厌食症或晚期恶性肿瘤患者可能出现极度体重不足和营养不良。

2.一般检查

应注意有无黄疸、淋巴结肿大和甲状腺毒症的迹象。应观察手指背部表面是否有老茧(提示自催呕吐)。进食障碍患者可能会因频繁呕吐或反流造成牙釉质损失。应评估是否有抑郁或焦虑迹象,这可能提示有精神病因素。

3.腹部检查重点关注的问题

(1)如考虑患者存在肠梗阻,需注意胃肠型、压痛、肠鸣音,格外关注有无腹壁手术瘢痕、疝气。

(2)腹部压痛可能提示溃疡或胰腺炎。右上腹压痛更符合胆囊炎或胆道疾病。触诊如发现腹部肿块,提示可能是需要进一步检查的癌症。

(3)如果叩诊引起疼痛,有可能是腹膜炎症。叩诊也用于检测腹腔积液中的移动性浊音。

(4)小肠梗阻中可听到随时间减弱的肠鸣音亢进。无肠鸣音,特别是当存在腹胀呈气鼓样且触诊疼痛时,则表明假性肠梗阻。

(5)腹部杂音可能提示慢性肠系膜动脉闭塞所致的缺血性胃轻瘫。

(6)如果疼痛在下腹部,则对大多数女性来说需要进行盆腔检查。

(7)卵巢肿块可能提示卵巢癌。

(8)必须确认或排除妊娠。

4.内分泌评估要点

(1)评估患者是否有甲状腺功能减退的症状,如脱发、皮肤干燥、反射延迟和甲状腺肿的存在。

(2)甲状腺功能亢进患者可能表现出眼部体征和甲状腺肿伴有震颤,还会出现焦虑和情绪低落。

(3)肾上腺功能不全或糖尿病患者的内分泌检查可能完全正常。糖尿病患者可能有周围神经病变或体位性低血压。肾上腺功能不全患者可能有体位性低血压、色素沉着或者耳郭钙化。

5.神经系统评估

神经系统检查是必不可少的,简单的相关检查可以帮助判断是否有中枢神经系统疾病。

(1)站立时血压体位性下降和脉搏率增加表明严重脱水;血压下降而脉搏率没有任何变化表

明自主神经病变。

（2）检查可能显示帕金森病的特征（如木屐步态、捻丸样震颤、齿轮样强直）、眼球震颤、步态不稳，或者有与卒中或癫痫发作相关的神经系统功能障碍。

（3）脑膜炎患者可能有颈强直，脑脓肿患者可能显示局灶性神经系统功能障碍。

（4）在真菌感染引起的脑膜刺激征患者、脑膜淋巴瘤患者和癫痫的复杂部分型发作患者中，可探出细微的亚临床神经系统体征。

三、辅助检查和诊断性评估

应根据病史和体格检查指导检查，评估恶心和呕吐的后果，及其可能的病因进行相应的检查（表6-4-3）。

表6-4-3　恶心和呕吐患者的诊断检查和检查目的

检查项目	检查目的
实验室检查	
全血细胞计数	炎症过程中的白细胞增多，黏膜病变导致的小细胞性贫血
电解质	恶心和呕吐的后果（如酸中毒、碱中毒、氮质血症、低钾血症）
红细胞沉降率	反映炎症过程
胰酶/肝酶	探测上腹痛或黄疸患者
妊娠试验	用于任何育龄女性
蛋白质/白蛋白	理解有无慢性器质性疾病或营养不良
甲状腺激素	适用于有甲状腺毒性迹象或不明原因恶心和呕吐的患者
血浆皮质醇/ACTH	肾上腺皮质功能不全？
空腹血糖/糖化血红蛋白	糖尿病性胃轻瘫？
腹部超声检查	与胆囊、肝或胰腺功能障碍相关的右上腹疼痛
放射性检查	
仰卧和直立腹部 X 光片	机械性肠阻塞
上消化道钡餐造影	评估上消化道近端病变
食管胃十二指肠镜检查	黏膜病变（溃疡）、近端机械性阻塞
透视下小肠全程造影	评估小肠至回肠末端黏膜病变和高位梗阻
小肠造影	小肠黏膜病变、小肠梗阻、小肠癌
胃、小肠CT显像	梗阻，定位其他腹部病变的最佳技术
脑磁共振成像	颅内肿块或病变
进一步测试	
胃排空闪烁扫描	胃轻瘫（提示性）
胃电图	异常胃电节律
胃窦十二指肠测压	原发性或弥漫性运动障碍

（一）血液学检查

基本的实验室检测包括全血细胞计数、电解质和肾功能、胰酶和肝脏生化检查、葡萄糖等。血液学检查可能为以下系统性疾病提供诊断线索：

（1）低钠血症可能会引起对艾迪生病的怀疑。可进一步使用ACTH兴奋试验检查是否有肾上

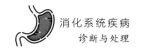
腺功能不全。

（2）存在高钙血症时，检测甲状旁腺素水平有助于诊断甲状旁腺功能亢进。

（3）高钾血症、酸中毒、低钙血症和高磷血症有可能是尿毒症患者。

（4）疑似甲状腺功能减退或甲状腺功能亢进的患者应进行TSH和甲状腺激素水平检测。

（5）在女性育龄患者中，常规检测尿液或血液妊娠检查，以排除妊娠。

（6）糖尿病患者空腹血糖和HbA1c水平升高。

（7）ANA阳性水平提示血管炎性疾病导致的继发性假性梗阻。

（二）消化道内镜和影像学检查方法

包括消化道内镜、影像学检查、头颅CT/MRI等，根据可疑的病变部位，选择检查方法。

（1）上消化道疾病检查：胃镜可明确食管、胃和十二指肠器质性病变。

（2）腹部平片：可能显示机械性肠梗阻、慢性原发性假性肠梗阻的液平等梗阻征象，但可能遗漏不全性肠梗阻。

（3）小肠钡餐造影或碘水造影检查可用于评估高位梗阻，但可能难以发现低位肠梗阻和较小的黏膜病变。使用CT小肠造影或MR小肠造影可发现小肠梗阻及其部位，并可识别腹部肿块和胰腺、肝胆或腹膜后病变以及小肠扩张、梗阻或憩室。

（4）腹部超声检查可提供有关腹盆腔、胆囊、胰腺或肝胆疾病的信息。

（5）腹部CT或MRI检查：可以在超声检查基础上，更为清晰显示相关腹腔病变。

（三）胃肠动力和功能检查

如果未发现脏器病变或全身系统疾病，仍然有顽固性恶心呕吐，则应考虑进行胃排空闪烁扫描显像、胃电图、胃窦十二指肠测压指导治疗策略，对于不明原因的恶心呕吐，则应考虑心理因素，试验性治疗。

【治疗】

处置恶心呕吐患者时，除尽可能针对可能的病因进行治疗以外，初始治疗的主要目标是仔细评估液体和电解质状态并进行适当的液体治疗，一般给予低脂肪或流质饮食，因为脂质会延迟胃排空并且液体更容易吸收。

一、恶心呕吐的应急对症药物治疗

恶心呕吐的病理生理机制复杂，涉及来自胃肠道、口咽、心脏、肌肉骨骼系统和前庭系统等多种外周刺激和中枢处理中心（呕吐中枢和化学感受器触发区），参与这一过程的关键神经递质和激素包括组胺、多巴胺、血清素、去甲肾上腺素、乙酰胆碱、P物质、皮质醇、β-内啡肽和血管加压素。

目前，恶心呕吐的对症治疗药物，大多数是针对化疗、术后状态、放射治疗、妊娠、偏头痛和晕动病引起的急性恶心呕吐，分为止吐剂和促动力剂二类药物（表6-4-4）。

表6-4-4　恶心呕吐的对症治疗药物

主要作用	类别	药物	机制	剂量	不良反应
止吐剂	抗组胺药	异丙嗪	H_1受体阻滞剂，M_1受体阻滞剂	12.5~25 mg p.o./IV/IM q4~6 h prn	嗜睡，心动过缓/过速、低血压、锥体外系症状、便秘
		美克洛嗪	H_1受体阻滞剂，M_1受体阻滞剂	25~50 mg p.o.qd	嗜睡、黏膜干燥、便秘、低血压
		苯海拉明	H_1受体阻滞剂	25~50 mg p.o.q4~6 h	嗜睡、协调功能障碍、黏膜干燥、便秘、低血压
		东莨菪碱	M_1受体阻滞剂	贴片（1 mg），3日1次	嗜睡、口腔干燥症、定向障碍、激动、视力模糊

主要作用	类别	药物	机制	剂量	不良反应
促动力剂	苯甲酰胺替代品	甲氧氯普胺	D_2受体阻滞作用,5-HT受体拮抗作用,胆碱能受体拮抗作用	5~20 mg 早餐前和睡前服用	QTC 延长、锥体外系症状、静坐不能、肌张力障碍、迟发性运动障碍、焦虑、溢乳
		多潘立酮	D_2受体拮抗作用	10 mg tid	QTC 延长、猝死、锥体外系症状、溢乳
	血清素激动剂	西沙比利	5-HT$_4$受体激动剂	5~20 mg p.o. 餐前和睡前	QTC 延长、心律失常、头痛、腹痛、腹泻
		替加色罗	5-HT$_4$受体激动剂(部分)	2~6 mg p.o bid	头痛、腹痛、腹泻
		普卡必利	5-HT$_4$受体激动剂	50 mg p.o.餐前和睡前	头痛、腹痛、腹泻
	抗生素	红霉素		50 mg p.o. 餐前和睡前	恶心、腹痛、腹泻,Stevens-Johnson 综合征,QTC 延长
		阿奇霉素	胃动素受体阻滞剂,增强胃窦MMCⅢ期收缩	250~500 mg p.o.qd	恶心、腹痛、腹泻,QTC 延长
神经调节剂	苯二氮䓬类	劳拉西平	突触后 GABA 神经元,BZD受体配体	1~2 mg p.o./IV q 4~6 h	低血压、镇静、头晕、兴奋、呼吸衰竭
	三环类抑制剂	去甲替林、阿米替林	NET 阻滞剂、SERT 阻滞剂、M_1受体阻滞剂、H_1受体阻滞剂、α_1-肾上腺素能受体阻滞剂	10~100 mg p.o.qd	嗜睡、口干、便秘、心动过速、协调障碍、食欲增加、焦虑、QTC 延长
	非典型抗精神病药	奥氮平	5HT$_3$受体阻滞剂	2.5~10 mg p.o.qd	体重增加、锥体外系不良反应、QTC 延长、口臭,虚弱,便秘
	其他抗抑郁药	米氮平	阻断突触前 α_2-肾上腺素能受体,阻断 5-HT$_2$ 和 5-HT$_3$受体的作用	15~45 mg p.o.qd	体重增加、口干、便秘、虚弱、肝酶升高
	GABA 阻滞剂	加巴喷丁	确切的止吐作用机制未明	每日 50~2 700 mg,分3 次给药	疲劳、虚弱、头痛、思维异常、体重增加

二、慢性呕吐处理要点

与急性呕吐中枢性和反射性发病机制不同,慢性恶心和呕吐主要经中枢途径,发病机制可能与中枢介导的腹痛(CAPS)相似。因此,利用神经调节剂调节中枢有可能改善或控制慢性恶心呕吐(表6-4-4)。如明确恶心呕吐病因,可按照以下方案进行经验性药物治疗(表6-4-5)。此外,如能进行胃排空闪烁扫描显像检测,可按照胃轻瘫程度选择治疗方案(表6-4-6)。

表6-4-5　针对已知病因恶心和呕吐的经验性药物治疗方案

临床情况	常用治疗
化疗和放疗相关的恶心和呕吐	急性:昂丹司琼 32 mg IV 或 24 mg 在化疗前 30 min 口服,地塞米松 4 mg 延迟:甲氧氯普胺 1~2 mg IV 或口服,每 2~4 h 一次,地塞米松 4 mg
周期性呕吐综合征	支持治疗,成人可能需要予以三环类抗抑郁药
胃轻瘫	支持治疗,可能需要胃起搏

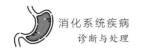
临床情况	常用治疗
术后恶心呕吐	麻醉后20 min内静脉注射氟哌利多1.25 mg和4 mg地塞米松,或在手术的最后20 min内静脉注射昂丹司琼4 mg
妊娠:妊娠剧吐	丙氯拉嗪5~10 mg IM,氯丙嗪10~25 mg口服,甲氧氯普胺1~2 mg IV,甲基泼尼松龙
怀孕:晨吐	敏克静25~50 mg口服和异丙嗪12.5~50 mg口服或静脉注射,电解质替代,补充维生素B_6。

表6-4-6 胃轻瘫患者的治疗方案

治疗措施	4 h闪烁显像(胃排空延迟程度)		
	轻度(10%~15%)	中度(16%~35%)	重度(>35%)
一般治疗	避免和去除抑制胃肠动力的药物,优化糖尿病患者的血糖控制		
饮食调整	少量、频繁、低脂肪、低纤维饮食出现症状时的混合(小颗粒)食物	混合食品、液体营养补充剂作为常规	口服热量液体,可能需要经空肠营养管行肠内营养,或肠外营养
促动力药	甲氧氯普胺5~10 mg p.o.prn	甲氧氯普胺10 mg p.o. tid ac	甲氧氯普胺10 mg p.o.tid ac或鼻喷雾剂或多潘立酮10~20 mg p.o. tid ac 红霉素125 mg p.o.bid 普卡必利2 mg p.o.qd
止吐剂	异丙嗪12.5~25 mg p.o.、pr IV,pr IM q4~6 h prn或丙氯拉嗪5~10 mg p.o./IM tid,25 mg pr bid昂丹司琼4~8 mg tid p.o.,SL		昂丹司琼 p.o.,SL,IV 阿瑞匹坦40~80 mg,或米氮平15~30 mg,qd
症状调节剂			去甲替林10~25 mg
非药物干预治疗	不需要	针刺治疗	G管减压 其他腹腔镜/内镜干预

(一)一般治疗处理

1.避免药物影响因素

①应停用降低胃肠动力的药物,如阿片类药物(包括曲马多和他喷他多)、多巴胺激动剂、钙通道阻滞剂、$α_2$-肾上腺素能受体激动剂和毒蕈碱胆碱能受体拮抗剂;②糖尿病性胃轻瘫患者应避免使用普兰林肽和GLP-1类似物(如艾塞那肽),因为它们会减少胃排空;③内镜检查发现有食管炎、胃炎和/或消化性溃疡病的患者,最好停用阿司匹林和其他NSAIDs。

2.控制血糖

长期控制血糖是否能改善胃排空和胃轻瘫症状的证据相互矛盾,目前仅认为急性高血糖会减慢胃排空。

3.饮食和口服营养

口服摄入不足可能导致热量、维生素和矿物质缺乏。因此:口服可满足每日热量需求的液体,每日需求的热量(kcal)=25×体重(kg);胃轻瘫患者应少食多餐,低脂肪和低纤维,因为高脂肪和不易消化的纤维可能会延迟胃排空;可以使用混合固体或营养液,因为胃轻瘫通常会保留胃排空液体;在糖尿病性胃轻瘫中,给予小颗粒饮食(与标准饮食相比),患者的胃轻瘫和焦虑症状有所减轻,但腹痛不受影响,还应给予液体复合维生素;液体耐受性差者,需要给予肠内营养。

4.肠内营养

只要小肠功能正常,经空肠营养管行肠内营养,可改善症状并降低住院率,同时保持营养。与肠外营养相比,肠内喂养并发症和成本较低。

5.吸烟和饮酒

会延迟胃肠道转运,应避免。

(二)药物治疗

由于慢性恶心呕吐治疗难度大,具有挑战性,可试用下列药物控制症状:

1.止吐药物

(1)格雷司琼是一种5-HT$_3$受体阻滞剂,早期数据表明,经皮格雷司琼可显著改善胃轻瘫患者的恶心和呕吐症状。最近有以贴剂形式提供的格雷司琼,更为方便使用。

(2)丙氯拉嗪(奋乃近):止吐作用较氯丙嗪强,镇静作用较氯丙嗪弱。毒性仅为氯丙嗪的1/3,较易引起锥体外系反应,对肝功能、血象的影响较小。用法:丙氯拉嗪5~10 mg p.o./IM tid,25 mg pr bid。

(3)异丙嗪:可通过延髓的化学受体触发带(CTZ)和中枢的抗胆碱起作用。异丙嗪12.5~25 mg p.o.、pr、IV、IM q4~6 h prn。

(4)阿瑞匹坦:是神经激肽-1 受体(P物质)阻滞剂,可以穿过血脑屏障,高选择性、高亲和性地占领大脑中的神经激肽-1,从而在中枢层面抑制化疗引起的恶心和呕吐。目前 FDA 批准用于化疗引起的恶心和呕吐。用法:每日 40~80 mg。

(5)透皮东莨菪碱:东莨菪碱竞争性抑制乙酰胆碱的毒蕈碱受体,并发挥中枢镇静、止吐和遗忘作用。其抗毒蕈碱作用可延缓胃排空,胃轻瘫患者应避免使用。但透皮东莨菪碱可改善一些慢性恶心和呕吐患者的症状,仅有一些患者注意到视力变化和口干的不良反应。

2.促动力剂

(1)甲氧氯普胺(胃复安):甲氧氯普胺为唯一一个 FDA 批准用于胃轻瘫的老药,推荐疗程不超过12周。肌肉注射 10 mg 胃复安后 10 min 开始作用,持续 2 h。近期开发了一种新型的甲氧氯普胺鼻内给药形式,已证明可有效治疗胃轻瘫症状。

(2)普卢卡必利:是一种高度选择性的5-羟色胺4(5-HT$_4$)受体激动剂,不仅可用于治疗各种便秘,而且可缓解手术后胃肠道蠕动迟缓无力和假性肠梗阻。

3.症状调节剂

如前所述,慢性恶心呕吐的发病机制与中枢介导的慢性腹痛(CAPS)类似,90%的胃轻瘫患者报告有腹痛,并可能导致恶心和呕吐症状。因此,可使用神经调节剂联合止吐剂和促动力剂,或单独进行治疗已证明可有效治疗恶心和呕吐的神经调节剂包括加巴喷丁、三环类抗抑郁药(TCA)、奥氮平、米氮平和苯二氮䓬类药物。这些药物被认为主要通过调节与恶心和呕吐症状有关的传出和传入神经通路起作用。如内镜检查发现因严重胃炎、食管炎或消化性溃疡病而导致慢性恶心呕吐患者,可予以质子泵抑制剂(PPI)治疗8~12周。慢性假性肠梗阻可采用新斯的明治疗。

(三)针对幽门的干预治疗措施

在胃轻瘫患者中观察到幽门痉挛,因而认为幽门内注射肉毒杆菌毒素或内镜下幽门肌切开术(G-POEM),或腹腔镜幽门成形术,可能缓解胃轻瘫患者慢性恶心呕吐症状。

(四)替代疗法

1.针刺治疗

可选择内关穴(P6穴位),内关穴与双侧合谷、足三里和三阴交等穴位组合,以及耳穴贴压刺激法。

2.生姜250 mg(根粉)

加清水适量,煮沸后加入红糖煮沸即可,少量频频饮用,用于治疗妊娠呕吐或虚寒腹痛。

3.吡哆醇(维生素 B$_6$)

多作为辅助治疗药物并且配合其他止吐药使用。

综上所述,恶心和呕吐的应急对症治疗方法包括各种止吐剂和促动力剂,现在这两类药物中

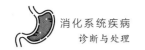
都有更多的新型药物。但慢性恶心和呕吐症状治疗难度大,具有挑战性,其发病机制具有与中枢介导的慢性腹痛相似之处。因此,在慢性恶心呕吐对传统药物可能无效时,应考虑神经调节剂与传统药物联合使用或单独使用。辅助应用替代疗法,也可能缓解难治性恶心呕吐。对于有幽门痉挛的患者,需要在专业中心严格评估后,应用针对幽门的干预措施。

【临床病例与问题】

一、病史摘要

患者,男,18岁。反复上腹胀痛伴呕吐半年入院。多在进食后发生上腹胀痛,恶心、呕吐胆汁样物,有时因上腹饱胀而自行设法呕吐以缓解症状。无发热、无黄疸、无肢体抽搐。呈周期性反复发作,反复就诊,每次住院给予抑酸、止吐及补液等对症治疗后,患者症状可好转,但仍有上腹不适。发病以来,体重减轻约4 kg。因症状复发加重,再次入院。体检:神志清楚,皮肤弹性差,皮肤黏膜干燥,心跳、呼吸、血压正常,颈软,脑膜刺激征(-),无偏瘫。腹部可见胃型及蠕动波,上腹振水音阳性,肠鸣音高亢。

空腹胃镜提示慢性胃炎,胃内有潴留液,三大常规、生化、电解质及内分泌实验室检查均未见明显异常,头颅CT及脑电图未见明显异常,上腹部CT未见明显异常。

住院给予抑酸、止吐及补液等对症治疗后,患者症状可好转,但仍有上腹不适。

二、问题与临床诊治经过解析

问题1.如何根据患者恶心呕吐的临床特点,考虑病变部位及其可能的病因?

患者为年轻男性,慢性起病,反复上腹胀痛伴呕吐,对症治疗后可适当缓解,但反复发作。多在进食过程中或进食后发生上腹胀痛,恶心、呕吐胆汁样物。腹部体检可见胃型及蠕动波,上腹振水音阳性,可闻及腹内拍水声。提示存在上消化道出口梗阻性病变可能,需要进一步诊断评估。

问题2.如何进一步检查和治疗?有何临床启示?

患者入院后,空腹胃镜提示慢性胃炎,胃内有潴留液。提示需要进一步检查十二指肠或高位空肠有无梗阻性病变。

继而予以上消化道钡餐造影:发现在十二指肠水平部以上肠管扩张,钡剂突然受阻,有时可见逆蠕动,诊断十二指肠淤滞症。因内科药物治疗无效,经与患者及其家人沟通同意,进行Treitz韧带松解术复位十二指肠,术后症状环节消失。

启示:胃镜是上消化疾病诊断最重要方法,几乎所有的上消化道器质性病变均可通过胃镜来确诊并治疗,但不能发现动力异常以及十二指肠以下部位的异常征象。上消化道造影检查对于蠕动功能及动力性疾病更有优势,结合应用有助于发现十二指肠淤滞症等梗阻征象。经内科治疗无效时,可行手术治疗。

(张磊 许建明)

主要参考文献

[1] Lacy BE, Parkman HP, Camilleri M.Chronic nausea and vomiting:evaluation and treatment[J]. Am J Gastroenterol, 2018,113(5):647-659.

[2] Scorza K, Williams A, Phillips JD, et al. Evaluation of nausea and vomiting[J]. Am Fam Physician, 2007,76(1):76-84.

[3] David J, Cangemi, Braden Kuo, et al.practical perspectives in the treatment of nausea and vomiting[J]. Clin Gastroenterol, 2019,53(3):170-178.

第五节　烧心症状解析与门诊治疗

烧心(heartburn)是消化内科门诊患者常见的主诉。除可能是胃食管反流病以外,也见于其他器质性或功能性的上消化道疾病。如何甄别它们是胃食管反流病的典型症状?特别是如何排除不典型心绞痛或上消化道恶性疾病?还可能有哪些特殊的上消化道疾病?如何建立功能性烧心诊断?本节以一例功能性烧心诊治经过为引导,逐步解析烧心与反流症状及其鉴别诊断要点,为深入辨析烧心与反流症状提供诊疗思路。

【问诊与体格检查要点】

一、问诊要点

(一)是否为典型的烧心症状

典型的"烧心"多见于反流性食管炎,其症状特点是:

1. 部位

烧灼感通常始于上腹部剑突,向上延伸到胸部、胸骨后。

2. 诱发因素

与劳累或情绪激动时发作。心绞痛不同,烧心一般饭后多见,尤其在平躺或弯腰时更明显。

3. 口咽部症状

如果发现口中也有酸味(平卧时明显),甚至觉得喉咙有少量反流上来的胃内容物,更能证明是烧心。

烧心症状无疾病特异性,除多见于胃食管反流病以外,出现烧心的疾病尚有消化性溃疡、嗜酸性食管炎、胃轻瘫、食管癌、胃癌、功能性消化不良以及功能性烧心等。因此,明确烧心症状后,应继续询问以下病史,了解相关病因的诊断线索。

(二)是否有相关病因的症状

1. 年龄

烧心最常见于胃食管反流病,患者发病随年龄增长而增长。食管动力障碍性疾病、消化性溃疡、嗜酸粒细胞性食管炎多见于青壮年。有烧心症状的老年患者需排除食管癌或心源性胸痛。

2. 病程

病程短需考虑消化性溃疡、食管癌、心源性胸痛等疾病。胃食管反流病、食管动力障碍性疾病、嗜酸粒细胞性食管炎常表现为慢性病程、间歇性发作特点。

3. 部位

胃食管反流病的烧心特点为源于剑突且沿胸骨后向上放射的间歇性疼痛或烧灼样不适。上腹部烧灼感可见于消化性溃疡、胃癌、功能性消化不良等疾病。

4. 程度

偶发的烧心,一般无临床意义;频繁的烧心,需寻找病因。严重烧心多见于反流性食管炎、食管裂孔疝、消化性溃疡、幽门不全梗阻。

5. 诱因

胃食管反流病烧心发作与进食、体力活动、体位(如卧位和弯腰)有关,饮水、服用抑酸药可缓解。进食可缓解十二指肠溃疡的症状,而胃溃疡进食后症状可加重。心源性胸痛伴发的烧心症状多在劳累后加重,进食后不能缓解,服用扩血管药物有效。功能性烧心和食管动力障碍性疾病发病前,往往存在明显的精神诱发因素。

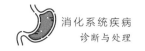
（三）有无伴随症状

1.伴反流

反流指胃内容物向咽部或口腔方向流动的感觉,含酸味液体或仅为酸水时称反酸。烧心和反流是胃食管反流病最常见的典型症状,常在餐后1 h出现,卧位、弯腰或腹压增高时可加重,部分患者烧心和反流症状可在夜间入睡时发生,严重影响患者的睡眠和生活质量。反流尚可导致声音嘶哑、哮喘、唾液增多等食管外症状。

2.伴胸痛

应鉴别是心源性还是非心源性胸痛。心源性胸痛大多发生在劳累后或情绪激动时,持续时间短,为时数分钟,进食后不能缓解,服用硝酸甘油、硝酸异山梨酯有效。非心源性食管炎性胸痛表现为胸骨后烧灼痛,与进食、体位(如弯腰、卧位或腹压增高)有关,常在进食过程中或餐后1 h左右出现症状,发作时间长短不等,一般发作时间较长,进食牛奶、水、抑酸药可缓解。

3.伴吞咽困难

应与食管癌和贲门失迟缓症相鉴别。进行性吞咽困难、吞咽疼痛是食管癌的典型表现;短期内伴有体重明显减轻、营养不良、贫血或黑便,应考虑食管恶性疾病。食管动力障碍性疾病对流食及固体食物均可有吞咽困难,吞咽困难时轻时重,与情绪波动有关,集体进餐或精神紧张时症状明显;进餐时出现胸骨后痉挛性疼痛,用温水送咽可减轻症状。反流性食管炎反复发作可引起食管瘢痕狭窄,也引起持续的吞咽困难症状,这是严重食管炎表现。嗜酸粒细胞性食管炎也可有烧心伴吞咽困难、食物嵌顿的临床表现。

4.伴有上腹痛

消化性溃疡往往表现为中上腹或中上腹偏左疼痛,且疼痛与进餐相关,并具有一定的周期性和季节性。若伴有消瘦、贫血、消化道出血、恶心或呕吐、上腹部包块等报警症状,应考虑胃癌可能。

（四）既往病史

有无冠心病、高血压病史,这些患者出现烧心、胸痛,首先要排除急性冠状动脉综合征。食管裂孔疝、糖尿病、系统性硬化病、干燥综合征、贲门手术后患者常伴有胃食管反流。有消化性溃疡病史患者,出现烧心、反酸、上腹痛等症状,需要考虑溃疡活动期。

（五）有无特殊用药史

是否服用钙通道阻滞剂、抗胆碱能药物,该类药物可降低下食管括约肌张力,易发生胃食管反流。服用阿司匹林及非类固醇类抗炎药,易发生消化性溃疡。了解有无长期应用激素、免疫抑制剂、抗生素史,有助于排除真菌性食管炎。胃食管反流病患者和消化性溃疡患者服用抑酸药有效。

（六）有无特殊个人史

妊娠、肥胖、负重劳动易发生胃食管反流。胃食管反流病的发生常与不良的生活习惯有关,如喜食甜食、咖啡、浓茶、高脂饮食、进餐过饱、临睡前加餐。长期吸烟和饮酒易诱发胃食管反流和消化性溃疡。功能性烧心发病往往存在精神心理因素和睡眠障碍。

综上,可以按照以下烧心症状初步诊断思路,确定进一步检查方案(图6-5-1):

二、体格检查要点

通过体格检查,可了解患者基本情况,排查恶性疾病或营养不良等征象。

(1)一般情况:有无高血压,脉律是否规则,注意有无心血管疾病高风险因素存在。注意营养状况、浅表淋巴结有无肿大、有无贫血;若有消瘦、贫血、颈部及锁骨上浅表淋巴结肿大,应警惕消化道肿瘤可能。体形肥胖者,易发生胃食管反流病。

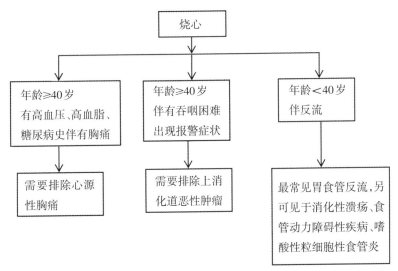

图6-5-1 烧心初步诊断思路

（2）食管恶性肿瘤患者常有消瘦、贫血，应特别注意锁骨上有无增大淋巴结、腹部有无包块和有无腹腔积液、胸腔积液等远处转移体征。

（3）胃食管反流病通常无阳性体征。当反流物刺激咽喉部可引起咽喉炎、声嘶。反流物侵蚀牙齿可引起龋齿。反流还可导致鼻窦炎和中耳炎。

（4）食管动力障碍性疾病：长期进食减少可有营养不良、贫血的体征。

【实验室和辅助检查要点】

一、实验室检查

（一）血常规

了解有无贫血。血红蛋白降低可见于消化道肿瘤、消化性溃疡、糜烂性食管炎引起的出血，消化道肿瘤、贲门失迟缓症引起的营养不良。

（二）粪常规

消化道慢性失血，可有粪便隐血试验阳性。可见于消化道肿瘤、消化性溃疡、糜烂性食管炎。

（三）血清心肌酶学

烧心伴有胸痛需要排除心源性胸痛。急性冠状动脉综合征时会出现肌钙蛋白I（cTnI）或T（cTnT）和肌酸激酶同工酶CK-MB等心肌损伤标志物的升高，且其增高水平与心肌梗死范围及预后明显相关。

（四）肝功能试验

1.血清酶学和胆红素指标

消化道肿瘤癌伴肝转移常有ALT、AST和总胆红素、直间接胆红素、γ-GT及ALP升高。

2.人血白蛋白

消化道出血及营养不良可有人血白蛋白的降低。

3.血清电解质

消化道肿瘤、贲门失迟缓症可导致饮食减少，甚至伴呕吐可发生电解质紊乱。

二、心血管检查

（一）心电图

烧心伴有胸痛就诊的患者应进行心电图检查，心电图是排除心源性因素的重要手段。

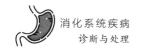

（二）超声心动图

超声心动图也是一项诊断心源性胸痛的重要无创检查。用来观察心脏形态、心脏瓣膜有无病变、测量心脏腔室大小、血流速度和方向，还可根据心脏收缩和舒张的心室容积变化，了解心脏功能情况。

（三）冠状动脉造影

不明原因的烧心伴胸痛，如果无创性检查不能确诊，临床怀疑冠心病，可采用冠状动脉造影。评价冠状动脉病变的有无、严重程度和病变范围；评价冠状动脉功能性的改变，包括冠状动脉的痉挛和侧支循环的有无，同时可以兼顾左心功能评价。

三、上消化道造影

传统的上消化道钡餐造影将胃食管影像学和动力结合起来，可显示有无黏膜病变、狭窄及食管裂孔疝等，并显示有无钡剂的胃食管反流，因而对诊断有互补作用，但敏感性较低，如果患者不存在吞咽困难等症状，不推荐其进行钡剂造影。

四、上消化道内镜检查

由于我国是胃癌、食管癌的高发国家，内镜检查已广泛开展，因此，对于拟诊患者一般先进行内镜检查，特别是在症状频繁、程度重，伴有报警征象，或有肿瘤家族史，或患者很希望行内镜检查时。

胃镜检查有助于确定有无反流性食管炎及有无合并症和并发症，如食管裂孔疝、食管炎性狭窄以及食管癌等。胃食管反流病（GERD）可分为非糜烂性胃食管反流病（NERD）、糜烂性食管炎（EE）和Barrett食管（BE）。其中，内镜检查对于NERD的诊断价值在于排除EE或BE，以及其他上消化道疾病如消化性溃疡或胃癌，进一步需要大剂量PPI试验性治疗和24 h食管pH-阻抗监测加以甄别。

胃镜是贲门失迟缓症必不可少的鉴别诊断方法，可排除器质性狭窄或肿瘤。镜检时可见食管下端及贲门持续性紧闭不开放、食管内滞留液体或食物，食管腔扩大。

嗜酸性粒细胞性食管炎（EoE）是一种慢性、免疫性食管疾病，临床表现为烧心、反流、呕吐、吞咽困难和食物嵌塞；组织病理学表现为嗜酸性粒细胞为主的炎性浸润，食管黏膜活检标本嗜酸性粒细胞>15个/HPF，即可诊断为EoE。内镜下较为特异的发现是增粗的食管环，可以表现为黏膜苍白、线状裂隙以及白斑或窄径食管。

五、食管动力学检测

（一）24 h食管pH-阻抗监测

目前公认24 h食管反流监测是诊断GERD的"金标准"，尤其是内镜检查阴性的NERD。未使用PPI者可选择单纯pH监测，若正在使用PPI者则需加阻抗监测，以检测包括弱酸及弱碱反流在内的所有非酸反流。结合症状指数可判断酸反流是否与烧心症状相关。症状指数系指与酸反流（pH<4）相关的烧心症状发生次数占烧心发作总次数的比例，超过50%为阳性。食管pH-阻抗监测可提高单纯pH监测的敏感性，使其增至90%，且有利于甄别功能性烧心的患者。

（二）食管测压

食管测压可了解食管动力状态，用于GERD术前评估，但不能作为GERD的诊断手段。由于下食管括约肌压力低下及食管蠕动障碍等动力学异常并非GERD的特异性表现，所以食管测压诊断GERD价值有限。但是通过食管测压可以对下食管括约肌定位，有利于置放食管反流监测导管，而且在进行抗反流手术前可以排除其他食管动力障碍性疾病，如贲门失弛缓症及系统性硬化病引起的严重食管动力低下等。因此，食管测压在临床上有利于评估食管功能，是诊断食管动力障碍性疾病及研究食管生理的重要方法。

食管测压是诊断贲门失迟缓症的"金标准",是早期诊断贲门失弛缓症和鉴别有疑问病例的有效手段。依据高分辨率食管测压结果,贲门失弛缓症可以区分不同类型。同时可作为药物疗效、扩张术及食管肌切开术后食管功能评价的一种量化指标。

【临床病例与问题】

一、病史摘要

患者,女,30岁,因"烧心8个月"就诊。8个月前开始出现发作性胸骨后烧灼样疼痛,与进食、体力活动、体位无关。每周发作超过2日。不伴有反酸、反流、吞咽困难、恶心或呕吐、呕血或黑便。病程中无体重减轻,服用抑酸药无效,无其他药物服用史,焦虑、睡眠差。既往无高血压、高血脂及糖尿病史。发病前其父亲因食管癌住院手术治疗。

体检:体温、脉搏、呼吸和血压正常;神志清楚,体形正常,营养中等,无贫血貌,无巩膜及皮肤黄染,颈部及锁骨上未触及肿大淋巴结;双肺呼吸音清,心率76次/min,律齐,未闻及杂音;腹部平软,无压痛,肝脾未及,未触及腹部包块。

辅助检查:该患者在门诊检查血常规、粪便常规、肝肾功能、血糖、电解质,均未见异常。心电图及胸片正常。胃镜见食管黏膜正常,非萎缩性胃窦炎。

二、问题与诊治经过解析

问题1.根据烧心的特点及其伴随症状,烧心可能的病因有哪些? 如何鉴别诊断?

该患者烧心伴有胸痛,首先要排除心源性胸痛。后者可通过心电图、心脏彩超,甚至冠状动脉造影获得证据。其次,基于我国是胃癌和食管癌的高发国家,年龄在40岁以上患者,尤其伴有吞咽困难,或伴有消瘦、贫血、粪便隐血试验阳性、恶心或呕吐、上腹部包块等报警症状,应对患者进行胃镜检查。此外,烧心和反流症状是胃食管反流病最典型的症状,若足量的抑酸治疗无效,需要进行相关检查,排除嗜酸性粒细胞性食管炎、食管动力障碍性疾病等。消化性溃疡虽然主要以上腹痛症状为主,可伴有烧心,抑酸治疗有效。

与上述烧心症状相关的器质性疾病进行鉴别诊断的思路是:第一,该患者烧心8个月,无胸痛,心电图及胸片正常,不符合心源性胸痛的临床特征。第二,患者年龄较轻(30岁),不伴有吞咽困难、消瘦、贫血、粪便隐血试验阳性、恶心或呕吐等报警症状,胃镜检查未见明显异常,可排除食管癌、胃癌和消化性溃疡相关的烧心症状。第三,该患者烧心症状与进食或体位无关,不伴有反酸,抑酸药治疗无效,胃镜检查未见食管炎黏膜破损征象,可基本排除胃食管反流病相关的烧心症状。排除上述心源性和食管或胃源性器质性疾病后,需考虑患者长期烧心是否是患有功能性疾病?

问题2.烧心是否为功能性烧心? 如何建立诊断?

功能性烧心是指在无病理性胃食管反流或病理基础的胃、食管动力或结构异常的情况下,反复发作的胸骨后烧灼感。因此,本例排除上述心源性和食管或胃源性器质性疾病后,还需要进一步排除内镜检查阴性的NERD、食管动力障碍性疾病等,才能建立功能性烧心临床诊断。

基于上述分析,进一步给患者进行食管测压和酸反流检测。检测结果报告:食管测压上食管括约肌、下食管括约肌功能正常,食管体部有推进性蠕动收缩,波幅正常。24 h食管pH-阻抗监测无异常酸暴露。

根据该患者烧心症状>6个月(8个月),烧心频度至少每周2 d,抑酸药治疗无效,已排除胃食管反流病、消化性溃疡、嗜酸性粒细胞性食管炎,以及食管动力障碍性疾病,符合罗马Ⅵ功能性烧心的诊断标准。

明确诊断:功能性烧心。

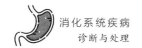

【烧心的诊断和处理思路】

烧心症状可以是多种疾病的临床表现之一,可以根据其伴随症状来发现诊断线索,完善检查以明确诊断(图6-5-2)。

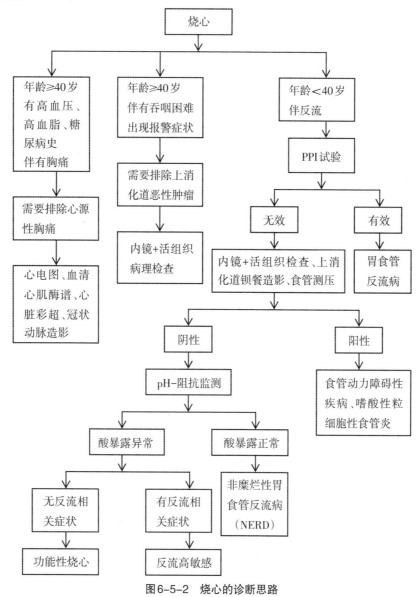

图6-5-2 烧心的诊断思路

一、首先分辨病情是否严重

(1)有无上消化道恶性肿瘤的报警症状? 如消瘦、贫血、进行性吞咽困难、持续恶心呕吐、呕血和/或黑便、上腹部包块。

(2)有无急性冠状动脉综合征的征兆? 如发作性胸骨后闷痛、紧缩压榨感或压迫感。

(3)是否发作频繁? 每周烧心症状2 d以上,可严重影响患者生活质量。

二、根据烧心特点及伴随症状,寻找可能的病因

烧心最常见的病因是胃食管反流病,要询问症状发作与进餐有无关系,反酸、烧心,包括反胃、打嗝等是典型的胃食管反流症状。如果伴有胸骨后疼痛,除了要考虑胃食管反流,还要考虑食管

动力障碍性疾病和非食管源性胸痛(如心绞痛)可能。消化性溃疡引起的烧心,常伴有上腹痛。

相关的辅助检查首选胃镜检查,一方面可以排除食管癌和胃癌,另一方面在内镜下可以发现反流性食管炎、消化性溃疡、贲门失弛缓、嗜酸性食管炎的特征性表现。如果胃镜检查未发现异常,则进一步采用24 h食管pH-阻抗监测及食管测压检查,可用于非糜烂性胃食管反流病、功能性烧心和反流高敏感诊断与鉴别诊断。

三、如何处理

(1)明确病因,针对基础疾病治疗。

(2)一般治疗:避免进食使LES压降低的食物,如脂肪、巧克力、咖啡、浓茶等;应戒烟、禁酒;餐后易致反流,故睡前不宜进食,白天进餐后亦不宜立即卧床。注意减少会影响腹压增高的因素,如肥胖、便秘、勒紧腰带等。

(3)排除上消化道恶性肿瘤和急性冠状动脉综合征,对烧心与反酸症状者,首先考虑胃食管反流相关性,可试用PPIs试验性治疗。

(4)如果双倍剂量的PPI治疗8~12周烧心症状无明显改善,需进行食管pH-阻抗监测及内镜检查等评估。若反流监测提示存在症状相关酸反流,可增加PPI剂量和/或换一种PPI,或在权衡利弊后行抗反流手术治疗或抗食管下端括约肌的一过性松弛治疗。

(5)若为功能性烧心,应对患者进行心理疏导,避免反复的侵入性检查。药物采用疼痛调节剂,如小剂量的三环类抗抑郁药和选择性5-HT再摄取抑制剂。

【门诊病历记录注意事项】

(1)需要详细记录问诊、体检和处理意见。问诊要注意烧心的起病时间、部位、严重程度、诱发和缓解因素以及伴随症状,与体位、进食的关系,既往的诊治情况,是否做过胃镜检查。

(2)需要格外关注烧心患者是否有急性冠状动脉综合征和上消化肿瘤证据。

(3)如果患者年龄在40岁以下,无消化道肿瘤报警症状。可以给予PPIs试验性治疗2周。如果患者年龄在40岁以上或PPI治疗效果不佳,建议胃镜检查。

(4)如果足量PPI无效,内镜检查结果阴性,可安排24 h食管pH-阻抗监测。

(5)对于功能性烧心患者,要了解其睡眠情况,有无合并精神心理障碍表现,必要时转诊医学心理科。

(张磊 许建明)

主要参考文献

[1] Hachem C,Shaheen NJ. Diagnosis and management of functional heartburn[J]. Am J Gastroenterol,2016,111(1):53-61.

[2] Fennerty MB,Finke KB,Kushner PR,et al. Short-and long-term management of heartburn and other acid-related disorders:development of an algorithm for primary care providers[J]. J Fam Pract,2009,58(7):S1-12.

第六节　胸痛病情评估与处理

胸痛是发于胸部或由躯体其他部位放射到胸部的疼痛,原因复杂,涉及多个器官和系统,病情程度轻重不一。如何根据胸痛的临床表现和/或基础检查,首先快速排除最危险、最紧急的心源性胸痛? 如果怀疑食管源性胸痛或其他病因时,如何进一步检查、诊断和治疗? 本节分别介绍上述内容,并引入一个胸痛病例,展示消化内科门诊胸痛评估及诊治过程。

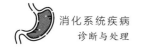
【病因与病情评估】

一、病因

胸痛的病因涵盖多个系统,有多种分类方法,从急诊处理和临床实用角度,可将胸痛分为致命性胸痛和非致命性胸痛两大类(表6-6-1)。

表6-6-1　胸痛的分类与病因

分类		病因
致命性胸痛	心源性	急性冠状动脉综合征、主动脉夹层、心脏压塞、心脏挤压伤(冲击伤)等
	非心源性	急性肺栓塞、张力性气胸等
非致命性胸痛	心源性	稳定型心绞痛、急性心包炎、心肌炎、肥厚型梗阻性心肌病、应激性心肌病、主动脉瓣疾病、二尖瓣脱垂等
	非心源性	胸壁疾病　肋软骨炎、肋间神经炎、带状疱疹、急性皮炎、皮下蜂窝织炎、肌炎、肋骨骨折、血液系统疾病所致骨痛(急性白血病、多发性骨髓瘤)等
		呼吸系统疾病　肺动脉高压、胸膜炎、自发性气胸、肺炎、急性气管-支气管炎、胸膜肿瘤、肺癌等
		纵隔疾病　纵隔脓肿、纵隔肿瘤、纵隔气肿等
		消化系统疾病　胃食管反流病(包括反流性食管炎)、食管痉挛、食管裂孔疝、食管癌、急性胰腺炎、胆囊炎、消化性溃疡和穿孔等
		心理精神源性　抑郁症、焦虑症、惊恐障碍等
		其他　过度通气综合征、痛风、颈椎病等

二、病情评估与处理原则

致命性胸痛起病急骤,患者可以明确地讲清楚胸痛开始的时间,如气胸、肺梗死和心绞痛等,而慢性发生的胸痛,胸痛开始的时间往往不够明确,如胸部肿瘤等。

判定急性胸痛患者病情是否危重,应特别注意一般情况和生命体征是否稳定。急性高危胸痛具有发病急、临床表现重的临床征象。如出现气急、发绀、烦躁、昏迷、心律失常,甚至休克者,提示病情凶险。需要马上紧急处理的高危胸痛征象包括:①神志模糊或意识丧失;②面色苍白;③大汗及四肢厥冷;④低血压(血压<90/60 mmHg);⑤呼吸急促或困难;⑥低氧血症(血氧饱和度<90%)。

提示急性高危胸痛疾病诊断的特异性体征包括:①左右或者上下肢体血压差异时高度提示主动脉夹层;②严重低氧血症、心率和呼吸频率快、颈静脉怒张,但患者能够平卧,往往提示急性肺动脉栓塞;③新发二尖瓣收缩期杂音多提示急性心肌梗死;④伴严重呼吸困难、左右呼吸音不对称、单侧胸廓运动及语音震颤减弱或消失,高度提示张力性气胸。

胸痛患者的处理应注意两个原则:首先要快速排除最危险、最紧急的疾病,如急性心肌梗死、主动脉夹层、肺栓塞、张力性气胸等,判断病情的严重性,立即进行针对病因紧急治疗;其次对不能明确诊断的患者应密切观察病情演变,尽可能详细了解病史和进行体格检查,进行有针对性的辅助检查。

【病史与体格检查要点】

一、病史询问要点

(一)胸痛部位与放射部位

心绞痛或急性心肌梗死的胸痛多位于胸骨后或心前区,少数在剑突下,可向左肩、左臂内放射。食管疾患、膈疝、纵隔肿瘤的疼痛也位于胸骨后。自发性气胸、急性肺炎、肺梗死等常呈患侧的剧烈胸痛。胸膜炎所致胸痛常在胸廓扩张度较大的下侧部。胸壁疾患的疼痛常固定于病变部位,且局部有明显压痛。肋间神经痛沿肋间分布。膈肌本身或由腹腔脏器疾病所引起,疼痛位于胸廓及胸骨下部。功能性胸痛患者常常不能明确胸痛的部位或疼痛部位不固定。

(二)胸痛的性质与程度

心源性胸痛常呈压榨样痛伴有窒息感,主动脉夹层疼痛性质呈搏动样、撕裂样、刀割样。肺栓塞和气胸引起的胸痛常为针刺样或刀割样,原发性肺癌和肺炎可有胸部隐痛和闷痛。食管源性胸痛呈灼痛或有灼热感。肋间神经疼痛呈刀割样、触电样灼痛。

(三)胸痛的持续时间

胸痛时间反映不同的疾病(表6-6-2):心绞痛患者胸痛持续多为15~30 min;心肌梗死患者疼痛持续可在数小时以上。肺炎或肺栓塞患者胸痛常持续;气胸疼痛持续时间短暂,继而主要表现为胸闷及呼吸困难。食管源性胸痛持续时间不定。

表6-6-2 胸痛时间与相关疾病

时间	疾病
一瞬间或不超过15 s	肌肉骨骼神经性疼痛、食管裂孔疝的疼痛、功能性疼痛
2~10 min	稳定型心绞痛
10~30 min	不稳定型心绞痛
30 min以上,甚至数小时	心肌梗死、心包炎、主动脉夹层、带状疱疹、骨骼疼痛

(四)胸痛的诱发和缓解因素

剧烈咳嗽或强力劳动后胸痛,可能为胸肌劳损;负重或屏气后出现并伴有气急者,考虑气胸;劳累或情绪激动后出现胸骨后或心前区疼痛,考虑心绞痛;若急性心前区胸痛服用扩血管药不能缓解,应警惕心肌梗死;长期卧床、风湿性心脏病伴心房纤颤、新近施行手术、外伤后的患者出现突发性胸痛,伴有咳嗽、咯血和呼吸困难,要考虑肺栓塞或肺梗死;吞咽异物或腐蚀剂后出现,要考虑急性食管炎;外伤后,胸痛应注意肋骨骨折或局部软组织损伤。脊神经疾病的胸痛在转身时加剧;胸壁疾病所致胸痛在胸廓活动时加剧。见表6-6-3。

表6-6-3 胸痛的诱发和缓解因素

诱发和缓解因素	疾病
劳力或情绪激动诱发,休息或含服硝酸甘油后缓解	心肌缺血性胸痛
进食冷液体时诱发,也可自行发作,含服硝酸甘油后,可部分缓解,但起效较慢	食管痉挛所致的胸痛
与呼吸和胸部运动有关,深呼吸可诱发其加重,屏气时可减轻	急性胸膜炎
触摸或胸部运动时加重	肌肉骨骼和神经性胸痛
情绪低落或呼吸过快诱发	功能性胸痛、过度换气综合征

(五)胸痛的伴随症状

(1)伴有咳嗽、咳痰、咯血者,主要见于肺源性胸痛,如肺炎、肺结核、肺癌、肺梗死。

(2)伴有呼吸困难者,可见于心源性胸痛和肺源性胸痛。急性冠状动脉综合征除呼吸困难,常伴有出汗、恶心、窒息感,甚至晕厥。肺梗死的典型临床症状有呼吸困难、胸痛和咯血。气胸的典型症状为突发性胸痛,继之有胸闷和呼吸困难,并可有刺激性咳嗽。

(3)伴有吞咽困难者,可见于食管源性疾病或纵隔疾病。胃食管反流病、食管运动功能障碍、食管裂孔疝可有胸痛和吞咽困难,常伴反酸、烧心症状。

(4)伴有发热者,可见于心包炎、肺炎、胸膜炎、带状疱疹、皮下蜂窝织炎、膈下脓肿、肝脓肿等

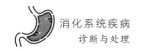

感染性疾病。

(六)既往史和个人史

(1)了解是否有高血压、糖尿病、血脂异常、吸烟史、冠心病家族史等。

(2)了解是否有长途乘车和飞行史、下肢静脉炎、骨折、卧床等病史。

(3)了解是否有肺大疱、肺结核等慢性肺病病史或剧烈咳嗽、体形瘦长等危险因素。

(4)有无特殊用药史? 心绞痛含服硝酸甘油可迅速缓解,而对心肌梗死的胸痛则无效。反流性食管炎的胸骨后烧灼痛,在服用抑酸剂后减轻或消失。服用避孕药妇女静脉血栓发生风险高。

二、体格检查的重点

(1)口唇和颊黏膜发绀,常因心肺疾病导致严重缺氧所致。

(2)胸式呼吸运动受限,见于胸部外伤、流行性胸痛和胸膜炎。

(3)胸廓、胸壁有无异常? 气胸和大量胸腔积液者,病侧常饱满;皮肤和皮下组织炎症时,局部有红、肿、热、痛;肋软骨炎和肋骨骨折者,局部压痛明显。

(4)肺脏检查有无异常叩诊音(浊音、实音、鼓音)或异常听诊音(干性、湿性啰音及胸膜摩擦音、管样呼吸音)、气管偏移(气胸)。

(5)心界扩大、心音遥远和心率增快和心包摩擦音等见于急性心包炎。

(6)颈静脉充盈或怒张(心包压塞、肺栓塞等引起的急性右心衰),颈部异常血管搏动(主动脉弓部夹层)。

(7)纵隔有无增宽。

(8)腹部(剑突下、胆囊区)有无压痛、包块、肝脾肿大或腹腔积液等。

(9)下肢有无肿胀(深静脉血栓)。

【辅助检查】

一、胸痛的分类与检查程序

如前所述,从急诊处理和临床实用角度,可将胸痛分为致命性胸痛和非致命性胸痛两大类。对于急性高危胸痛应采用时限快速判断和排除法进行诊断,而对于非致命性胸痛应根据病程特点,按照食管源性胸痛和非食管源性胸痛二类病因,由表及里进行排查诊断(图6-6-1)。

二、急性胸痛的检查

(一)必须要做的检查

血常规、胸部X线检查(透视、摄片)、心电图(对心肌梗死、心绞痛的诊断有重要价值)。

(二)应选择做的检查

(1)在不能排除心肌梗死和肺栓塞时,心肌损伤标志物和D-二聚体是必查项目。

(2)疑有肺梗死者,应做肺动脉增强CT检查。

(3)怀疑主动脉夹层,应尽快完成主动脉螺旋CT。

(4)反复胸痛而心电图正常的可疑冠心病患者,可进行冠状动脉造影检查。

(5)疑有胸腔积液或腹部病变者,应做超声检查。

(6)疑食管病变者,在不能完全排除心肺严重疾病时,可做食管吞钡检查。

(7)疑脊柱或脊神经病变者,应做颈、胸椎X线检查和CT检查。

三、慢性胸痛的检查

如经仔细评估和检查认为患者属于非致命性胸痛,可按照慢性胸痛伴随症状的疾病考虑进一

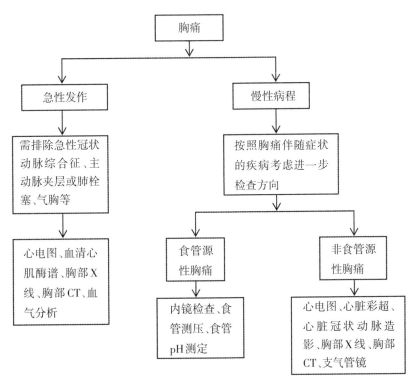

图6-6-1　胸痛初步诊断和检查程序

步检查方向。

(一)胸部CT或MRI

普通胸腹部CT/MRI扫描广泛应用于临床工作中,对于大部分胸腹腔疾病可提供直观的诊断依据。注射对比剂选择性CT血管成像,是主动脉夹层、急性肺栓塞等胸痛相关疾病的首选确诊检查,也成为筛查冠心病的重要手段。冠状动脉CT可明确冠状动脉有无狭窄,狭窄的部位、狭窄的程度,从而明确患者是否有冠心病。

CT对于小量气胸、局限性气胸以及肺大疱与气胸甄别能力优于X线胸片,可敏感而准确地显示胸膜腔内出现极低密度的气体影,伴或不伴有肺组织压缩萎陷及其改变程度。

(二)上消化道造影

食管吞钡检查是食管源性胸痛常规的初筛检查,可观察钡剂有无滞留,以判断病变为梗阻性还是蠕动异常。上消化道钡餐造影能反映上消化道的形态轮廓,并动态观察食管、胃蠕动情况,尤其对贲门失迟缓症、食管裂孔疝的诊断优于胃镜检查。

(三)胃镜

内镜检查可以确定食管有否食管炎、肿瘤以及裂孔疝等,以明确食管是否有功能或结构的异常。胃镜可以清楚直接地观察上消化道黏膜情况,同时对可疑病变进行活检。如嗜酸性粒细胞性食管炎可以表现为胸痛,可以在内镜下取食管黏膜进行病理活组织检查以明确诊断。对于反流性食管炎,可通过内镜观察明确诊断,并且可以判断病变范围和严重程度。

(四)24 h食管pH-阻抗监测

24 h食管pH监测是用于反流性食管炎的诊断和鉴别诊断的方法,是诊断胃食管反流性疾病"金标准"之一。应用便携式24 h食管pH连续监测法,可连续监测食管pH变化,通过白天和夜间食管内pH<4的百分比、次数、持续5 min以上的次数、最长时间等观察指标,判断有无过多的酸反流,并可结合胸痛发作情况进行分析,判断胸痛发作是否与食管酸反流有关。

食管阻抗是测量食管电流及其内容物的电阻,用于团块传送的测量。其临床应用主要用于测

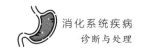
定各种形式的胃食管反流。其特点：①根据反流物的酸碱度，明确为酸反流($pH<4$)、弱酸反流(pH为$4\sim7$)、弱碱反流($pH>7$)；②阻抗监测反流事件发生次数、食团接触通过的时间及反流物的清除时间(食管廓清能力)；③记录每一次反流至食管的高度；④反流物的性质，即气体、液体或者气液混合。阻抗技术较食管pH监测能够全面地监测各种反流事件，更加精准地判断胃食管反流程度。

(五)食管测压

食管测压是诊断食管动力异常的重要手段，如与食管pH监测同步记录，可以更好地用于食管源性胸痛的诊断，特别对弥漫性食管痉挛、贲门失弛缓症以及食管蠕动异常等食管运动障碍的诊断，也可对胸痛发作与食管蠕动异常的关系进行全面评估与分析。

【临床病例与问题】

一、病史摘要

患者，男，42岁。因"反复胸骨后疼痛半年，加重1个月"就诊。患者半年前开始反复出现胸骨后疼痛，呈烧灼痛，进食后及夜间卧床后加重，每次持续时间不等，可以数分钟或数小时。奥美拉唑每日20 mg治疗2周一度缓解症状，间歇治疗。近1个月胸痛加重，奥美拉唑每日20~40 mg不能缓解胸痛。有时伴有反酸，无吞咽困难，无心悸和胸闷，无呼吸困难，无咳嗽、咳痰及咯血，无发热，无体重下降。既往无冠心病、高血压、糖尿病史，无服药史，有吸烟和饮酒嗜好。

体检：患者神志清楚，脉搏、血压和体温正常，浅表淋巴结未触及肿大，无贫血貌，巩膜无黄染，胸壁皮肤和肋骨无局部压痛和疱疹，双肺呼吸音清，未闻及干湿啰音及胸膜摩擦音，心界不大，心率75次/min，律齐，各瓣膜区未闻及杂音及心包摩擦音。腹部平软，全腹无压痛、反跳痛和肌紧张，未扪及包块，肠鸣音正常。

二、问题与诊治经过解析

问题1.前述病例是否属于急危重胸痛？

该患者胸痛病程半年，近1月加重，但生命体征正常，无气急、发绀、烦躁、昏迷、心律失常等危重征象，属于慢性发生的非致命性胸痛。

问题2.是食管源性胸痛还是非食管源性胸痛？如何进一步检查？

非食管源性胸痛包括胸壁、胸腔和腹腔部分相关性疾病。如胸壁疾病，包括胸壁皮肤、皮下组织、肌肉、神经和骨骼关节的病变，引起的胸痛部位固定于患处，局部的压痛明显，胸廓活动较强时(如深呼吸、咳嗽或举臂等)胸痛会加剧；胸腔内病变，包括心脏、心包、血管、支气管、肺、胸膜、纵隔和食管疾病等，引起的胸痛范围往往较广，胸壁无压痛。腹部病变也可引起胸痛，如急性胰腺炎和溃疡病可引起左侧胸痛，而膈下脓肿和肝胆疾病也可引起右侧胸痛，体检可有腹部体征，通过血清生化检查、B超和内镜等检查发现上述腹部病变。

该患者胸壁皮肤和肋骨无局部压痛和疱疹，无胸壁疾病征象；未发现典型的心肺疾病临床症状及其基础疾病，不符合胸壁或胸腔疾病相关的胸痛特点。但符合食管源性胸痛的症状特点(性质、伴随症状、诱因和发作时间)，即该患者胸痛位于胸骨后，呈烧灼痛，有时伴有反酸；疼痛发作有诱因，进食后及夜间卧床后加重，每次发作可以持续数小时，故考虑食管源性胸痛可能性大。进一步需要进行影像学、胃镜、24 h食管pH检查和食管测压等检查明确病因。

问题3.后续检查与最终诊治结果如何？

该患者血常规及血清D-二聚体未见异常，血清心肌酶、心电图、超声心动图及冠状动脉CTA未见异常，胸片、胸部CT及CTPA未见异常。上消化道钡餐造影见膈肌上方滑动性疝囊，腹部超声检查发现肝胆胰腺病变，胃镜见食管中下段4条充血糜烂带，长度0.5~2 cm，病变之间无融合，胃黏膜未见异常。

根据该患者胸骨后胸痛,呈烧灼痛,有时伴有反酸,进食后及夜间卧床后加重;胃镜见食管中下段4条充血糜烂带,病变之间无融合,胃黏膜未见异常。在排除心肺等疾患后,临床诊断为反流性食管炎、食管裂孔疝。

但患者近1个月胸痛加重,奥美拉唑20~40 mg/d不能缓解胸痛。故进行食管动力学检测,24 h食管pH监测结果阳性,食管测压未见食管运动异常。除告诫患者严格改变生活方式以外,双倍加大奥美拉唑剂量40 mg每日2次后胸痛缓解,连续治疗8周后改为按需治疗。提示合并食管裂孔疝的GERD患者常规剂量PPI效果欠佳时,剂量可以加倍。

【转诊原则】

一、紧急转诊

应重点识别由致命危险性疾病导致的胸痛,如有,应在禁忌处理后及时转往上级医院进行诊治。

二、普通转诊

慢性稳定型心绞痛需要病因诊断、择期检查或治疗等,如消化系统疾病、需要进行胃镜检查等,进行相应疾病的药物治疗,如一般药物治疗无效,怀疑心理精神性疾病需要转专科治疗。

(张磊　许建明)

主要参考文献

[1] 中华医学会,中华医学会杂志社,中华医学会全科医学分会,等.胸痛基层诊疗指南(2019年)[J].中华全科医师杂志,2019,18(10):913-919.

[2] Yamasaki T, Fass R.Noncardiac chest pain:diagnosis and management[J]. Curr Opin Gastroenterol, 2017, 33(4): 293-300.

第七节　慢性腹痛症状评估与处理

慢性腹痛(chronic abdominal pain, CAP)是指发病缓慢、持续3个月或更长时间的持续或反复疼痛。由于慢性腹痛呈间断性,又被称为再发性腹痛(recurrent abdominal pain, RAP)。慢性腹痛病因复杂,诊断较困难,有时可转化为急性腹痛,长期得不到解决者多属疑难病例或临床顽症,是经常需要仔细辨别的消化系统症状。

如何收集慢性腹痛病史,通过慢性腹痛症状特点推断可能的病因?哪些体征具有临床诊断线索或诊断意义?何谓中枢介导性腹痛综合征(CAPS)?如何治疗或处理慢性腹痛?本节在介绍上述诊断要点后,结合一份病例解析慢性腹痛的诊治思路,希望借此帮助提高慢性腹痛的临床诊治能力。

【病因与腹痛性质】

慢性腹痛的诊断重点在于区分器质性和功能性疾病,在明确病因的基础上给予相应治疗。

慢性腹痛病因复杂多样,许多胃肠道和全身疾病可能会引起腹痛(表6-7-1)。在评估慢性腹痛时,必须考虑各种疾病,评估腹痛性质,缩小鉴别诊断范围,适当进行诊断性检查。

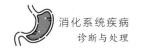
表6-7-1　慢性腹痛的病因

一、腹壁疼痛	二、内脏源性腹痛
带状疱疹	心力衰竭
疱疹后神经痛	消化性溃疡病
节段性或肋间神经痛	胃炎和十二指肠炎
肋间综合征	胃瘫
腹部皮肤神经卡压综合征	胃癌
三、全身性疾病的腹痛综合征	胃手术后综合征
家族性地中海热	胰腺癌
硬化性肠系膜炎	克罗恩病
慢性肠系膜缺血	溃疡性结肠炎
急性间歇性卟啉病	慢性便秘
肥大细胞激活综合征	憩室疾病
Ehlers-Danlos综合征	肠梗阻
糖尿病自主神经病变	慢性肠系膜缺血
四、功能性胃肠道紊乱或胃肠脑相互作用紊乱	腹腔动脉压迫综合征
功能性消化不良	腹部粘连
肠易激综合征	结肠癌
中枢介导的腹痛综合征或功能性腹痛综合征	放射性小肠结肠炎
麻醉剂性肠综合征	慢性胰腺炎
胆囊运动障碍	胆囊疾病
Oddi括约肌功能障碍	胆囊切除术后综合征
肛提肌综合征	肝癌或胆道系统癌
痉挛性肛门直肠痛(PF)	肾癌
	疝气
	子宫内膜异位症

　　从解剖学和生理学的角度可将腹痛分为3种基本类型:①内脏性腹痛,②躯体性腹痛,③牵涉痛。这样的分型有助于分析腹痛症状以及鉴别诊断。

　　内脏性疼痛:部位弥散,难以定位,伴有恶心、呕吐、出汗的自主神经症状,以及痛苦、焦虑的情绪反应。疼痛强度不一定与疾病的严重程度完全相关(如结肠癌腹痛轻微或无疼痛、IBS排便时可有剧烈疼痛)。

　　躯体性腹痛:源于腹壁的躯体性腹痛剧烈,定位准确(通常小于2 cm),与运动有关,与进食和肠道功能无关。

　　牵涉痛:指内脏性疼痛牵涉到身体体表部位,患者自我感觉有放射状疼痛,但牵涉痛处无压痛和叩击痛。常见内脏疾病牵涉性疼痛的定位对腹痛的鉴别诊断有参考价值。

　　【病史与评估】

　　如上所述,慢性腹痛病因繁多,功能性和器质性疾病可以合并存在,急性和慢性腹痛病因也可相互重叠,从而增加了评估难度。不仅需要基于病史、体格检查和辅助检查寻找器质性疾病诊断线索或非器质性腹痛的类型,而且需要尊重患者的体验,注意共情,进行高质量的医患交流。

一、病史要点

病史是诊断及评估慢性腹痛的基础。通过详细询问病史,了解腹痛的病程、部位、性质、诱发及缓解因素等,对于慢性腹痛的病因判断极有帮助。医生必须主动倾听患者叙述,注意共情,避免不恰当地打断患者。需要注意收集慢性腹痛症状的病史要点及其症状分析,要点如下:

（一）年龄与性别

学龄儿童和青少年的慢性腹痛病因以功能性疾病、肠道感染、炎症性肠病等为主。青壮年则好发消化性溃疡、肠易激综合征、消化不良等。老年人器质性疾病的风险较高,易发生胆石症、消化道肿瘤、缺血性肠病等。女性患者还应注意妇科疾病。

（二）腹痛部位

按照腹部九象限划分器官所在区域,有助于对相应脏器出现的疼痛进一步检查(表6-7-2)。

表6-7-2 按照腹部九象限划分的腹痛病变部位

部位	可能病变的脏器
左上腹	胃,脾,结肠脾曲,胰尾,左肾上腺,左肾
上腹中部	肝左叶,胃幽门端,十二指肠,胰头和胰体,大网膜,横结肠,腹主动脉
右上腹	肝右叶,胆囊,部分十二指肠,结肠肝曲,右肾上腺,右肾
左侧腹	结肠,空肠或回肠,左肾下部
脐周	大网膜,下垂的胃或横结肠,十二指肠下部,空肠或回肠,输尿管,腹主动脉,肠系膜及淋巴结
右侧腹	升结肠,空肠,部分十二指肠,右肾下部
左下腹	乙状结肠,女性左侧卵巢及输卵管,男性左侧精索,淋巴结
下腹中区	回肠,输尿管,乙状结肠,胀大的膀胱,增大的子宫
右下腹	盲肠,阑尾,回肠下端,淋巴结,女性右侧卵巢及输卵管,男性右精索

腹痛的特征:可按照P(provocation,诱因)、Q(quality,疼痛性质)、R(radiation,疼痛放射)、S(severity,疼痛严重程度)、T(timing/treatment,疼痛时间/治疗情况)的顺序采集关于腹痛的上述特征,为诊断提供线索(表6-7-3)。

表6-7-3 慢性腹痛的病史要点及相关病因

病史要点	需要考虑的常见病因
P(诱因)	
·进食后疼痛加重	胃溃疡、慢性胰腺炎、胆石症、缺血性肠病、功能性消化不良
·空腹疼痛加重	十二指肠溃疡、胃食管反流病
·疼痛与月经期相关	子宫内膜异位症、急性间歇性卟啉病
Q(疼痛性质)	
·撕裂样疼痛	主动脉夹层、中枢介导的腹痛综合征
·绞痛	胃肠梗阻、中枢介导的腹痛综合征
·烧灼样疼痛	胃食管反流病、消化性溃疡、中枢介导的腹痛综合征
·伴有恶心、呕吐	胃肠梗阻、慢性胰腺炎、胆石症
·伴有呕血	消化性溃疡、胃食管静脉曲张、胃癌
·伴有便血	结直肠癌、炎症性肠病、缺血性肠病
·呕吐后腹痛能减轻	上消化道梗阻、结直肠癌

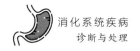

续 表

病史要点	需要考虑的常见病因
·排便后腹痛减轻	肠易激综合征
S(疼痛严重程度)	
·疼痛一开始达高峰	主动脉夹层、缺血性肠病
·右下腹痛突然减轻	阑尾炎穿孔
·疼痛无法忍受	恶性肿瘤、缺血性肠病、中枢介导的腹痛综合征
T(疼痛时间/治疗情况)	
·疼痛阵发性加重	肠梗阻、肠绞痛、肾绞痛
·疼痛漫长但一般情况好	功能性疾病
·疼痛发作时一切如常	中枢介导的腹痛综合征
·近期应用抗生素	霉菌性胃肠炎、肠道菌群紊乱
·长期应用阿司匹林	药物成瘾

(三)腹痛的持续时间和模式(间歇性与持续性)以及与进食或排便的关系

根据慢性腹痛的持续时间可分为:①慢性持续性腹痛,表现为腹痛持续存在,但症状可轻可重,可达数月之久。这类腹痛由器质性疾病引起的可能性较高,通过仔细询问病史和临床检查多能找到原因。②慢性间歇性腹痛,其发作时间可长可短,从数分钟、数小时以至数日不等,但有完全正常而无疼痛的发作间期,病程可长达数年。这类腹痛为功能性疾病的可能性较高,但部分患者仍可找出器质性病因,例如胆石症可出现慢性右上腹痛,但在发作间期可无症状。另外,由消化性溃疡病、慢性肠系膜缺血或胆道胰腺病变引起的疼痛在餐后加重,而肠易激综合征(IBS)的疼痛随着排便而缓解。

(四)伴随症状

如恶心、呕吐、腹泻、便血,以及全身症状(发热或皮疹等)。

(五)相关既往史和个人史

如合并症和药物使用,尤其是阿片类、非甾体类抗炎药(NSAIDs),以及铅接触史、卟啉病既往史等,这些都有助于判别反复腹痛的原因。

二、体格检查要点

仔细的体格检查,包括生命体征、详细的腹部检查、直肠检查,明确疼痛部位和辐射模式以及排除重大病变征象(器官肿大、肿块、急腹症)非常重要。在慢性腹痛急性发作的情况下,必须迅速排除可能需要腹部手术的病变。

(一)腹部体检

(1)望诊:腹壁有无疱疹,有无手术瘢痕、肠型及蠕动波。

(2)听诊:肠鸣音(消失、活跃、亢进、伴气过水声)及血管杂音。发现腹部收缩期血管杂音提示可能慢性肠系膜缺血。

(3)触诊:轻触诊和深触诊有助于定位腹部特定象限的疼痛,观察患者对触诊的反应,用指点法明确腹痛的确切位置;如发现包块,应明确包块的大小、硬度、表面是否光滑及活动度;深触诊了解肝脾有无肿大或腹部包块? Carnett试验有助于区分慢性腹壁疼痛(如躯体性腹痛)和深层内脏疼痛。

(4)疼痛主要位于下腹部的女性患者可能需要进行妇科查体。

（5）千万不能忘记直肠指检！因为直肠指检有助于发现直肠癌、盆腔脓肿等疾病。

（二）腹部以外情况

1.关注生命体征

体温升高提示腹痛病因可能为感染、自身免疫病或恶性肿瘤；脉搏增快可见于甲状腺功能亢进、败血症、贫血等；呼吸频率增快须考虑心肺疾病；血压下降应怀疑休克或肾上腺皮质功能不全。

2.其他全身情况

皮肤黏膜有无黄染（肝胆疾病）、结膜是否苍白（贫血）、疱疹样皮炎（乳糜泻）、结节性红斑或坏疽性脓皮病（炎症性肠病）、黑棘皮病（潜在恶性肿瘤）、眼睛凹陷、锁骨突出、颞骨消瘦（体重明显减轻），等等。

仔细的体格检查可反映医生对病情的重视，说明医生认可患者腹痛症状的真实性，这对密切医患关系十分重要。少数患者可能因各种原因（如药物成瘾）而伪造腹痛症状，体格检查有助于检验患者的主诉与客观体征是否一致。例如主诉正被"严重腹痛"折磨的患者，可观察其在诊室内活动和上、下检查床的能力。

三、社会心理学评估

某些生活事件（经济拮据、情感关系破裂、家庭成员患病、配偶死亡等）可能会引起应激反应，导致身体疼痛的表现或加剧。

情感障碍能导致和促进慢性疼痛。不同的精神状态会影响慢性疼痛的临床表现，症状的严重程度和对治疗的反应。

典型的精神性疼痛常由于精神受刺激而诱发，各项检查均无器质性病变证据。心理因素是腹痛的重要发病基础，腹痛特点为突发突止，剧痛，部位不固定，伴有焦虑、恐惧、失眠或癔症性表现。

四、实验室及辅助检查选择与评价

慢性腹痛的诊治重点在于区分器质性和功能性疾病，在明确病因的基础上给予相应治疗。由于多数慢性腹痛患者并非器质性疾病导致，应当在检查和治疗之间取得平衡。一方面，器质性疾病一旦被漏诊可能造成严重后果；另一方面，不加区分地进行过多的检查，也会加重患者负担，甚至引起医源性损害。因此，病史、体格检查及合理选择少量辅助检查，构成了慢性腹痛鉴别诊断的基础。通过何种辅助检查加以排除，取决于患者的具体情况和医生的判断。

（一）标准实验室检查

（1）全血细胞计数以筛查有无感染或贫血。血小板计数和ESR检查可反映炎症严重程度。

（2）血清电解质、糖、肌酐和尿素检查可发现代谢类疾病。

（3）上腹痛的患者尤其要检查肝功能、脂肪酶和淀粉酶。

（4）尿液分析和尿液培养有助于排除尿路感染和间质性膀胱炎。

（二）其他的实验室检查

（1）如果怀疑腹痛由细菌、寄生虫或原虫感染所致，应进行细菌培养、虫卵和寄生虫检查以及贾第鞭毛虫抗原检测等粪便检查。

（2）检测粪便钙卫蛋白可能有助于炎症性肠病（IBD）的鉴别诊断和非IBD疾病（包括肠易激综合征）和成人或儿童新发的下消化道症状。

（3）尿液或血清妊娠检测：在进行放射学检查或内镜检查之前，须进行妊娠检测。

（4）对存在上消化道症状的患者，包括早饱和上腹不适（消化不良症状），进行幽门螺杆菌血清学检测。

（5）怀疑有自身免疫性肠病时进行的血清学检测包括抗组织转谷氨酰胺酶抗体（IgA-tTG,

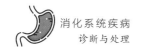
IgG-tTG)、脱酰溶蛋白肽(DGPS)和肌内膜抗体(EMA)检测。

（6）阴道分泌物,涂片,β-人绒毛膜促性腺激素,前列腺特异性抗原与尿细胞学检查在盆腔和下腹部疼痛检查时有一定的帮助。

（三）内镜

所有大于50岁的腹痛患者都应该接受消化道内镜检查。

（1）下腹痛同时伴有粪便形状改变应进行结肠镜检查。

（2）如果疼痛在上腹部,特别是有其他上消化道症状(如上腹饱胀感、恶心、呕吐)时应考虑胃镜检查。

（四）影像学检查

（1）上腹部超声检查可用于评估右上腹或上腹部疼痛,特别是在转氨酶以及胰淀粉酶升高的时候。

（2）应用盆腔腹部超声和经阴道和/或直肠超声评价下腹部疼痛。

（3）CT扫描可以帮助评估肠襻扩张;排除部分肠梗阻;检测其他腹部器官(如胰腺、肝、肾)的异常;发现炎症病变(如炎症性肠病、憩室炎、脓肿);检查腹膜后或骨盆腔肿块;以及发现先天性解剖异常(如十二指肠复囊肿)。

（4）胃轻瘫患者应考虑做胃排空试验。

【临床病例与问题】

一、病史摘要

患者,女,55岁。因"反复腹痛伴便秘1年,频繁发作4个月"就诊。自1年前开始间歇性腹痛伴便秘,近4个月腹痛便秘加重,一周排便的次数少于3次,排便非常艰难,腹痛呈弥漫性,轻-中度腹痛,可忍受,排便后缓解。伴有腹胀和腹部不适,但没有发热、盗汗,体重无明显下降,各种解痉剂和通便剂治疗无效,益生菌治疗也无显效,无阿片类药物用药史。已绝经,否认妇科疾病史。无卵巢癌和胃肠道肿瘤家族史。30年前因急性阑尾炎手术治疗。

体检:神志清楚,心率、血压和体温正常,无贫血貌,巩膜无黄染。腹部平坦,未见腹壁手术瘢痕,全腹轻压痛,无反跳痛和肌紧张,未扪及包块,肠鸣音活跃,肛门指检未触及肿块,指套无血染。

实验室和辅助检查:外周血常规、尿常规、粪便常规和隐血试验、肝肾功能、甲状腺功能、炎症指标(ESR、CRP)、肿瘤标志物(CA19-9、CEA、CA 125)以及腹部超声检查均未发现异常。

二、问题与诊治思路

问题1.该患者慢性腹痛有无报警症状或征兆?

在评估慢性腹痛患者时,首先应重点了解患者有无报警征象(alarm signs),包括:年龄>40岁、便血、粪便隐血试验阳性、贫血、腹部包块、腹腔积液、发热、体重下降、胃肠道肿瘤家族史等。伴有报警征象的患者应警惕器质性疾病。

该患者年龄超过50岁,虽然没有其他报警征象,但仍然应该慎重排除器质性病变。

问题2.有无腹腔内器质性病变?

患者反复下腹痛伴便秘1年,且腹痛与排便相关,提示结肠病变。由于患者结肠镜检查未见异常,反复下腹痛伴便秘可能与结肠功能紊乱有关。但患者治疗无效,腹痛部位弥散,尚需要进一步排除全身性疾病导致弥散性慢性腹痛可能。

问题3.导致弥漫性腹痛的全身性疾病有哪些,是否需要进一步检查?

弥漫性腹痛是慢性腹痛诊断面临的最具挑战性的问题。由于腹痛无法定位,需要考虑以下全身性疾病:

1.硬化性肠系膜炎

硬化性肠系膜炎是一种罕见的慢性纤维炎性疾病,主要累及肠系膜脂肪组织。大部分发生在小肠的肠系膜,少数见于结肠或大网膜的肠系膜。最常见的表现是腹痛(30%~70%),包括发热、不适和体重减轻等全身症状(20%~23%),以及便秘或腹泻的排便习惯改变。对于既往接受过腹部手术或创伤、免疫介导疾病或恶性肿瘤的患者,应考虑硬化性肠系膜炎。CT检查的特征是肠系膜内有软组织结节10 mm,淋巴结或血管周围脂肪晕征,肿块周围软组织密度带形成"假包膜",脂环征和假包膜征。该患者既往曾有阑尾手术史,需要通过CT检查排除硬化性肠系膜炎导致的慢性腹痛。

2.慢性肠系膜缺血症

慢性肠系膜缺血症也称缺血性肠绞痛,多由于肠道血流障碍的反复短暂发作所致。动脉硬化是慢性肠系膜缺血症的主要病因。多在餐后腹痛,可伴有恶心、呕吐和腹泻。腹主动脉和肠系膜上动脉对比增强的螺旋CT扫描可显示肠系膜狭窄、钙化或主动脉瘤。该患者年龄较大(65岁),有必要进一步排除腹主动脉和肠系膜上动脉血管病变。

3.急性间歇性卟啉病

急性间歇性卟啉病是卟啉病中较多见且最重的一种。临床特征为腹部绞痛、顽固性便秘、精神症状和尿中排泄大量δ-氨基-γ酮戊酸(ALA)和卟胆原。该患者虽然有腹痛和便秘症状,但腹痛并非急性腹部绞痛,为轻-中度腹痛,可忍受,排便后可缓解,不符合急性间歇性卟啉病腹痛急性发作征象。

4.Ehlers-Danlos综合征

Ehlers-Danlos综合征(EDS)又称先天性结缔组织发育不全综合征,具有皮肤和血管脆弱、皮肤弹性过强、关节活动过大3大主要症状的一组遗传性疾病。该综合征可出现腹痛和排便异常等胃肠道症状。由于该患者皮肤关节未见异常,不符合该综合征的主证。

基于上述分析,在结肠镜排除肠道病变的基础上,进一步给本例患者进行腹部增强CT扫描检查,没有发现硬化性肠系膜炎和慢性肠系膜缺血的征象。根据以下诊断程序(图6-7-1),考虑慢性腹痛为功能性胃肠道疾病。

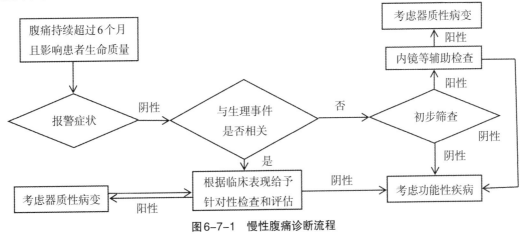

图6-7-1 慢性腹痛诊断流程

注:生理事件包括进食、排便、月经等。

问题4.患者慢性腹痛属于哪种类型的功能性疾病?

一旦诊断为功能性胃肠道疾病,就可以根据罗马Ⅳ标准将其进一步分类为功能性消化不良(FD)(表6-7-4)、肠易激综合征(IBS)(表6-7-5)和中枢介导性腹痛综合征(CAPS)或功能性腹痛综合征(FAPS)(表6-7-6)。

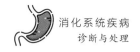

表6-7-4　功能性消化不良（FD）罗马Ⅳ诊断标准

功能性消化不良	存在餐后饱胀不适、早饱、中上腹痛或者中上腹烧灼感症状
	疾病呈持续或反复发作的慢性过程（诊断前至少6个月出现，近3个月符合以上诊断标准）
	排除可解释症状的器质性疾病（包括胃镜检查等判断）

表6-7-5　肠易激综合征（IBS）罗马Ⅳ诊断标准

肠易激综合征	在缺乏可解释症状的形态学改变和生化异常基础上，反复发作的腹痛，近3个月内平均发作至少每周1次，伴下面2项或者2项以上症状：
	1.与排便相关
	2.症状发生伴随排便频率改变
	3.症状发生伴粪便性状（外观）改变
	诊断前至少6个月出现，近3个月符合以上诊断标准

表6-7-6　中枢介导性腹痛综合征（CAPS）罗马Ⅳ诊断标准

中枢介导的腹痛综合征（既往称为功能性腹痛综合征）（FAPS）	诊断前至少6个月出现，近3个月须包括以下所有内容：
	1.疼痛持续或近乎持续
	2.疼痛与生理事件（如进食、排便或月经）无关或仅偶尔有关
	3.疼痛造成日常活动受限（包括工作、社交、娱乐、家庭生活、照顾自己或他人、性生活等）
	4.疼痛不是假装的
	5.疼痛不能用器质性疾病或其他功能性胃肠道疾病来解释

比照上述三种功能性胃肠病罗马Ⅳ标准，根据患者腹痛与排便相关，腹痛多在排便前发生，排便后腹痛可缓解。在排除腹腔和全身性疾病后，诊断该患者为腹泻型肠易激综合征。

问题5.如何治疗或管理慢性腹痛？

慢性腹痛治疗原则是在明确病因的基础上给予相应治疗。如果排除器质性病变，慢性腹痛处理应该注重以下问题：

1.建立有效的患者-医生关系

由于慢性腹痛的病因评估有一定的复杂性，病程相对漫长，对患者自我管理、自我调适的要求较高，这些特点决定了在充分沟通的基础上进行医患共同决策，是慢性腹痛最合理的诊疗模式，特别是许多功能性胃肠道疾病相关的慢性腹痛患者在诊疗过程中感到被遗弃和治疗不足，寻求多个医生治疗，但由于功能性胃肠病缺乏具体的诊断测试方法和/或患者不满意，处理这些患者的医生也可能会感到很沮丧或者不耐烦。因此，建立有效的医患关系至关重要，以同理心对待患者的症状，实施医患共同决策，可以提高患者满意度和对建议的依从性。表6-7-7列举了门诊可能需要医患沟通的一些问题。

表6-7-7　慢性腹痛和其他功能性胃肠疾病医患沟通的建议与方法

目的	推荐	避免
表达同理心	承认患者的痛苦（如"很抱歉您感到这样。我感到疼痛真的影响了您的生活。我会尽力帮助您。"）	排除症状（如"你没有什么问题呀"）
评估患者对疼痛功能性质的洞察力	开放式问题（如"您能告诉我是什么让您感到腹痛吗？"或者"告诉我您最关心的是什么症状？"）	封闭式问题（如"您的疼痛是由进食引起的吗？"）
了解患者对医生的期望	开放式问题（如"请告诉我您来这次门诊的愿望是什么？"或"我知道您多年来一直在忍受痛苦。能告诉我您今天来看我门诊的原因吗？"）	判断性陈述（如"我不确定我能帮到您。你已经看过那么多医生了。"）

目的	推荐	避免
了解患者对治疗的期望	提出探索性、开放性的问题(如"慢性腹痛一时可能难以完全缓解,您想让我们怎样尽量帮您减少痛苦呢?您看呢?")	实施治疗计划(如"我的计划是把你介绍给精神科医生和疼痛专家。")
评估患者对医生提供的教育的理解	"我今天给您提供了很多信息,您能够理解我说的话吗?"	信息的单向流动(如"我希望您理解我们今天讨论的所有事情,并执行我给你的建议。")
帮助患者自我负责疾病管理	建议患者记录症状3~4周	患者为被动接受者的处方治疗

引自:Mayo Clin Proc,2016,91:1118‐1132.

2.根据腹痛症状的严重程度制订干预治疗策略

包括改变生活方式、药物治疗和行为或心理治疗。应根据症状和患者个人偏好进行调整,必要时进行整合。建议患者调整生活方式和饮食,戒除吸烟、饮酒等不良嗜好,以及避免情绪紧张等,结合规范的药物治疗,在减轻心理压力的基础上逐步适应或者改善慢性腹痛的状态。

(1)生活方式干预。

生活方式干预是肠易激综合征相关的慢性腹痛重要的处理措施,包括饮食调整、体育锻炼和减轻压力。

a.饮食调整:建议规律饮食,避免大餐或不吃大餐,每日摄入近2 L液体,限制酒精或汽水的摄入,减少脂肪、可溶性纤维、咖啡因,以及新鲜水果等产气食品。注意避免出现乳糖不耐受和麸质导致乳糜泻的征象。

b.行为或心理治疗:放松训练、催眠疗法和认知行为疗法可能对缓解慢性腹痛有益。然而,由于成本高、持续时间长以及患者和临床医生接受度差,它们的应用受到限制。针刺可作用于血清素能和胆碱能通路,从而影响脑-肠轴,但尚需要循证医学证实。

(2)慢性腹痛的治疗药物。

a.解痉药物:通过抗胆碱能或阻断钙离子通道等机制降低胃肠道收缩力。常见解痉药包括阿托品、东莨菪碱、山莨菪碱等,以及亲肌性解痉剂匹维溴铵(钙通道阻滞剂)、曲美布汀(刺激外周阿片受体)、复方枸橼酸阿尔维林等。

b.三环类抗抑郁药:如阿米替林(每日10~50 mg),可增强内源性内啡肽的释放,通过去甲肾上腺素阻滞剂促进下行抑制性疼痛通路的激活,并调节血清素的神经调节作用,以及选择性5-羟色胺再摄取抑制剂,如帕罗西汀(每日10~40 mg),舍曲林(每日25~100 mg),它们在便秘情况下,同时具有促动力作用。然而,使用抗抑郁药可能使患者有社会耻辱感,接受度较差。

c.促分泌剂:其中利那洛肽是鸟苷酸环化酶C(GC-C)激动剂,通过激活GC-C受体,升高细胞内环磷酸鸟苷(cGMP)的浓度,增加肠液分泌,改善便秘;同时也可升高细胞外cGMP浓度,降低内脏高敏感及疼痛神经敏感性,缓解腹痛,具有增加肠液分泌/运输和降低疼痛神经敏感性的双重机制。

如前所述,该患者诊断便秘型肠易激综合征,使用上述解痉和钙通道阻滞剂未能改善症状。改用利那洛肽每日1粒(含290 μg),治疗第1日即出现完全自主排便,用药1周后在显著改善便秘症状的同时,也显著改善腹痛、腹胀及总体症状。继后,间断服药,辅助益生菌治疗,长期维持缓解。

本例临床实践证明,利那洛肽具有一药双效的作用,实现了在改善便秘的同时能够缓解腹

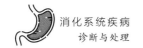
痛。但慢性腹痛治疗仍然具有挑战性,对于其他类型的慢性腹痛,尚需要更好、更有效的治疗药物或切实可行的行为或心理治疗。

【基层医院转诊建议】

当慢性腹痛患者出现以下情况时,建议基层医生考虑将患者转诊至综合医院或上级医疗机构,病情顽固的患者可能需要转诊至多学科胃肠功能性疾病中心或疼痛治疗中心。

一、普通转诊

(1)怀疑有器质性疾病,且需要较为复杂的诊断评估。

(2)对初步经验性治疗反应不佳。

(3)需要影像、内镜等复杂检查来帮助诊断。

(4)患者需要接受心理评估或干预。

二、紧急转诊

(1)有明显的报警征象发生时,如进行性吞咽困难、消化道出血、腹部包块、体重减轻、贫血等。

(2)合并严重的心理或精神异常,有自残、自杀风险者。

【健康教育】

慢性腹痛常与患者的不良生活嗜好有关,例如过度疲劳、饮食不当、嗜好烟酒等,应予以纠正。社会环境因素如工作压力增大、人际关系紧张、负性生活事件等,是慢性腹痛发病机制的重要环节。应当加强对患者的心理辅导,帮助他们合理应对生活不良事件,及时排解压力,保持身心健康。

【随访和评估】

一、评估内容

全面了解病史,评估疾病诊治和腹痛控制情况。应重视和警惕原发病不能解释的新发症状,以及治疗效果不佳的顽固病例,必要时转诊并做进一步深入检查。

二、评估频率

(一)腹痛未缓解

1.随访频率

每2~4周1次,直至病情得到控制。

2.随访内容

腹痛及伴随症状、生命质量、用药情况、生活方式评估及建议。

(二)腹痛缓解

1.随访频率

每3个月1次。

2.随访内容

腹痛及伴随症状、生命质量、用药情况、生活方式评估及建议。

(马维娟　许建明)

主要参考文献

[1] 中华医学会,中华医学会杂志社,中华医学会消化病学分会,等.慢性腹痛基层诊疗指南(2019年最新版)[J].中华全科医师杂志,2019,18(7):628-634.

[2] Sabo CM,Grad S,Dumitrascu DL.Chronic abdominal pain in general practice[J].Dig Dis,2021,39(6):606-614.

[3] Pichetshote N,Pimentel M.An Approach to the patient with chronic undiagnosed abdominal pain[J].Am J Gastroenterol,2019,114(5):726-732.

[4] Adil E Bharucha,Subhankar Chakraborty,Christopher D Sletten.Common functional gastroenterological disorders associated with abdominal pain[J].Mayo Clin Proc,2016,91(8):1118-1132.

第八节　胃食管反流病诊断与处理

胃食管反流病是最常见的酸相关性疾病。其典型的临床症状是什么?食管外表现有哪些?需要注意哪些报警症状和并发症?可以进行哪些检查帮助明确诊断?以胸痛为主要表现者或对PPI治疗效果不满意时,还应考虑哪些疾病?如何进行生活方式调整和药物治疗?如何确定难治性GERD及其处理对策?本节分别介绍上述内容,并结合入一例相关病历,展示胃食管反流病诊治过程。

【临床表现与症状评估】

一、临床表现

胃食管反流病(GERD)是指胃十二指肠内容物反流入食管引起反酸、烧心等症状。反流也可引起口腔、咽喉、气道等食管邻近的组织损害,出现食管外表现。因此,胃食管反流病可有下列两类症状。

(一)食管症状

(1)反流和烧心是GERD最常见的典型症状。烧心和反流常在餐后1 h出现,卧位、弯腰或腹压增高时可加重,部分患者烧心和反流症状可在夜间入睡时发生。

(2)胸痛、上腹痛、上腹部烧灼感、嗳气等为GERD的食管不典型症状。胸痛由反流物刺激食管引起,发生在胸骨后。严重时可为剧烈刺痛,酷似心绞痛,可伴有或不伴有烧心和反流。胸痛患者需先排除心肺疾病因素后,才能考虑评估胃食管反流。上腹痛、上腹部烧灼感、嗳气等见于部分患者,可能是由于消化道功能紊乱所致,症状呈间歇性,进食固体或液体食物均可发生。

(二)食管外表现

GERD可伴随食管外表现,包括哮喘、慢性咳嗽、特发性肺纤维化、声嘶、咽喉症状和牙蚀症等。对病因不明、久治不愈的上述疾病患者,要注意是否存在GERD,伴有烧心和反流症状有提示作用。

(三)体征

GERD患者缺乏特异性体征。

二、临床评估

(一)有无报警症状

对初诊患者,要特别注意对报警症状的采集,包括进行性吞咽困难、吞咽痛、体重减轻、粪便隐血试验阳性和贫血等,对有食管癌和胃癌家族史者、食管癌和胃癌高发区的患者,以及年龄大于40

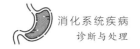
岁患者,应积极进行检查以明确排除肿瘤。

(二)症状评估问卷

GERD问卷(GerdQ):是诊断及评估GERD最简单有效的工具。问卷设计基于患者就诊前1周内的症状,诊断精确性高,且能评价GERD对患者生活质量的影响,评价患者的治疗效果(表6-8-1)。

表6-8-1　胃食管反流病问卷(GerdQ)

回忆过去7d当中:

问题*	症状评分/分			
	0 d	1 d	2~3 d	4~7 d
A.阳性症状				
您胸骨后出现灼烧感(烧心)	0	1	2	3
您感觉有胃内容物(液体或食物)上返至您的喉咙或口腔(反流)	0	1	2	3
B.阴性症状				
您感到上腹部中央疼痛	3	2	1	0
您感到恶心	3	2	1	0
C.阳性影响				
由于您的烧心和/或反流而难以获得良好夜间睡眠	0	1	2	3
除医师告知服用的药物外,您额外服药(如碳酸钙、氢氧化铝)以缓解烧心和/或反流	0	1	2	3

注:*询问患者就诊前1周内以下相关症状出现的天数。阳性症状指支持GERD诊断的症状;阴性症状指不支持GERD诊断的症状;阳性影响指阳性症状对患者的影响。

1.对于初诊患者:A+B+C≥8分,提示胃食管反流病(GERD)诊断;C≥3分,提示GERD影响生活质量。

2.复诊PPI治疗患者:用于监测GERD治疗效果时,A与C任何一项评分≤1分,提示治疗有效;A与C任何一项评分≥2分,提示治疗方案需调整。

(三)质子泵抑制剂(PPI)试验

对于合并典型反流症状拟诊GERD或疑有反流相关食管外症状的患者,尤其是上消化道内镜检查阴性时,可采用PPI诊断性治疗。对表现为食管症状的患者,服用标准剂量PPI,如奥美拉唑20 mg,每日2次,疗程2~4周;在治疗的最后1周,如症状完全消失或仅有1次轻度的反流症状,则可诊断为PPI试验阳性。对表现为食管外症状的患者,一般疗程至少4周,PPI试验阳性的判断标准目前尚无共识。抗反流药物可能对部分GERD无效,故PPI试验阴性并不能完全排除GERD。

【辅助检查】

一、上消化道内镜检查

上消化道内镜检查对评估GERD的严重程度及排除由其他原因导致反流的疾病具有重要价值。推荐将内镜检查作为评估出现吞咽困难或其他报警症状(体重减轻和胃肠道出血)以及具有多种Barrett食管风险因素患者的首选检查方法。

内镜下GERD分级:多采用洛杉矶分级标准,即正常指食管黏膜没有破损;A级指≥1个以上食管黏膜破损,长径小于5 mm,但没有融合性病变;B级指≥1个食管黏膜破损,长径大于5 mm,但没有融合性病变;C级指黏膜破损有融合,但<75%食管周径;D级指黏膜破损融合,至少达到75%的食管周径。

内镜下正常食管黏膜呈均匀粉红色,当其被化生的柱状上皮替代后呈橘红色,多发生于胃食管连接处的齿状线近侧,可为环形、舌形或岛状,此为Barrett食管征象。

结合临床表现和内镜检查,GERD可分为非糜烂性反流病(NERD)、糜烂性食管炎(EE)、Berrett食管(BE)三种类型。NERD是指存在反流相关的不适症状,但内镜下未见Barrett食管及食管黏膜破损。EE是指内镜下可见食管远段黏膜破损(见上述)。BE是指食管远段的鳞状上皮被柱状上皮取代。BE诊断主要根据内镜检查和食管黏膜活检结果。当内镜检查发现食管远端有明显的柱状上皮化生并经病理学检查证实时,即可诊断为BE。EE可以合并食管狭窄、溃疡和消化道出血。BE有可能发展为食管腺癌。

二、食管反流监测

食管反流监测主要指标为酸暴露时间百分比(acid exposure time,AET),定义为24 h内食管pH<4的时间百分比,通常以AET>4.2%作为异常酸反流的标准。建议在未使用PPI的患者中进行单纯食管pH监测以明确GERD的诊断和指导治疗;若患者正在使用PPI,则需进行食管pH-阻抗监测以评估患者症状难以控制的原因。

三、食管测压

食管高分辨率测压:可检测GERD患者的食管动力状态,并作为抗反流内镜下治疗和外科手术前的常规评估手段。

四、食管吞钡检查

可以对食管的形态、运动状况、造影剂的反流,以及食管与胃连接部的组织结构做出判断,并且能观察到是否存在食管裂孔疝等组织结构发育不全疾患,以及严重病例的食管黏膜炎症改变。对诊断有补充作用,有助于鉴别诊断,但敏感性较低,不被推荐为GERD的诊断方法。

【诊断与鉴别诊断】

一、诊断标准

(1)有反酸、烧心症状。

(2)内镜下发现反流性食管炎的表现。

(3)食管过度酸反流的客观证据。

若有典型的烧心和反酸症状,可做出GERD的初步诊断,内镜下若发现有反流性食管炎并能排除其他原因引起的食管病变,本病诊断可成立;若内镜检查阴性,但食管pH监测证实存在食管过度酸反流,则可建立NERD的诊断。对拟诊GERD的患者,可考虑先使用PPI经验性治疗,症状多会在1~2周得到改善,若给予治疗后症状消失,可确立GERD的诊断。对于症状不典型,特别是合并食管外症状的患者,常需结合多种检查手段进行综合分析来做出诊断。GerdQ量表是一种简单、易行、可以实现患者自我评估症状的诊断方法,尤其适合在没有内镜检查条件、没有消化专科医生的基层医疗机构使用。

二、病情评估

确诊的GERD患者,可评估其分型(NERD,EE)、分级(轻或重度)、食管并发症(有无、性质和严重程度)、食管外表现(有无、与GERD症状的相关性)、心理、睡眠障碍(有无、严重程度)等。

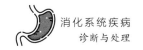

三、鉴别诊断

（1）以胸痛为主要表现者，注意排查心源性和肺源性胸痛。如怀疑冠状动脉综合征，应做心电图和肌钙蛋白等，肺源性胸痛应注意胸部CT的检查。

（2）对PPI治疗效果不满意时，应考虑到食管动力性疾病，如怀疑贲门失弛缓症、弥漫性食管痉挛和胡桃夹食管等，可行食管测压加以评估。此外，还要注意排除嗜酸粒细胞食管炎可能，如食管黏膜活检嗜酸性粒细胞≥15/HPF，且排除食管嗜酸性粒细胞增多的其他原因，可做出诊断。

四、并发症

1.上消化道出血

食管黏膜糜烂及溃疡可以导致呕血和/或黑便，伴有不同程度的缺铁性贫血。

2.食管狭窄

食管炎反复发作致使纤维组织增生，最终导致瘢痕狭窄。

3.Barrett食管

Barrett食管是指食管下段的复层鳞状上皮被化生的单层柱状上皮所替代，可伴有或不伴有肠化生（intestinal metaplasia，IM），伴有肠上皮化生者属于食管腺癌的癌前病变。

【治疗】

一、调整生活方式

调整生活方式是GERD患者的基础治疗手段，包括减肥、戒烟、抬高床头等。

（1）推荐超重和肥胖患者减轻体重（BMI下降超过3.5 kg/m²），以改善GERD症状。

（2）建议在睡前2~3 h避免进餐。

（3）对于夜间GERD症状，建议抬高床头。

（4）戒烟能减少正常体重患者的反流症状。

（5）建议避免摄入"触发食物"（高脂食物、黏性食物、过甜食物、含气饮料、高淀粉类食物、过稀食物等），以控制GERD症状。

（6）避免降低LES压力和影响胃排空的药物，如硝酸甘油、抗胆碱能药物、茶碱、钙通道阻滞剂等。

二、药物治疗

（一）PPI或P-CAB

PPI在缓解GERD症状、愈合糜烂性食管炎方面的疗效优于H_2受体阻滞剂，是GERD诱导缓解和维持治疗的首选药物。对于无报警症状的烧心和反流典型GERD症状患者，推荐进行为期8周的质子泵抑制剂（PPI）经验性治疗，每日1次，餐前给药。对于8周PPI经验性治疗有应答的典型GERD症状患者，推荐尝试停用PPI。

新近批准上市应用的钾离子竞争性酸阻滞剂，即P-CAB，是一类吡咯衍生物，可以直接阻断质子泵的钾离子交换通道，快速抑制胃壁细胞酸分泌。而且半衰期较传统质子泵抑制剂延长，可保持持续、稳定的抗分泌作用。抑酸效果显著，起效迅速，同时药物作用不受进食影响，具有良好临床应用效果。

单剂量PPI或P-CAB治疗无效可改用双倍剂量，一种无效可尝试换用另一种。PPI双倍剂量治疗可使24 h内胃内pH>4的时间持续15.6~20.4 h，更高剂量的效果与双倍剂量相似。P-CAB双倍剂量控制胃内pH>4的时间明显优于单倍剂量。合并食管裂孔疝的GERD患者常规剂量PPI效果欠佳时,剂量可以加倍。

维持治疗包括按需治疗和长期治疗。对于无EE或Barrett食管的GERD患者,如果经PPI治疗后症状消退,应尝试停用PPI或转换为按需治疗,后者指仅在出现症状时服用PPI,在症状缓解后停药。对于需要长期PPI维持治疗的GERD患者,PPI应以有效控制GERD症状和维持反流性食管炎愈合的最低剂量给药。对于LA分级C级或D级食管炎患者,推荐无限期维持PPI治疗或进行抗反流手术。

PPI短期或长期应用PPI不良反应均相对较少。短期应用的潜在不良反应包括白细胞减少、头痛、腹泻、食欲减退。长期应用PPI,胃内pH升高,可能导致细菌过度增长,增加难辨梭状芽孢杆菌等机会菌感染的概率。长期使用PPI可能增加社区获得性肺炎、胃癌和慢性肾病风险。长期使用PPI也有可能增加骨折、营养吸收不良、痴呆等风险。

(二)抑酸剂

抑酸剂可快速中和胃酸的制剂,快速缓解反流症状,用于GERD的对症治疗,但不主张长期使用。临床上常用的抑酸剂有氢氧化铝、铝碳酸镁、海藻酸盐等。短期使用抑酸剂可改善患者反流、烧心症状。

三、食管外GERD症状处理建议(2021年美国指南)

(1)对于可能有食管外表现的患者,推荐在将症状归因于GERD之前进行非GERD病因的评估。

(2)对于有GERD食管外表现而无典型GERD症状(如烧心和反流)的患者,推荐在PPI治疗前进行反流试验以进行评估。

(3)对于同时有食管外和典型GERD症状的患者,建议在额外检测前考虑进行PPI治疗,每日两次,持续8~12周。

(4)不应将上消化道内镜检查作为诊断GERD相关哮喘、慢性咳嗽或喉咽反流(LPR)的方法。

(5)不建议仅根据喉镜检查结果来诊断LPR,推荐考虑进行额外的检查。

(6)对于接受食管外反流病治疗的患者,仅推荐有反流客观证据的患者进行外科或内镜抗反流手术。

四、难治性GERD定义与处理对策

难治性GERD指双倍剂量PPI治疗8周后反流、烧心等症状无明显改善者。引起难治性GERD的原因很多,首先需检查患者的服药依从性,优化PPI的使用或更换P-CAB。

难治性GERD患者需行内镜、食管高分辨率测压和食管pH-阻抗监测等检查。药物治疗失败的难治性GERD,经全面、细致的检查除外其他病因,确实存在反流证据的,可权衡利弊后行内镜或手术治疗。

治疗无效者在PPI停药后采用食管阻抗pH监测、内镜检查等进行评估,排除其他食管和胃的疾病。明确存在病理性反流但药物治疗效果不佳,或患者不能耐受长期服药,建议到上级医院就诊。可考虑进行内镜抗反流手术。

五、GERD的内镜治疗

GERD的内镜治疗包括内镜下射频消融术、经口无切口胃底折叠术(TIF)、抗反流黏膜切除术(ARMS)。

射频治疗临床研究最多,安全性较好,在短期内能改善GERD患者的各项临床观察指标,包括食管酸暴露时间明显降低、烧心症状显著改善。

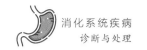

胃底折叠术对GERD患者疗效明确。目前认为胃底折叠术是最好的抗反流手术方式,推荐对不愿长期使用PPI治疗的GERD患者行抗反流手术。

磁环括约肌增强术(MSA):通过腹腔镜将磁珠环置于胃食管交界处,增强抗反流屏障。在减少反流症状方面明显优于服用PPI的患者,且并发症少,但长期疗效有待证实。

【基层医院转诊建议】

一、普通转诊

(1)怀疑有并发症(如食管狭窄或Barrett食管)的患者。

(2)对经验性治疗反应不佳,如给予PPI治疗8~12周,并没有得到明显改善的难治性GERD。

(3)需考虑内镜检查来帮助诊断,如肿瘤或感染等。

(4)需行内镜微创治疗或外科手术治疗。

二、紧急转诊

有明显的报警征象,如进行性吞咽困难、吞咽疼痛、体重减轻、贫血、呕血或黑便等。

【病例与问题】

一、病史摘要

患者,男,62岁。因"阵发性夜间胸闷、憋醒5年,加重1个月"就诊。自5年前开始反复出现夜间憋醒,进食后及夜间卧床后加重,每次持续时间不等,可以数分钟或数小时。近3年咽部不适,疼痛,喉镜检查显示咽部黏膜慢性充血,黏膜及黏膜下结缔组织增生,黏液腺肥大。睡眠呼吸监测报告"符合呼吸睡眠暂停综合征,阻塞型,中度",按照慢性咽炎治疗无效,近1月胸闷和夜间憋醒频繁发作。转诊消化内科门诊,追问悉知他长期反酸、烧心,饱餐后尤甚。独居,生活饮食无规律,嗜好烟酒,经常夜间饱餐。无吞咽困难,无心悸,无呼吸困难,无咳嗽、咳痰及咯血,无发热,无体重下降。既往无冠心病、高血压、糖尿病史。因甲状腺功能亢进,长期服用甲巯咪唑,监测T3、T4和TSH维持正常。体检:超重,咽部黏膜充血,牙骨质上窄沟状缺损。心肺检查和腹部检查均无异常发现。

二、问题与诊治经过解析

问题1.该患者病史有何特点?

根据前述病史体征,患者具有呼吸睡眠暂停综合征伴有饱餐后反酸、烧心症状,同时有咽炎和牙骨质上窄沟状缺损的牙蚀症。同时具有胃食管反流病的食管和食管外症状的临床特点,需要进一步明确诊断和治疗。

问题2.如何明确该患者的诊断和治疗?

基于患者有胃食管反流病的食管和食管外症状的临床特点,GerdQ评分>8分,提示胃食管反流病,予以奥美拉唑20 mg每日2次治疗1周,患者症状迅速完全缓解,GERD评分为0分。同时胃镜检查诊断反流性食管炎(LA C级)。食管吞钡检查:I型食管裂孔疝。

明确诊断:反流性食管炎(LA C级)、I型食管裂孔疝。食管外表现:咽喉炎、牙蚀症和呼吸睡眠暂停综合征。

继续奥美拉唑治疗8周后,医嘱患者在调整生活方式的同时,按需治疗维持缓解,近10年症状持续缓解,生活质量良好。

综上,对于可疑GERD患者,可按照图6-8-1流程诊治。

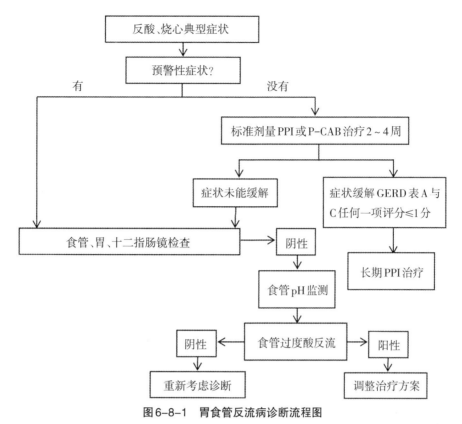

图6-8-1　胃食管反流病诊断流程图

（许建明　张磊）

主要参考文献

［1］中华医学会消化病学分会.2020年中国胃食管反流病专家共识［J］.中华消化杂志,2020,40(10):649-663.
［2］中华医学会,中华医学会杂志社,消化系统疾病基层诊疗指南编写专家组.胃食管反流病基层诊疗指南(2019
年)［J］.中华全科医师杂志,2019,18(7):635-641.
［3］Katz PO,Dunbar KB,Schnoll-Sussman FH,et al.ACG clinical guideline for the diagnosis and management of gastro-
esophageal［J］.Reflux Disease,2022,117(1):27-56.

第九节　贲门失弛缓症诊断与处理

贲门失弛缓症是由于食管贲门部神经肌肉功能障碍所致的食管功能障碍引起食管下端括约肌弛缓不全,食物无法顺利通过而滞留,从而逐渐使食管张力、蠕动减低及食管扩张的一种疾病。贲门失弛缓症的有哪些临床表现? 其临床诊断要点及其诊断标准是什么? 如何与贲门失弛缓症症状相似的疾病相鉴别? 贲门失弛缓症有无并发症? 如何治疗和进行疗效评价? 本节结合有关共识指南意见,介绍上述诊治要点,并展示一例贲门失弛缓症诊治经过,供借鉴参考。

【诊断】

一、诊断要点及其诊断标准

贲门失弛缓症的诊断需要综合分析以下临床和辅助检查:

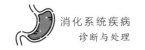

（一）临床表现

吞咽困难、胸骨后疼痛、反流等症状是贲门失弛缓症的典型临床表现。其中，吞咽困难是最常见（>80%~95%）、最早出现的症状，病初时有时无，时轻时重，后期转为持续性。食物反流和呕吐发生率可高达90%。呕吐多在进食后20~30 min发生，可将前一餐或隔夜食物呕出。在并发食管炎、食管溃疡时，反流物可含有血液。患者可因食物反流、误吸而引起反复发作的肺炎、气管炎，甚至支气管扩张、肺脓肿或呼吸衰竭。40%~90%的患者伴有疼痛，多位于胸骨后及中上腹。体重减轻与吞咽困难影响食物摄取有关。病程较长的患者体重减轻、营养不良和维生素缺乏等表现明显，极少数患者可呈恶病质表现。在疾病后期，极度扩张的食管压迫胸腔内器官，可产生干咳、气急、发绀和声音嘶哑等。

（二）食管吞钡检查

食管扩张，食管蠕动减弱，食管末端狭窄呈鸟嘴状，狭窄部黏膜光滑，是贲门失迟缓症患者食管吞钡检查的典型表现。根据食管直径可将食管扩张分为三级：Ⅰ级（轻度），食管直径小于4 cm；Ⅱ级（中度），直径4~6 cm；Ⅲ级（重度），直径大于6 cm，甚至弯曲呈S形。

（三）胃镜检查

可排除器质性狭窄疾病或肿瘤。贲门失迟缓症内镜下表现为：

（1）大部分患者食管内见残留有中到大量的积食，多呈半流质状态覆盖管壁，且黏膜水肿增厚致使失去正常食管黏膜色泽。

（2）食管体部见扩张，并有不同程度扭曲变形。

（3）管壁可呈节段性收缩环，似憩室膨出。

（4）贲门狭窄程度不等，直至完全闭锁不能通过。应注意的是，有时检查镜身通过贲门感知阻力不甚明显时，易忽视该病。

（四）食管压力测定

食管测压是诊断贲门失弛缓症的"金标准"，通常表现为食管平滑肌蠕动消失，LES松弛不全，LES压力常显著增高。依据食管高分辨率测压（HRM）结果，贲门失弛缓症可分为三型：

1. Ⅰ型（经典失弛缓症）

表现为食管蠕动显著减弱而食管内压不高。

2. Ⅱ型

表现为食管蠕动消失及全食管压力明显升高。

3. Ⅲ型

表现为食管痉挛，可导致管腔梗阻。

该分型可用于判断手术疗效：Ⅱ型患者疗效最好，而Ⅲ型患者对手术治疗反应最差。

应该注意的是：食管吞钡检查、胃镜检查和食管压力测定三种检查方法可从不同角度提供相应诊断信息。例如：食管吞钡检查能显示食管形态及其对钡剂的排空功能；内镜检查可清楚显示食管腔、黏膜、贲门及贲门胃侧、胃底有无引起类似贲门失弛缓症的病变；对于食管吞钡或内镜检查不能明确诊断的患者，食管测压则能显示贲门失弛缓特征性的食管动力障碍变化，确定诊断；应用高分辨率测压（HRM）能清楚显示食管动力障碍征象，同时可做出贲门失弛缓症分型诊断。

以上各检查不仅在贲门失弛缓症的诊断中有互补作用，且有助于综合评估患者的病情、病期及类型，是进一步处理的重要依据。

综合上述诊断要点，贲门失弛缓症的诊断标准是：具备以上各项或（一）、（二）、（四）者可确诊；仅具备（二）、（四）项，但可排除系统性硬化病、食管贲门癌及淀粉样变等情况者亦可确诊。

诊断推荐意见：

（1）对于贲门失弛缓症疑似患者，如果内镜或食管X线检查无阳性发现，应在确诊前进行食管

动力学检测。(强烈推荐,低质量证据支持)

(2)食管X线检查有以下表现均支持贲门失弛缓症诊断:食管扩张;食管胃连接部(EGJ)狭窄,呈"鸟嘴征";食管蠕动消失;食管钡剂排空功能差。(强烈推荐,中等质量证据支持)

(3)对食管动力学检测结果可疑患者,推荐行食管吞钡检查,以评估食管排空功能和EGJ形态。(强烈推荐,低质量证据支持)

(4)对所有贲门失弛缓症患者,应行食管内镜检查,以观察EGJ和胃贲门部形态,排除假性贲门失弛缓症。(强烈推荐,中等质量证据支持)

二、鉴别诊断

贲门失弛缓症表现为吞咽困难、胸骨后疼痛、反流等症状,接诊后需要排除以下相似疾病。

(一)心绞痛

贲门失弛缓症的胸痛症状类似于心绞痛,甚至硝酸甘油也可缓解胸痛症状。但心绞痛多由劳累诱发,而贲门失弛缓症的胸痛症状则为吞咽所诱发,并有咽下困难,通过心电图可进行鉴别。

(二)胃食管反流病

贲门失弛缓症患者胸痛或吞咽困难症状,可能会被误诊为GERD。此外,贲门失弛缓症患者进行24 h食管pH的监测虽然可以发现食管腔酸化,但并非胃食管反流物,而是食管内残留的食物被细菌发酵所致。贲门失弛缓症的食管动力学障碍与GERD不同,GERD患者食管测压LES静息压减低,但是并无松弛障碍,甚至也能发现膈脚和LES压力带的分离现象(食管裂孔疝)。内镜也有一定鉴别意义,尤其是内镜可以观察到胃食管反流造成的食管黏膜糜烂,可作为反流性食管炎诊断依据。在反流性食管炎未造成食管炎性狭窄的情况下,内镜通过EGJ并不会感觉到阻力。对于怀疑非糜烂性胃食管反流病(NERD)的患者,24 h食管pH联合阻抗检测可以监测到从胃到食管腔的病理性的酸反流和非酸反流。

(三)继发性贲门失弛缓症

食管胃连接部附近浸润生长的肿瘤可能会造成类似贲门失弛缓症的临床症状,也有类似的食管测压及食管造影的表现,即假性贲门失弛缓症。内镜对于鉴别假性贲门失弛缓症的意义最大。在高龄、病程较短及体重下降的患者中,需要格外注意贲门胃底浸润性肿瘤。因此内镜检查的时候,需要仔细观察EGJ和翻转内镜时观察贲门,尤其是当发现EGJ黏膜存在异常的时候,还需要内镜携带透明帽撑开黏膜皱襞观察,必要时可行超声内镜检查。

(四)风湿免疫病

系统性硬化病、系统性红斑狼疮、皮肌炎、淀粉样变及混合性结缔组织病,都可出现不同程度的吞咽困难、胸痛、反食等症状,此类疾病的共同临床特征有长期不规则发热,关节痛,不同程度的皮肤及内脏损害,症状缓解与复发交替,免疫球蛋白增高,抗核抗体及其抗体谱检测指标阳性等,可作为诊断风湿免疫病的线索。风湿免疫病X线检测室可发现食管蠕动减慢、不规则乃至食管扩张,但是无远端食管固定性狭窄。食管测压有助于两者的鉴别诊断。

(五)弥漫性食管痉挛

弥漫性食管痉挛(DES)亦可表现为咽下困难、胸骨后疼痛症状,与贲门失弛缓症临床表现相似。但与贲门失弛缓症不同,食管吞钡检查时,食管呈螺旋状或串珠状开钻样表现。食管测压有助于诊断和鉴别诊断。食管测压显示DES食管体部发生非推动性、不协调的收缩及间歇性正常蠕动。这种不协调收缩所引起的平均压力可以和正常蠕动波所引起者相似,但有时可显著增高,收缩的持续时间也可异常延长。食管上1/3的功能正常,食管下括约肌(LES)的压力多正常,但有时也增高。

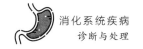
三、并发症

贲门失弛缓症的并发症,主要可以表现为以下两个方面。

(一)吸入性呼吸道感染

食管反流物被呼入气道时。可引起支气管和肺部感染,尤其在熟睡时更易发生。约1/3患者可出现夜间阵发性呛咳或反复呼吸道感染。

(二)食管本身并发症

本病可继发食管炎、食管黏膜糜烂、溃疡和出血、压出型憩室、食管-气管瘘、自发性食管破裂和食管癌等。

【治疗方法】

治疗目的是:降低食管下括约肌压力,使食管下端松弛,从而解除功能性梗阻,食物顺利进入胃内。治疗方法包括:

一、生活方式干预

应注意以下加重症状的因素,适时干预。

(1)某些食物可加重症状,诸如肉类、面包、米饭及某些蔬菜。因此,建议患者在医生及营养专家的帮助下选择饮食。

(2)进餐时,饮水或碳酸饮料(一些患者发现可缓解症状,但另一些患者发现可加重胸痛等症状)。

(3)为防止睡眠时食物溢流入呼吸道,建议患者在睡前4 h内勿进食,可用高枕或垫高床头。采用Valsalva动作,可促使部分食物从患者食管进入胃内,解除胸骨后不适。

(4)服药时,药物残留于食管。一些口服药可加重症状,但不同药物导致症状的严重程度并不一致,因此建议在医生的指导下服药。

(5)对精神神经紧张者可予以心理治疗。

二、药物治疗

亚硝酸盐类和钙通道阻滞剂等药物可使平滑肌松弛,降低贲门失弛缓症患者LES压力,不同程度地改善吞咽困难症状。药物口服后可滞留于食管内,生物利用度不佳;舌下含服起效迅速,但作用时间短暂,常需在饭前服用。常用的有尼群地平10~30 mg,饭前30~45 min舌下含服;硝酸异山梨酯5 mg,饭前10~15 min舌下含服;硝酸甘油0.4 mg,饭前10~15 min舌下含服。上述药物具有扩张血管的作用,可导致水肿、眩晕和头痛等不良反应。

目前认为,无明显证据表明药物能持续有效改善贲门失弛缓症的症状。仅在对术前准备及拒绝或不适于做扩张术、内镜治疗或外科手术者,药物治疗可能有一些作用。但药物治疗的效果持续甚短,不能阻止症状加重,只能暂时使用。

三、内镜治疗

内镜下治疗贲门失弛缓症因创伤小、患者术后恢复快、症状缓解明显,已经在临床应用广泛,目前内镜下治疗贲门失弛缓症的内镜治疗方法是:

1.内镜下肉毒杆菌毒素局部注射(BTI)

肉毒毒素可用于治疗贲门失弛缓症,但只能提供短期疗效,可用于手术及麻醉风险大的老年患者。

2.内镜下球囊扩张术

内镜下球囊扩张术(PD)是治疗贲门失弛缓症的传统方法,能有效改善贲门失弛缓症患者症状和吞咽困难。常用扩张方法是气体球囊扩张,扩张次数及时间须根据操作者及扩张成功的需要而定。该方法的优点是,对大多数患者近期效果明显,症状缓解快,大多数治疗安全性较好,但可能出现穿孔、出血等并发症。缺点是仍有相当一部分患者出现远期(超过12个月)复发。可能的复发危险因素包括年轻(45岁以下)、女性、小直径球囊行单次扩张、治疗后LES压力在10 mmHg以上、实时食管吞钡检查显示食管钡剂排空差、HRM显示为Ⅰ和Ⅲ型贲门失弛缓症。总体认为,球囊扩张对贲门失弛缓症有一定的疗效,但需要多次治疗,且有发生严重并发症的风险。

3.经口内镜下肌切开术

经口内镜下肌切开术(POEM)无皮肤切口,通过内镜下贲门环形肌层切开,最大限度地恢复食管的生理功能并减少手术的并发症,术后早期即可进食,95%的患者术后吞咽困难得到缓解,且反流性食管炎发生率低。由于POEM手术时间短,创伤小,恢复特别快,疗效可靠,或许是目前治疗贲门失弛缓症的最佳选择。POEM的并发症主要有皮下气肿、气胸、化脓性纵隔炎等。POEM的远期疗效以及与传统治疗手段疗效的比较需要进一步的观察研究。

4.终末期贲门失弛缓症的食管切除术

食管造影是诊断终末期贲门失弛缓症的最好方法。食管直径超过6 cm,并且出现迂曲、乙状结肠状改变,食管腔有食物残留就可定义为终末期贲门失弛缓症。此期患者常合并顽固的吞咽困难、体重减轻、营养状态恶化。食管切除术的指征包括:①曾行肌切开治疗,无功能食管呈乙状结肠状在膈上迂曲;②合并反流所致的消化性食管狭窄,不适合扩张治疗;③多种治疗均失败,吞咽困难持续存在;④扩张治疗或外科治疗所致急性或慢性并发症;⑤食管黏膜癌变。

综上,所有的治疗方法均基于改善LES的松弛度、降低其阻力、加快食管排空和改善症状。但迄今为止,尚无一种方法能治愈贲门失弛缓症。并非所有的患者均能接受某一种治疗方法,医生应基于患者具体情况(如病期、病情、意愿和医疗中心的综合实力)选择适当治疗方法。

【健康教育与随访观察】

一、健康教育

贲门失弛缓症治疗的远期疗效不易维持,医生须注意治疗后如何维持疗效和开展患者教育。一旦确诊此症,就需要告知患者进食方式,学会如何管理好食管,避免因不当食物堵塞而加重食物潴留,导致食管扩张、变形成角,甚至形成巨食管,增大治疗难度。需要告知患者避免加重症状的进食方式:

(1)少食多餐。

(2)进餐时,饮水或碳酸饮料,一些患者发现可缓解症状,但另一些患者发现可加重胸痛等症状,应酌情选择。

(3)睡前饮食。建议患者在睡前4 h内勿进食,睡觉时抬高枕头。

(4)服药时,药物残留于食管。一些口服药可加重症状,但不同药物导致症状的严重程度并不一致,因此建议尽可能给予含服或液体口服药物。

二、随访观察

(一)对于接受内镜下球囊扩张术(PD)的随访观察

(1)疑为穿孔并发症者,食管碘对比造影是最佳的快速检测穿孔的方法。

(2)不推荐PD后需要应用PPI做维持治疗,仅在术后出现反流症状或内镜证实继发反流性食管炎时,可应用PPI。

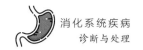
（3）随访PD治疗后状况，对于初始PD治疗无效者，经食管吞钡检查证实为终末期贲门失弛缓症者，建议予以POEM或手术治疗。

（二）POEM手术后随访观察

可按照胃食管反流预防治疗方案，予以PPI维持治疗。同时需要随访有无发生吞咽困难症状，如治疗无效，且经食管吞钡检查证实为终末期贲门失弛缓症者，考虑手术治疗。

（三）随访监测癌变风险

贲门失弛缓患者在接受最初治疗后10年或更长时间，发生食管鳞状细胞癌的风险为中重度增加，需要告知男性患者在最初接受治疗后的风险情况。随访要点类似食管癌，即轻度异型增生的患者随访要求3年1次，中度异型增生随访要求1年1次。内镜切除后随访要求3个月、6个月和12个月各复查1次内镜，若无复发，此后每年复查1次内镜。

【临床病例与问题】

一、病史摘要

患者，男，52岁。因反复吞咽困难2年入院。曾在当地医院行食管吞钡检查示食管扩张，食管蠕动减弱，食管末端狭窄呈鸟嘴状，狭窄部黏膜光滑。予以钙通道阻滞剂等药物治疗不能改善症状，内镜下球囊扩张治疗可短暂缓解症状。近2个月转为持续性吞咽困难，餐后半小时呕吐，伴有胸痛，食物反流，体重下降10 kg。体检无异常发现。胃镜检查发现食管内残留中等量积液、食管体部扩张、贲门狭窄，镜身通过贲门有阻力感。

二、问题与诊治经过解析

问题1.该患者诊断及其诊断依据是什么？如何排除相似疾病？

根据患者吞咽困难病程长达2年，食管吞钡检查显示食管扩张，食管蠕动减弱，食管末端狭窄呈鸟嘴状等贲门失弛缓症的典型征象，且经胃镜排除上消化道占位性病变，经心电图和自身抗体检测，排除心绞痛、风湿免疫病，继而经食管高分辨率测压（HRM）显示湿咽时食管体部100%无效吞咽，其中90%全段食管压力明显升高，排除弥漫性食管痉挛，显示出贲门失弛缓症动力障碍特征，故诊断贲门失弛缓症（Ⅱ型）。

问题2.前述患者如何选择治疗方案？疗效如何？

如上所述，该患者明确诊断Ⅱ型贲门失弛缓症，既往药物和球囊扩张治疗无效。故予以经口内镜下肌切开术（POEM）治疗，手术当日就能进食。经2年的随访观察，患者吃饭顺利，没有下咽困难症状，有时反酸烧心。内镜检查显示轻度反流性食管炎，告知患者少食多餐，避免刺激饮食，按需服用PPI治疗。

（许建明　张磊）

主要参考文献

[1] 中华医学会消化内镜学分会。中国贲门失弛缓症诊治专家共识（2020，北京）[J].中华消化内镜杂志，2021，38（4）：256-275.

[2] 张少为，刘俊峰.贲门失弛缓症的治疗[J].中华外科杂志，2020，58（9）：733-736.

[3] Bredenoord AJ，Fox M，Kahrilas PJ，et al.Chicago classification criteria of esophageal motility disorders defined in high resolution esophageal pressure topography[J].Neurogastroenterol Motil，2012，24(S1)：S57-S65.

第十节 幽门螺杆菌感染规范化诊疗

幽门螺杆菌(Hp)是慢性胃炎、胃十二指肠溃疡的重要致病因素,与胃癌、胃黏膜相关淋巴组织淋巴瘤发生密切相关,是消化内科门诊常见的感染性疾病。如何选择幽门螺杆菌诊断方法? 根除幽门螺杆菌的益处是什么? 根除幽门螺杆菌的指征有哪些? 如何选择根除幽门螺杆菌方案? 本节将重点介绍和解读第六次全国幽门螺杆菌感染处理共识报告,以期规范幽门螺杆菌感染诊断和治疗。

一、诊断方法

临床应用的Hp检查方法分为两种,一种是非侵入性Hp检测试验,一种是侵入性Hp检测试验,后者是指通过胃镜获取黏膜标本的检查方法。常用幽门螺杆菌感染检测方法见表6-10-1。

表6-10-1 常用幽门螺杆菌感染检测方法

非侵入性诊断性检测			
检测项目	检测原理	检测效能	注意事项
尿素呼气试验	服下同位素标记碳原子的尿素胶囊,如胃内存在Hp,则分解尿素,产生同位素标记的CO_2,在呼出气体中检测到	敏感性和特异性>95%	当检测值接近临界值(cut-off value)时,结果不可靠,可间隔一段时间后再次检测或用其他方法检测
粪便抗原检测		91%~96%敏感性,93%~97%特异性	消化性溃疡出血时,敏感性降低
抗体检测		85%敏感性,79%特异性(如果之前没有接触过幽门螺杆菌)	Hp感染治愈后,多年仍然保持阳性
侵入性检测			
快速尿素酶试验	取出小块胃黏膜组织放入含有尿素试剂中,Hp特有的尿素酶分解尿素产生氨,使试剂变碱性,指示剂变红	>90%敏感性,>95%特异性	急性溃疡出血导致敏感性降低,建议从胃的两个部位进行活检
胃黏膜组织切片染色镜检	染色后可在显微镜下直接观察到Hp	>95%的敏感性和特异性	受取材部位、取材量以及病理医师辨识能力的影响

如何选择这些幽门螺杆菌诊断方法? 我国第六次全国幽门螺杆菌感染处理共识报告提出指导意见和注释如下:

(一)非侵入性Hp检测试验

包括13C或14C尿素呼气试验、单克隆粪便抗原试验、血清学试验。我国第六次共识意见提出以下专家共识意见:

【陈述1】

尿素呼气试验(UBT)是临床最受推荐的非侵入性Hp感染诊断方法,单克隆粪便抗原试验可以作为备选;血清学试验主要用于流行病学调查,不作为Hp现症感染的诊断方法。证据等级:B;推荐强度:强;共识水平100%。

1.UBT

包含13C-UBT和14C-UBT,其中13C是碳的稳定同位素,无放射性,14C是不稳定同位素,有放射性。有荟萃研究分析发现,两者在敏感性、特异性上均无显著区别,对于检测Hp感染均具有较高的

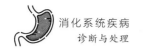
准确性。

以下多种因素可能影响UBT检测结果准确性：①近期使用药物，如质子泵抑制剂(PPI)、钾离子竞争性酸阻滞剂(P-CAB)、铋剂和抗生素等，均可能导致UBT假阴性；②提高胃内酸度(如添加柠檬酸制剂)可能有助于提高检测的准确性；③^{13}C-尿素剂量越高，^{13}C-UBT检测准确性越高，75 mg的剂量用于成人和12~17岁的青少年，45 mg的剂量仅用于3~11岁的儿童；④上消化道急性出血和胃大部切除手术史可能导致UBT假阴性。

当UBT检测值接近临界值时，其结果可能不可靠，可间隔一段时间复查或用其他方法检测。

2.单克隆粪便抗原试验(HpSA)

与^{13}C-UBT的比较研究结果显示，在诊断Hp感染时，^{13}C-UBT比HpSA更敏感、更准确，在评估Hp是否根除时，HpSA与^{13}C-UBT相当。粪便抗原检测的一个潜在问题是近半数患者不愿意处理粪便，但在不愿接受UBT或呼气配合欠佳者(如儿童)中具有一定优势。

3.血清学试验

具有快速、廉价的特点，有助于筛查Hp感染人群。可在消化性溃疡出血、抗生素和/或PPI治疗等其他诊断方法结果不明确的情况下确认Hp感染的存在。然而，需注意Hp抗体在根除后的很长一段时间内仍会持续存在，所以抗体阳性并不能反映现症感染，不能用于Hp根除治疗后的复查。

【陈述2】

除血清学试验、分子生物学检测方法外，使用其他方法检测Hp前必须停用PPI、P-CAB至少2周，铋剂、抗生素、具有抗菌作用的中药至少4周。证据等级：B；推荐强度：强；共识水平：100%。

除血清学试验、分子生物学检测方法外，其他检查结果不可靠多数与Hp低细菌密度有关。研究显示，PPI的使用可能会产生假阴性的UBT结果，而其他抗溃疡药物单独使用时，大多数情况下对UBT结果影响甚微。

使用PPI后至少12 d，Hp的生存力、形态和尿素酶才可完全恢复。P-CAB使用也会增加UBT的假阴性，但多数患者停药2周后可恢复。基于以上结果，《第六次全国幽门螺杆菌感染处理共识报告(非根除治疗部分)》(简称《国六共识》)明确指出，检测Hp感染前必须停用PPI、P-CAB至少2周。

【陈述3】

Hp根除治疗后应常规评估根除效果，评估的时间应在完成治疗至少4周后；评估的最佳方法是UBT，单克隆粪便抗原试验可以作为备选。(修订)证据等级：B；推荐强度：强；共识水平：100%。

对于根除Hp的患者要复查Hp状态。既往多项研究对评估Hp根除效果的时间进行探讨，有研究证实，根除治疗后1个月检测Hp状态能准确反映Hp是否成功根除。且《马斯特里赫特Ⅵ佛罗伦萨共识报告：幽门螺杆菌感染的管理》同样建议评估根除效果的时间应为4~6周，并应在检测(复查)前2周停用质子泵抑制剂。

(二)侵入性Hp检测试验

侵入性Hp检测试验包括胃镜检查进行快速尿素酶试验、胃黏膜常规染色(HE染色)和/或特殊染色检查、培养或分子生物学方法检测、内镜下观察Hp感染征象。

【陈述4】

对于行胃镜检查的患者，快速尿素酶试验(RUT)可作为Hp快速检测方法。(修订)证据等级：C；推荐强度：弱；共识水平：96%。

RUT在完成胃镜检查后能较快获得Hp检测结果，其准确性相对较高，有研究显示不同的RUTs之间敏感性和特异性没有显著性差异。但RUT准确性可能受活检标本细菌密度、检测时间和检查温度等影响。多点活检有利于提高检测准确性。据研究显示，无论Hp治疗状态如何，当双标本应用时，其敏感性增强，RUT反应时间显著减少。

此外,温度对RUT的影响同样值得关注。相关研究显示,在37℃下孵育CLOtest可加快大多数患者的阳性检测时间,尽管通常节省不到1 h。在1~2 h读取测试时,敏感性会有所提高。

【陈述5】

胃黏膜组织常规染色(苏木精-伊红染色)通常可有效诊断Hp感染。当患者胃黏膜组织学表现为慢性活动性炎症而常规染色为阴性时,可行特殊染色。(修订)证据等级:C;推荐强度:弱;共识水平:100%。

苏木精-伊红染色(HE染色)是目前最常规的胃黏膜组织染色方法,绝大多数情况下可有效诊断Hp,但需有经验的病理医师参与。免疫组织化学染色对Hp感染的诊断率高于HE染色,当在HE/HES-Giemsa染色阴性情况下,可选择免疫组织化学染色用于检测Hp。

【陈述6】

Hp培养法主要用于Hp对相关抗生素的耐药检测。(修订)证据等级:C;推荐强度:弱;共识水平:100%。

Hp体外培养的敏感性为70%~90%,且Hp培养受多种因素影响,如取回的胃标本的数量、微需氧条件和培养基的影响、某些药物的影响(抗生素、PPI、铋剂)、消化性溃疡患者的出血等。有研究显示,标本的保存和运输不当会影响Hp培养阳性率。此外,Hp的接种浓度过低也会影响Hp培养阳性率。

【陈述7】

分子生物学方法主要用于Hp耐药基因型的检测,克拉霉素、左氧氟沙星耐药基因型检测对Hp根除治疗有重要的指导价值。(新增)证据等级:B;推荐强度:强;共识水平:88%。

分子生物学技术-实时聚合酶链式反应(PCR)检测可准确诊断Hp,其敏感性、特异性高,与粪便抗原试验几乎一致。《世界胃肠病组织全球指南:幽门螺杆菌2021》和《筛查与根除幽门螺杆菌预防胃癌:台北全球共识》均指出,抗生素耐药是目前Hp根除失败的主要原因,Hp根除成功的主要决定因素是在治疗前了解抗生素耐药性。

国内外研究证实了PCR技术检测抗生素耐药的价值,结果显示,PCR技术在诊断Hp感染和检测克拉霉素耐药、左氧氟沙星耐药以及克拉霉素和左氧氟沙星双重耐药的敏感性和特异性都非常高,分别为100%和100%、98.04%和95.04%以及100%和96.91%。

综上,目前诊断方法的发展允许对Hp感染、抗生素耐药及根除疗效进行更准确可靠的诊断。方法的选择将取决于可获得性、优缺点、敏感性和特异性,以及每个患者的临床情况。在治疗之前必须明确感染,治疗后必须确认是否成功。

二、幽门螺杆菌根除的益处和根除指征

(一)根除幽门螺杆菌的益处

对于Hp检测结果阳性的患者,根除Hp至少可获得以下益处:

(1)幽门螺杆菌胃炎可在部分患者中引起消化不良症状,根除Hp可使部分患者的症状获得长期缓解。

(2)Hp感染是90%以上十二指肠溃疡和70%~80%胃溃疡的病因,根除Hp可促进溃疡愈合,显著降低溃疡复发率和并发症发生率。根除Hp后,可以使Hp阳性消化性溃疡不再是一种慢性、复发性疾病,而是可以完全治愈的疾病。因此,Hp感染是消化性溃疡的主要病因,不管溃疡是否活动和是否有并发症史,均应该检测和根除Hp。

(3)Hp阳性的局部阶段(Lugano Ⅰ/Ⅱ期)胃MALT淋巴瘤根除Hp后,60%~80%的患者可获得缓解,因此根除Hp是局部阶段胃MALT淋巴瘤的一线治疗手段。

(4)根除幽门螺杆菌感染可使长期服用非甾体类抗炎药(包括低剂量阿司匹林)的患者发生消

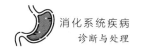

化性溃疡的风险下降。

（5）长期服用质子泵抑制剂会使幽门螺杆菌胃炎分布发生改变,增加胃体胃炎发生风险,根除幽门螺杆菌可降低胃体胃炎风险。

（6）根除幽门螺杆菌可显著改善胃黏膜炎性反应,阻止或延缓胃黏膜萎缩、肠化生发生和发展,部分逆转胃黏膜萎缩,但难以逆转肠化生。

（7）幽门螺杆菌(Hp)不仅能导致多种消化道疾病,还与不明原因缺铁性贫血、特发性血小板减少性紫癜、维生素B_{12}缺乏症等疾病相关,患有这些疾病的患者应检测和根除幽门螺杆菌。

（8）虽然Hp感染是一类致癌因子,但所有肿瘤的发生均是多因素作用的结果,包括遗传因素、环境因素等。因此,仅对有胃癌家族史的高危人群,以及传统胃癌高发地区人群,有必要做幽门螺杆菌的筛查和根除治疗。

（二）幽门螺杆菌根除指征

见表6-10-2。

表6-10-2　幽门螺杆菌根除指征

幽门螺杆菌根除指征	证据等级	推荐强度
消化性溃疡(不论是否活动和有无并发症史)	A	强
胃黏膜相关淋巴组织淋巴瘤	A	强
早期胃癌接受内镜黏膜下剥离术或胃次全切除术者	A	强
有胃癌家族史	A	强
计划长期服用非甾体类抗炎药(包括低剂量阿司匹林)	A	强
幽门螺杆菌胃炎	A	强
胃增生性息肉	B	强
幽门螺杆菌相关性消化不良	B	强
长期服用质子泵抑制剂	B	强
不明原因的缺铁性贫血	B	强
原发免疫性血小板减少症	B	强
维生素B_{12}缺乏	B	强
证实幽门螺杆菌感染(无根除治疗抗衡因素)	B	强

与《第五次全国幽门螺杆菌感染处理共识报告》(简称《国五共识》)意见比较,在Hp根除指征部分,《国六共识》将"慢性胃炎伴胃黏膜萎缩、糜烂"修改为"幽门螺杆菌胃炎",将"慢性胃炎伴消化不良症状"修改为"Hp相关性消化不良症状",对于《国五共识》"其他Hp相关性疾病(如淋巴细胞性胃炎、增生性胃息肉、肥厚性胃炎)",因淋巴细胞性胃炎和肥厚性胃炎相对罕见,单独罗列"胃增生性息肉"。新增"维生素B_{12}缺乏"作为根除指征。上述12条Hp根除指征的陈述如下:

【陈述1】根除Hp的获益和风险在不同个体之间存在差异,对于感染者应进行个体化评估和处理。证据等级:B;推荐强度:强;共识水平:100%。

【陈述2】Hp是消化性溃疡的主要病因,无论溃疡是否活动和有无并发症史,均应该检测和根除Hp。证据等级:A;推荐强度:强;共识水平:100%。

【陈述3】根除Hp是局部阶段胃MALT淋巴瘤的一线治疗。证据等级:A;推荐强度:强;共识水平:100%。

【陈述4】Hp感染导致慢性活动性胃炎,根除Hp可显著改善Hp胃炎患者胃黏膜炎症,延缓或阻止胃黏膜萎缩、肠上皮化生的发生和发展,在部分患者可逆转萎缩,甚至可能逆转肠上皮化生,降低胃癌发生风险。证据等级:A;推荐强度:强;共识水平:91%。

【陈述5】Hp根除后,胃增生性息肉可以缩小或消失,根除Hp是胃增生性息肉的优选治疗。证据等级:B;推荐强度:强;共识水平:83%。

【陈述6】对未经检查的消化不良患者可实施Hp"检测和治疗"策略,但应综合考虑当地上消化道肿瘤发病率、成本-效益比、患者的年龄和意愿等因素。对于Hp感染伴消化不良症状的患者,根除Hp可使部分患者症状获得长期缓解,应优先选择。证据等级:B;推荐强度:强;共识水平:91%。

【陈述7】Hp阳性的早期胃癌患者行ESD术后仍有发生异时性胃癌的风险,应尽早接受Hp根除治疗。证据等级:A;推荐强度:强;共识水平:100%。

【陈述8】有胃癌家族史的Hp感染者胃癌发生风险增加,应接受Hp根除治疗。证据等级:A;推荐强度:强;共识水平:95%。

【陈述9】Hp胃炎是可传染的感染性疾病,对于家庭成员中与感染者共同居住且无抗衡因素的成年人,建议检测和根除Hp,以阻断Hp在家庭成员间的传播。证据等级:B;推荐强度:弱;共识水平:96%。

【陈述10】长期服用NSAIDs(包括低剂量阿司匹林)的Hp感染者消化性溃疡发生风险增加,应在服用前根除Hp。证据等级:A;推荐强度:强;共识水平:98%。

【陈述11】长期服用PPI会使Hp胃炎的分布部位发生改变,增加胃体胃炎发生的风险,根除Hp可降低这种风险。证据等级:B;推荐强度:强;共识水平:88%。

【陈述12】Hp感染与不明原因缺铁性贫血、原发免疫性血小板减少症、维生素B_{12}缺乏症等疾病相关。对于这些疾病患者,应检测并根除Hp。证据等级:B;推荐强度:强;共识水平:100%。

三、治疗

随着Hp根除治疗的广泛开展,我国Hp感染率有所下降,但随之而来的抗菌药耐药率的提升,成为Hp根除治疗的又一大挑战。我国第六次共识根据临床实践遇到的问题,形成了以下新的专家共识意见和实施建议:

问题1.在Hp感染患者中,相对于三联方案,是否推荐采用铋剂四联方案进行初次和再次治疗?

专家意见:推荐采用铋剂四联方案(表6-10-3)对Hp感染者初次和再次治疗;不推荐非铋剂四联方案(伴同方案、杂合方案和序贯方案)用于Hp的初次和再次治疗。(强推荐,中等证据质量)

表6-10-3 铋剂四联方案(PPI+铋剂+2种抗生素)

方案	抗菌药物1	抗菌药物2
1	阿莫西林1 000 mg bid	克拉霉素500 mg bid
2	阿莫西林1 000 mg bid	左氧氟沙星500 mg qd或200 mg bid
3	四环素500 mg tid/qid	甲硝唑400 mg tid/qid
4	阿莫西林1 000 mg bid	甲硝唑400 mg tid/qid
5	阿莫西林1 000 mg bid	四环素400 mg tid/qid

注:标准剂量的PPI和铋剂(bid,餐前半小时口服)联合2种抗菌药物(餐后口服)。标准剂量PPI为艾司奥美拉唑20 mg、雷贝拉唑10 mg、奥美拉唑20 mg、兰索拉唑30 mg、泮托拉唑40 mg、艾普拉唑5 mg(以上选一);标准剂量铋剂为枸橼酸铋钾220 mg(果胶铋标准剂量待确定),疗程14 d。

实施建议:

(1)由于含四环素和甲硝唑的铋剂四联方案在部分患者中不良反应较为明显,且四环素的临床可及性不佳,因此,在使用时建议医患共同决策。

(2)在克拉霉素、甲硝唑、左氧氟沙星等多药高耐药地区,若既往有克拉霉素、甲硝唑、左氧氟

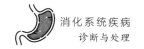

沙星等用药史时,在估计难以根除Hp情况下,可权衡利弊选择呋喃唑酮四联方案:阿莫西林1 000 mg bid/四环素500 mg tid/qid,呋喃唑酮100 mg bid,加铋剂和质子泵抑制剂(PPI)。

(3)在铋剂不能获得、对铋剂过敏或存在铋剂使用禁忌时,可以考虑使用非铋剂四联方案。

问题2.在Hp感染者中,相对于铋剂四联方案,是否推荐采用大剂量二联方案进行初次和再次治疗?

专家意见:在Hp感染者的初次和再次治疗中,铋剂四联和大剂量二联方案均为可选的治疗方案。(强推荐,低质量证据)

本条专家意见既肯定了大剂量二联方案在Hp根除治疗中的作用,也明确了大剂量二联方案的定义:即含双倍剂量PPI和每日≥3 g(分3次或以上给药)阿莫西林方案,疗程14 d。

问题3.在Hp感染者中,相对于常规剂量PPI的铋剂四联方案,是否推荐双倍剂量PPI的铋剂四联方案?

专家意见:不建议在铋剂四联方案中常规使用双倍剂量PPI。(弱推荐,中等质量证据)

实施建议:在某些情况下,通过CYP2C19基因型检测已明确Hp感染的患者为PPI快代谢型时,可以酌情使用双倍剂量PPI的铋剂四联方案进行根除治疗,可能有利于提高根除疗效。

问题4.在Hp感染者中,相对于含PPI的铋剂四联方案,是否推荐含钾离子竞争性酸阻滞剂(P-CAB)的铋剂四联方案?

专家意见:在Hp感染者的根除治疗中,含PPI的铋剂四联方案与含P-CAB的铋剂四联方案均为根除治疗的可选方案。

问题5.在Hp感染者中,相对于经验治疗,是否推荐通过了解抗生素用药史调整的根除治疗方案?

专家意见:在Hp感染者的经验性根除治疗中,推荐使用通过了解抗生素用药史调整的根除治疗方案。(强推荐,中等质量证据)

临床应用大环内酯类、喹诺酮类等抗生素极易出现原发耐药、交叉耐药的现象,既往用药史可能预测抗生素耐药,指导根除方案的选择,从而获得更高的根除率。

原发耐药:既往由于多种原因服用过该药,之后再用于Hp感染根除治疗,常常因为诱导耐药而使根除疗效下降。

交叉耐药:同一类药物,既往由于多种原因服用过一种,则使用另一种根除Hp感染,也会使根除疗效下降。

实施建议:通过患者回忆而获取的用药史信息可能存在不确定性,导致干预措施的有效性受损,建议在实施过程中尽量获取患者的电子病历数据。

问题6.在Hp感染者中,相对于经验性根除治疗,是否推荐药物敏感性检测指导下的个体化根除治疗方案?

专家意见:在Hp感染者的初次治疗中,不建议常规使用药物敏感性检测指导下的个体化根除治疗方案。(弱推荐,中等证据质量)

实施建议:虽然目前现有证据中尚缺乏治疗失败者的研究数据,但是指南专家组建议在此类患者中使用药物敏感性检测指导下的个体化根除治疗方案。

问题7.在Hp感染者中,相对于铋剂四联方案治疗,是否推荐铋剂四联方案联合中药治疗?

专家意见:以下两种情况下可考虑联合中药治疗:

(1)在克拉霉素、左氧氟沙星、甲硝唑高耐药地区,采用经验性治疗时可联合中药治疗。

(2)对于既往Hp根除治疗失败的患者人群,在铋剂四联方案基础上联合某些中药,可能有助于提高根除成功率。(有条件推荐,低质量证据)

实施建议:研究显示铋剂四联基础上联合某些中药可提高Hp根除率,如铋剂四联治疗结束后序贯荆花胃康胶丸（160 mg，每日3次或240 mg，每日2次；3~4周）、铋剂四联联合中药汤剂——半夏泻心汤、铋剂四联联合以大黄、黄连、黄芩为主的辨证论治方剂等；或将上述中药替代铋剂四联方案中的克拉霉素或铋剂，具有与铋剂四联相近的Hp根除率。

但在采用中药汤剂治疗时，应由取得中医资质的医师辨证施治。

问题8.Hp感染者中，相对于铋剂四联方案，是否推荐三联方案联合益生菌治疗？

专家意见：目前缺乏可靠的研究证据来支持或者反对在Hp感染治疗中使用三联根除方案联合益生菌。（无推荐，极低质量证据）

实施建议：少量研究显示，相对于铋剂四联方案，三联方案联合益生菌治疗有可能会带来根除率微小的提高和腹痛、头痛和腹泻等不良事件的轻微下降。建议对铋剂过敏、不可得或不耐受的人群，可以考虑使用标准三联联合益生菌的方案，但使用益生菌的种类、剂量、疗程和时机尚需要更多高质量的研究来证实。

问题9.在Hp感染者中，相对于铋剂四联方案治疗，是否推荐铋剂四联方案联合益生菌治疗？

专家意见：有条件的推荐铋剂四联方案联合益生菌根除Hp感染。（有条件推荐，中等质量证据）

实施建议：益生菌辅助铋剂四联根除方案可部分提高Hp根除率，降低腹泻等主要不良事件的发生。专家建议在不考虑费用和方案复杂性的前提下，可以在肠道微生态不稳定的人群（如有功能性腹泻、腹泻型肠易激综合征、长期抗生素使用等情况的Hp感染者）中使用。选择含乳酸菌的混合菌株、在根除治疗前和根除治疗期间使用且疗程超过2周效果更佳。

问题10.Hp感染者中，相对于铋剂四联方案，是否推荐三联方案联合胃黏膜保护剂的治疗方案？

专家意见：不建议用标准三联联合胃黏膜保护剂方案来替代标准四联方案进行Hp根除治疗。（弱推荐，专家共识）

问题11.难治性Hp感染的根除治疗。

难治性Hp根除治疗失败定义：连续规范的不同药物组合方案根除治疗≥2次仍未成功。影响难治性Hp感染治疗的因素分析如下：

·菌株因素：原发耐药或继发耐药。

·宿主因素：CYP2C19基因多态性；青霉素等药物过敏；不耐受导致患者依从性不佳。

·医生因素：未遵循相关Hp根除治疗共识推荐（方案、原则）对患者进行规范化诊疗。

专家意见：

（1）推荐使用铋剂四联方案对难治性Hp感染患者进行经验性根除治疗，在推荐的5种抗生素药物组合中（表6-10-4），可能与初次、再次根除治疗中的某些方案重叠，提示Hp初次和再次治疗方案可在难治性Hp感染患者中延续使用，疗程14 d。

（2）条件允许的情况下，建议行细菌培养与抗生素药敏试验，方便对患者进行个体化诊疗。

表6-10-4　难治性Hp感染患者推荐的经验性治疗方案

方案	抗菌药物1	抗菌药物2
1	四环素500 mg tid或qid	甲硝唑400 mg qid
2	阿莫西林1 000 mg bid或tid	呋喃唑酮100 mg bid
3	四环素500 mg tid/qid	呋喃唑酮100 mg bid
4	阿莫西林1 000 mg bid或tid	四环素500 mg tid/qid
5	阿莫西林1 000 mg bid或tid	甲硝唑400 mg/qid

注：疗程14 d。

应该注意在Hp根除治疗过程中可能出现的不良反应及对策，并强调患者依从性对Hp根除疗

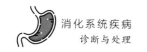
效的重要性,治疗过程中还应对患者密切随访。

问题12.青霉素过敏患者Hp感染根除治疗。

专家意见:对于青霉素过敏的患者,推荐了3个治疗方案(表6-10-5)。

表6-10-5　青霉素过敏患者推荐的抗生素组合

方案	抗菌药物1	抗菌药物2
1	四环素500 mg tid/qid	甲硝唑400 mg tid/qid
2	头孢呋辛500 mg bid	左氧氟沙星500 mg qd
3	克拉霉素500 mg bid	甲硝唑400 mg qid

注:疗程14 d。

临床上常采用的克拉霉素、左氧氟沙星、甲硝唑两两组合,效果普遍不佳,但采用全剂量甲硝唑(每日1.6 g)时,可能会得到更好的根除疗效。此外,若四环素较难获取,可使用半合成四环素替代四环素,例如米诺环素(100 mg,每日2次)。

总之,在抗生素耐药率高的大背景下,目前我国特色的铋剂四联方案仍然是首选;高剂量的阿莫西林-PPI方案也是一种选择,药敏试验指导下的个体化根除治疗方案是可以在有条件下进行和推荐的,我国特色的中医中药也有助于Hp的治疗。此外,在Hp感染者的经验性根除治疗中,通过了解抗生素用药史有助于调整患者的根除治疗方案,临床医生还应关注难治性Hp感染的根除治疗。

四、健康教育

有利于落实防治幽门螺杆菌感染措施。

(一)预防幽门螺杆菌感染

Hp的传播途径有粪-口、口-口、密切接触和动物源性等,感染有家族聚集象。饮用受污染的水,感染Hp的人与家人的密切接触、共餐,学生之间的接触及生吃易感染幽门螺杆菌的食物等,均可引起Hp的感染。因此,在有幽门螺杆菌感染者的家庭或集体生活群中,建议预防的措施是:

(1)采取分餐制,使用公共的筷子。

(2)注意卫生,下班以后、便后要洗手,以减少幽门螺杆菌的传播。

(3)幽门螺杆菌阳性者,接受根除治疗,这对减少家庭传播是行之有效的措施。

(二)提高根除Hp治疗的依从性

导致Hp根治失败有两个主要原因:第一,抗生素耐药;第二,患者未遵医嘱按时服药。如果患者认真地采取我国共识的铋剂四联疗法方案,一般的根除率为90%左右,跟国际上持平。所以要提醒患者,如果你接受了根治,那么,首先态度要端正,要遵医嘱服药,其次,切记不能饮酒,否则会出现严重不良反应。根治治疗结束后1个月,应该到医院复查,确认是否根除。

(许建明　张磊)

主要参考文献

[1] 中华医学会消化病学分会幽门螺杆菌学组.第六次全国幽门螺杆菌感染处理共识报告(非根除治疗部分)[J].中华消化杂志,2022,42(5):289-303.

[2] 中华医学会消化病学分会幽门螺杆菌和消化性溃疡学组全国幽门螺杆菌研究协作组.第五次全国幽门螺杆菌感染处理共识报告[J].中华消化杂志,2017,37(6):364-378.

[3] Kentaro Sugano,Jan Tack,Ernst J Kuipers,et al.Kyoto global consensus report on helicobacter pylori gastritis[J].Gut,2015,64(9):1353-1367.

第十一节 慢性萎缩性胃炎临床诊断与监测

慢性胃炎系指不同病因引起的各种慢性胃黏膜炎性病变。基于病理学所见,可将慢性胃炎分为慢性非萎缩性胃炎和慢性萎缩性胃炎两大基本类型。由于萎缩性胃炎(atrophic gastritis,AG)是胃癌前病变,因而是评价和防治慢性胃炎的重点内容。

如何在内镜下识别慢性萎缩性胃炎的典型特征,评估萎缩范围和活检取材要求?慢性萎缩性胃炎组织病理学诊断的主要依据是什么?如何分度、分型?自身免疫性萎缩性胃炎有哪些内镜特征,血清学诊断的指标是什么?慢性萎缩性胃炎癌变高风险个体的征象是什么?一般多长时间需要进行内镜监测?是本节介绍的主要知识点。

一、萎缩性胃炎作为胃癌前病变的发展过程及其恶变的风险性

Correa级联反应是目前广泛被接受的肠型胃癌发病模式,即从正常黏膜通过微小黏膜改变、胃炎、萎缩性胃炎(AG)和肠上皮化生,发展为非典型增生的过程。萎缩性胃炎是这种胃癌前病变级联反应的重要阶段,据估计,AG进展为胃腺癌的风险为每年0.1%~0.3%,也可能癌变风险性更高。日本573例胃黏膜肠化和萎缩内镜随访报告,5年进展为早期胃癌的累积发生率为3.2%。萎缩性胃炎癌变风险程度具体取决于AG的严重程度、范围、伴随的肠化生,以及内镜病理随访监测的质量。我国胃黏膜癌前状态和癌前病变的处理策略专家共识指出,累及全胃的伴或不伴肠上皮化生(肠腺化生、肠化生)的重度慢性萎缩性胃炎具有较高的胃癌发生风险。

除主要由于幽门螺杆菌感染以外,自身免疫也是导致慢性萎缩性胃炎的主要因素。自身免疫性胃炎(AIG)晚期表现为恶性贫血(PA),与没有恶性贫血的患者相比,AIG发展为胃癌的相对风险高出近7倍。

与AG相关的胃神经内分泌肿瘤(NET)占所有胃NET的80%~90%,绝大多数归类为1型小NET,特别是以胃体为主的萎缩的AIG,发生1型NET的风险增加。根据长期队列研究,慢性AG患者1型胃NET的发病率估计为每人0.4%~0.7%年。

二、慢性胃炎诊断要点与病变评估

慢性胃炎主要症状是上腹部饱胀、隐痛、食欲下降、消化不良等。症状无特异性,体征很少,X线检查一般只有助于排除其他胃部疾病,确诊要靠胃镜检查及胃黏膜活组织病理检查。

(一)内镜诊断与检查

萎缩性胃炎的典型内镜特征是胃黏膜红白相间,以白相为主,皱襞变平,甚至消失,部分黏膜血管显露,可伴有黏膜颗粒或结节状等表现。如果在白光胃镜下见黏膜表面粗糙不平的发白颗粒或绒毛状改变,疑为肠化生(IM),可进一步在电子染色胃镜(如NBI)下观察胃小凹边缘见蓝色光线衬托(亮蓝嵴,LBC)和/或白色不透明物质(WOS),可明确诊断IM。

当出现萎缩性胃炎的内镜特征时,应在内镜下评估萎缩范围,从疑似萎缩/化生区域进行活检,以进行组织病理学确认和风险分层。由于广泛萎缩和化生比局限于胃窦的萎缩性胃炎患者癌症风险更高,因而应至少应对胃窦和胃体两个部位进行活检病理检查。为保证在胃黏膜病理检查中看到黏膜固有层才能判定有无萎缩的要求,取材不宜过浅,胃镜活检钳直径需>2 mm,垂直面活检,将活检组织基底面贴到固定用的小纸片上,应立即放入标注清楚的固定液瓶子中。

对于大多数由于幽门螺杆菌慢性感染导致的萎缩性胃炎(HpAG),可根据木村-竹本内镜下分型,将胃黏膜萎缩范围划分为轻度萎缩(C1,C2)、中度萎缩(C3,O1)和重度萎缩(O2,O3)。根据萎缩的部位,可分为以胃窦为主的慢性萎缩性胃炎和以胃体为主的慢性萎缩性胃炎。如果胃窦黏膜

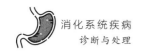

基本正常,而胃体/胃底黏膜萎缩明显(逆萎缩),则考虑是自身免疫性胃炎(AIG),需要进一步通过病理和检测抗胃壁细胞抗体(PCA)和抗内因子抗体(IFA)等,帮助明确诊断。

由于萎缩性胃炎的内镜下表现可能很微妙。内镜医师应按照规范进行高质量的检查,最大限度地提高萎缩性胃炎的诊断率。首先,内镜医师应确保良好的黏膜可视化,可以考虑使用消泡剂和黏液溶解剂,例如二甲硅油和链酶蛋白进行黏膜清洁,并通过适当的空气吹入、吸出技术,在充分黏膜可视化条件下,检查整个胃腔黏膜的整体外观,包括颜色和质地、黏膜下血管的外观以及胃皱襞的结构,然后通过使用高清白光内镜(HD-WLE)或图像增强技术[如窄带成像(NBI)]对局部异常进行有针对性的检查。

(二)胃黏膜活检病理诊断

萎缩性胃炎的诊断应通过组织病理学确诊,没有看到黏膜固有层全层是不能诊断有无萎缩的。为此,要求取材不宜过浅,组织包埋需要确认黏膜的表面与深面。

慢性萎缩性胃炎组织病理学诊断的主要依据是胃黏膜上皮固有腺体减少。固有腺体减少1/3以内者为轻度,减少1/3~2/3者为中度,减少2/3以上者为重度。组织学上有两种类型:①化生性萎缩:胃黏膜固有层部分或全部由IM或假幽门化生组成;②非化生性萎缩:胃黏膜固有层腺体数目减少,取代成分为胃纤维组织或纤维肌性组织或炎性细胞(主要胃慢性炎性细胞)。应该意识到,IM是AG最常见的组织病理学表现。胃黏膜出现IM几乎总是意味着存在萎缩性胃炎。消化科医生和病理学家应该共同努力,提高发现萎缩性胃炎的能力,特别是在明显萎缩的情况下,更需要提高明确萎缩范围和严重程度一致性的能力。

在幽门螺杆菌相关性萎缩性胃炎(HpAG)中,萎缩性变化最初出现在胃角过渡黏膜中,随着时间的推移,萎缩性变化沿着小弯和胃窦合并形成更大的萎缩/化生黏膜斑块,最终扩散到胃体/胃底。在AIG中,典型的组织学表现是以体部为主的AG,淋巴细胞破坏泌酸腺体。如果在AIG中发现胃窦萎缩,则应考虑合并HpAG。

如能按照悉尼标准取材活检病理检查,则可按照OLGA(可操作的与胃癌联系的胃炎评估)和OLGIM(可操作的与胃癌联系的肠化生评估),对萎缩和肠化进行个体的风险分层。Ⅲ期和Ⅳ期属胃癌高风险患者。

(三)血清学诊断

对于组织学符合自身免疫性胃炎逆萎缩(胃窦黏膜基本正常,而胃体部萎缩明显)患者,应进一步检查抗胃壁细胞抗体(PCA)和抗内因子抗体(IFA)以帮助诊断。同时还应评估巨幼细胞贫血,如果PCA和/或IFA阳性,血清维生素B_{12}含量下降,则诊断为AIG并发恶性贫血。

血清胃蛋白酶原(PGs)反映胃黏膜的功能和形态状态,是广泛萎缩的有用标志物。胃体和胃底腺中的主要和黏液颈部细胞分泌PGⅠ和PGⅡ,而PGⅡ(但不是PGⅠ)也由幽门腺和Brunner腺产生。如果PGⅠ明显降低和/或PGⅠ/PGⅡ值明显下降,则反映以胃体为主的黏膜萎缩。

三、萎缩性胃炎癌变风险防治与监测

(一)幽门螺杆菌的检测和治疗

幽门螺杆菌(Hp)是胃癌发生的环境因素中最重要的因素,绝大多数AG患者有当前或先前感染幽门螺杆菌的证据。因此,萎缩性胃炎(AG)患者都应进行幽门螺杆菌检测,如果呈阳性,则应根除幽门螺杆菌。随后应进行幽门螺杆菌感染呼气试验以确认成功根除。

在成功根除幽门螺杆菌后,一些AG患者胃黏膜改变可能会随着时间的推移而恢复,阻止或者延缓萎缩、肠化生的发生和发展,降低患胃癌的风险。然而,大多数AG患者根除幽门螺杆菌后,胃黏膜损伤仍然无法逆转,癌变的风险仍然较高。特别是在那些具有广泛或中度至重度萎缩的患者中(如OLGA/OLGIM Ⅲ/Ⅳ),即使在成功根除幽门螺杆菌后,也应内镜病理随访监测,早期发现和治疗早期胃癌。

（二）萎缩性胃炎的内镜监测

慢性萎缩性胃炎,尤其严重 AG(基于组织学、萎缩范围或 OLGA/OLGIM Ⅰ/Ⅳ 分期)与胃腺癌风险增加之间关联密切,应对这些患者进行随访监测,以便在胃黏膜癌变的早期发现和治疗,以提高患者的生存率。表6-11-1列出了慢性萎缩性胃炎的评估检测方案。其中,除需要进行幽门螺杆菌的检测和治疗,以及诊断自身免疫性胃炎以外,最主要的是需要在高质量内镜检查和标准活检取材病理检查基础上,评估萎缩肠化生分布范围和严重程度,对广泛重度萎缩性胃炎或肠化生患者,一般建议每3年进行内镜监测1次,监测间隔应考虑的其他风险因素包括基线内镜检查的质量、胃癌家族史、来自胃癌高发地区的移民史、持续性幽门螺杆菌感染、吸烟史和饮食因素等。

在恶性贫血(PA)患者中,观察性研究表明,在诊断的第一年内,发生胃腺癌的风险可能最高,故而需要在诊断PA后6个月内进行胃镜检查监测。

与AG相关的胃NET通常表现为2 cm的小到微小结节,应予以内镜超声评估肿瘤浸润深度和局部转移的存在。如果NET>2 cm、侵犯黏膜下层或有淋巴结转移,则应手术治疗。AIG与其他自身免疫性疾病,尤其是自身免疫性甲状腺疾病之间存在关联,可能与共有的遗传易感性位点有关。应考虑对诊断为AIG的患者进行自身免疫性甲状腺疾病的筛查。如果有新发糖尿病或皮质激素分泌不足的临床征象,评估AIG患者是否同时伴发自身免疫性1型糖尿病和艾迪生病。

表6-11-1　慢性萎缩性胃炎评估监测方案

非内镜监测	内镜监测
一般要求 ·检测幽门螺杆菌,阳性治疗并确认根除 ·评估贫血 ·评估微量营养素缺乏症,例如铁和维生素 B₁₂(无论是否贫血)	萎缩和肠化的程度和范围对预测胃癌有一定意义。最好按照慢性胃炎新悉尼系统方案活检,以确定胃黏膜萎缩/肠化生分布范围和组织学严重程度及其风险分层
	·对于局限在胃窦的轻度或中度慢性萎缩性胃炎,伴或不伴轻度肠化时,酌情进行内镜随访 ·当患者同时存在胃癌家族史、呈现不完全型肠化、萎缩与肠化的范围广泛,以及持续的Hp感染等胃癌危险因素时,建议至少:每3年内镜监测1次并靶向活检 ·AIG:基于个体化评估确定内镜监测间隔。至少每3年进行1次内镜随访检查
AIG患者 ·筛查自身免疫性甲状腺疾病 ·根据临床表现评估其他相关自身免疫性疾病(如1型糖尿病) ·对于组织学符合AIG的患者,检测PCA和IFA	·对于新诊断的恶性贫血患者,应考虑进行胃镜检查,以便进行风险分层并评估是否存在胃肿瘤和NET ·评估NET并进行相应管理

注:AG:萎缩性胃炎;AIG:自身免疫性胃炎;NET:神经内分泌肿瘤;PCA:抗胃壁细胞抗体;IFA:抗内因子抗体。

【临床病例和问题】

一、病史摘要

患者,男,47岁。间断上腹部不适8年,伴乏力、心悸10 d就诊。无呕血黑便,母亲患胃癌去世。体检:贫血貌,结膜苍白,心率104次/min,余体检未见异常。血常规:血红蛋白72 g/L,平均红细胞容积(MCV)135 fL,平均红细胞血红蛋白含量(MCH)45.6 pg。血清维生素 B₁₂ 6.8 pg/mL。胃镜检查:胃体黏膜慢性炎伴腺体萎缩;胃窦黏膜慢性炎。血清PGⅠ60 ng/mL,PGⅠ/PGⅡ2.6。

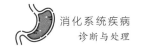

二、问题与解析问题

问题1.前述病例的临床诊断可能是什么？

根据患者胃镜检查病理诊断胃体萎缩性胃炎(A型胃炎)，化验检查显示外周血巨细胞贫血，血清维生素B_{12}水平下降，胃蛋白酶原Ⅰ和PGⅠ/PGⅡ值均明显降低，符合胃体黏膜萎缩导致的恶性贫血征象，需要进一步检验证实。

问题2.如何进一步检测与诊断？

安排给患者进行胃黏膜自身免疫指标检测，报告抗胃壁细胞抗体(PCA)和抗内因子抗体(IFA)阳性，骨髓细胞学检查证实为巨幼细胞性贫血，因而确诊为自身免疫萎缩性胃炎合并恶性贫血。

问题3.如何随访与评估？

鉴于患者自身免疫萎缩性胃炎合并恶性贫血，需要在确诊半年后进行胃镜精查监测，评估是否发生胃神经内分泌肿瘤或腺癌。

（许建明　陈刚）

主要参考文献

[1] 中华医学会消化病学分会.中国慢性胃炎诊治指南(2022年，上海)[J].中华消化杂志，2023，43(3)：145-175.

[2] Shah SC, Piazuelo MB, Kuipers EJ, et al. AGA clinical practice update on the diagnosis and management of atrophic gastritis：expert review[J]. Gastroenterology, 2021, 161(4)：1325-1332.

第十二节　消化性溃疡诊断与治疗

消化性溃疡是指在各种致病因子的作用下，黏膜发生炎性反应与坏死形成溃疡，溃疡的黏膜坏死缺损穿透黏膜肌层，严重者可达固有肌层或更深。病变可发生于食管、胃或十二指肠，也可发生于胃-空肠吻合口附近或含有胃黏膜的Meckel憩室内，其中以胃、十二指肠溃疡最常见。虽然消化性溃疡是可治愈的消化系统常见疾病，但影响生活质量，尤其当发生并发症时，病情严重，甚至危及患者的生命。

如何认识消化性溃疡的临床表现？内镜诊断消化性溃疡有哪些应用价值？如何鉴别胃溃疡与胃癌？如何诊治急性消化性溃疡出血等并发症？本节在介绍消化性溃疡临床诊治要点后，分享一例十二指肠溃疡合并出血、穿孔诊治经过，以期规范和提升消化性溃疡诊治能力。

【临床表现与诊断要点】

一、临床表现与病史要点

(1)消化性溃疡最常见的症状是上腹痛。慢性、周期性、与进餐时间相关的节律性中上腹痛，是消化性溃疡的典型症状和重要的临床诊断依据。但大约2/3的消化性溃疡病患者没有上述典型症状。不典型症状包括不规则上腹隐痛、腹胀、呕吐、食欲不振、烧心等。消化性溃疡体征无特异性。

(2)消化性溃疡并发症主要包括出血、穿孔、幽门梗阻和癌变等。其中，出血是消化性溃疡最常见的并发症，也是上消化道大出血最常见的病因。溃疡穿孔导致腹痛加剧，可为游离壁穿孔、后壁穿孔或穿透。十二指肠溃疡或者幽门管溃疡可导致幽门梗阻，出现餐后上腹饱胀、上腹疼痛加重，伴有恶心、呕吐。少数胃溃疡可发生癌变，十二指肠溃疡一般不会癌变。

(3)大多数消化性溃疡病患者有幽门螺杆菌感染或非甾体类抗炎药(NSAIDs)可疑病因，需要仔细收集记录有关病史。

二、诊断要点

消化性溃疡诊断需要分析综合以下诊断要点：

（1）慢性、周期性、节律性中上腹痛是提示消化性溃疡的典型症状；消瘦及贫血，黑便或粪便隐血试验阳性患者，特别是年龄>55岁，有上消化道恶性肿瘤家族史者，是胃癌的预警信号。

（2）胃镜检查和上消化道钡餐造影是诊断消化性溃疡的主要诊断方法，其中胃镜对良恶性溃疡的鉴别诊断具有重要的意义。

消化性溃疡的胃镜特征是胃黏膜或者十二指肠黏膜上有圆形的、椭圆形或线性的黏膜缺损，边缘比较光整，底部可能有灰黄色、灰白色的渗出物，周围黏膜充血水肿。但是溃疡形态征象对其性质的鉴别没有绝对界限，所以对胃溃疡应该进行常规活检，对不典型或者难愈合的溃疡进行分析。

（3）检测幽门螺杆菌（Hp）：现在或既往诊断PU的患者均需接受Hp检测，是消化性溃疡的常规检测项目（详见第十节"幽门螺杆菌感染规范化诊疗"）。

三、鉴别诊断要点

（一）与有消化不良症状的其他疾病鉴别

胃食管反流、胃癌、功能性消化不良（包括慢性胃炎）和肝胆胰等器官疾病也可有消化不良的症状。仅凭症状难以进行鉴别，应特别注意患者的报警信号，及时借助胃镜检查进行鉴别。

（二）胃溃疡与胃癌鉴别

（1）早期溃疡型胃癌的内镜表现容易与胃良性溃疡混淆，故应在内镜检查发现胃溃疡时，取活检确定良恶型，治疗后复查内镜以确定溃疡愈合。

（2）晚期溃疡型胃癌内镜下表现为形状不规则，溃疡底部凹凸不平，边缘呈结节状隆起，苔污秽，较易与良性溃疡鉴别。

胃泌素瘤所致的消化性溃疡：溃疡具有部位不典型（十二指肠降段、横段，甚至空肠近端），多为难治性溃疡（按照溃疡规范治疗后，愈合速度慢或愈合后易复发）。可通过血清胃泌素的浓度（>200 pg/mL，常>500 pg/mL）或胃液分析（BAO和MAO均明显升高，且BAO/MAO>60%）协助诊断。

【治疗要点】

消化性溃疡的治疗目的在于去除病因、消除症状、促进溃疡愈合、预防溃疡复发、处理或避免并发症的出现。

胃酸在消化性溃疡的发病中起重要作用。幽门螺杆菌感染和NSAIDs是消化性溃疡疾病的两个主要原因。高龄、严重的全身并发症和心理压力等，被认为是特发性溃疡的潜在危险因素。针对上述因素，消化性溃疡主要治疗方法和要点如下：

一、一般治疗

（1）生活规律，注意劳逸结合，避免过度劳累及精神紧张。

（2）注意饮食卫生，共餐者有Hp感染者时，使用公筷，注意分餐。

（3）结合自身病情，酌情停用或减少服用非甾体类抗炎药物，如阿司匹林、布洛芬等。

（4）溃疡活动期避免吃辛辣食物或喝酒、咖啡、浓茶等饮品，戒烟、戒酒有利于促进溃疡愈合。

二、药物治疗

（一）抑酸治疗

抑酸治疗是缓解消化性溃疡症状、愈合溃疡的最主要措施。

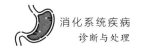
1. 质子泵抑制剂

质子泵抑制剂(PPI)是首选药物。通常采用标准剂量PPI,每日1次,早餐前0.5 h服药。治疗十二指肠溃疡的疗程为4~6周,胃溃疡为6~8周,通常胃镜下溃疡愈合率均>90%。对于存在高危因素和巨大溃疡患者,建议适当延长疗程。PPI的应用可降低上消化道出血等并发症的发生率。对于Hp阳性的消化性溃疡,应常规行Hp根除治疗,在抗Hp治疗结束后,仍应继续使用PPI至疗程结束。对于胃泌素瘤的治疗,通常应用双倍标准剂量的PPI,分为每日2次用药。

2. H₂受体阻滞剂

H₂受体阻滞剂(H₂RA)抑酸效果逊于PPI,常规采用标准剂量,每日2次,十二指肠溃疡的疗程需要8周,用于治疗胃溃疡的疗程应更长。可联合应用胃黏膜保护剂,增强消化性溃疡的愈合。

(二)根除Hp治疗

根除Hp治疗应成为Hp阳性消化性溃疡的基本治疗,是溃疡愈合和预防复发的有效防治措施。

Hp根除治疗方案详见"第十节 幽门螺杆菌感染规范化诊疗"。对于根除幽门螺杆菌的患者,应考虑根除幽门螺杆菌后进行PPI的后续治疗。Hp感染根除治疗后的判断应在根除治疗结束至少4周后进行。复查最好采用非侵入方法,包括尿素呼气试验和粪便Hp抗原试验。残胃者用呼气试验检测Hp的结果并不可靠,推荐至少采用两种检测方法来验证。

(三)防治NSAIDs-溃疡

NSAIDs是临床常用的抗炎、解热镇痛药物,也是导致消化性溃疡重要病因之一。其防治要点如下:

(1)病情允许的情况下,首选停用NSAIDs;如果不能中断NSAIDs,有溃疡病史者,特别是近期发生溃疡者,建议给予PPI或前列腺素(PG)类似物。

(2)开始服用NSAIDs的患者若Hp检测阳性,根除幽门螺杆菌;但已经由NSAIDs导致的消化性溃疡,根除幽门螺杆菌无明显获益。

(3)接受低剂量阿司匹林(low dose aspirin,LDA)和其他NSAIDs联合治疗的患者,特别是对于老年患者,建议给予PPI或PG类似物,预防NSAIDs引起的出血性溃疡。

(4)对于LDA诱发的溃疡患者,建议将LDA与PPI并用,以治疗LDA相关的消化性溃疡;如果Hp检测阳性,则需根除幽门螺杆菌。

NSAIDs-溃疡并发症的预防可根据不同的风险程度采用不同的方案。2009年,美国胃肠病学院将NSAIDs-溃疡并发症的风险等级分为高风险、中风险和低风险,并给予相应的预防建议(表6-12-1)。

表6-12-1 NSAIDs-溃疡并发症预防建议

风险等级	危险因素	预防建议
高风险	1.曾有,特别是近期发生过溃疡并发症 2.存在2个以上危险因素	停用阿司匹林和其他NSAIDs,如不能停用,则选用选择性环氧合酶2抑制剂+高剂量PPI
中风险 (1~2个危险因素)	1.年龄>65岁 2.采用高剂量阿司匹林和其他NSAIDs治疗,或联用两种以上的NSAIDs 3.有溃疡病史但无并发症 4.合并应用阿司匹林和其他NSAIDs、抗凝剂或糖皮质激素	单独选用选择性环氧合酶2抑制剂或选择性环氧合酶2抑制剂+加PPI
低风险	无危险因素	可以应用无选择性NSAIDs

(四)非Hp、非NSAIDs消化性溃疡的防治

非Hp、非NSAIDs消化性溃疡被称为特发性消化性溃疡。高龄,严重的全身并发症和心理压力

是其潜在危险因素。其中一些患者的胃泌素和胃酸分泌过多,更容易复发和出血,需要用抑酸疗法来防治溃疡。建议PPI用于非幽门螺杆菌和非NSAIDs特发性溃疡的初始治疗,以及PPI或H_2RA用于预防复发。

(五)消化性溃疡药物治疗流程

综上,在消化性溃疡药物治疗中,可按照图6-12-1所示的程序选择治疗方案。

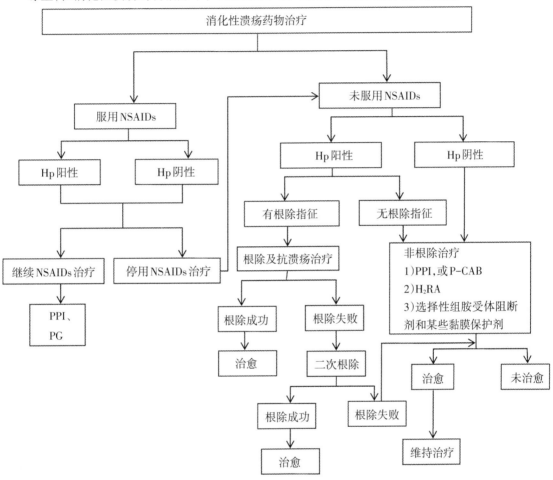

图6-12-1 消化性溃疡药物治疗流程

(1)阿司匹林和其他NSAIDs所致PU发生后,推荐使用PPI等抑酸剂作为一线治疗方案,并在充分权衡利弊后尽可能停用相关药物。

(2)合并Hp感染的PU均应进行Hp根除治疗。推荐含铋剂的四联疗法作为根除Hp的经验性治疗方案,高剂量双联疗法(HDDT)亦可作为初次和再次治疗方案。

(3)对于非幽门螺杆菌、非NSAIDs溃疡或幽门螺杆菌阳性没有根除治疗的指征,则应提供PPI、H_2RA、选择性组胺受体阻断剂和某些黏膜保护三种非根除治疗方案。初始治疗治愈溃疡后,提供维持治疗以预防溃疡复发。

(六)难治性消化性溃疡的评估与防治

经过上述的标准化消化性溃疡药物治疗后,虽然绝大多数溃疡患者可以痊愈,但少数患者仍然有溃疡症状不能缓解,溃疡不能愈合或复发。其中,难治性消化性溃疡是指胃或十二指肠溃疡,在经过8~12周的药物治疗后仍未治愈,或者尽管经过药物治疗仍与并发症相关。当溃疡难以治愈时,应排除药物因素或其他原因,所有未愈合的溃疡在治疗2~3个月必须反复进行溃疡部位活检。

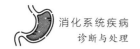
(七)内镜复查要点

消化性溃疡一般至少要随访评估6~12个月,对十二指肠溃疡治疗后症状未能缓解或胃溃疡,需要复查内镜评估。在临床评估中应注意以下问题:

1.溃疡大小与部位

溃疡巨大,或特殊部位溃疡,如球后溃疡或幽门管溃疡,可导致溃疡愈合延迟。

2.重新评估溃疡的性质

在难治性溃疡检查中,特别需要需与胃癌或淋巴瘤等恶性溃疡相鉴别。其中,内镜检查是评估难治性症状和/或溃疡的关键工具,应该对溃疡边缘和基底进行多次活检病理诊断和/或免疫组化检查。需要认真排除克罗恩病、结核病、巨细胞病毒感染可能。

3.甄别延迟溃疡愈合或复发的因素

①对根除幽门螺杆菌感染和NSAIDs管理的依从性差,导致幽门螺杆菌根除不彻底,NSAIDs妨碍溃疡的愈合;②吸烟(尤其是重度吸烟)或存在酸性分泌过多的疾病(如胃泌素瘤);③老年人往往有多系统慢性疾病缠身,如肌肉、关节疾病等,要长期服用多种损伤胃十二指肠药物,导致溃疡不能愈合或复发;④应激和心理因素,如长期精神紧张、焦虑或情绪波动容易患消化性溃疡,溃疡愈合后再遭受精神刺激时,溃疡容易复发。

二、并发症的识别与治疗

除胃溃疡癌变以外,消化性溃疡病的并发症主要包括出血、穿孔、穿透和胃出口梗阻,需要注意识别和治疗。

(一)上消化道出血

上消化道出血是消化性溃疡最常见的并发症。呕血和黑粪是上消化道出血特征性症状,失血性周围循环衰竭是上消化道大出血危重征象。急诊内镜检查是明确消化性溃疡出血病因诊断和实施内镜下止血治疗的最重要手段。

急性消化性溃疡出血首要的处理措施是积极容量复苏,恢复并维持重要器官灌注。内镜止血已被证明可有效实现初级止血,并显著减少溃疡再出血、输血需求、紧急手术、住院时间和死亡率。内镜下止血方法主要为局部注射肾上腺素治疗+高频电凝、激光、氩气或止血夹进组合止血方式。在内镜下止血后72 h内还应继续使用大剂量静脉PPI,然后口服PPI继续治疗。反复出血的患者应接受重复内镜检查并重复内镜止血。内镜止血再次失败的患者应转诊进行介入放射学评估(如多排螺旋CT血管成像±经导管血管造影)和治疗。表6-12-2列出消化性溃疡出血在内镜检查之前、内镜检查期间和内镜检查后的处理要点。

表6-12-2　急性消化性溃疡出血处理要点

分期防治要点		
内镜检查前	内镜检查期间	内镜检查后
积极液体复苏,评估血流动力学稳定性	在复苏后血流动力学稳定24 h内进行急诊内镜检查	如果内镜检查发现高危出血病灶,则在内镜止血治疗后,用大剂量静脉注射PPI治疗72 h
输血至目标血红蛋白≥7 g/dL	评估是否有消化性溃疡高危出血病灶,包括喷射性出血(Ia期)、活动性渗血(Ⅰb期)溃疡的溃疡底部有血管显露(Ⅱa期)或黏附血凝块(Ⅱb期)	初次内镜治疗后,避免常规二次内镜检查,但如果有再出血临床征象,需要重复内镜检查
利用 Glasgow Blatchford 评分进行风险分层。如果分数为零,考虑提前出院,无须干预	如果发现活动性出血或可见血管,则进行内镜止血治疗:经内镜局部注射肾上腺素治疗+第二种止血治疗方法,如高频电凝、止血夹等进行止血	如果在第二次内镜治疗后再出血,考虑手术或介入放射学治疗

分期防治要点		
内镜检查前	内镜检查期间	内镜检查后
评估凝血功能,如果有出血迹象,需停用抗凝药物		密切评估 NSAIDs 相关溃疡患者对 NSAIDs 的需求
停用非甾体类抗炎药		如果 Hp 检测阳性,则药物根除治疗幽门螺杆菌感染
在内镜干预之前启动 PPI 静脉治疗,以减少内镜检查期间出血高风险的可能性		对特发性消化性溃疡患者继续长期 PPI 治疗

(二)穿孔

消化性溃疡穿孔多见于老年患者,以及 NSAIDs 导致的溃疡。典型的急性穿孔征象是在饱食后突然发生的剧烈腹痛,呈刀割样,从上腹部开始,很快扩散到全腹,常伴有恶心、呕吐。体格检查征象为患者腹肌紧张,呈“板状腹”,全腹有压痛和反跳痛,肠鸣音减弱或消失,肝浊音界缩小或消失。全身表现有脉率增速、多汗、烦躁。根据既往的溃疡病史和此次发病经过,特别是肝浊音界缩小或消失,以及 X 线腹部平片发现有膈下游离气体,腹腔穿刺穿出气体或食物残渣,即能确定诊断,需要急诊收住胃肠外科手术治疗。

消化性溃疡穿透定义为溃疡穿透肠壁进入邻近器官或解剖结构,没有穿孔所致的腹腔游离空气或肠内容物泄漏到游离腹膜腔的征象。但腹膜刺激症状局限于局部上腹和少量腹腔积液。穿透最常见于胃窦溃疡和十二指肠溃疡。穿透可能发生在胰腺、胆道、网膜、肝脏、血管结构(如主动脉-肠瘘)和结肠中。幽门通道或幽门前消化性溃疡可能直接侵入十二指肠球部,形成胃十二指肠瘘管,形成获得性“双”幽门。溃疡渗入邻近解剖结构的并发症包括脓肿形成、失血、胆道出血、高淀粉酶血症和罕见的胰腺炎。

初始管理包括禁食禁水、鼻胃管抽吸减压、液体复苏、PPI、广谱抗生素和立即外科会诊。早期诊断、及时的血流动力学复苏和紧急手术干预对于改善患者预后至关重要。延迟手术治疗与死亡率增加有关。

(三)胃出口梗阻

消化性溃疡导致的胃出口梗阻几乎都是幽门狭窄,最常与十二指肠或幽门溃疡有关。临床表现包括腹胀、恶心、呕吐、早饱、厌食、上腹不适和体重减轻。呕吐大量具有酸臭味的宿食,是幽门梗阻最典型的临床表现。体征有上腹膨胀、胃型、蠕动波和震水音。可并发营养不良、失水、电解质紊乱及代谢性碱中毒,严重者可合并肾前性氮质血症。

消化性溃疡伴幽门梗阻的治疗措施主要有保守治疗和手术根治两种。暂时性梗阻可用PPI等药物治疗、胃肠减压等保守治疗方法;保守治疗无效的持续性梗阻可选择内镜下治疗,如为瘢痕性幽门梗阻,可在内镜下可变气囊扩张术或给予支架治疗。内镜治疗无效就需要进行胃大部切除手术等外科手术治疗。

【病例与问题】

一、病史摘要

患者,男,37岁。因“肝脏恶性肿瘤术后1年,腹痛1月,呕血3 h”入院。

患者2020年5月确诊为肝脏恶性肿瘤,行肝脏肿瘤切除术,术后进行2次射频消融、2次介入化疗,长期服用仑伐替尼。2021年9月无明显诱因下出现中上腹痛,幽门螺杆菌呼气试验阴性,在外

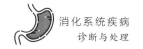
院胃镜检查提示慢性非萎缩性胃炎伴胆汁反流,胃底静脉曲张(中度),因疼痛在院外口服醋氯芬酸、塞来昔布止痛治疗。2021年10月13日下午出现呕血,鲜红色,有血凝块,共4次,总量约500 mL,伴有腹痛不适,无黑便和晕厥,近期体重未见明显变化。急诊查血常规Hb 97 g/L,腹部超声检查提示肝脏部分切除术后,肝脏回声增粗,肝右叶稍高回声灶。拟"上消化道出血"收住院。体检:腹部可见一弯曲长15~20 cm的陈旧性手术瘢痕,中上腹部压痛(+),余无阳性体征。

二、问题与解析

问题1.分析患者发生腹痛和上消化道出血可能的病因。

解析:患者有肝脏肿瘤切除术,术后先后接受2次射频消融、2次介入化疗,长期服用仑伐替尼。在外院胃镜检查提示慢性非萎缩性胃炎伴胆汁反流,胃底静脉曲张(中度)。符合肝脏肿瘤切除术后并发胃底静脉曲张出血。但胃底静脉曲张出血一般无腹痛,需要在病情稳定后进一步检查,明确腹痛伴出血的病因。

问题2.如何明确诊断患者腹痛和上消化道出血的病因?

解析:患者住院后,在积极扩容抑酸和生长抑素治疗后次日,显性消化道出血停止,生命体征稳定。复查胃镜检查发现:十二指肠球部小弯靠后壁可见一破口,破口处近口侧可见一溃疡面,中央见一处裸露血管,局部渗血。予以局部注射1∶1 000肾上腺素和电凝治疗,冲洗后局部停止渗血。3 d后经上消化道碘水造影和CT检查证实为十二指肠球部后壁穿透伴右上腹包裹形成。因此,明确患者腹痛和上消化道出血的原因为十二指肠球部溃疡并发穿透和出血。

问题3.如何进一步治疗和预防?

解析:在患者内镜止血治疗后予以大剂量静脉PPI治疗,3 d后改为常规剂量PPI治疗。同时继续禁食,肠外营养,半月后改为空肠营养管肠内营养,2个月后复查胃镜十二指肠溃疡愈合,穿孔闭合。

由于患者幽门螺杆菌呼气试验阴性,服用醋氯芬酸、塞来昔布止痛治疗后,出现十二指肠溃疡穿透和出血,因此临床诊断非甾体类抗炎药相关性溃疡并发穿透和出血。鉴于醋氯芬酸、塞来昔布止痛药物可能是十二指肠溃疡穿透和出血的病因,因此建议患者禁用此类药物,半年后复查胃镜。

【预后与健康教育】

(一)预后

消化性溃疡预后较好,大多数的溃疡经过治疗,可以达到痊愈,只有少部分的消化性溃疡,因危险因素不能全部根除,或长期服用一些易引起消化性溃疡的药物,而导致预后不好,溃疡容易反复发作。

(二)消化性溃疡的健康教育

为防止消化性溃疡复发,防治措施有:

(1)告知患者一定按溃疡病的疗程服药,以防复发。特别注意要根除幽门螺杆菌感染,避免使用导致溃疡药物,戒烟,等等。

(2)影响消化性溃疡预后的危险因素还包括遗传、环境、饮食、精神状态等。因此建议:

a.平时饮食要规律、避免暴饮暴食;饮食宜清淡、易消化,以面食为主,可中和胃酸,促进溃疡愈合;避免摄入生、冷、硬、刺激性强的食物,如生葱、生蒜等。

b.鼓励患者保持乐观的情绪,要学会自我调节,避免焦虑、紧张等不良情绪,如紧张时可采取静默法(仰卧或平卧,闭目)。

c.生活要规律、注意劳逸结合。

d.遵医嘱复诊,若有腹痛加剧、呕血、黑便,应立即就医。

(许建明　张磊)

主要参考文献

［1］中华消化杂志编委会.消化性溃疡病诊断与治疗规范(2013年,深圳)［J］.中华消化杂志,2014,34(2):73-76.

［2］Robert T,Kavitt MD,MPH,et al. Diagnosis and treatment of peptic ulcer disease［J］. Am J Med,2019,132(4):447-456.

［3］Kamada T,Satoh K,Itoh T,et al.Evidence-based clinical practice guidelines for peptic ulcer disease 2020［J］. J Gastroenterol,2021,56(4):303-322.

［4］Kalyanakrishnan Ramakrishnan,Robert C Salinas. Peptic ulcer disease［J］. Am Fam Physician,2007,76(7):1005-1012.

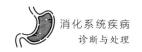
第七章

下消化道疾病处理

第一节　慢性便秘症状评估与处理

便秘（constipation）是严重影响患者的日常生活和生命质量的常见临床症状。如何正确识别便秘的各种临床表现，区分排便障碍的类型，合理治疗。如何判断慢性便秘及其严重程度？如何排除器质性病变及其药物影响因素？如何诊断功能性排便障碍或排便障碍性便秘的？如何指导慢性便秘患者改善生活方式？功能性排便障碍患者治疗方法有哪些？慢性便秘有哪些特殊人群，如何处理？本节在系统介绍慢性便秘诊治要点同时，以一例慢性便秘诊治处置过程，展示慢性便秘的诊治思维过程，避免患者反复就医或滥用泻药，增加医疗费用。

【临床表现与评估】

便秘是一种（组）症状，表现为排便困难和/或排便次数减少、粪便干硬。排便困难包括排便费力、排出困难、排便不尽感、肛门直肠堵塞感、排便费时和需辅助排便。排便次数减少指每周排便少于3次。慢性便秘的病程至少为6个月。由于慢性便秘的诊断主要基于症状，详细询问病史和进行体格检查可为慢性便秘的进一步诊断提供重要的信息。

一、临床表现

（一）病史与问诊要点

需要了解患者的排便频率、性状、排便费力（如每次排便需花15~20 min）或辅助排便（按压会阴、臀部或直肠阴道壁）等生活史，排便后是否获得一种满足感，包括使用缓泻剂或灌肠的频率和持续时间。同时需了解粪便是否带血，带血的量及血便的持续时间。

注意了解有无代谢性疾病、神经源性疾病、结肠原发疾病等，也要了解处方药和非处方药的使用情况，尤其是抗胆碱能药物及阿片类药物。

（二）体格检查要点

需要全面检查了解有无全身性疾病的症状，包括发热和恶病质。触诊有无腹块。

肛门直肠指检简便、易行，通过指检可了解有无肛门直肠肿物等器质性疾病、了解肛门括约肌和耻骨直肠肌功能。当患者用力排便（模仿排便动作，试图排出插入直肠内的手指）时，正常情况下肛门口松弛，如手指被夹紧，提示可能存在肛门括约肌不协调收缩。对肛门直肠疼痛的患者，还要检查耻骨直肠肌有否触痛以区别是肛提肌综合征，还是非特异性功能性肛门直肠疼痛。对于一般治疗无效的便秘患者，特别强调肛门直肠指检，必要时需要进一步采用球囊逼出试验、肛门直肠压力检测，或排粪造影，了解是否有排便障碍。

二、初步评估

（一）报警症状

以下是疑似癌症的危险信号，需要进一步检查：

(1)40岁及以上年龄出现原因不明的体重减轻和腹痛。

(2)5岁及以上年龄有不明原因直肠出血的患者。

(3)60岁以上患有缺铁性贫血,或排便习惯改变,或粪便隐血试验阳性。

(4)直肠或腹部肿块的成人。

(5)50岁以下成人,有直肠出血和以下任何原因不明的症状:①腹痛;②排便习惯改变;③体重下降。

(二)相关疾病初步评估

(1)腹壁紧张,胃肠道扩张,腹部膨胀,特别是伴有恶性、呕吐症状时,需考虑机械性肠梗阻。

(2)没有报警症状的患者,如果便秘急性发作恰与服用相关药物的时间相一致,则考虑药物是导致便秘的原因。

(3)新发的便秘症状持续数周,或间歇性发作,但发作频率及严重程度进行性加重,而未发现明确病因的患者,需考虑结肠肿瘤或其他导致不完全性肠梗阻的疾病。

(4)粪块阻塞的患者常有肠痉挛,嵌顿粪便周围可能排出水样或黏液样粪便,类似腹泻的症状。

(5)肠易激综合征患者常有腹痛及排便习惯异常。腹部中度不适、长时间应用缓泻剂的慢性便秘患者常常提示慢传输型便秘;排便过度用力、长时间排便或排便不尽感,伴或不伴肛门指状突起,提示排便功能异常。

【辅助检查与选择】

一、须根据患者的临床表现进行有目的辅助检查

(1)便秘患者的常规实验室检查包括血常规、促甲状腺素、空腹血糖、电解质和血钙。

(2)如果便秘有明确的原因(如药物、创伤、卧床),则不需要进一步检查即可对症治疗。

(3)有肠梗阻症状的患者需要行腹部直立位平片,或者需要水溶性的造影剂进行灌肠了解肠梗阻的情况,或者需要腹部CT及小肠造影检查。

(4)结肠镜可直接观察结直肠黏膜是否存在病变,对于体重下降、直肠出血或贫血的便秘患者应做结肠镜检查。

二、特殊检查

如果上述检查未发现异常,初始治疗无效,则需结直肠动力的特殊检查,包括球囊逼出试验、肛门直肠压力检测、排粪造影。标准的检查程序(图7-1-1)如下:

(1)对泻药无效的患者应进行肛门直肠测压和直肠球囊排出,在肛门直肠测压和直肠球囊排出试验之前不应进行排粪造影。

(2)当肛门直肠测压和直肠球囊排出的结果不能确定排便障碍时,应考虑排便造影。

(3)如果肛门直肠检查结果未显示排便障碍,或者尽管治疗了排便障碍,症状仍然存在,则应评估结肠传输时间。

【诊断思维程序】

一、是否为便秘？ 严重程度如何？

(一)判定为便秘

便秘是指排便困难或排便次数减少,粪便坚硬或排便不尽感。有些患者认为,每日排便是必需的,因排便次数不遂己愿而述说便秘;有些患者特别注意粪便的外观(粗细、形状、色泽)或性状;有的患者主诉是对排便不满意或排便后有不尽感。因而,需要明确便秘临床表现的含义:

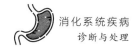
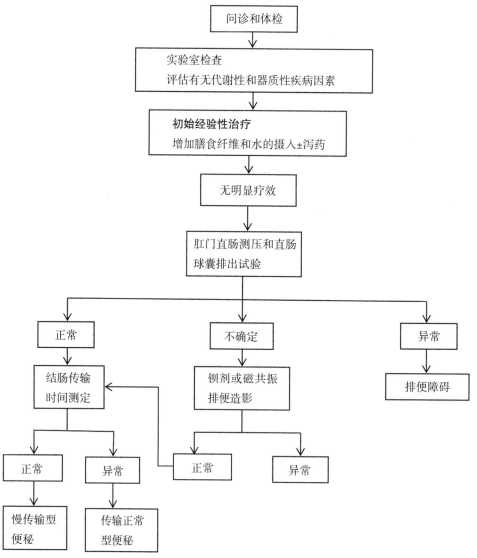

图7-1-1 慢性便秘诊断检查程序

正常人每日排便1~2次或者两日排便一次,一般为成形的淡黄色或者金黄色条索状软便,带有淡淡的臭味。如果出现下列症状,认为是便秘的临床表现:

1.排便次数减少

指每周排便少于3次。

2.粪便干硬

粪便干结为羊屎粒样,小颗粒偏硬,为Bristol粪便性状量表(图7-1-2)中1型和2型粪便,且发生在25%以上的排便中。我国认为应该将3型粪便(干条便)列为便秘的范畴。

3.排便困难

排便困难包括排便费力、排出困难、排便不尽感、肛门直肠堵塞感、排便费时和需辅助排便。在我国,空排和缺乏便意是最常见的困扰功能性便秘患者的症状。

(二)判定便秘的严重程度

根据便秘和相关症状轻重及其对生活影响的程度分为轻度、中度、重度(表7-1-1)。

表7-1-1　便秘的严重程度

严重程度	临床表现
轻度	症状较轻,不影响日常生活,通过整体调整、短时间用药即可恢复正常排便
重度	便秘症状重且持续,严重影响工作和生活,需用药物治疗,不能停药或药物治疗无效
中度	介于轻度和重度之间

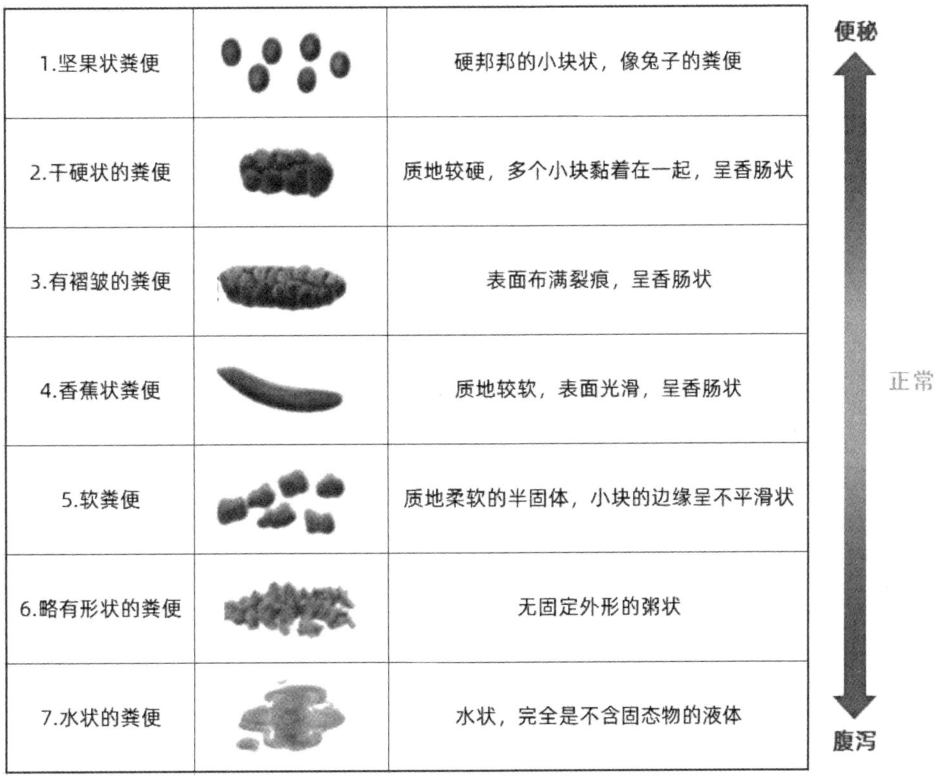

1.坚果状粪便		硬邦邦的小块状,像兔子的粪便	便秘
2.干硬状的粪便		质地较硬,多个小块黏着在一起,呈香肠状	
3.有褶皱的粪便		表面布满裂痕,呈香肠状	
4.香蕉状粪便		质地较软,表面光滑,呈香肠状	正常
5.软粪便		质地柔软的半固体,小块的边缘呈不平滑状	
6.略有形状的粪便		无固定外形的粥状	
7.水状的粪便		水状,完全是不含固态物的液体	腹泻

图7-1-2　Bristol粪便性状量表图

二、是否有器质性疾病或药物性相关因素?

对近期出现的便秘,或便秘伴随症状发生变化的患者,特别是有警报症状者,应追问分析用药史,进行必要的实验室检查、影像学检查和结肠镜检查,以便明确便秘是否有药物因素或代谢性疾病、神经源性疾病、结肠原发疾病等器质性疾病因素(表7-1-2)。

表7-1-2　药物或器质性疾病相关的慢性便秘

药物相关因素	器质性疾病相关因素
抗胆碱能药物:抗组胺药(苯海拉明),解痉药(双环维林、薄荷油)	机械性肠梗阻,如结肠癌,其他肠内或肠外包块,狭窄,直肠前突,术后异常
抗精神病药物(氯丙嗪),三环类抗抑郁药(阿米替林),抗帕金森药物(苯托品); 镇痛药:阿片类物(吗啡),非甾体类抗炎药(布洛芬)	代谢性疾病:甲状腺功能减退症,糖尿病,高钙血症,低钾血症,低镁血症
抗惊厥药:卡马西平	慢性肾功能不全
抗高血压药:钙通道阻滞剂(维拉帕米等),利尿剂(呋塞米)	妊娠
作用于中枢的药物(可乐定),β受体阻滞剂(阿替洛尔)	肌病:淀粉样变性,系统性硬化病,皮肌炎,强直性肌营养不良

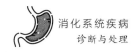

续　表

药物相关因素	器质性疾病相关因素
抗心律失常药:胺碘酮	神经病变:帕金森病,脊髓损伤,脑血管疾病,截瘫,多发性硬化病
其他抗抑郁药:单胺氧化酶抑制剂	肠神经病变:先天性巨结肠病,慢性假性肠梗阻
5-羟色胺受体阻滞剂:昂丹司琼	肛门直肠疾病:肛裂,肛门狭窄
胆汁酸螯合剂:考来烯胺,考来替泊	
含阳离子的药物:铝(抑酸剂),钙(抑酸剂),铁(硫酸亚铁),铋,锂	
化学治疗药物:长春花生物碱(长春新碱),烷化剂(环磷酰胺)	
拟交感神经药物:麻黄素、特布他林等	

引自:中国慢性便秘专家共识意见(2019,广州)。

三、是否为功能性疾病所致的便秘,属于哪种亚型?

慢性便秘患者,如排除上述器质性疾病或药物性相关因素,可考虑功能性疾病所的便秘。

(一)主要基于症状诊断与分类(罗马Ⅳ标准)

功能性疾病所致便秘的诊断主要基于症状,可借鉴罗马Ⅳ标准(表7-1-3),分为以下四个亚型:

1.功能性便秘(FC)

功能性便秘是指缺乏器质性病因,没有结构异常或代谢障碍,又排除肠易激综合征的慢性便秘。诊断之前症状出现至少已有6个月,且近3个月症状符合以上诊断标准。

表7-1-3　罗马Ⅳ功能性便秘的诊断标准

1)必须符合以下2项或2项以上
①至少25%的排便感到费力
②至少25%的排便为干球状或硬便
③至少25%的排便有肛门直肠阻塞感或梗阻感
④至少25%的排便需要手法帮助(如用手指助便、盆底支持)
⑤便次<3次/周
2)在不使用泻药时很少出现稀便
3)没有足够的证据诊断IBS

2.便秘型肠易激综合征(IBS-C)

诊断要点:患者有腹痛和/或腹胀症状,并与排便关系密切,与发作时的排便频率及粪便性状改变有关。

罗马Ⅳ修订后的IBS-C诊断标准为反复发作的腹痛,近3个月内平均发作至少每周1日,伴有以下2项或2项以上:

(1)排便频率的变化→排便次数减少,少于每周3次。

(2)粪便形式的改变→粪便变硬,至少25%的Bristol 1型和2型粪便。

(3)腹痛和/或腹胀症状与排便有关。

3.阿片类药物引起的便秘(OIC)

诊断标准与功能性便秘相似,但前提是在开始、改变或增加阿片类药物治疗时出现新的或恶化的便秘症状。

4.功能性排便障碍(排便推进力不足和排便协同障碍)

(1)必须符合功能性便秘的诊断标准。

(2)在反复尝试排便过程中,至少包括以下3项中的2项:

a.球囊逼出试验或影像学检查证实排出功能障碍。

b.肛门直肠测压或肌电图检查发现盆底肌(如肛门括约肌或耻骨直肠肌)有异常收缩,或肛门括约肌松弛率小于静息状态的20%。

c.排粪造影显示排出功能异常,但无形态学异常。

(二)病理生理学分类

为了便于临床治疗功能性便秘方案和药物的选择,目前大多采用以结肠或肛门直肠动力障碍特点为基础的病理生理学分类,分为以下类型:

1.正常传输型便秘(NTC)

多为直肠顺应性和直肠敏感性异常所致,是功能性便秘中较常见的亚型,患者结肠传输功能检测正常,但存在功能性便秘症状。

2.慢传输型便秘(STC)

主要症状为排便次数少、排便费力、粪便干结等严重症状,但不存在排便协调障碍症状。结肠传输时间测定有助于STC的诊断。治疗上首选促肠动力剂。

3.排便障碍型便秘

主要症状为排便费力、排便时肛门直肠堵塞感、排便费时、需要手法帮助排便、排便不尽感等,即功能性排便障碍。诊断要求在符合功能性便秘诊断的基础上有排便障碍的客观证据。排便障碍型便秘多发生于儿童、妇女和老年人。治疗上可选择生物反馈治疗。

4.混合型便秘

具有结肠慢传输特点,也存在肛、直肠功能异常,或两者均不典型,治疗上因人而异。该型可能由慢传输型便秘发展而来,也有人认为长期的出口梗阻影响了结肠排空继发结肠无力。

【临床处理】

如能排除器质性便秘或药物所致者,便秘的治疗目标为缓解症状,恢复正常的排便功能,改善患者的生活质量。临床处理方式包括改善生活方式、药物治疗、精神心理治疗、生物反馈和手术治疗等。

一、改善生活方式

通过合理的饮食和运动,多饮水以及建立良好的排便习惯,可以缓解便秘症状或预防便秘,我国专家共识推荐的要点是:

(1)增加膳食纤维和水的摄入、增加运动等生活方式调整是慢性便秘的基础治疗措施。

慢性便秘与膳食纤维减少和液体摄入减少有关。膳食纤维的摄入推荐量为20~35 g/d,并推荐使用可溶性膳食纤维;每日摄入1.5~2.0 L水会增强膳食纤维的通便作用。规律的体育运动可缩短肠道传输时间,利于通便,有氧运动(如步行、骑车等)对改善便秘有效。一般推荐运动量为每日30~60 min,至少每周2次。适当增加运动量可能对日常运动较少或老年便秘患者更有效。

(2)建立良好的排便习惯:建议便秘患者在晨起和餐后2 h内尝试排便;如厕排便时,需集中注意力,避免受到与排便无关的因素干扰,养成良好的排便习惯。采取蹲位排便姿势,有利于粪便的排出。

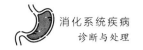
二、药物治疗

(一)一线治疗药物(标准泻药)

这类药物疗效证据很强,也具有最好的成本效益比。

1.容积性泻剂和渗透性泻剂

主要用于轻、中度便秘患者。(强烈推荐)

(1)容积性泻剂:通过滞留粪便中的水分,增加粪便含水量和粪便体积,起到通便作用,常用药物包括欧车前、聚卡波非钙和麦麸等。这类药物可能需要几日才能产生效果;不应在夜间服用,因为夜间肠道蠕动较慢,液体摄入减少可导致嵌塞;要求患者保持充足的液体摄入,因此可能不适合部分患者,特别是老年人。

(2)渗透性泻剂:可在肠内形成高渗状态,吸收水分,增加粪便体积,刺激肠道蠕动,主要包括聚乙二醇和不被吸收的糖类(如乳果糖)。应在使用过程中调整剂量,以产生软便,但不是水样便。这类泻剂一般需要2~3 d才能生效,用药剂量过大可导致脱水。

2.刺激性泻剂

作为补救措施,刺激性泻剂可以短期、间断使用。(强烈推荐)

刺激性泻剂,包括比沙可啶、酚酞、蒽醌类药物(大黄、番泻叶、麻仁丸等)和蓖麻油等,作用于肠神经系统,可增强肠道动力和刺激肠道分泌。这类泻剂见效快,通常在8~12 h生效。可增加慢性便秘患者每周完全性自发性排便(CSBM)次数,改善粪便性状和缓解便秘相关症状。但长期使用刺激性泻剂易出现药物依赖、吸收不良和电解质紊乱,还可损害患者的肠神经系统而导致结肠动力减弱,甚至引起结肠黑变病。

(二)二线治疗药物

1.促分泌药

(1)鸟苷酸环化酶C(guanylyl cyclase-C,GC-C)激动剂利那洛肽:可以改善慢性便秘患者的腹痛、便秘等症状。(推荐)

利那洛肽口服进入人体后,通过与肠道中的GC-C受体结合,使细胞内和细胞外环鸟苷酸(cGMP)浓度升高,刺激肠液分泌,加快胃肠道移行,从而增加排便频率,由于其独一无二的作用机制,很有希望成为一种不但可以治疗便秘,还可以治疗腹胀、腹痛和其他临床症状的治疗药物。

每日早餐前至少30 min前服用290 μg利那洛肽,可显著增加IBS-C患者CSBM次数,同时可改善腹痛、腹胀等腹部不适症状。特别适用于治疗与便秘相关的中度至重度便秘型肠易激综合征。利那洛肽改善便秘症状在服药第1日内即可起效。与安慰剂相比,利那洛肽最常见的不良反应为腹泻,多为轻、中度。

(2)氯离子通道活化剂鲁比前列酮:可以促进肠上皮分泌,增加患者自发排便次数。(推荐)

本品为一局限性氯离子通道激活剂,可选择性活化位于胃肠道上皮尖端管腔细胞膜上的2型氯离子通道(ClC-2),增加肠液的分泌和肠道的运动性,从而增加排便,减轻慢性特发性便秘的症状,且不改变血浆中钠离子和钾离子的浓度。

2.高选择性5-HT₄受体激动剂普芦卡必利

与莫沙必利、依托必利等动力药不同,普芦卡必利可选择性作用于结肠,缩短结肠传输时间,增加患者排便次数。(推荐)

推荐剂量为成人每日2 mg,老年人每日1 mg。普芦卡必利主要不良反应有恶心、腹泻、腹痛和头痛等。推荐普芦卡必利用于常规泻药无法改善功能性便秘症状的患者,当服用普芦卡必利4周仍无疗效时,需重新评估患者的病情和是否继续服用该药。

汇总慢性便秘治疗药物及其使用方法见表7-1-4。

表7-1-4　治疗慢性便秘的药物

类型	药物与剂量	适应证	用法	不良反应与危害、注意事项
溶剂性泻剂	欧车前亲水胶散剂(包)	功能性便秘、便秘型肠易激综合征、糖尿病及肛肠手术后的辅助治疗	成人:每次1包,每日1~3次。从小剂量开始,逐渐增加	(1)偶有轻微的腹胀、恶心。 (2)须有足量的水来服用本品
	聚卡波非钙咀嚼片(0.5 g/片)		每次1 g,4次/d或根据需要调整,嚼碎后用水送服	(1)腹胀、胀气,有可能加重高钙血症。 (2)禁用于高钙血症患者,慎与活性维生素D和强心苷药物合并使用。 (3)如症状没有改善,需停止服用(通常以2周的时间为限)
渗透性泻剂	聚乙二醇4 000散(10 g/袋)	便秘的症状治疗	每次1袋,每日1~2次;或每日2袋,1次顿服。 可以在哺乳期服用	(1)可能出现腹泻,停药后24~48 h即可消失,随后可减少剂量,继续治疗。 (2)任何伴有疼痛、发热和腹胀的便秘都需慎用。 (3)长期应用会形成依赖性,但是不会形成结肠黑变病
	乳果糖口服液(10 g/15 mL/袋)	慢性便秘或肝性脑病	每日15~30 mL,宜在早餐时一次服用。一般1~2天可取得临床效果。如2 d后仍未有明显效果,可考虑加量	(1)治疗初始几天可能会有腹胀,通常继续治疗即可消失。 (2)禁用于半乳糖血症、肠梗阻、急腹痛,不宜与其他导泻剂同时使用
刺激性泻剂	比沙可啶(肠溶片,栓剂:5 mg,10 mg)	用于治疗急、慢性便秘。还用于手术前后、分娩前清洁肠道	成人剂量:口服,每次5~10 mg,每日1次;直肠给药,每次10 mg,每日1次。	(1)禁用于对本品过敏、阑尾炎、胃肠炎、直肠出血、肠梗阻、炎性肠病、未明原因的腹痛、严重水电解质紊乱、肛门破裂或痔疮溃疡。 (2)孕妇、突然出现的、持续性排便习惯改变患者慎用。 (3)进食1 h内不能服用本品;服用本品前后2 h内不得服用抑酸药。 (4)不宜长期使用,一般使用不超过7 d。 (5)出现腹泻或腹痛时应停药
	酚酞(0.1 g/片)(国家药品监督管理局发布公告:注销酚酞片和酚酞含片药品注册证书)	用于治疗习惯性、顽固性便秘	口服,成人每次1/2~2片,用量根据患者情况而增减,睡前服	(1)禁用于阑尾炎、直肠出血未明确诊断、充血性心力衰竭、高血压、粪块阻塞、肠梗阻。 (2)不建议长期服用,长期服用会破坏肠壁间、肌间的神经节细胞,亦会导致结肠的黑变病
	番泻叶	用于热结积滞,便秘	每次1.5~3 g,温开水泡服25 min	(1)服量不宜过大,过量则有恶心、呕吐、腹痛等不良反应。 (2)不能作为慢性便秘患者的长期用药。 (3)慎用于年老体弱、癫痫易感人群。 (4)禁用于痔疮、月经期和妊娠期患者
	麻仁丸(大蜜丸、水蜜丸)	润肠通便,用于肠燥便秘	口服。大蜜丸1次1丸,水蜜丸每次9 g,每日1~2次	(5)不良反应尚不明确。慎用于高血压、心脏病、肝病、糖尿病、肾病等慢性病严重者,以及胸腹胀满严重者。 (6)应严格按用法量服用,不宜长期服用。服药3天症状无缓解,应停用或门诊咨询使用

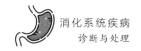

类型	药物与剂量	适应证	用法	不良反应与危害、注意事项
刺激性泻剂	蓖麻油(20 mL/支)	润肠通便,用于肠燥便秘	口服,每次10~20 mL	(1)对小肠有刺激性,不宜反复应用。 (2)不宜应用于清除肠道内脂溶性毒物,如磷、苯等中毒;驱虫时,忌用本药导泻。孕妇忌服
促分泌药	利那洛肽(胶囊:145 μg和290 μg)	适用于成年人便秘肠易激综合征(IBS-C)或慢性特发性便秘(CIC)	(1)IBS-C:290 μg口服每日1次。 (2)CIC:145 μg口服每日1次。 早餐前至少30 min前服用	(1)最常见不良反应是腹泻,多为轻、中度腹泻,严重腹泻率约为2%。 (2)禁用于6岁以下的患儿或已知或怀疑机械性肠梗阻患者。 (3)在6~17岁患者中避免使用
	鲁比前列酮(软胶囊:24 μg,50粒/盒)	成人慢性特发性便秘,便秘型肠易激综合征	口服,推荐剂量为24 μg,bid,餐中服	(1)只用于18岁以上女性患者。 (2)对本品过敏和有机械性肠梗阻病史者禁用。孕妇及哺乳期妇女慎用
促肠动力药(5-HT₄受体激动剂)	琥珀酸普芦卡必利片(1 mg/片;2 mg/片)	用于治疗成年女性患者中通过轻泻剂难以充分缓解的慢性便秘症状	成人:每日1次,每次2 mg。 老年患者(>65岁):起始剂量为每日1次,每次1 mg,如有需要,可增加至每日1次,每次2 mg。 不建议儿童及小于18岁的青少年使用力洛	(1)常见头痛、头晕、恶心、腹泻、腹痛、尿频不良反应。 (2)建议严重肾功能障碍患者的给药剂量降为1 mg。 (3)慎用于有心律失常或缺血性心血管病病史的患者。如果患者用药期间出现心悸,应予以适当处理

(三)其他药物

(1)微生态制剂可作为慢性便秘患者的治疗选择之一。(建议)

微生态制剂可分为益生菌、益生元和合生元3类,对缓解便秘和腹胀有一定作用,可作为慢性便秘的长期辅助治疗。

(2)中医中药对改善慢性便秘症状有一定效果。(推荐)

虽然中药、针灸和按摩推拿对治疗慢性便秘在临床上表现出一定的疗效,但是仍需要大样本和更高质量的研究进一步证实。

临床上常用的中药制剂应注意,制剂中大都含有大黄、芦荟等刺激性泻剂成分的药物,故不主张长时间的应用。

三、精神心理治疗

对合并精神心理症状的便秘患者建议先进行相应社会心理评估,再给予相应的治疗。(推荐)

便秘患者可伴有多种精神心理症状,有精神心理问题的便秘患者很难获得满意的疗效。对合并精神心理症状的便秘患者需要先进行社会心理评估,再给予相应的治疗。

对于以便秘症状为主、精神心理症状较轻的患者可采用一般心理治疗,以健康教育和心理疏导为主。对于便秘与精神心理症状并存的患者,酌情给予认知行为疗法、放松、催眠、正念,以及心理科参与的联合治疗。

四、生物反馈治疗

生物反馈治疗是功能性排便障碍患者的首选治疗方法。(推荐)

生物反馈疗法,实质是利用声音或图像的反馈刺激大脑来调控身体的功能,训练患者学会控制某一现象的发生。目前所用的生物反馈治疗技术包括肌电图介导的生物反馈方式、压力测定介导的生物反馈方式以及指导患者控制肌肉活动的其他方法。

生物反馈对正常传输型便秘(NTC)或慢传输型便秘(STC)患者亦均有较好的疗效,但弱于其对功能性排便障碍患者的疗效,因此可将其作为混合型便秘的联合治疗方法之一。

手术治疗

真正需要接受外科手术治疗的慢性便秘患者属少数。当患者症状严重,且经一段时间严格的非手术治疗无效时,可考虑手术治疗。但必须严格掌握手术适应证,告知患者手术有一定的复发率,并可能产生相关的并发症。术前应进行相关检查,以全面了解肠道和肛门直肠功能以及形态学异常程度。对经检查明确显示存在形态学和/或功能异常者,有针对地选择手术方式:

1.慢传输型便秘

非手术治疗疗效差和经便秘特殊检查显示有明显异常的慢传输型便秘(STC)患者,且患者的症状严重影响患者工作生活时,可考虑手术治疗。但需注意手术有一定的复发率,并可能产生相关的并发症,应慎重掌握手术指征,针对病变选择相应的手术,如结肠全结肠切除术或次结肠切除术,结肠旷置术或末端回肠造口术等。

2.排便功能障碍型便秘

常有多种解剖异常,其手术指征复杂,术式多样(如吻合器痔环切除术、经腹直肠悬吊术、经肛吻合器直肠切除术、经肛腔镜切割缝合器直肠前突加黏膜固定术,以及传统经直肠或阴道直肠前突修术等),且手术疗效也不尽相同,尚无统一标准。

【慢性便秘的特殊问题与治疗策略】

一、关注特殊人群便秘的治疗原则

1.老年人便秘

治疗药物首选容积性泻剂和渗透性泻剂,如乳果糖、聚乙二醇。对病情严重的患者,可短期、适量应用刺激性泻剂,或合用灌肠剂或栓剂。

2.儿童功能性便秘

聚乙二醇是便秘患儿的一线治疗药物,容积性泻药和乳果糖也被证实有效,且耐受性良好。存在粪便嵌塞的儿童可经直肠用药(开塞露或0.9%的氯化钠溶液),解除嵌塞粪块,解除嵌塞后,应启动维持治疗。

3.妊娠期便秘的治疗

首先,建议患者改变生活方式。其次,容积性泻药、聚乙二醇、乳果糖的安全性好、作用缓和且对胎儿无不良影响,可作为妊娠期便秘患者的首选泻剂。比沙可啶和番泻叶可引起肠道痉挛,长期使用可引起电解质紊乱。其他蒽醌类泻药和蓖麻油可能有致畸或诱发子宫收缩的风险,应避免使用。

4.糖尿病患者的便秘治疗

与慢性便秘相似,除调整生活方式外,可使用容积性泻药、渗透性泻药、刺激性泻药。对于顽固性病例,可尝试使用新型通便药物,如普芦卡必利、鲁比前列酮和利那洛肽,但这些药物尚缺乏在糖尿病便秘患者中的应用研究。

5.阿片引起的便秘(OIC)

预防阿片引起的便秘(OIC)非常重要,预防措施应与阿片类药治疗同时开始,包括预防性使用通便药和改变生活习惯(如增加液体摄入、增加膳食纤维、适当锻炼等)。OIC的治疗药物包括容积性泻剂、渗透性泻剂、刺激性泻剂。对于以上常规泻剂无效的患者,可尝试治疗OIC的新兴药物,包

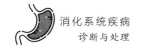
括促分泌药、促动力药等。

二、难治性便秘的治疗

一般认为,慢性便秘持续1年以上,常规药物治疗无效,且严重影响日常生活,属于难治性便秘,其诊治对策是:

(1)难治性便秘患者需转至有充足医疗资源的医院,重新进行结直肠肛门形态学、功能检查。

(2)对于难治性便秘患者,亦可尝试应用普芦卡必利、利那洛肽、鲁比前列酮等新药。对于药物治疗无效的难治性便秘患者,可尝试骶神经刺激等神经调控疗法。

(3)难治性便秘经过内科综合治疗无效、符合手术指征者可考虑手术治疗。

【临床病例与问题】

一、病例摘要

患者,男,56岁。因腹胀、便秘3年,再发加重1个月再次就诊。患者3年前无明显诱因出现腹胀,以脐周为著,餐后稍加重,可耐受,与情绪、饮食、体位无明显相关性,伴排便次数减少,每3~4日排1次黄色成型便(Bristol 3—4级),无排便费力,无里急后重,无肛门阻塞感,无食欲不振,无腹痛,无恶心、呕吐,间断服用番泻叶或麻仁丸刺激排便。近1月腹胀较前逐渐加重,排便次数更为减少,每5~7日排1次黄色软便(Bristol 4—5级),伴排便费力及排便不尽感,便秘症状严重影响日常生活,需用番泻叶加"开塞露"帮助排便。无血便和/或腹痛。为求进一步诊治再次就诊。自发病以来饮食、精神可,睡眠稍差,体重无明显下降。患者有高血压史,连续服用硝苯地平3年,无内分泌和代谢性疾病史。全身和腹部重点体格检查没有异常发现。肛门指检未见异常,嘱其用力排便时,肛门括约肌呈松弛状态。3个月前曾在结肠镜下行息肉切除术,术后无腹痛,多次复查粪便常规和隐血试验阴性。各项实验室检查和其他影像学检查均无异常发现。

二、问题与诊治过程解析

问题1.如何评价患者的便秘及其严重程度?

上述病例便秘腹胀3年,近1个月加重,每5~7日排1次黄色干硬粪便(Bristol 2—3级),伴排便费力及排便不尽感,便秘症状严重影响日常生活,需用番泻叶加"开塞露"帮助排便。根据表7-1-1评估患者为重度慢性便秘,需要进一步排除器质性疾病或药物性相关因素。

问题2.是否有器质性疾病或药物性相关因素导致的便秘?

患者3个月前曾在结肠镜下行息肉切除术,术后无腹痛,多次复查粪便常规和隐血试验阴性。无神经内分泌代谢异常史,且体检和各项有关实验室检查和影像学检查未见异常,基本排除可导致便秘的器质性疾病。其次,患者有高血压史,近10年服用钙通道阻滞剂硝苯地平控释片,可能导致或加重便秘,但该药属于二氢吡啶类钙通道阻滞剂,导致便秘作用不强,尚需要它控制血压。

问题3.根据临床特点,如何判定患者便秘的类型,如何进一步检查?

该患者为老年男性,慢性便秘3年,以腹胀、排便次数减少为主要表现,存在排便费力,排便不尽感,肛门指检用力排便时肛门括约肌呈松弛状态。故而考虑患者符合慢传输型便秘(STC)。钡条传输试验:72 h腹腔内钡条超过2根,但未到达直肠乙状结肠区域,判断为慢传输型便秘。

问题4.如何治疗慢性便秘和随访疗效?

根据病史特点和钡条传输试验,判定该患者为慢传输型便秘。故而采用以下治疗方案:

1.即时治疗

(1)调整生活方式:请患者增加膳食纤维和水的摄入(每日饮水1 500 mL或以上)、按摩腹部,增加运动,最好养成每日早晨起床或饭后排便一次的习惯。

（2）渗透性泻药：聚乙二醇电解质散剂 1 袋 p.o. bid。

（3）益生菌调节剂：双歧杆菌三联活菌 3 片 p.o. bid。

（4）促动力药：莫沙必利 5 mg p.o. tid。

2.随访观察与治疗方案调整观察

治疗 2 d 后，患者排便每日 2 次，改聚乙二醇电解质散剂 1 袋 p.o. qd，排便次数减少，每周排便 5~6 次，呈完全自主性排便，腹胀缓解。四周后停药，继续双歧杆菌三联菌服用四周，继续注重生活方式调整。随访 3 个月仍然保持完全自主性排便。

【分级诊疗】

由于大多数便秘患者在基层医疗机构接受诊治，需要根据便秘严重程度进行分级诊断、分层治疗。我国 2013 年慢性便秘诊治指南提出了分级诊治流程（图 7-1-3），既能正确诊断，合理有效治疗，又可减少不必要的检查，降低诊治费用。

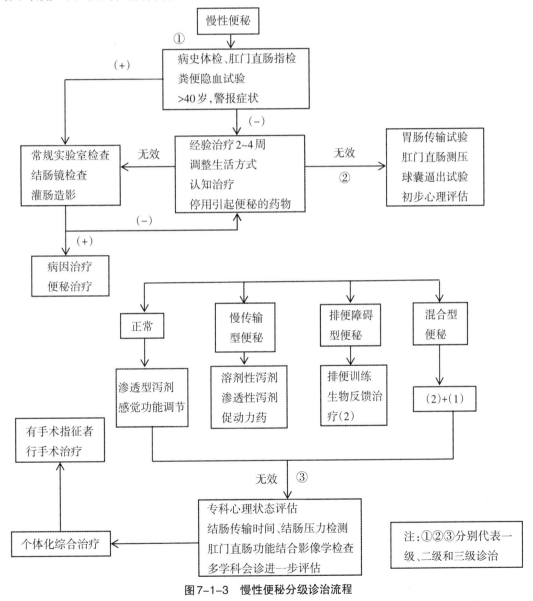

图 7-1-3 慢性便秘分级诊治流程

（许建明 张磊）

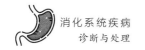
主要参考文献

［1］中华医学会消化病学分会胃肠动力学组,功能性胃肠病协作组.中国慢性便秘专家共识意见(2019,广州)［J］.中华消化杂志,2019,39(9):577-598.

［2］中华医学会消化病学分会胃肠动力学组,中华医学会外科学分会结直肠肛门外科学组.中国慢性便秘诊治指南(2013,武汉)［J］.中华消化杂志,2013,66(5):1-8.

［3］Drossman DA,Chang L,Chey WD,et al.Rome Ⅳ:Functional gastrointestinal disorders/disorders of gut-brain interaction［M］.4th ed.Raleigh,NC:The Rome foundation,2016.

［4］Imran Aziz,William E Whitehead,Olafur S Palsson,et al.An approach to the diagnosis and management of Rome Ⅳ functional disorders of chronic constipation［J］.Expert Rev Gastroenterol Hepatol,2020,14(1):39-46.

［5］The AGA Institute Medical Position.American gastroenterological association medical position statement on constipation［J］.Gastroenterology,2013,144:211-217.

第二节　慢性腹泻鉴别诊断与处理

慢性腹泻(chronic diarrhea)是消化系统常见的症状,其病程迁延,严重影响患者的生命质量并造成较大的社会负担。慢性腹泻病因复杂,鉴别诊断范围很广,常常诊断不明,处理不顺。如何追寻分析慢性腹泻患者的病史特点及其有意义的体征? 如何根据病史分析安排合理有效的实验室和辅助检查? 如何处理慢性腹泻,如何根据治疗反应进一步探索慢性腹泻的病因? 本节在介绍上述诊疗要点后,介绍一例疑难病例诊治过程,以期提高慢性腹泻的临床实践能力。

【诊断方法】

一、临床表现与问诊要点

病史与症状解析

1.既往史

注意询问生活方式、食物过敏不耐受、药物因素腹部手术史及放射治疗史等危险因素。特殊的膳食成分可能引起或加重慢性腹泻,需仔细询问饮食史及其与症状的关系;许多药物也会引起腹泻,仔细回顾用药史至关重要;辐射可导致慢性腹泻,有时暴露后几年才会起病,应询问有关放射治疗史、腹部手术史、热带或其他特殊地区的旅行史。

2.起病方式与病程

起病急骤伴有发热,腹泻频繁者应考虑肠道感染性疾病;炎症性肠病、肠易激综合征、吸收不良综合征、功能性胃肠病等引起的腹泻病程较长,且呈反复发作的特点。在禁食情况下仍有腹泻,提示为分泌性腹泻;禁食后腹泻停止者为渗透性腹泻。

3.粪便性状

(1)水样便见于各种分泌性腹泻,如肠毒素大肠杆菌、胃泌素、金黄色葡萄球菌食物中毒,如每日排便量>5 L,则应考虑霍乱(米泔水样粪便)或内分泌肿瘤等引起的分泌性腹泻。蛋花汤样粪便见于艰难梭菌等引起的伪膜性肠炎。

(2)脓血便见于渗出性腹泻,如脓血仅附着于粪便表面,则提示直肠或乙状结肠病变。洗肉水样粪便见于某些急性出血性肠炎或重症溃疡性结肠炎。急性坏死性小肠炎引起的腹泻多为鲜红的血便或者是黏液脓血便。果酱样粪便见于阿米巴痢疾或升结肠癌。

(3)酸臭的糊状便见于糖吸收不良,有油滴的糊状便见于脂肪吸收不良,恶臭粪便见于蛋白质消化不良。粪便中带有不消化的食物,粪便有恶臭且伴有中上腹或脐周腹痛,常提示慢性胰腺炎以及小肠吸收不良,其中白陶土样粪便并带有泡沫见于脂肪泻和慢性胰腺炎。

4.伴随症状

(1)胃肠症状:病变位于直肠或乙状结肠的患者,腹痛多位于左下腹,排便常伴有里急后重感,每次排便量少,粪色较深,多呈黏冻样,可混有血液;病变位于右半结肠或小肠病变的患者,可同时伴有脐周腹痛,排便无里急后重感,但粪便稀烂成液状或水样,色较淡,每次排便量多。

(2)全身症状:如是否伴有发热、食欲减退或亢进、营养不良和消瘦、休克、贫血、出血倾向等。

(3)肠外表现:如皮肤、关节、眼部或胆胰病变等,可能与炎症性肠病或其他全身疾病有关。

二、体格检查重点

不同病因的慢性腹泻可以有不同的表现。短肠综合征及小肠吸收不良综合征常伴有营养不良的表现,严重者可以表现为恶病质;不完全肠梗阻引起的腹泻,腹部可见肠型、蠕动波以及肠鸣音亢进表现;溃疡性结肠炎、慢性细菌性痢疾可以有左下腹压痛;克罗恩病、肠结核、阿米巴痢疾常出现右下腹压痛;结肠癌可以有腹部包块,直肠癌患者肛检可发现肿块。其他与慢性腹泻有关的体征见表7-2-1。

表7-2-1 慢性腹泻患者有意义的体征

体征	可能的疾病
体位性低血压	脱水、神经病变
肌肉萎缩、水肿	营养不良
色素性荨麻疹,皮肤病	肥大细胞病(肥大细胞增多症)
拧捏性紫癜、巨舌症	淀粉样变性
皮肤黏膜色素沉着	艾迪生病
迁移性坏死性红斑	胰高血糖素瘤
皮肤潮红、心脏杂音、哮鸣音	类癌综合征
疱疹样皮炎	乳糜泻
甲状腺结节伴淋巴结肿大	甲状腺髓样癌
双侧手指细微震颤、眼睑迟滞和凝视	甲状腺功能亢进
肝肿大	神经内分泌肿瘤、淀粉样变性
关节炎	炎症性肠病、耶尔森菌病
淋巴结肿大	艾滋病、淋巴瘤、癌症
腹部杂音	慢性肠系膜缺血
肛门括约肌无力	大便失禁

三、辅助检查

(一)实验室检查

可根据医疗单位条件及病情选择下列实验室检查项目。

1.粪便检查

粪便检查是慢性腹泻实验室检查的常规项目,对慢性腹泻患者具有重要的诊断价值。其中包括粪便常规(白细胞、吞噬细胞、原虫、虫卵、脂肪滴)检查、隐血试验、粪便培养、病原学检测(如艰难梭菌毒素、寄生虫及虫卵)、粪便电解质、pH和脂肪含量等。由于显微镜检查粪便白细胞有可能受到检测者主观误差的影响,测量白细胞酶(乳铁蛋白或钙卫蛋白)可作为粪便白细胞的替代物,

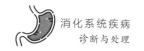
视为肠黏膜炎症的信号,可用于鉴别炎症性与非炎症性肠病,有助于评估疾病活动度、黏膜病变程度以及治疗效果。

2.血常规和血生化

血常规和电解质、肝肾功能等检查结果常可提示是否存在感染、病情严重程度以及营养状态。对于其他血液学检查,往往在鉴别诊断时根据诊断思路进行相应选择。

3.小肠吸收功能试验

粪便定量检测,脂肪平衡试验24 h粪脂平均量>6 g(或三酰甘油>1 g)或吸收率<90%,提示脂肪吸收不良;维生素B$_{12}$吸收试验异常提示内因子缺乏、小肠细菌过度生长或末段回肠炎;D-木糖吸收试验中尿D-木糖排泄减少反映肠吸收不良或小肠细菌过度生长;胰腺外分泌功能试验异常可反映胰腺外分泌功能不足;呼气氢试验中,乳糖呼气氢试验异常提示乳糖酶缺乏,葡萄糖呼气氢试验异常提示小肠细菌过度生长;^{14}C-甘氨胆酸呼气试验异常提示胆盐吸收不良、小肠细菌过度生长。

4.提示内分泌或激素分泌性肿瘤相关性腹泻检查项目

包括降钙素、生长抑素、甲状旁腺激素、血管活性肠肽(VIP)、5-羟色胺(5-HT)、血胃泌素、肾上腺皮质激素等。

5.呼气试验

有助于诊断碳水化合物吸收不良和小肠细菌过度增长,但敏感性和特异性差异大,基层开展较少。

(二)影像学检查

影像学检查包括腹部超声、CT、MRI等,在评估慢性腹泻中可能有以下作用:①确定解剖异常,如狭窄、瘘管和憩室;②描述炎症性肠病(IBD)中炎症的程度;③诊断慢性胰腺炎;④显示激素分泌肿瘤。

(三)内镜和组织学检查

1.常规胃肠镜检查

胃肠镜检查对于消化道疾病的诊断具有重要意义。下消化道内镜检查可直观显示结肠黏膜情况,明确结直肠病变,一般慢性腹泻患者均建议常规下进行消化道内镜检查,尤其是有报警症状者更应及时镜检。对原因不明的慢性腹泻,结肠镜检查阴性时,应行结肠黏膜多点活检,进一步明确病因以排除显微镜下结肠炎可能。上消化道内镜检查对全身性疾病、克罗恩病及疑诊乳糜泻也可能提供诊断途径。

胃肠镜取材送检的组织标本,最好与病理科专家沟通进行病理诊断。对怀疑的罕见疾病应用适当的组织学技术,如刚果红染色用于淀粉样变性、聚合酶链反应用于诊断惠普尔病、免疫组织化学染色用于淋巴瘤等。

2.其他内镜检查

怀疑或需要排除小肠病变时,可以选用小肠镜检查。胶囊内镜可以无创检查胃肠道,尤其是小肠病变,但是不能反复观察重点部位,也不能取得组织学标本。经内镜逆行胰胆管造影术(ERCP)可以用来发现胆道和胰腺病变,超声内镜检查可以观察胰腺内分泌肿瘤等。

【诊断步骤与诊断思路】

慢性腹泻的诊断主要分为三个步骤:

一、判断是否属于真正意义上的腹泻

腹泻指排便次数明显超过平时习惯(每日>3次),粪质稀薄,含水量增加(>85%),粪便可伴有黏液、脓血或未消化的食物。为了区别假性腹泻频繁排成形粪便的状态,推荐粪便性状以稀便或水样便(Bristol量表第5型及以上)作为腹泻标准。同时注意与大便失禁相鉴别:大便失禁是指反复发生的、不能控制的粪质排出,包括被动型(患者无意识的粪便外漏)、急迫型(患者有意识但主观无法控制)和粪漏(紧随一次正常排便后的粪便漏出)。

二、分辨腹泻的性质

根据腹泻的病理生理类型不同可将腹泻分为4类:分泌性腹泻、渗出性腹泻、渗透性腹泻和动力性腹泻。根据有无器质性病变,慢性腹泻可分为器质性腹泻和功能性腹泻。根据临床特点,慢性腹泻可分为水样泻、脂肪泻和炎症性腹泻。

三、明确腹泻的病因

慢性腹泻病因诊断需要从病史、伴随症状和体征、既往史、过敏史以及常规化验和影像学检查获得充分依据。慢性腹泻的病因见表7-2-2。

表7-2-2 慢性腹泻的病因

	分类	病因
最常见	功能性腹泻	腹泻型肠易激综合征、功能性腹泻
常见	胆源性腹泻	胆囊切除术后
	饮食相关性腹泻	由低FODMAP饮食(可发酵寡聚糖、二糖、单糖、多元醇饮食)诱发,乳糖酶缺乏,食品添加剂(山梨醇等),咖啡因,过量酒精摄入
	肠道疾病	结直肠肿瘤、炎症性肠病、显微镜下结肠炎
	药物性腹泻	抗菌药物如红霉素等、非甾体类抗炎药、泻药、抑酸药(如氧化酶、氢氧化镁)、脱水剂(如甘露醇、山梨醇)、缓泻药(如乳果糖)、降糖药(如二甲双胍)等
较少见	胃肠道疾病	乳糜泻、小肠细菌过度生长、慢性细菌性痢疾、阿米巴肠病、肠结核、肠道淋巴瘤、缺血性肠病、伪膜性肠炎、放射性肠炎、肠道寄生虫感染
	肝胆及胰腺疾病	慢性胰腺炎、胰腺肿瘤
	内分泌和代谢性疾病	糖尿病、甲状腺功能亢进
罕见	其他小肠疾病	Whipple病、热带口炎性腹泻、肠道淀粉样变性、肠道淋巴管扩张
	内分泌和代谢性疾病	甲状旁腺功能低下、Addison病
	激素分泌性肿瘤	血管活性肠肽瘤、胃泌素瘤、类癌

如表7-2-2所述,慢性腹泻病因众多,其病因诊断与鉴别诊断思路如下:

(一)是否为医源性腹泻

医源性腹泻由药源性腹泻(由药物本身不良反应或药物相互作用引起,包括抗生素相关性腹泻)、患者之间的交叉感染、肠内营养液输入、机械通气相关性腹泻等多因素引起。

药源性腹泻是一种常见的不良反应,占所有药物不良反应的7%,它是指由于药物或药物相互作用引起的粪便次数异常增多,且粪便可为水样或带有黏液、血性水样便或见有伪膜,可伴有腹痛、腹胀、恶心、呕吐,严重者可有寒战、高热、昏迷、休克,甚至死亡。

凡是能使胃肠道黏膜受损或胃肠道功能紊乱的药物均可引起药源性腹泻。在药源性腹泻中,又以抗生素相关性腹泻最受关注。近几年来,随着广谱抗生素应用的逐渐升级,以及对单一用药产生耐药者的大量增加,联合用药控制感染成为临床上的一大趋势,其中滥用抗生素导致医源性腹泻的病例日趋增多,不同抗生素导致的相关腹泻发病率不一,总体为5%~25%。其背后的机制为,滥用/不规范使用抗生素,导致肠道菌群失调。此后,耐药的艰难梭菌(CDI)大量生长繁殖,进而导致抗生素相关性腹泻。CDI是院内感染和死亡常见的病因之一。抗菌药引起的腹泻通常为水性腹泻,严重时会伴有出血、发热、腹部疼痛。CDI引起的腹泻可在停用抗菌药后的8周发生,但大多

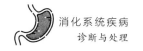

数CDI感染通常出现在抗菌药治疗的4~9 d。

（二）是否为器质性疾病

有报警征象的患者必须进一步检查,排除器质性疾病。报警征象包括:年龄>40岁的新发病患者、便血、粪便隐血试验阳性、贫血、腹部包块、腹腔积液、发热、体重减轻和结直肠癌家族史。若患者的腹泻症状持续,夜间活动腹泻加重,体重明显减轻,则更可能是器质性疾病,常需要重点和全面排除以下器质性病变:

1.结直肠癌

多数发生在中年以后,位于左侧结肠者常为环状生长,伴有排便习惯改变。当肿瘤有糜烂、溃疡、坏死时,可表现为腹泻、血便和里急后重,尤其是肿瘤位于直肠者,主要表现为血便、排便次数增多、排便不畅和里急后重。

2.炎症性肠病

炎症性肠病包括克罗恩病和溃疡性结肠炎,起病缓慢,以腹痛、腹泻开始,逐渐加重,溃疡性结肠炎可有脓血便。多为间歇性发作,病程后期呈持续性。炎症性肠病可伴发全身表现及肠外表现。

3.其他器质性疾病

其他器质性疾病包括:①肠道慢性感染性疾病(慢性细菌性痢疾、阿米巴肠病、肠结核)、乳糜泻、小肠细菌过度生长、肠道淋巴瘤、缺血性肠病、放射性肠炎等肠道疾病;②肝胆及胰腺疾病,包括肝癌、慢性胰腺炎、胰腺肿瘤等;③其他小肠疾病,包括Whipple病、热带口炎性腹泻、肠道淀粉样变性、肠道淋巴管扩张等。上述病因虽然少见,但仍然需要仔细鉴别诊断,部分为疑难复杂性疾病原因。高度怀疑肠结核、肠阿米巴等疾病时,可在密切随访下进行诊断性治疗。

（三）是否为全身性疾病

若患者出现胃肠道以外的症状和疾病,如伴有发热、食欲减退或亢进、营养不良和消瘦、休克、贫血、出血倾向等,需警惕全身性疾病、可能引起腹泻的全身疾病。

1.糖尿病

糖尿病性腹泻呈顽固性、间歇性,发作时间可为几日至几周。间歇期可为数周至数月,腹泻昼夜均可发生,约5%的腹泻患者同时有脂肪泻。

2.甲状腺功能亢进

由于患者肠道蠕动快、消化吸收不良而出现排便频繁,甚至腹泻,粪便一般呈糊状,含较多的未消化食物。

3.其他内分泌疾病

腺垂体功能减退症、系统性红斑狼疮、慢性肾上腺皮质功能减退症。

（四）诊断功能性胃肠病

功能性胃肠病是腹泻最常见的原因。与器质性或全身疾病病因不同,功能性胃肠病腹泻粪便检查无病原体,内镜检查无器质性病变。与腹泻相关的功能性肠病主要包括IBS(腹泻型与混合型)和功能性腹泻。它们共同的病理生理机制为内脏高敏感性、消化道动力与分泌功能障碍、大脑信息处理异常、5-HT信号传导异常、心理障碍和遗传等因素综合作用而致病。

1.腹泻型IBS

腹泻型IBS(IBS-D)是临床常见的以腹痛、腹胀、腹部不适和排便习惯改变为主要症状的临床综合征,但缺乏能解释这些症状的器质性病变的临床常规检查。腹泻型IBS被定义为诊断前症状出现至少6个月,近3个月符合以上标准:至少25%的所排粪便为糊状便或水样便,硬便或干球便少于25%。排便前患者有明显的腹痛(每周至少有1 d)、腹胀或腹部不适,在排便后可得到明显的改善。

IBS可伴有排便紧迫感或排便不尽感、黏液便、腹胀等。IBS-D常排便急,粪便呈糊状或稀水样,每日3~5次,严重者有10余次,可有黏液但无脓血。

2.功能性腹泻

功能性腹泻诊断标准为：≥75%粪便为松散或糊状便或水样便；不伴有腹痛或腹部不适；诊断之前至少6个月存在症状，且后3个月符合诊断标准。功能性腹泻与IBS-D的主要区别是前者不伴有腹痛或腹部不适，因此在询问病史时要注意详细问诊。

慢性腹泻诊断程序见图7-2-1。

【处理要点】

按照上述诊断程序，慢性腹泻主要分为器质性腹泻和功能性腹泻，制订相应的处理策略和措施。

一、器质性腹泻治疗要点

主要针对病因治疗，也可临时选用止泻药以缓解腹泻症状。常见病因治疗要点如下：

1.炎症性肠病（IBD）

局部和全身抗炎药物，如美沙拉秦、皮质激素、免疫调节剂（硫唑嘌呤、6-巯基嘌呤、甲氨蝶呤）、生物制剂等。

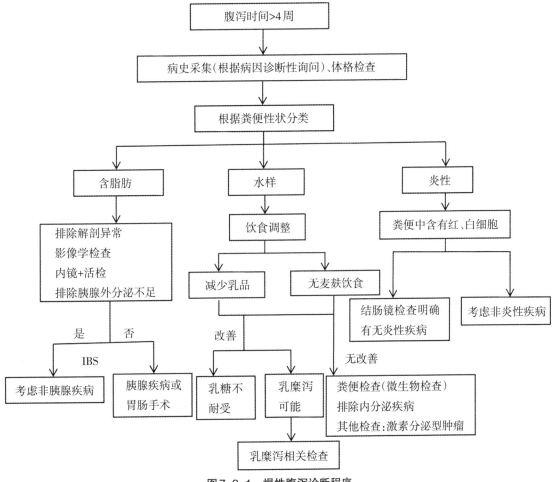

图7-2-1 慢性腹泻诊断程序

2.感染性腹泻

抗微生物治疗，针对感染后乳糖吸收不良的治疗。如针对小肠细菌过度生长可使用抗菌药物，并治疗继发性乳糖吸收不良。针对艰难梭菌等肠道机会性感染的治疗等。

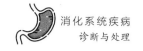

3.乳糜泻

无麸质饮食(避免以大麦、小麦、黑麦等为原料的食品),维生素和矿物质替代,评估骨矿物质密度。

4.乳糖不耐受

避免含乳糖的食物(如奶制品、冰淇淋),使用乳糖酶补充剂。

5.胰腺功能不全

改良脂肪饮食,补充胰酶和抑制胃酸。

6.肠系膜缺血

开放性手术修复(经主动脉内膜切除术,直接再植入主动脉,或顺行/逆行旁路移植术)或血管内修复术(血管成形术和/或肠系膜血管动脉粥样硬化病变支架置入术)。无法耐受外科手术或血管内技术治疗的患者可采用药物治疗,如抗凝治疗。

7.胆盐引起的腹泻

考来烯胺。

二、功能性胃肠病腹泻处理要点

主要治疗目标是消除或缓解症状,改善生活质量,恢复社会功能;治疗手段应包括饮食、生活方式调整、药物治疗、精神心理、认知和行为学干预在内的个性化方案。

(一)调整饮食和生活方式

调整饮食和生活方式是慢性腹泻的功能型胃肠病疾病管理流程的起点,要点如下:

(1)一旦明确食物过敏原,应避免摄入含有该过敏原成分的食物。

(2)对于临床怀疑或明确麦麸过敏或乳糜泻患者,需推荐无麸质饮食。

(3)提倡低FODMAP饮食方案。FODMAP食物是可发酵(F)的短链碳水化合物(糖)的集合,包括四类糖:低聚糖(O果聚糖、低聚半乳糖、棉籽糖和水苏糖)、双糖(D,乳糖)、单糖(M,过量果糖)和多元醇(P,山梨糖醇、甘露醇、木糖醇、麦芽糖醇)。这些碳水化合物在肠道中不能被正确吸收,当到达小肠时,它们会缓慢移动,吸引水。进入大肠时,FODMAP被肠细菌发酵,从而产生气体。多余的气体和水会导致肠壁拉伸和膨胀。由于患有IBS人的肠道高度敏感,因此"拉伸"肠壁会导致疼痛和不适的夸张感觉,比如腹痛、排气、腹胀、打嗝、腹泻。表7-2-3列举了常见的FODMAP食物,IBS的低FODMAP饮食方案分为三个阶段:

第一步:在2~4周或直到肠道症状明显减轻之前,尽量避免使用FODMAP的主要来源。这个阶段可以持续长达2个月。然后,在没有症状的情况下等待几日才能开始耐受性测试。

第二步:这一步是消耗测试。一次测试一个食物组,并限制自己每周重新引入一个食物组。理想情况下,要测试的食物应在餐外重新引入,以便更容易地识别症状,切勿在标准餐中食用,以免错过。建议每周测试相同的食物2~3次,包括每次测试之间休息一日。还建议逐渐增加1周内消耗的食物量。如果出现中度症状,最好停止检测并改用另一种食物。目的是评估对作为FODMAP来源的食物的耐受性和最大量。

第三步:最后一步包括逐渐重新引入在测试期间耐受良好的食物,还可以通过寻找与保持肠道舒适度相容的部分来尝试重新引入耐受有问题的食物。

这种饮食不能治愈肠易激综合征,但可以长期缓解和预防症状。在25%的IBS病例中,不含碳水化合物的FODMAP饮食不能有效缓解症状。这是因为其他因素会加剧这些症状并阻止缓解。吞气症就是这种情况,它会增加吞咽的空气量并产生气体。

表7-2-3　常见的FODMAP食物

	高FODMAP食物	FODMAP食物
谷物	大麦、小麦、黑麦及其制品	稻米、燕麦、小米等
水果	苹果、梨、芒果、西瓜、油桃、李子、石榴、荔枝、柿子、西瓜、枣等	哈密瓜、葡萄、猕猴桃、柚子、柠檬、柑橘、橙子、木瓜、草莓等
蔬菜	芦笋、洋葱、韭菜、大蒜、豆类、豌豆、大白菜、芹菜、甜玉米	豆芽、辣椒、小白菜、葱、土豆、黄瓜、胡萝卜、莴苣、西红柿、西葫芦、山药
奶类	牛奶、酸奶、奶油、冰淇淋	无乳糖牛奶、无乳糖酸奶、燕麦奶
蛋白	豆类	肉、鱼、鸡、虾、鸡蛋、豆腐
零食	开心果	杏仁、南瓜子

（4）以运动为基础的自我调节行为疗法有益于缓解功能性腹泻或IBS，如瑜伽能减轻IBS和躯体化症状的严重程度，步行锻炼有助于改善整体胃肠道症状、负面情绪和焦虑等。

（二）建立良好的医患沟通和信任关系

功能性腹泻及IBS患者对疾病的病因和危害的不恰当认知可能会加重症状，因此在IBS处置过程中应建立良好的医患沟通和信任关系，使患者充分了解疾病本质，并开展对患者治疗策略的良好沟通可以显著提高近期和远期疗效。在临床实践中，应该注意以下几点：①以信任、专业、同情、平易近人的态度，尽可能采用患者易于接受的语言和逻辑思维进行沟通；②真正了解和把握患者关切的问题，消除患者的恐病疑虑，尽量用客观的证据使患者确信IBS是不会危及生命的疾病；③准确、全面把握和区分各种致病因素对症状的不同影响，细致解释产生症状的原因；④努力使患者充分理解并自愿接受处置策略；⑤帮助患者建立合理的生活方式，明确行为改善的目标，增强对治疗措施的依从性。

（三）药物治疗

理想的情况下，慢性腹泻应根据已知病因治疗，如果腹泻病因不明或治疗失败时，需要采用经验性治疗（表7-2-4）。

1.阿片类药物

阿片类药物是对症管理的主要手段，可有效缓解腹泻。但应该谨慎地安排给药方案，而不是按需给药。

（1）洛哌丁胺：是主要影响肠道运动的M受体激动剂。与所有阿片类药物一样，它可以减缓肠道转运时间并增加肠黏膜吸收。由于对大脑的渗透很小，几乎没有被滥用的风险性。在慢性腹泻中，应按计划给药。例如，如果饭后出现腹泻，则应饭前给药。睡前或清晨服药可以改善晨起腹泻。

（2）地芬诺酯：具有与洛哌丁胺相似的效力，但可穿过血脑屏障并可能产生中枢神经系统效应，尤其是在高剂量时。将这些药物与阿托品结合使用会限制滥用的可能性。

（3）可待因、鸦片或吗啡制剂（如止痛剂、鸦片酊剂和吗啡）：对严重腹泻有用，例如肠切除引起的腹泻。通过告知患者滥用风险、从低剂量开始并逐渐向上滴定剂量以及仅在应使用预期体积时重新填写处方，可以最大限度地减少滥用的可能性。

需要强调，阿片类止泻药物治疗仅为对症处理，不应长期应用。腹泻严重者还应注意纠正水、电解质和酸碱平衡紊乱，并注意阿片类止泻药对其他合并用药的影响。

2.其他药物

（1）解痉剂：解痉止痛类药是治疗功能性慢性腹泻的重要药物，不但可调节胃肠道的动力，有效缓解IBS-D患者总体症状（尤其对合并腹痛疗效较明显），而且可降低胃肠道的分泌功能。选择

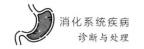
性肠道平滑肌钙通道阻滞剂和离子通道调节剂可以缓解平滑肌痉挛,主要包括动力调节药曲美布汀、胃肠道解痉药匹维溴铵、复方枸橼酸阿尔维林等。

(2)胆汁酸结合树脂:考来烯胺(消胆胺)为碱性阴离子交换树脂,不溶于水,不易被消化酶破坏,具有非特异性便秘作用。

(3)肾上腺素能激动剂:可乐定是一种α$_2$-肾上腺素能激动剂药物,可模拟吸收并减缓肠道转运,用于治疗因去甲肾上腺素能神经支配丧失而导致的糖尿病性腹泻,也可用于阿片类药物戒断引起的腹泻。

(4)生长抑素类似物:奥曲肽用于治疗类癌综合征或血管活性肠肽瘤患者的腹泻、化疗引起的腹泻、HIV和胃手术后倾倒综合征,也可尝试作为非特异性腹泻的经验性治疗,但不能常规应用。

表7-2-4 慢性腹泻的对症治疗药物

药物类别	药物	剂量与用法
阿片类药物(M-阿片受体选择性)	地芬诺酯	2.5~5 mg,每日4次
	洛哌丁胺	2~4 mg,每日4次
	可待因	15~60 mg,每日4次
	鸦片酊	2~20滴,每日4次
	吗啡	2~20 mg,每日4次
肾上腺素能激动剂	可乐定	0.1~0.3 mg,每日3次
生长抑素类似物	奥曲肽	50~250 mg,每日3次(皮下注射)
胆汁酸结合树脂	考来烯胺	4~5 g/次,每日3~4次

3.益生菌

益生菌可以调节肠道的正常菌群,减少致病性菌群的过度生长,可缓解患者腹胀、腹痛、腹泻和总体症状,对改善功能性腹泻及IBS症状有一定疗效。目前常用的活菌制剂有多种乳杆菌和双歧杆菌、非致病性大肠杆菌、地衣芽孢杆菌,以及枯草杆菌二联活菌、双歧杆菌四联活菌等复合制剂。补充益生菌治疗过程中,应注重发挥优势菌株的作用,改善肠道厌氧环境,调控失衡的微生态环境,增加菌群的多样性。一般来说,多菌株制剂优于单菌株制剂。

4.非吸收抗菌药物

短期使用利福昔明可改善非便秘型IBS总体症状及腹胀、腹泻症状。

5.神经递质调节药物

神经递质调节药物对IBS有效,可能的作用机制如下:①对中枢神经的直接作用;②中枢神经与胃肠神经的联系,包括对痛觉感受、内脏超敏反应和胃肠动力的调节作用。谨慎推荐神经递质调节药物用于以下2项适应证:①IBS合并存在精神心理障碍的临床表现(包括抑郁、焦虑和躯体化症状等),尽管此类患者以胃肠道症状为主,但是精神类药物对精神心理障碍表现和IBS症状可能均有帮助;②对于消化专科常规药物疗效不理想的难治性IBS,尝试使用神经递质调节药物可能会有获益。

治疗药物和方法包括小剂量三环类抗抑郁药物(TCA)和选择性5-HT再摄取抑制剂(SSRI),可以缓解IBS总体症状和腹痛症状,即使对于无明显伴随精神心理障碍表现的患者也有一定治疗效果。三环类抗抑郁药(TCA)可延长口盲肠运输时间,而某些SSRI可缩短口盲肠运输时间。因此,TCA被推荐用于治疗IBS-D,SSRI被推荐用于治疗IBS-C。TCA非抑郁IBS患者的益处更大。

6.中医治疗

在中医理论中慢性腹泻多以外感邪气、内伤情志、饮食不节、病后体虚、脏腑功能失调为基本病机,应随证施治,如脾虚湿盛证宜用补脾益肠丸、脾肾阳虚证宜用固本益肠片,而肝郁脾虚者可用痛泻宁等,也可辅以针灸治疗,以健脾、温肾、疏肝。中医治疗有一定效果,尚需要高质量的研究证据。

7.心理状态评估和治疗

心理治疗主要用于对常规药物治疗无反应的患者,包括分组集体疗法、认知疗法、人际关系疗法、催眠疗法、应激管控和放松治疗等。无论是器质性疾病造成的慢性腹泻抑或功能性腹泻或IBS,腹泻症状均和心理及情绪因素密切相关,因此对于有明显焦虑、抑郁等负性情绪者,可在治疗前请专业心理工作者给予心理健康水平评估,必要时同时接受相应的药物与心理治疗,才有可能达到较好的治疗效果。

(四)随访评估

1.器质性腹泻

评估疾病严重程度,治疗效果,是否有并发症,病因是否去除,预后,等等。

2.功能性腹泻及IBS-D

大多数IBS患者症状可能持续存在,但不会加重;小部分患者症状会加重,还有部分患者会完全康复。对于轻症患者,长期随访过程中,通常不需要进行药物干预,除非症状持续存在,影响生命质量,造成功能障碍,患者严重担心病情,或出现可能为严重胃肠疾病的报警症状时,患者需要接受进一步诊治。

【临床病例与问题】

一、病史摘要

患者,女,32岁。腹泻伴消瘦1年5个月,于2020年1月8日住院。患者于2018年开始反复大量腹泻,每日在10次以上(>1 000 mL/24 h),初为黄色糊状便,后为水样便,夜间腹泻,伴腹胀,体重下降20 kg。无腹痛,无发热,无恶心呕吐等其他不适,予以止泻、调节肠道菌群等治疗后未能缓解腹泻。体检:消瘦,BMI 15.4 kg/m²,贫血貌,体形消瘦,全身皮肤、巩膜无黄染,浅表淋巴结未及肿大,心肺检查未见异常。腹软,肝脾肋下未及,无压痛及反跳痛,肠鸣音不亢,移动性浊音(-),双下肢无水肿。实验室检查和辅助检查:血红蛋白71 g/L,正细胞性贫血;粪便常规检查阴性;血白蛋白↓28g/L;Ca²⁺↓2.04 mmol/L,Mg²⁺↓0.51 mmol/L,ESR↑30 mm/h,余实验室检查未见异常。胃镜萎缩性胃炎,胃窦多发小溃疡。结肠镜病理:直肠黏膜中度慢性炎症。经口小肠镜检查:空肠、十二指肠黏膜稍充血,绒毛变钝。病理会诊:未见明显病理学改变,不足以诊断乳糜泻。胸腹盆CT检查报告:直肠周围脂肪密度稍增高影,余未见异常。

二、问题与诊治过程解析

问题1.患者腹泻性质是什么?

(1)根据患者腹泻症状持续、有夜间腹泻、体重明显减轻,提示为器质性疾病。

(2)鉴于患者为无腹痛的大量水样腹泻[>1 000 mL(gm)/24 h,常>3 000 mL/24 h],粪便检查阴性,胃肠镜检查未能发现可解释慢性腹泻的器质性病变所在。排除胃结直肠病变所致的慢性腹泻,认为是小肠型腹泻。

问题2.患者大量水样腹泻如何进一步治疗观察?

基于患者小肠性腹泻,腹泻水样大量,一般治疗无效,予以生长抑素后腹泻缓解,高度怀疑有潜在的神经内分泌肿瘤。

问题3.如何确定慢性腹泻的病因?

按照诊断神经内分泌肿瘤检查方法,检测血清嗜铬粒蛋白A和胃泌素阴性,但上腹部MRI平扫+增强显示胰腺富血供肿块。手术病理证实为胰腺神经内分泌肿瘤(G1)。术后腹泻持续缓解。

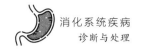
最终诊断:胰腺神经内分泌肿瘤。

【分级诊治与慢病管理】

一、分级诊治

(一)一级诊治

适合轻、中度慢性腹泻患者。首先应详细了解病史、体格检查、肛门直肠指诊、粪常规检查,包括隐血试验。若有报警征象、对疾病过度担心者,可进行辅助检查以明确是否存在器质性疾病,并做相应处理,否则可选择经验性治疗。强调生活方式调整、认知疗法,注意避免诱发腹泻的食物,可选用解痉药、止泻药或益生菌,疗程为2~4周。

(二)二级诊治

主要对象为经验性治疗或诊断性治疗无效的患者,必须采取结肠镜等方式进一步明确病因,根据病因选择合理的治疗方案。

(三)三级诊治

对二级诊治无效的患者,应进行重新评估,注意是否合并机会感染、是否能排除引发慢性腹泻的少见或罕见病因,注意患者是否已改变不合理的生活方式、依从性如何、治疗是否规范、有无精神心理障碍等。必要时需多学科包括心理科的会诊,以确定合理的个体化综合治疗方案。

二、基层医院转诊建议

(1)有报警征象者或根据病史,需要进一步检查以排除严重器质性疾病所致腹泻者。

(2)经验治疗2~4周无效或难治性腹泻者。

(3)不能排除感染性腹泻、需要进一步诊治者。

(4)合并其他严重全身性疾病需要联合评估及治疗者。

(5)明确病因、有手术指征者。

(6)腹泻较严重并发重度水、电解质紊乱,甚至休克者。

三、预后及预防

(一)预后

器质性疾病导致的慢性腹泻,根据其原发病不同,预后及预防措施有很大差异。而功能性腹泻及IBS虽然病程长,易反复发作,但预后一般较好。预后不良的危险因素包括严重心理障碍、病程长和既往有手术史等。

(二)预防

针对IBS,可以采取以下措施进行预防:

(1)饮食管理,定时定量,避免或减少刺激性或不耐受食物。

(2)环境调适,养成良好的生活和工作习惯,注意气候、季节、时差等因素对病情的影响。

(3)调整睡眠,解除心理负担,缓解焦虑,适当锻炼。

(4)适当应用药物控制或预防症状发生,目前尚无确凿证据证实药物治疗可预防IBS发生,可尝试使用微生态调节剂在环境变化时维持肠道微生态稳定。

四、健康教育及疾病管理

对慢性腹泻的管理基于患者对疾病的正确认识,患者对腹泻或伴随症状的过度担心不利于症状的长期控制。对于初诊患者,全面了解病史及发病过程、完善各项检查以排除器质性疾病非常重要,但对已经明确为功能性因素导致腹泻的复诊患者,应帮助患者理解疾病的发病原因、病情、预后及随访计划,避免过度检查和不合理治疗。

慢性腹泻与患者的生活习惯及饮食偏好有密切关系,故对过度疲劳、紧张及焦虑、饮食无规律、过度辛辣刺激性食物摄入等应予以纠正。必要时进行适时、合理的心理干预,病程长、疾病较严重者需心理科、营养科,甚至外科等多学科合作。

慢性腹泻的疾病管理体现在诊疗各个环节,充分沟通、取得患者充分理解并积极配合诊治,医患共同决策,是改善患者生命质量并保持症状长期有效控制的关键。

(韩玮　许建明)

<h3 align="center">主要参考文献</h3>

[1] 中华医学会,中华医学会杂志社,中华医学会消化病学分会,等.慢性腹泻基层诊疗指南(实践版·2019)[J].中华全科医师杂志,2020,19(11):983-989.

[2] Lawrence R Schiller,Darrell S Pardi,Joseph H Sellin.Chronic diarrhea:diagnosis and management[J].Clin Gastroenterol Hepatol,2017,15(2):182-193.

<h2 align="center">第三节　溃疡性结肠炎诊断与临床处理</h2>

溃疡性结肠炎(ulcerative colitis,UC)是一种病因未明、主要累及直肠及结肠的慢性炎症性疾病,其病程长且易复发,严重影响患者的生活质量。如何进行诊断和鉴别诊断? 如何根据病情活动性及其严重程度、病变累及的范围和疾病类型制订治疗方案? 如何随访和长期管理溃疡性结肠炎患者? 本节根据当代指南共识意见,介绍溃疡性结肠炎诊断和处理要点,继后解析一例溃疡性结肠炎诊治过程,供借鉴参考。

【诊断要点】

目前,溃疡性结肠炎缺乏诊断的"金标准",临床上主要结合患者临床表现、实验室检查、影像学检查、内镜和组织病理学表现进行综合分析,在排除感染性和其他非感染性结肠炎的基础上做出诊断。

一、临床表现

UC最常发生于青壮年期,主要临床表现为持续或反复发作的腹泻、黏液脓血便伴腹痛、里急后重和不同程度的全身症状,病程多在4~6周以上。其中,黏液脓血便是UC最常见的症状。不超过6周病程的腹泻需要与多数感染性肠炎相鉴别。

少数患者可有肠外表现,多见于急性期患者。可表现为:①关节症状:与腹泻伴发的关节疼痛,为非浸润性,不遗留退行性病损或功能障碍。②皮肤症状:有结节性红斑、脓皮症、坏死性丘疹等。③眼部症状:可有虹膜炎、色素层炎、葡萄膜炎的相应表现。④肝胆疾病:可有肝肿大、原发性硬化性胆管炎、胆石症等。

二、实验室检查要点

(1)强调粪便常规检查和培养应不少于3次。

(2)贫血、血小板增多或低蛋白血症可能提示炎症性肠病,但大多数溃疡性结肠炎患者为轻-中度,没有这些异常征象。

(3)C反应蛋白水平和ESR可反映溃疡性结肠炎的活动性,但对发现溃疡性结肠炎相对不敏感,也不能依赖它来排除炎症性肠病。

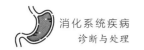
(4)粪便钙卫蛋白或乳铁蛋白是反应肠黏膜炎症的准确指标。其中,钙卫蛋白对活动性炎症具有更高的敏感性和特异性。

(5)在溃疡性结肠炎患者中,检测核周抗中性粒细胞胞质抗体(p-ANCA)和抗酿酒酵母菌抗体(ASCA),有助于区分组织学不确定的克罗恩病和克罗恩病。但是,p-ANCA和ASCA在亚洲IBD患者的诊断价值尚待进一步证实。

三、结肠镜检查和黏膜活组织检查

结肠镜检查和黏膜活组织病理检查是UC诊断和病情评估的主要依据。

(一)结肠镜检查

结肠镜下UC病变多从直肠开始,呈连续性、弥漫性分布。轻度炎症的内镜特征为红斑、黏膜充血和血管纹理消失;中度炎症的内镜特征为血管形态消失,出血黏附在黏膜表面、糜烂,常伴有粗糙呈颗粒状的外观及黏膜脆性增加(接触性出血);重度炎症内镜下则表现为黏膜自发性出血及溃疡。缓解期可见正常黏膜表现,部分患者可有假性息肉形成,或瘢痕样改变。对于病程较长的患者,黏膜萎缩可导致结肠袋形态消失、肠腔狭窄,以及炎(假)性息肉。伴巨细胞病毒(CMV)感染的UC患者内镜下可见不规则、深凿样或纵行溃疡,部分伴大片状黏膜缺失。

在UC初次行诊断性结肠镜检查时,如条件允许,应在末段回肠、盲肠、升结肠、横结肠、降结肠、乙状结肠、直肠分别取病理活检组织≥2块。复查结肠镜时,可在病变部位、病变部位与正常黏膜交界处、外观正常部位分别取病理活检。

(二)黏膜活组织病理检查

UC活动期可见以下主要改变:①固有膜内有弥漫性炎症细胞浸润,包括中性粒细胞、淋巴细胞、浆细胞、嗜酸性粒细胞等,尤其是上皮细胞间有中性粒细胞浸润(隐窝炎),乃至形成隐窝脓肿;②隐窝结构改变,隐窝大小、形态不规则,分支、出芽,排列紊乱,杯状细胞减少,等等;③可见黏膜表面糜烂、浅溃疡形成和肉芽组织。

缓解期:①黏膜糜烂或溃疡愈合;②固有膜内中性粒细胞浸润减少或消失,慢性炎症细胞浸润减少;③隐窝结构改变可保留,如隐窝分支、数量减少或萎缩,可见帕内特细胞(Paneth cell)化生(结肠脾曲以远)。

在内镜下缓解的病例,其组织学炎症可能持续存在,并且与不良结局相关,故临床中尚需关注组织学愈合。

四、其他检查

无条件行结肠镜检查的单位可行钡剂灌肠检查。肠腔狭窄时,如结肠镜无法通过,可应用CT结肠成像检查显示结肠镜检查未及部位。

【诊断与鉴别诊断】

一、诊断路径

如前所述,目前溃疡性结肠炎诊断没有"金标准"。一般从患者腹泻、黏液脓血便、腹痛及里急后重等主要症状着手,循下述路径(图7-3-1)逐步建立诊断。

二、鉴别诊断

溃疡性结肠炎的主要临床表现是腹泻、黏液脓血便、腹痛及里急后重等,需要与很多类似症状的疾病相鉴别。

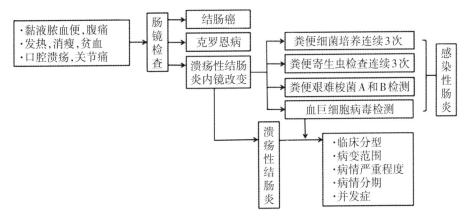

图7-3-1　溃疡性结肠炎诊断路径

1.急性感染性肠炎

多见于各种细菌感染,如志贺菌、空肠弯曲杆菌、沙门菌、产气单胞菌、大肠埃希菌、耶尔森菌等。常有流行病学特点(如不洁食物史或疫区接触史),急性起病常伴发热和腹痛,具有自限性(病程一般为数日至1周,不超过6周);抗菌药物治疗有效;粪便检出病原体可确诊。

2.阿米巴肠病

有流行病学特征,果酱样粪便,结肠镜下见溃疡较深、边缘潜行,间以外观正常的黏膜,确诊有赖于从粪便或组织中找到病原体,非流行区患者血清阿米巴抗体阳性有助于诊断。高度疑诊病例采用抗阿米巴治疗有效。

3.肠道血吸虫病

有疫水接触史,常有肝脾肿大。确诊有赖于粪便检查见血吸虫卵或孵化毛蚴阳性。急性期结肠镜下可见直肠、乙状结肠黏膜有黄褐色颗粒,活检黏膜压片或组织病理学检查见血吸虫卵。免疫学检查有助于鉴别。

4.其他

肠结核、真菌性肠炎、抗菌药物相关性肠炎(包括假膜性肠炎)、缺血性结肠炎、放射性肠炎、嗜酸粒细胞性肠炎、过敏性紫癜、胶原性结肠炎、肠白塞病、结肠息肉病、结肠憩室炎和人类免疫缺陷病毒(HIV)感染合并的结肠病变应与UC鉴别。还需注意结肠镜检查发现的直肠轻度炎症改变,如不符合UC的其他诊断要点,常为非特异性,可能与饮食过敏或直肠物理刺激等因素有关,需观察随访和/或局部治疗。

三、诊断标准

在排除上述感染性和其他非感染性结肠炎的基础上,可按下列要点逐步明确诊断。

1.临床疑诊

有持续或反复发作性慢性腹泻伴黏液血便或脓血便,以及不同程度的全身症状,为临床疑诊,安排进一步检查。

2.临床拟诊

结肠镜检查显示从直肠开始弥漫性黏膜充血水肿,常见黏膜粗糙,呈细颗粒状,黏膜血管纹理模糊紊乱,多发性糜烂或溃疡等,可临床拟诊。

3.确诊

如再具备上述黏膜活检和/或手术切除标本组织病理学特征者,可以确诊。

4.随访观察

初发病例,如临床表现、结肠镜检查和活检组织学改变不典型者,暂不确诊UC。若诊断存疑,

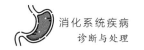

应在一段时间(一般是6个月)后进行内镜及病理组织学复查。

四、疾病评估

溃疡性结肠炎的完整诊断,应包括其疾病分期、临床类型、临床严重程度、病变范围、病情分析及并发症。

(一)疾病分期

分为活动期和缓解期。活动期时可以有黏液脓血便、发热、腹痛、里急后重、排便不尽感等症状。缓解期患者基本上没有不适症状。少数患者可能会偶尔出现腹痛、腹泻等肠道功能紊乱的症状,但是没有便血症状,各项化验的指标也正常,肠镜检查一般也没有异常。缓解期可以因为饮食失调、劳累、精神刺激、感染等因素加重症状,使疾病转入活动期。

(二)临床类型

按临床类型分为:①初发型,指无类似病史,而首次发作者;②慢性复发型:临床最为多见,发作期与缓解期相交替。

(三)临床严重程度

溃疡性结肠炎病情轻重不一,可按照表7-3-1进行疾病活动期严重程度分型。

表7-3-1 改良Truelove和Witts疾病严重程度分型

严重程度分型	排便/(次/d)	便血	脉搏/(次/min)	体温	血红蛋白	ESR/(mm/h)
轻度	<4	轻或无	正常	正常	正常	<20
重度	>6	重	>90	>37.8 ℃	<75%正常值	>30

注:中度介于轻、重度之间。

(四)病变范围

主要根据结肠镜检查的炎症范围,采用蒙特利尔分型(表7-3-2)。有助于治疗方案的选择,亦有助于癌变危险性的估计和监测策略的制订。

表7-3-2 溃疡性结肠炎病变范围的蒙特利尔分型

分型	分布	结肠镜下所见炎症病变累及的最大范围
E1	直肠	局限于直肠,未达乙状结肠
E2	左半结肠	累及左半结肠(脾曲以远)
E3	广泛结肠	广泛病变累及脾曲以近,乃至全结肠

(五)重视机会性感染

重度UC或在免疫抑制剂维持治疗病情处于缓解期的患者出现难以解释的症状恶化时,应考虑合并难辨梭状芽孢杆菌(C.diff)或巨细胞病毒(CMV)感染的可能。确诊C.diff感染可行粪便毒素试验(酶联免疫测定毒素A和毒素B)、核苷酸PCR、谷氨酸脱氢酶抗原检测等。确诊CMV结肠炎可予结肠镜下黏膜活检行HE染色找巨细胞包涵体、免疫组织化学染色和CMV DNA实时荧光定量PCR。特征性的内镜下表现和外周血CMV DNA实时荧光定量PCR>1 200拷贝/mL时,临床上要高度警惕CMV结肠炎。

(六)关注有无并发症

UC是一种慢性进展性疾病,患者会随着病程进展表现出疾病活动度加重、疾病扩展,并发中毒性巨结肠、肠穿孔、下消化道大出血、上皮内瘤变,以及癌变,多数需要外科手术治疗。

【处理要点】

溃疡性结肠炎病程漫长,常反复发作,其治疗目标是诱导并维持缓解,防治并发症,改善患者生存质量。

溃疡性结肠炎的治疗药物汇总见表7-3-3。如何制订溃疡性结肠炎药物治疗方案？目前临床上主要根据UC严重程度结合炎症范围采取分层管理策略。

表7-3-3　溃疡性结肠炎的治疗药物

	活动性疾病剂量	维持剂量	不良反应
柳氮磺吡啶(口服)	每日4~6 g,分4次服用	每日2~4 g	头痛、间质性肾炎、恶心、呕吐
5-氨基水杨酸(口服)	每日4~8 g,分3次服用或每日1次服用	每日1.2~2.4 g	间质性肾炎
5-氨基水杨酸(栓剂)	每日1 000 mg	500 mg,每日1~2次	肛门刺激、不适
5-氨基水杨酸(灌肠)	每日1~4 g	每日至间隔3d 2~4 g	保留困难,直肠刺激
氢化可的松(灌肠)	100 mg	不推荐	保留困难,直肠刺激
泼尼松(口服)	每日40~60 mg直到临床好转,然后每周减少5~10 mg	不推荐	肾上腺抑制,骨病,白内障,库欣样甲状腺功能,青光眼,伤口愈合受损,感染,代谢异常
甲泼尼龙	每日40~60 mg	不推荐	
英夫利昔单抗	在第0周、第2周和第6周,5~10 mg/kg	每4~8周5~10 mg/kg	感染和淋巴瘤的风险增加,输液反应
维多利珠单抗	在第0周、第2周和第6周,300 mg静脉输注	每8周300 mg静脉输注	恶心、头痛、关节痛、皮疹、瘙痒
硫唑嘌呤(口服)	不建议	每日1.5~2.5 mg/kg	过敏反应,骨髓抑制,感染,胰腺炎
环孢素(Ⅳ)	2~4 mg/(kg·d)	不推荐	感染、肾毒性、癫痫

一、轻中度活动性溃疡性结肠炎的药物治疗

(一)诱导缓解治疗方案

如图7-3-2所示,对于活动性远端UC患者的诱导缓解,建议使用局部(直肠)美沙拉秦或糖皮质激素灌肠治疗,美沙拉秦灌肠液疗效优于糖皮质激素。如果局部用药无效,可联合口服5-ASA制剂治疗。

对于轻度至中度左半或广泛性结肠炎,推荐使用剂量为每日≥2 g的5-氨基水杨酸(5-ASA)来诱导轻度至中度活动性UC患者的缓解,如治疗4~8周症状控制不佳者,尤其是病变较广泛者,应及时改用激素。按泼尼松0.75~1 mg/(kg·d)(其他类型全身作用激素的剂量按相当于上述泼尼松剂量折算)给药。达到症状缓解后,开始逐渐缓慢减量至停药,注意快速减量会导致早期复发。

(二)维持缓解治疗

5-ASA栓剂和灌肠剂可有效维持远端疾病。口服5-ASA每日≥2 g可以有效缓解广泛性结肠炎,口服/局部联合治疗比单用任何一种药物都能更有效地缓解症状。对于糖皮质激素依赖性UC或对5-ASA不耐受的患者,可使用硫嘌呤类药物单药治疗维持缓解中度至重度活动性UC的药物治疗。

5-氨基水杨酸制剂维持治疗的疗程为3~5年或长期维持。对硫嘌呤类药物和IFX维持治疗的疗程未达成共识,视患者具体情况而定。

二、中度至重度活动性UC的药物治疗(图7-3-3)

(一)诱导缓解治疗

推荐使用口服泼尼松龙来诱导非住院的中度至重度活动性UC患者的缓解。如果治疗反应不佳或不耐受的中度至重度UC患者,推荐使用抗肿瘤坏死因子(TNF)药物(英夫利西单抗、阿达木单

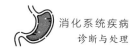
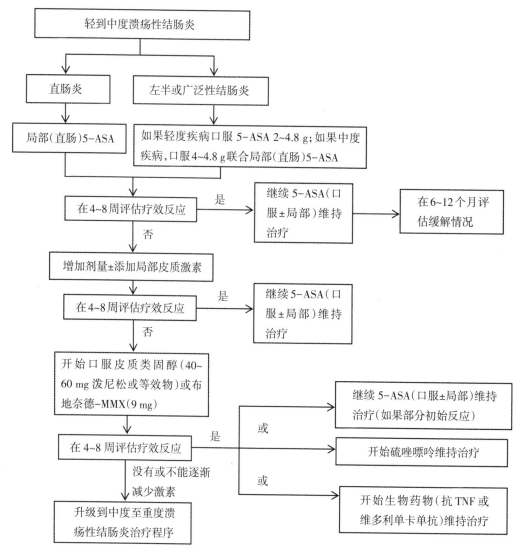

图7-3-2 轻中度溃疡性结肠炎的药物治疗流程

抗和戈利木单抗)或维得利珠单抗等生物制剂来诱导缓解。美国胃肠病学会(ACG)发布的UC诊疗指南指出,对于中重度活动性UC患者,建议采用口服糖皮质激素进行诱导治疗,诱导缓解后可采用硫嘌呤类药物维持缓解,也可采用生物制剂(如TNF抑制剂、维多珠单抗、托法替布)进行诱导治疗,缓解后采用同种生物制剂继续维持治疗。

对于重度甚至暴发性疾病的患者,需要快速评估与紧急处理。提示需要紧急住院的体征和症状包括剧烈疼痛,腹部或结肠扩张,胃肠道出血和毒性(如发热、心动过速、白细胞增多、贫血)。入院和静脉注射糖皮质激素可降低发病率和死亡率。如果3~5 d静脉注射糖皮质激素无效,应转换治疗环孢霉素或生物制剂。在转换治疗前,应与外科医生和患者密切沟通,权衡首选"转换"治疗或立即手术治疗的利弊,视具体情况决定治疗方案。对中毒性巨结肠患者一般宜早期实施手术。

溃疡性结肠炎紧急手术的指征为并发大出血和肠穿孔,重型患者特别是合并中毒性巨结肠,经积极内科治疗无效且伴严重毒血症状者。择期手术的指征是并发结肠癌变,或慢性持续性病例,内科治疗效果不理想而严重影响生活质量,或虽然用糖皮质激素可控制病情,但糖皮质激素不良反应太大,不能耐受者。一般采用全结肠切除加回肠造瘘术。为避免回肠造瘘的缺点,宜采用全结肠切除+回肠储袋-肛管吻合术(IPAA),该术式彻底切除了结直肠病变靶器官,同时,因为完整

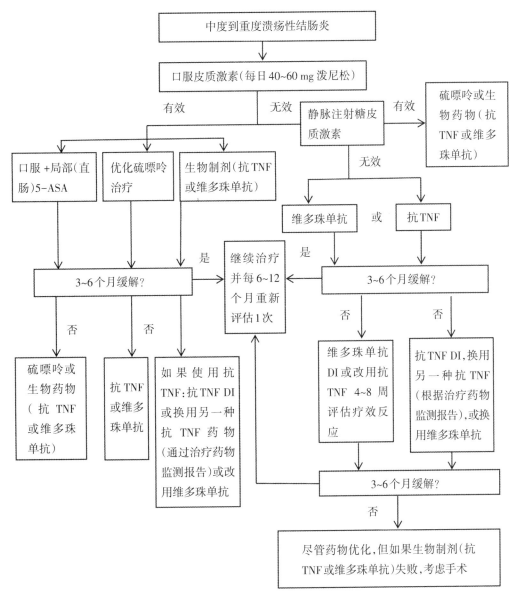

图7-3-3 中度至重度溃疡性结肠炎药物治疗流程

保留了肛门括约肌而保证了肛门自制功能,兼顾了疾病的治愈性和患者的生活质量,大大改善了患者的术后生活质量。但该项手术技术要求高,一般医院难以获得满意效果。

(二)维持缓解

一旦诱发缓解,通常使用相同的药物维持缓解。目前推荐将抗TNF药物(英夫利西单抗、阿达木单抗或戈利木单抗)或维多利单抗用于对相同药物诱导治疗有应答的UC患者的维持缓解治疗。

三、疾病随访与治疗药物监测

内镜下黏膜愈合是临床实践中推荐的治疗目标,但传统治疗药物对中重度UC患者黏膜愈合疗效有限,维得利珠单抗等生物制剂治疗则可快速达到黏膜愈合,改善患者的临床结局。因此,可在开始生物制剂治疗后3~6个月复查结肠镜。继后每3个月定期随访观察结肠黏膜愈合状况,直至症状消退,黏膜愈合。然后每6~12个月结肠镜随访观察一次。一旦患者黏膜愈合,可采用非侵入性标志物(如粪便钙卫蛋白)监测疾病活动性。

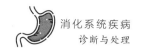

当患者出现提示溃疡性结肠炎发作的症状时,应排除感染并采用结肠镜直观评估。如果溃疡性结肠炎活动性复发,则应从基于患者偏好优化依从性方面选择合适的剂量和给药方式。治疗药物监测可以确保应用适当的药物剂量。例如,对于使用硫唑嘌呤或6-巯基嘌呤的患者,可以检查其活性代谢物6-硫鸟嘌呤的血液浓度,以确保有足够的治疗量。监测抗TNF-α药物的浓度同样可用于指导临床用药。较低的抗TNF-α药物血清浓度会限制其临床诱导缓解作用,如果检测不到抗TNF-α药物波谷浓度,会增加UC患者的结肠切除术的风险。

四、长期管理

溃疡性结肠炎患者长期管理的主要内容是结肠癌监测和健康维护。

我国指南建议,起病8~10年的所有UC患者均应行1次结肠镜检查,以确定当前病变的范围。如为蒙特利尔分型E3型,则此后隔年行结肠镜复查,20年后每年行结肠镜复查;如为E2型,则从起病15年开始隔年行结肠镜复查;如为E1型,无须结肠镜监测。合并原发性硬化性胆管炎者,结直肠癌的风险增高5倍,应从该诊断确立开始每年行结肠镜复查。

应定期检查患者的疫苗接种状况,使用免疫抑制时禁用活疫苗。建议每5年接种一次流感疫苗、破伤风和白喉加强剂,以及肺炎球菌疫苗。在开始使用抗TNF-α药物治疗之前,应检查乙型肝炎状态,没有免疫力的人应接种疫苗。如果患者使用糖皮质激素≥3个月、营养不良或有典型的危险因素(绝经后妇女、家族史、吸烟),则应筛查骨质疏松症。硫嘌呤会增加非黑素瘤皮肤癌的风险,生物药物与黑色素瘤发病率增加相关,服用这些药物的患者应限制阳光照射并每年进行皮肤病学评估。

【临床病例与问题】

一、病史摘要

患者,女,25岁。因"反复脓血便6年,再发1月余"住院。6年前因腹泻及黏液脓血便,结肠镜诊断为:溃疡性结肠炎,予以美沙拉嗪治疗,症状反复。近5年脓血便加重,予以激素治疗,脓血便可缓解,但激素减停后很快再发,其间使用美沙拉嗪口服间断加用美沙拉嗪灌肠,时有脓血便,次数2~3次/d。近1月在治疗期间症状加重,脓血便5~7次/d,伴腹痛及体重下降。体检:体温38℃,脉搏92次/min,消瘦,贫血貌,左下腹轻压痛,余无阳性体征,肛门指检为发现肛周病变。入院后实验室检查:HGB 86g/L,Alb 34.9g/L,CRP 12.24mg/L、ESR 25mm/h;粪便OBT(+),虫卵、抗酸杆菌、细菌、霉菌(-);T-spot(+),结核感染细胞特异性检测QFT-IGRAs(+),巨细胞病毒核酸检测:DNA 5.12E+3 IU/mL;余(-)。复查结肠镜显示:全结肠黏膜增厚,充血水肿明显,血管纹理不清,表面见较多糜烂及溃疡,接触易出血。病理:黏膜浅层糜烂,固有层大量淋巴细胞、浆细胞及中性粒细胞浸润,可见隐窝炎、隐窝分支扭曲、隐窝脓肿,符合UC病理;CMV免疫组化(-)。胸腹部CT检查未见明显异常。

二、问题与诊治过程解析

问题1.患者的诊断及其诊断依据?

根据:①患者年轻(25岁),女性;②长期炎性腹泻(反复发作性脓血便6年);③有溃疡性结肠炎内镜征象(全结肠黏膜增厚,充血水肿明显,血管纹理不清表面见较多糜烂及溃疡,接触易出血);④符合UC病理征象(病理显示黏膜浅层糜烂,固有层大量淋巴细胞、浆细胞及中性粒细胞浸润,可见隐窝炎、隐窝分支扭曲、隐窝脓肿);⑤上述临床及检查资料不符合感染性和其他非感染性结肠炎。

临床诊断溃疡性结肠炎(广泛结肠,慢性复发型)。

问题2.如何评估该患者溃疡性结肠炎活动程度？

该患者近1月排便5~7次/d,血便：体温38℃,脉搏92次/min,HGB 86 g/L。根据改良Truelove和Witts疾病严重程度分型(表7-3-1),评估为重度溃疡性结肠炎。因激素治疗无效,需要考虑生物制剂治疗。

问题3.是否合并机会性感染或结核病？如何规避CMV和结核风险？

(1)患者巨细胞病毒核酸检测：DNA 5.12E+3 IU/mL,提示合并巨细胞病毒感染,但结肠黏膜CMV免疫组化(-),未能证实溃疡性结肠炎合并巨细胞病毒感染,仍应考虑使用更昔洛韦抗病毒治疗。

(2)患者血液T-spot(+),结核感染细胞特异性检测QFT-IGRAs(+),提示可能出现潜在结核病感染。虽然结肠镜和胸部CT没有结核证据,但在考虑应用生物制剂治疗的同时,需要考虑预防性抗结核治疗。

问题4.怎样进一步制订诱导治疗方案并能维持长期缓解,同时规避CMV和结核风险？

基于上述病情评估,拟定以下治疗和随访方案：

(1)予以更昔洛韦抗病毒治疗后,脓血便症状无改善。

(2)与患者充分沟通后,在联合预防性抗结核基础上,予以维多利珠单抗治疗,采取0、2、6诱导缓解治疗,治疗后脓血便消失,Hb升至107 g/L,CRP正常,复查CMV核酸已转阴。继后每8周维持治疗1次,持续缓解。

从上述病例治疗过程可以看出,对于中重度活动性UC患者,采用美沙拉嗪治疗后,改口服糖皮质激素治疗；因激素减停后很快再发,判定对糖皮质激素治疗无应答反应；启动维多珠单抗生物制剂诱导治疗,缓解后采用同种生物制剂继续维持治疗。

主要参考文献

[1] 中华医学会消化病学分会炎症性肠病学组.炎症性肠病诊断与治疗的共识意见(2018年,北京)[J].中华消化杂志,2018,38(5)：292-311.

[2] Raine T,Bonouas S,Burisch J,et al. ECCO guidelines on therapeutics in ulcerative colitis：Medical Treatment[J]. J Crohns Colitis,2022,16(2)：179-189.

[3] Krisztina B Gecse,Severine Vermeire.Differential diagnosis of inflammatory bowel disease：imitations and complications[J]. Lancet Gastroenterol Hepatol,2018,3(9)：644-653.

[4] Ungaro R,Mehandru S,Allen PB,et al. Ulcerative colitis[J]. Lancet,2017,389(10080)：1756-1770.

第四节 克罗恩病诊断与临床处理

克罗恩病和溃疡性结肠炎都是病因不明的肠道炎症性疾病,统称为炎症性肠病。但克罗恩病(Crohn's disease,CD)肠道病变的特点是慢性透壁性炎症,通常累及末端回肠和结肠,也可发生在胃肠道任何部位,是当代消化系统疾病诊治的难点和热点疾病。

如何识别克罗恩病临床征象？如何酌情进行哪些影像学检查,其典型的征象是什么？克罗恩病与肠结核的鉴别要点是什么？如何根据病情活动性及其严重程度、病变累及的范围和疾病类型制订治疗方案？本节根据当代指南共识意见,介绍克罗恩病诊断和处理要点,继后解析一例克罗恩病诊治过程,供借鉴参考。

【诊断要点与鉴别诊断】

与溃疡性结肠炎类似,克罗恩病缺乏诊断的"金标准",需结合临床表现、实验室检查、内镜检

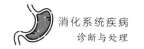
查、影像学检查和组织病理学检查进行综合分析,注重鉴别诊断并密切随访。

一、临床表现

病史与体征

克罗恩病的主要症状包括腹痛、腹泻和疲劳,体重减轻,发热,生长发育迟缓,贫血,反复发作的肛瘘,或其他的肠外表现。与溃疡性结肠炎不同,CD患者肉眼脓血便不常见。

克罗恩病复发病例的症状多变。最常见的是腹痛,可在疾病复发和脓肿形成时出现。严重疾病复发或脓肿的患者常有显著的腹部压痛、肌卫、反跳痛,并呈全身中毒的表现。缩窄的肠段可导致肠梗阻,引起绞痛、腹胀、顽固性便秘和呕吐。肠-膀胱瘘可造成尿中有气泡。经皮肤的瘘管可能有分泌物流出。腹腔游离性穿孔少见。

慢性病变可产生各种全身症状,如发热、体重减轻、营养不良和肠外表现等。

少数克罗恩病患者可合并多种肠外表现,主要表现为肝胆系统、泌尿系统、关节、眼、皮肤组织受累等。其他的免疫介导性疾病也与克罗恩病有关,包括哮喘、慢性支气管炎、心包炎、银屑病、乳糜泻、风湿性关节炎和多发性硬化病。

总之,克罗恩病的临床表现常常比溃疡性结肠炎要复杂很多。不同的累及部位,不同程度的病变程度可以出现不同的临床表现。详细的病史询问应包括从首发症状开始的各项细节,还要注意既往结核病史、近期旅游史、食物不耐受、用药史(特别是NSAIDs)、阑尾手术切除史、吸烟、家族史,口、皮肤、关节、眼等肠外表现及肛周情况。体格检查应特别注意一般状况及营养状态、细致的腹部、肛周和会阴检查和直肠指检,常规测体质量并计算BMI,儿童应注意生长发育情况。

二、辅助检查

(一)实验室检查要点

初步的实验室检查应包括评估炎症、贫血、脱水和营养不良。如血常规、CRP、ESR、人血白蛋白等。如果在结肠主要受累的克罗恩病患者中发现碱性磷酸酶、γ-谷氨酰转肽酶升高,提示并发原发性硬化性胆管炎可能。

克罗恩病患者贫血常见;活动期周围血白细胞增高,ESR加快;人血白蛋白常有降低;粪便隐血试验常呈阳性;有吸收不良综合征者粪脂含量增加并可有相应吸收功能改变。但这些实验室检查对诊断克罗恩病无明确价值,主要用于评估患者的炎症活动性及治疗效果和营养状况等。

克罗恩病活动期的患者,应进行粪便检测,包括粪便病原体、艰难梭菌检测,并包括检测肠道炎症的检查,如粪便钙卫蛋白。粪钙卫蛋白是可以预测肠黏膜炎症的准确指标,可用于区分IBD与肠易激综合征。

需要使用硫唑嘌呤等免疫抑制剂进行维持治疗患者,应在治疗前检测血液中硫嘌呤甲基转移酶水平,并筛查有无感染性疾病,包括乙肝、丙肝和艾滋病毒血液学指标检测,以及结核病(包括胸部放射线检查、结核菌素皮肤试验或干扰素γ释放试验)。

(二)内镜检查

内镜检查是克罗恩病最直接的检查方式,由于克罗恩病可累积全消化道,所以克罗恩病的内镜检查应该包括常规的结肠镜、胃镜检查及有选择性的小肠内镜检查。

1.结肠镜检查

结肠镜检查应达末段回肠,并注意观察肛管情况。黏膜节段性炎症样病变、纵行溃疡和鹅卵石样外观是克罗恩病特征性的表现。

2.胃镜检查

胃镜检查应列为克罗恩病的检查常规项目,因少部分的克罗恩病病变可累及上消化道,有上消化道症状者尤其应行胃镜检查。

3.胶囊内镜或小肠镜

克罗恩病患者中70%~80%存在小肠病变,其中约30%的病变局限于小肠,胶囊内镜或小肠镜检查的镜下病变特征与结肠镜下所见相同。

(三)影像学检查

影像学检查是对内镜检查的必要补充,且可以提供消化道病变与周围组织器官关系的有力依据,对克罗恩病的病情评估具有重要意义,主要包括腹部超声、小肠钡剂造影、CT或磁共振肠道显像等。

1.腹部超声

主要用于克罗恩病的初筛及治疗后疾病活动性的随访,也可以发现瘘管、脓肿和炎性包块,但对克罗恩病的诊断准确性较低。

2.小肠钡剂造影

可表现为肠道跳跃性病变,但敏感性低,近年来已被CT小肠成像(CTE)或磁共振小肠成像(MRE)代替。

3.CTE 与 MRE

可对小肠肠壁病变进行快速、无创的检查,并可检测出肠外病变,主要用于对克罗恩病的诊断和评估。

(四)合理选择内镜和/或影像学检查

对可疑的克罗恩病患者,可参照图7-4-1的诊断程序,合理选择内镜和/或影像学检查。由于

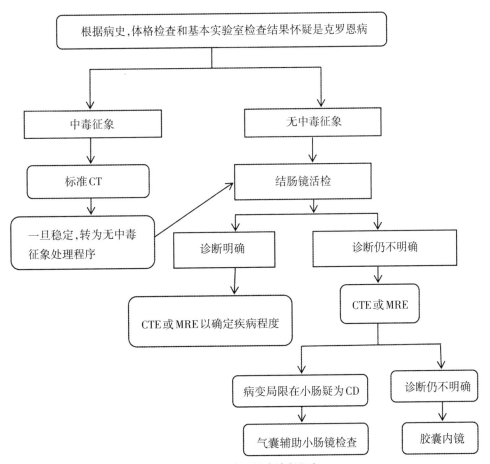

图7-4-1 克罗恩病诊断程序

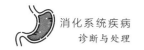
每一项辅助检查方法都具有其侧重的检查内容,宜根据以下要点合理选择与应用。

（1）当病史、体格检查和实验室基本检查怀疑是克罗恩病时,如无中毒症状,结肠镜检查（应进入末段回肠）并活检是建立诊断的第一步。克罗恩病典型的镜下表现是：节段性分布的沿肠道长轴排列的纵行溃疡；溃疡周围黏膜呈铺路石外观,形成铺路石征或者鹅卵石征。

（2）无论结肠镜检查结果如何（确诊CD或疑诊CD）,均需选择有关检查明确小肠和上消化道的累及情况。因此,应常规行CTE或MRE检查或小肠钡剂造影和胃镜检查。CTE在克罗恩病患者的小肠检查中敏感性好,可媲美MRE。MRE因无放射性,适用于年轻患者（<35岁）或需要反复检查者。

（3）胶囊内镜检查对于高度怀疑克罗恩病小肠病变的患者而言,是一种有效的辅助诊断手段。但有梗阻症状的患者应在胶囊内镜检查前进行评估,以降低发生胶囊潴留的风险。

（4）疑诊CD但结肠镜及小肠放射影像学检查阴性者行胶囊内镜检查。发现病变局限在小肠的疑似CD者,尤其是需要活检小肠组织辅助诊断时,可行气囊辅助小肠镜检查。

（5）有肛周瘘管行直肠MRI检查（必要时结合超声内镜检查或经皮肛周超声检查）。腹部超声检查可作为疑有腹腔脓肿、炎性包块或瘘管的初筛检查。

（6）盆腔MR断层扫描和/或EUS可用于进一步评估肛周克罗恩病或直肠周围脓肿患者。怀疑腹腔内脓肿时,应予腹盆腔断层扫描。

三、病理检查

病理检查是克罗恩病诊断的重要环节和依据。随着胃肠镜技术的普及,克罗恩病的病理诊断用途已经从手术切除标本为主,改为以肠道多处黏膜活检为主。

（一）内镜下黏膜活检

可见局灶性的慢性炎症、局灶性隐窝结构异常和非干酪样肉芽肿,后者是最重要的CD组织学特点。

（二）外科手术切除标本病理诊断

获得的克罗恩病病理诊断信息更多,可根据下列病理征象诊断克罗恩病：①透壁性（transmural）炎；②聚集性炎症分布,透壁性淋巴细胞增生；③黏膜下层增厚（由于纤维化-纤维肌组织破坏和炎症、水肿造成）；④裂沟（裂隙状溃疡,fissures）；⑤非干酪样肉芽肿（包括淋巴结）；⑥肠道神经系统的异常（黏膜下神经纤维增生和神经节炎,肌间神经纤维增生）；⑦相对比较正常的上皮-黏液分泌保存（杯状细胞通常正常）。

（三）病理诊断要求

CD的病理学诊断通常要求观察到3种以上特征性表现（无肉芽肿时）或观察到非干酪样肉芽肿和另一种特征性光学显微镜下表现,同时需要排除肠结核等。

四、鉴别诊断

克罗恩病诊断需要排除的相似疾病较多,重点需要鉴别以下几类疾病：

（一）肠结核

与CD相鉴别最困难的疾病是肠结核,特别是回结肠型CD与肠结核的鉴别相当困难。这是因为除活检发现干酪样坏死性肉芽肿作为肠结核诊断的特异性指标以外,这两种疾病的临床表现、结肠镜下所见和活检所见常无特征性区别。由于干酪样坏死性肉芽肿在活检中的检出率很低,因此在活检未见干酪样坏死性肉芽肿的情况下,强调综合分析根据临床表现、结肠镜下所见和活检结果进行鉴别诊断。

1.下列表现倾向CD诊断

肛周病变(尤其是肛瘘、肛周脓肿),并发瘘管、腹腔脓肿;疑为CD的肠外表现,如反复发作的口腔溃疡、皮肤结节性红斑等;结肠镜下可见典型的纵行溃疡、典型的卵石样外观、病变累及≥4个肠段、病变累及直肠肛管。

2.下列表现倾向肠结核诊断

伴活动性肺结核,PPD强阳性;结肠镜下见典型的环形溃疡,回盲瓣口固定开放;活检见肉芽肿分布在黏膜固有层且数目多、直径大(长径>400 μm),特别是有融合,抗酸染色阳性。

其他检查:活检组织结核分枝杆菌DNA检测阳性有助于肠结核诊断。干扰素γ释放试验(如T细胞酶联免疫斑点试验)阴性有助于排除肠结核。CT检查见腹腔肿大淋巴结坏死有助于肠结核诊断。

鉴别仍有困难者可予以诊断性抗结核治疗。如果治疗数周(2~4周)内症状明显改善,并于2~3个月后结肠镜复查发现病变痊愈或明显好转,支持肠结核,可继续完成正规抗结核疗程。有手术指征者行手术探查,绝大多数肠结核可在病变肠段和/或肠系膜淋巴结组织病理学检查中发现干酪样坏死性肉芽肿,从而获得病理确诊。

(二)溃疡性结肠炎

对于典型病变,一般可以根据临床表现、内镜和病理组织学特征鉴别UC与CD(表7-4-1)。对患有结肠IBD一时难以区分UC与CD者,即仅有结肠病变,但内镜及活检缺乏UC或CD的特征,临床可诊断为未确定型炎症性肠病(IBDU)。而未定型结肠炎(IC)是指结肠切除术后病理检查仍然无法区分UC和CD者。

表7-4-1　溃疡性结肠炎与克罗恩病的鉴别

项目	溃疡性结肠炎	克罗恩病
症状	脓血便多见	有腹泻但脓血便较少见
病变分布	病变连续	呈节段性
直肠受累	绝大多数受累	少见
肠腔狭窄	少见,中心性	多见,偏心性
内镜表现	溃疡浅,黏膜弥漫性充血水肿、颗粒状,脆性增加	纵行溃疡、卵石样外观,病变间黏膜外观正常(非弥漫性)
活组织检查特征	固有膜全层弥漫性炎症、隐窝脓肿、隐窝结构明显异常、杯状细胞减少	裂隙状溃疡、非干酪性肉芽肿、黏膜下层淋巴细胞聚集

(三)肠白塞病

与克罗恩病临床表现和好发部位相似,但肠白塞病具有以下形态学和病理学特点:(1)肠白塞病典型表现为回盲部孤立深大的溃疡,其邻近组织没有炎症;(2)白塞病是管壁内血管闭塞引起黏膜或黏膜下层组织的缺血,病理活检表现为受累黏膜及黏膜下的缺血性炎症、黏膜下和肌间血管炎,还有不对称性炎症和上皮样肉芽肿。如同时有复发性口腔溃疡、生殖器溃疡、眼炎及皮肤损害等系统性临床表现,则更有利于肠白塞病的诊断。

(四)其他需要鉴别的疾病

包括各种感染性肠炎(如HIV相关肠炎、血吸虫病、阿米巴肠病、耶尔森菌感染、空肠弯曲菌感染、C.diff感染、CMV感染等)、缺血性结肠炎、放射性肠炎、药物性(如NSAIDs)肠病、嗜酸粒细胞性肠炎、以肠道病变为突出表现的多种风湿性疾病(如系统性红斑狼疮、原发性血管炎等)、肠道恶性淋巴瘤、憩室炎、转流性肠炎(又称改道性结肠炎)等。

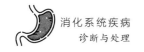
【诊断】

一、诊断标准

与溃疡性结肠炎类似,克罗恩病尚无可确定诊断的"金标准"。诊断需结合临床,通过内镜、影像学、病理组织学综合分析和诊断。

（一）我国共识意见诊断标准

我国2018年共识诊断克罗恩病的要点,是在排除上述其他疾病的基础上:

（1）具备前述克罗恩病临床表现者可临床疑诊,安排进一步检查。

（2）同时具备上述结肠镜或小肠镜（病变局限在小肠者）特征以及影像学（CTE或MRE,无条件者采用小肠钡剂造影）特征者,可临床拟诊。

（3）如再加上活检提示CD的特征性改变且能排除肠结核,可做出临床诊断。

（4）如有手术切除标本（包括切除肠段及病变附近淋巴结）,可根据WHO标准做出病理确诊;

（5）对无病理确诊的初诊病例随访6个月以上,根据对治疗的反应及病情变化判断,对于符合CD自然病程者可做出临床确诊。如与肠结核混淆不清但倾向于肠结核时,应按肠结核进行诊断性治疗8~12周,再行鉴别。

（二）沿用世界卫生组织（WHO）诊断标准

（1）非连续性或区域性肠道病变。

（2）肠壁全层炎症,病变伴有脓肿及狭窄。

（3）病变肠段黏膜呈铺路石样或纵行溃疡。

（4）结节性非干酪样肉芽肿。

（5）裂沟或瘘管形成。

（6）肛门病变（难治性溃疡、非典型肛瘘或肛裂等）。

具有上述（1）、（2）、（3）项者为可疑,再加上（4）、（5）、（6）项之一者可确诊。有（1）、（2）、（3）项中的（2）项加（4）项也可确诊,但须排除溃疡性结肠炎、肠结核、缺血性及放射性肠炎。

上述WHO诊断标准于1975年制定,最近再次被WGO推荐,可供参考。

二、诊断内容

CD诊断成立后,需要进行全面的疾病病情和预后的评估,确定疾病状况、活动度和疾病分布。诊断内容包括:

（一）病情程度

对于克罗恩病患者,其活动度、严重度均能反映出患者的病情程度,可将两者合并使用,作为判断患者病情严重程度的参考依据。在此基础上,结合患者临床表现,可将患者病情程度分为三个等级。①轻度:存在腹部压痛、包块与梗阻,但无全身性症状表现。②重度:腹痛、腹泻等症状明显,合并全身性症状,同时伴有其他并发症。③中度:介于轻度和中度之间。

（二）活动指数

还可以采用Best的CDAI计算法（表7-4-2）,根据累计总分判断病情活动程度和疗效标准。

1.病情程度判断标准

①轻度:活动指数CDAI在150~220;②中度:活动指数CDAI在221~450;③重度:活动指数CDAI>450。

2.疗效评价标准

（1）有效:CDAI下降≥100分（亦有以≥70分为标准）。

（2）CDAI<150分作为临床缓解的标准。缓解期停用激素称为撤离激素的临床缓解。

表7-4-2 Best克罗恩病活动指数计算法

变量	权重
稀便次数(1周)	2
腹痛程度(1周总评,0~3分)	5
一般情况(1周总评,0~4分)	7
肠外表现与并发症(1项1分)	20
阿片类止泻药(0、1分)	30
腹部包块(可疑2分,肯定5分)	10
血细胞比容降低值(正常*:男0.40,女0.37)	6
100×(1-体质量/标准体质量)	1

注:*血细胞比容正常值按国人标准。

(三)病变范围

克罗恩病患者病变范围的确定需要结合影像学检查结果和内镜检查结果,分为三个类型:小肠型、结肠型、回结肠型。在此基础上,共识意见中特意强调,如果患者消化道其他部分受累超过100cm(广泛性病变),应该予以注明。

(四)临床类型

克罗恩病的临床分型采用蒙特利尔分型,主要包含下述三个项目(表7-4-3)。可根据这些不同的临床类型,选用不同的治疗方法。

1.根据疾病行为分型

可以分为非狭窄非穿透型、狭窄型、穿透型。非狭窄非穿透型在临床上的表现为出现大面积的炎症,狭窄型为肠腔里出现狭窄,穿透型为有些许瘘管的形成。该病的炎症甚至可以穿透整个肠壁,这种炎症还不是呈现连续性的,而是呈节段性的。

2.根据病变部位分型

可以分为累及回肠末端和结肠型、累及结肠型、累及上消化道型。

3.根据确诊年龄分型

可以分为A1型、A2型、A3型。≤16岁为A1型,17~40岁为A2型,>40岁为A3型。

表7-4-3 克罗恩病的蒙特利尔分型

项目		标准	备注
确诊年龄(A)	A1	≤16岁	—
	A2	17~40岁	—
	A3	>40岁	—
病变部位(L)	L1	回肠末段	L1+L4b
	L2	结肠	L2+L4b
	L3	回结肠	L3+L4b
	L4	上消化道	—
疾病行为(B)	B1a	非狭窄非穿透	B1pc
	B2	狭窄	B2pc
	B3	穿透	B3pc

注:L4b可与L1、L2、L3同时存在;pc为肛周病变,可与B1、B2、B3同时存在。

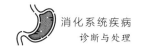

（五）并发症

主要并发症是肠梗阻、肠穿孔，部分患者并发瘘管、炎性脓肿，严重者出现炎性包块。可有大量便血，罕见中毒性结肠扩张。尚可并发血栓栓塞（静脉和动脉）、骨代谢疾病骨坏死等。

【治疗与管理】

与溃疡性结肠炎比较，克罗恩病是慢性透壁性炎症，疾病变异性大，致残率较高，往往需要特别专业的医生进行相应的治疗。

CD呈慢性、渐进、破坏性的自然发展过程，一般不可治愈。治疗目标是：①诱导并维持临床缓解以及黏膜愈合，防治并发症；②加强对患者的长期管理，最大限度地减少克罗恩病本身及其所用疗法对健康的负面影响。

一、活动期诱导缓解治疗方案

克罗恩病治疗药物与溃疡性治疗药物相同，但应根据疾病的活动性（表7-4-2）、疾病行为和病变部位（表7-4-3），以及相关并发症全面评估的基础上，制订个体化的治疗方案。为了便于临床选择治疗方案，美国临床实践指南制定了克罗恩病严重程度的操作定义（workong delifition），根据疾病活动严重程度及对治疗的反应选择治疗方案（表7-4-4）。

表7-4-4　克罗恩病严重程度的简易临床分类

症状严重程度	CDAI	工作定义
临床缓解	<150	自发或治疗后缓解
轻度到中度病情	150~220	能自由活动，耐受口服药物，没有中毒症状、压痛、肿块或梗阻体征的患者
中度到重度病情	220~450	针对活动性轻到中度克罗恩病治疗方案失败，存在以下2种或更多的全身症状：发热、体重减轻、腹痛、恶心呕吐和贫血
重度/暴发性疾病	>450	尽管进行糖皮质激素治疗，但患者仍然有症状，或者出现高热，持续呕吐，肠梗阻，反跳痛，恶病质或脓肿的征象

引自：Bulent Baran，Cetin Karaca.Practical medical management of Crohn's disease[J].ISRN Gastroenterology,2013,7:1-12。

（一）轻度-中度克罗恩病药物治疗与评价

一般认为，5-氨基水杨酸制剂可用于轻度克罗恩病活动期诱导与维持缓解的治疗药物。其中，柳氮磺吡啶属于前体药物，需要结肠中细菌（可产生偶氮还原酶）的分解，才能释放出5-氨基水杨酸（美沙拉嗪）而起作用。美沙拉嗪是5-氨基水杨酸真正的原型药物，可作用于末端回肠病变。对于仅限于结肠的克罗恩病，大约有一半的患者可实现"临床缓解"。但对于病变在回肠末端、回盲部或升结肠者，激素疗效优于美沙拉嗪。故ECCO不建议将美沙拉嗪用于克罗恩病的诱导缓解。

回肠控释的布地奈德是一种pH依赖性回肠释放口服糖皮质激素制剂，具有较高的局部活性和较低的全身生物利用度（10%~20%），其疗效与泼尼松功效相似，但不良反应发生率降低50%，是激素类药物首选制剂。在结肠受累时，布地奈德的疗效下降，在左半结肠受累时，布地奈德的疗效下降80%。因此。对于左半结肠的克罗恩病，首选柳氮磺吡啶，对于末端回肠和右结肠活动性病变，首选布地奈德，在国内暂时没有布地奈德片剂，可选择泼尼松治疗末端回肠和右结肠活动性病变（图7-4-2）。

对于广泛性结肠炎的患者，可选择美沙拉嗪长期治疗，可能会降低患结肠癌的风险，亦可使用硫唑嘌呤作为维持治疗缓解，在完全缓解4~6年停止治疗。如果广泛性结肠克罗恩病难治，除可使用皮质醇或免疫抑制剂以外，应考虑使用英夫利昔单抗。英夫利昔单抗不仅可以诱导缓解克罗恩病，而且可使黏膜迅速愈合。并会促使肛周瘘管闭合，减少与克罗恩病相关的住院和手术率。

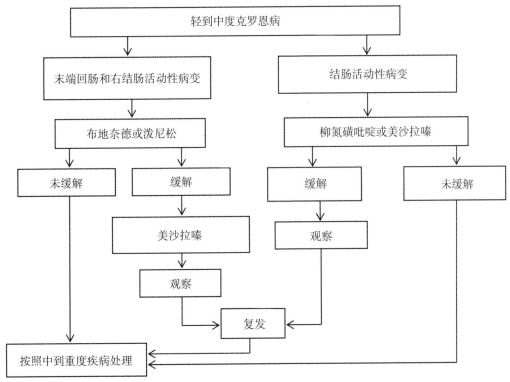

图7-4-2 轻度-中度的回结肠克罗恩病治疗流程

对于进展缓慢的患者,可结合密切观察症状缓解、炎症加重或疾病进展,使用止泻剂、其他非特异性药物和饮食控制(包括元素饮食、半元素饮食和限定饮食)。

甲硝唑、环丙沙星和抗真菌治疗,都没有被证实可有效诱导或维持缓解的作用,仅适用于治疗CD并发的败血症。

(二)中度-重度克罗恩病药物治疗与评价

1.糖皮质激素

口服糖皮质激素是一种有效的治疗方法,推荐短期用于缓解中度至重度活动期克罗恩病的症状和体征。糖皮质激素并不能持续使用,应该谨慎使用。

一般使用泼尼松0.75~1 mg/(kg·d)(其他类型全身作用激素的剂量按相当于上述泼尼松剂量折算),再增加剂量不会提高疗效,反而会增加不良反应。达到症状完全缓解开始逐步减量,每周减5 mg,减至每日20 mg时每周减2.5 mg至停用,快速减量会导致早期复发。注意药物相关不良反应并进行相应处理,宜同时补充钙剂和维生素D。

布地奈德用药方法为口服3 mg/次,每日3次,一般在8~12周临床缓解后改为3 mg/次,每日2次。延长疗程可提高疗效,但超过6~9个月则再无维持作用。该药为局部作用激素,全身不良反应显著少于全身作用激素。

与糖皮质激素治疗相关的特定疗效评价标准是:

(1)激素无效:经相当于泼尼松0.75~1 mg/(kg·d)治疗超过4周,疾病仍处于活动期。

(2)激素依赖:虽能保持缓解,但激素治疗3个月后,泼尼松仍不能减量至10 mg/d;或在停用激素3个月内复发。

(3)难治性克罗恩病:是指哪些应用足够糖皮质激素治疗足够时间、足量免疫抑制剂治疗满3~6个月、适量英夫利昔单抗治疗2次无反应,疾病仍处于活动状态的克罗恩病。

2.免疫抑制剂

激素无效或激素依赖时可加用硫嘌呤类药物或甲氨蝶呤。研究证明,这类免疫抑制剂对诱导

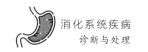
活动期CD缓解与激素有协同作用,但起效慢(硫唑嘌呤用药12~16周才达到最大疗效)。因此其用途主要是在激素诱导症状缓解后,继续维持缓解。该类制剂的常用药物及其使用方法如下:

(1)硫唑嘌呤:用药剂量和疗程应足够。但该药不良反应常见,且可发生严重不良反应,应在严密监测下应用。

欧洲共识意见推荐的合适目标剂量为1.5~2.5 mg/(kg·d),有研究认为中国患者合适剂量为1.0~1.5 mg/(kg·d)亦有效。硫唑嘌呤存在量效关系,剂量不足会影响疗效,增加剂量会增加药物不良反应风险,有条件的单位建议行6-巯基嘌呤核苷酸(6-TGN)药物浓度测定指导调整剂量。

硫唑嘌呤治疗过程中应根据疗效、外周血白细胞计数和6-TGN进行剂量调整。目前临床上比较常用的剂量调整方案是,一开始即给予当地推荐的合适目标剂量,用药过程中进行剂量调整。也可采用逐步增量方案,即从低剂量开始,每4周逐步增量,直至有效或外周血白细胞计数降至临界值或达到当地推荐的目标剂量。该方案判断药物疗效需时较长,但可能减少剂量依赖的不良反应。

对于使用硫唑嘌呤维持撤离激素缓解有效的患者,疗程一般不少于4年。如继续使用,其获益和风险应与患者商讨,大多数研究认为使用硫唑嘌呤的获益超过发生淋巴瘤的风险。

硫唑嘌呤的不良反应在服药3个月内常见,又尤以1个月内最常见。但骨髓抑制可迟发,甚至有发生在1年及以上者。用药期间应全程监测,定期随诊。最初1个月内每周复查1次全血细胞,第2~3个月每2周复查1次全血细胞,之后每月复查全血细胞,半年后全血细胞检查间隔时间可视情况适当延长,但不能停止。最初3个月每月复查肝功能,之后视情况复查。

欧美的共识意见推荐在使用硫唑嘌呤前检查硫嘌呤甲基转移酶(TPMT)基因型,对基因突变者避免使用或在严密监测下减量使用。TPMT基因型检查预测骨髓抑制的特异性很高,但敏感性低(尤其是在汉族人群中),应用时须充分认识此局限性。

(2)6-巯基嘌呤:欧美共识意见推荐的目标剂量为0.75~1.50 mg/(kg·d)。使用方法和注意事项与硫唑嘌呤相同。

(3)甲氨蝶呤:国外推荐诱导缓解期的甲氨蝶呤剂量为每周25 mg,肌肉注射或皮下注射。12周达到临床缓解后,可改为每周15 mg,肌肉注射或皮下注射,亦可改口服,但疗效可能降低。疗程可持续1年,更长疗程的疗效和安全性目前尚无共识。我国人群的剂量和疗程尚无共识。

甲氨蝶呤的早期胃肠道反应常见,叶酸可减轻胃肠道反应,应常规同时使用。最初4周内每周、之后每月定期检查全血细胞和肝功能。妊娠为甲氨蝶呤使用禁忌证,用药期间和停药后数月内应避免妊娠。

3.抗TNF-α单克隆抗体

由于上述常规药物治疗或"传统疗法"存在疗效和安全性问题,近年来,建议使用TNF抑制剂(英夫利西单抗、阿达木单抗和赛妥珠单抗)诱导缓解治疗无应答的中重度克罗恩病患者。

已有的临床试验表明,英夫利西单抗联合免疫抑制剂(巯嘌呤类药物)比单独使用其中一种药物治疗效果更佳。对于合并肛周病变、广泛性病变(病变累及肠段累计>100 cm)、食管胃十二指肠病变、发病年龄小、首次发病即需要激素治疗等"病情难以控制"高危因素者,可在早期直接予以抗TNF-α单克隆抗体(单独应用或与硫唑嘌呤联用)的积极治疗策略。

何时使用生物制剂目前还是一个饱受争议的话题。目前建议具有不良预后因素的患者(如肛瘘、病变范围广泛、深度溃疡、存在并发症)将会从更早使用抗TNF-α制剂中获益(包括减少手术风险、住院率和疾病相关并发症)。虽然研究结果来自于临床试验的事后分析,但抗TNF-α的制剂在疾病的早期(确诊之后的前2年内)使用可能更有效。

IFX使用方法为5 mg/kg,静脉滴注,在第0周、第2周、第6周给予作为诱导缓解;随后每隔8周给予相同剂量进行长程维持治疗。使用IFX前接受激素治疗时,应继续原来治疗,在取得临床完全缓解后将激素逐步减量直至停用。对于原先使用免疫抑制剂无效者,没有必要继续合用免疫抑制剂;但对于IFX治疗前未接受过免疫抑制剂治疗者,IFX与硫唑嘌呤合用可提高撤离激素缓解率和黏膜愈合率。ECCO建议,对于抗TNF失败的中重度活动期瘘管型克罗恩病患者,推荐使用乌司奴单抗或维多珠单抗治疗。

对于维持治疗期间复发者,应查找原因,包括药物谷浓度及抗药抗体浓度检测。如为浓度不足,可增加剂量或缩短给药间隔时间;如为抗体产生而未合用免疫抑制剂者,可加用免疫抑制剂,也可换用其他治疗方案。目前,尚无足够资料提出何时可以停用IFX。对于IFX维持治疗达1年,维持无激素缓解伴黏膜愈合和CRP正常者,可考虑停用IFX,继以免疫抑制剂维持治疗。对停用IFX后复发者,再次使用IFX可能仍然有效。

抗TNF药物治疗前应排除以下禁忌证:①过敏:对IFX、其他鼠源蛋白或IFX中任何药物成分过敏或对ADA或其制剂中其他成分过敏;②感染:活动性结核病或其他活动性感染(包括败血症、腹腔和/或腹膜后感染或脓肿、肛周脓肿等CD并发症、机会性感染如巨细胞病毒、难辨梭状芽孢杆菌感染等);③中重度心力衰竭(纽约心脏病学会心功能分级Ⅲ/Ⅳ级);④神经系统脱髓鞘病变;⑤近3个月内接受过活疫苗接种。

抗TNF药物治疗的不良反应包括:①药物输注反应;②迟发型变态反应(血清病样反应);③机会性感染;④增加淋巴瘤等恶性肿瘤发生风险;⑤皮肤反应;⑥神经系统受损;⑦肝功能异常;⑧血液系统异常;等等。抗TNF药物治疗的不良反应防治方法详见我国《抗肿瘤坏死因子-α单克隆抗体治疗炎症性肠病专家共识(2017)》。

4.综合治疗

告诫患者必须戒烟。合并感染者予广谱抗菌药物或环丙沙和/或甲硝唑。视病情予输液、输血和输白蛋白。视营养状况和进食情况予肠外或肠内营养支持。

5.手术治疗

如果上述药物治疗无效,则应考虑手术治疗方案。手术指征和手术时机的掌握应从治疗开始最好就与外科医师密切配合,共同商讨。一般认为,病变局限于回肠盲肠部位者,手术安全且具有成本效益;有肠梗阻时,手术指征可以放宽。图7-4-3总结了美国临床实用指南中的中重度CD治疗策略。

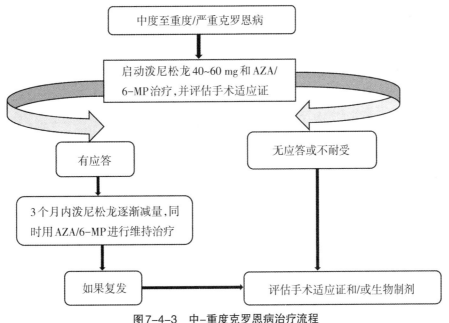

图7-4-3　中-重度克罗恩病治疗流程

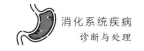
（三）重度/暴发性疾病

静脉注射糖皮质激素可用于治疗重度或暴发性克罗恩病。抗TNF药物（英夫利西单抗、阿达木单抗、塞妥珠单抗）可用于治疗重度活动期克罗恩病。英夫利西单抗可用于治疗暴发性克罗恩病。

二、药物诱导缓解后的维持治疗要点

应用激素或生物制剂诱导缓解的CD患者往往需继续长期使用药物，以维持撤离激素的临床缓解。激素依赖的CD是维持治疗的绝对指征。其他情况宜考虑维持治疗，包括重度CD药物诱导缓解后、复发频繁CD、临床上有被视为"病情难以控制"高危因素等。激素不能应用于维持缓解。用于维持缓解的主要药物如下：

（一）氨基水杨酸制剂

使用氨基水杨酸制剂诱导缓解后，仍以氨基水杨酸制剂作为缓解期的维持治疗。然而，氨基水杨酸制剂对激素诱导缓解后维持缓解的疗效不确定，近期ECCO不推荐5-氨基水杨酸口服制剂用于克罗恩病患者诱导缓解后的维持治疗。

（二）硫嘌呤类药物或甲氨蝶呤

目前不推荐在新诊断克罗恩病患者中早期使用硫唑嘌呤进行维持缓解，推荐用于激素依赖型克罗恩病患者的维持缓解，能有效维持撤离激素的临床缓解或在维持症状缓解下减少激素用量，早期服用硫嘌呤可能改变疾病进程。硫唑嘌呤不能耐受者可考虑换用6-巯基嘌呤。硫嘌呤类药物治疗无效或不能耐受者可考虑换用甲氨蝶呤。

上述免疫抑制剂维持治疗期间复发者，首先应检查服药依从性和药物剂量或浓度是否足够，以及其他影响因素。如存在，做相应处理；如排除，可改用抗TNF-α单克隆抗体诱导缓解并继续以抗TNF-α单克隆抗体维持治疗。

（三）抗TNF-α单克隆抗体

使用抗TNF制剂达到缓解的克罗恩病患者，推荐使用同种抗TNF制剂用于维持缓解；也推荐外科手术治疗和术后复发的预防。

三、肛瘘的处理

首先通过症状和体格检查，尤其是麻醉下肛门指检，结合影像学检查（如MRI和/或超声内镜检查或经皮肛周超声检查）等了解是否合并感染以及瘘管的解剖结构（一般将肛瘘分为单纯性和复杂性两大类），在此基础上制订治疗方案。同时行结肠镜检查了解直肠结肠病变及其严重程度有助于指导治疗。我国共识制定的肛瘘处理策略如下。

（1）如有脓肿形成必须先行外科充分引流，并予抗菌药物治疗。

（2）无症状的单纯性肛瘘无须处理。

（3）有症状的单纯性肛瘘以及复杂性肛瘘首选抗菌药物（如环丙沙星和/或甲硝唑）治疗，并以硫唑嘌呤或6-巯基嘌呤维持治疗。

（4）存在活动性肠道CD者，必须积极治疗活动性CD。应由肛肠外科医师根据病情，决定是否手术以及术式的选择（如单纯性肛瘘瘘管切除术、复杂性肛瘘挂线疗法，甚至肠道转流术或直肠切除术）。已有证据证实抗TNF-α单克隆抗体对肛瘘的疗效。

（5）对于复杂性肛瘘，IFX与外科以及抗感染药物联合治疗的疗效较好。

四、外科手术治疗

(一)外科手术指征与时机

克罗恩病患者10年的腹部手术的累积风险为40%~55%。近期与生物制剂相关的研究表明,10年的手术风险可能已经下降至30%。第二次手术的10年累积风险是35%。

尽管相当部分CD患者最终难以避免手术治疗,但因术后复发率高,CD的治疗仍以内科治疗为主。因此,内科医师应在CD治疗全过程中慎重评估手术的价值和风险,并与外科医师密切配合,力求在最合适的时间施行最有效的手术。

我国共识制定的外科手术指征如下。

1. 出现CD并发症

(1)肠梗阻:由纤维狭窄所致的肠梗阻视病变部位和范围行肠段切除术或狭窄成形术。短段狭窄肠管(一般<4 cm)可行内镜下球囊扩张术。炎症性狭窄引起的梗阻如药物治疗无效可考虑手术治疗。

(2)腹腔脓肿:先行经皮脓肿引流和抗感染,必要时再行手术处理病变肠段。

(3)瘘管形成:肛周瘘管处理如前述。非肛周瘘管(包括肠皮瘘和各种内瘘)的处理是一个复杂的难题,应由内外科医师密切配合进行个体化处理。

(4)急性穿孔:需急诊手术。

(5)大出血:内科治疗(包括内镜止血)出血无效而危及生命者,需要急诊手术。

(6)癌变。

2. 内科治疗无效

(1)激素治疗无效的重度CD。

(2)内科治疗疗效不佳和/或药物不良反应已严重影响生命质量者,可考虑外科手术。

3. 外科手术时机

需要接受手术的CD患者往往存在营养不良、合并感染,部分患者长期使用激素,因而存在巨大手术风险。内科医师对此应有足够认识,避免盲目地无效治疗而贻误手术时机、增加手术风险。围手术期的处理十分重要。

(二)术后复发的预防

1. CD肠切除术后复发评价

CD肠切除术后复发率相当高,术后5年复发的发生率为50%。目前研究资料提示,回结肠切除术后早期复发的高危因素包括吸烟、肛周病变、穿透性疾病行为、有肠切除术史等。

术后定期(尤其是术后第1年内)内镜复查有助于监测复发和制订防治方案。回结肠吻合口复发及其严重程度通常按照克罗恩病简化内镜评分系统(表7-4-5),应用Rutgeerts标准分为四个等级评价。

表7-4-5　克罗恩病简化内镜(SESDX-CD)评分系统

项目	0分	1分	2分	3分
溃疡大小	无	阿弗他溃疡(直径<0.5 cm)	较大溃疡(直径0.5~2.0 cm)	大溃疡(直径>2 cm)
溃疡面积	无	<10%	10%~30%	>30%
病变范围	无	<50%	50%~75%	>75%
肠段狭窄	无	单发,内镜可通过	多发,内镜可通过	内镜不能通过

注:Rutgeerts评分:0级,没有病损;1级,小于5个阿弗他溃疡;2级,超过5个阿弗他溃疡,在各个病损之间仍有正常黏膜,或节段性大病损,或病损局限于回肠-结肠吻合口处(<1 cm);3级,弥漫性阿弗他回肠炎伴弥漫性黏膜炎症;4级,弥漫性黏膜炎症并大溃疡、结节和/或狭窄。充血和水肿不能单独作为术后复发的表现。

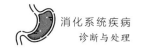
2.术后复发的预防要点

克罗恩病术后复发的预防仍是未解之难题,目前推荐的克罗恩病术后预防要点是:

(1)所有克罗恩病患者应戒烟。

(2)美沙拉嗪在预防术后克罗恩病方面疗效有限,但是对于只有回肠切除且没有复发危险因素的患者,在没有其他治疗手段时,可选择美沙拉嗪。

(3)咪唑类抗生素(甲硝唑和奥硝唑),每日1~2 g,可用于克罗恩病患者的小肠切除术后,以防止复发。

(4)巯基嘌呤可用于预防临床和内镜下复发,并且比美沙拉嗪或安慰剂更有效。然而,它们并不能有效防止严重的内镜下复发。

(5)在高危患者中,应在术后4周内开始抗肿瘤坏死因子药物,以预防术后克罗恩病复发。

(6)虽然缺乏相关数据,但对于克罗恩病术后患者,抗TNF治疗应与免疫调节剂结合,可降低免疫原性,减少丧失应答。

(7)发生腹腔内脓肿应使用抗生素和引流治疗(放射引导下或手术)。

【临床病例与问题】

一、病史摘要

患者,男,17岁。半年前出现腹胀,腹泻,每日2~3次,糊状便,伴间断性脐周痛,排便后减轻,排不尽感。严重时每日4~5次,水样便,低热,乏力,无黏液脓血便。在当地予以抗生素和止泻药(药名不详)无效。2个月前病情加重,反复发热,持续腹泻,并出现肛门处疼痛,排便不畅,抗生素治疗无效。既往一般健康状况可,否认肝炎、结核病史。为寻找腹泻、发热原因,收住院。

入院体检:脉搏86次/min,体温37.6℃,患者消瘦,贫血貌,右下腹触及可疑包块,轻度压痛。肛缘11点位压痛明显,并触及有皮下条索物通向肛内,指诊肛门狭窄,未触及肿块,指套退出可见血迹。

急诊化验:白细胞$5.74×10^9$/L,血红蛋白85 g/L,血小板$6.50×10^{12}$/L,C反应蛋白45 mg/L,粪便白细胞(++),红细胞(+),隐血试验阳性。

二、问题与临床解析

问题1.如何初步诊断和确定进一步检查方法?

根据患者年轻,慢性腹泻伴发热,粪便白细胞(++),红细胞(+),隐血试验阳性,C反应蛋白升高,提示肠道炎症病变。患者病情加重,右下腹触及可疑轻度压痛包块,伴肛门处病变,提示可能是肠道透壁性炎症延及肛周。除常规进行粪便培养以外,需要结肠镜检查,进一步CTE或MRE检查,评估小肠和肛周病变。

问题2.如何依据进一步检查结果做出临床诊断?

该患者多次粪便培养阴性,T-SPOT阴性,白蛋白28.5 g/L,ESR 35 mm/h。结肠镜检查发现升结肠、盲肠分别见2处纵行深溃疡、黏膜呈铺路石样改变、瘘管形成,回盲瓣变形狭窄。CTE显示回肠末段肠壁节段性增厚,肠黏膜明显强化伴有肠壁分层改变,呈靶征,肠系膜血管呈木梳征。结肠镜活检黏膜病理诊断:黏膜固有层炎细胞浸润,见非干酪样肉芽肿。

诊断:克罗恩病(回结肠型、狭窄型+肛瘘、活动期、中度)。

问题3.如何初始治疗、监测和调整治疗方案?

根据前述诊断和病情评估,患者为中度回结肠型克罗恩病合并狭窄型和肛瘘。由于无肠梗阻临床表现,暂时不需要外科治疗;肛瘘无症状,单纯性肛瘘也无须处理。因此,先予以泼尼松0.75~1 mg/(kg·d)治疗4周,仍然腹胀、腹泻。有时脐周痛,C反应蛋白58 mg/L,粪便白细胞++,红细胞+,

隐血试验阳性。考虑激素治疗无效,在排除结核等特殊感染性疾病基础上,与患者及家长沟通,予以英夫利西单抗诱导缓解治疗方案,即在第0周、第2周、第6周以5 mg/kg剂量诱导缓解,随后每隔8周给予相同剂量的长程维持治疗。治疗2周后患者腹痛、腹泻缓解,经继续治疗,患者维持缓解,C反应蛋白、ESR正常,半年后复查肠镜见溃疡愈合,达到内镜愈合。

【预后与健康教育】

一、预后

在大多数情况下,克罗恩病的病变部位固定,呈慢性、渐进性、破坏性进展过程。部分克罗恩病患者初期多表现为非穿透性、非狭窄性的疾病表现,但多达一半的患者在确诊后的20年内会出现肠道并发症(如狭窄、脓肿、蜂窝织炎)。回肠、回肠结肠或近端胃肠受累的患者更易进展出现肠道并发症。多达1/4的患者可能发生肛周瘘管。克罗恩病患者总死亡率是普通人群的1.4倍。累及结肠的患者结直肠癌发生增加,危险因子包括病程、结肠累及范围、原发性硬化性胆管炎、结直肠癌家族史、慢性炎症的程度。

与疾病进展有关的风险因素包括:起病年轻,初期广泛的肠道受累,回肠/回肠结肠受累,肛周或严重的直肠疾病,以及表现为穿透型或狭窄型的患者。腹部肥胖可能是发生穿透性病变的危险因素。

二、门诊随访与健康教育

(一)如何判别疾病复发?

患者发生腹痛并非一定就是复发,很多是因为肠功能紊乱所致。疾病是否复发,要符合活动期的几个指标,包括:①出现血便;②炎症反应指标(ESR、CRP、WBC)升高;③影像学检查和内镜检查中出现活动性溃疡病变。

(二)如何尽可能减少复发?

与溃疡性结肠炎类似,克罗恩病病程特点为活动与缓解反复交替。当患者处于缓解期,可以像正常人一样生活工作。因此,应该追求的是让缓解期变得更长,而非追求完全治好。缓解期的长短与黏膜愈合情况有关,愈合比较好的,复发的机会也会降低。医生和患者要有良好的沟通,要交朋友,共同追求肠黏膜长期愈合,疾病持续缓解。

疾病进入缓解期,需要叮嘱患者定期随访。定期随访的患者需要按规律服药,定期检查,并酌情调整药物剂量或用药方案。特别是免疫抑制剂维持治疗药物,更需要定期监测血象和肝脏生化等。一般而言,长期随访的患者在医生指导下,其预后较好;而不能定期随访或服药不规范的患者,疾病控制往往比较差,也容易出现并发症。

(三)随访期间是否可以生育?

根据我国炎症性肠病妊娠期管理的专家共识,妊娠前指导和管理的要点是:

(1)建议孕前咨询相关专家,以期获得更好的妊娠结局。

(2)妊娠时机的选择:在疾病的缓解期,尤其是内镜下黏膜愈合状态下,怀孕可获得最佳的妊娠结局。因此,对计划怀孕的患者,应全面评估病情,尽量在孕前优化疾病管理。

(3)建议孕前至少停用沙利度胺6个月。

(4)男性患者备孕期间建议避免使用柳氮磺胺吡啶和甲氨蝶呤。

(四)生活与饮食指导要点

克罗恩病患者必须要戒烟,加强营养支持,一般可给予高营养低渣饮食。适当地给予叶酸、维生素B_{12}等多种维生素,避免进食生冷、刺激性及高纤维的膳食,重症患者酌情给予要素饮食或全胃肠外营养。要素饮食(合并补充营养)能控制病变的活动性,特别是小肠克罗恩病,其疗效与应

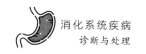
用皮质激素的结果相当。

（胡静　许建明）

主要参考文献

［1］中华医学会消化病学分会炎症性肠病学组.炎症性肠病诊断与治疗的共识意见(2018年,北京)［J］.中华消化杂志,2018,38(5):292-311.

［2］Bulent Baran,Cetin Karaca.Practical medical management of Crohn's disease［J］.ISRN Gastroenterology,2013,7:1-12.

［3］Gary R Lichtenstein,Edward V Loftus,Kim L Isaacs,et al.ACG clinical guideline:management of Crohn's disease in adults［J］.Am J Gastroenterol,2018,113(4):481-517.

［4］Krisztina B Gecse,Severine Vermeire.Differential diagnosis of inflammatory bowel disease:imitations and complications［J］.Lancet Gastroenterol Hepatol,2018,3(9):644-653.

［5］Torres J,Bonovas S,Doherty G,et al.ECCO guidelines on therapeutics in Crohn's disease:medical treatment［J］.J Crohns Colitis,2020,14(1):4-22.

第八章

肝胆胰疾病处理

第一节　黄疸鉴别诊断与处理

黄疸(jaundice)是症状也是体征,系因血清胆红素增高,使巩膜、黏膜和皮肤黄染的现象。如何合理仔细询问黄疸病史和/或体检? 如何分辨血清胆红素升高的类型和可能的病因? 如何选择应用影像学、内镜、肝穿活检辅助诊断黄疸病因? 是黄疸鉴别诊断的基本要求。本节结合临床病例,引导黄疸的临床诊断思路,制定合理的处理策略。

【临床表现】

一、病史要点

黄疸患者可能根本没有任何症状(意外发现黄疸),或者可能会出现危及生命的病况。临床表现取决于其黄疸病因的多样性以及疾病发作缓急状况。为探索黄疸的临床诊断线索,需要关注以下病史要点:

(一)黄疸发作与年龄的关系

儿童与青少年时出现黄疸,可能与先天性或遗传性因素有关;中年人阻塞性黄疸多见于胆道结石;老年人出现黄疸多为癌症。

(二)黄疸发生与发展情况

黄疸急骤出现,见于急性肝炎、胆囊炎、胆石症及大量溶血;缓慢发生或呈波动性,多为癌性黄疸,特发性黄疸。急性肝细胞性黄疸一般在数周内消退,胆汁性肝硬化可持续数年以上,黄疸进行性加重见于胰头癌。

(三)伴随症状

1.黄疸伴发热

须追问黄疸与发热之关系。病毒性肝炎在黄疸出现前常有低热,少数为高热,肝胆化脓性感染多与发热、寒战同时出现黄疸,癌性黄疸患者可有晚期发热。

2.黄疸伴腹痛

持续性隐痛或胀痛见于病毒性肝炎、肝癌等;阵发性绞痛见于胆道结石、胆道蛔虫病;无痛性进行性黄疸见于胰头癌。

3.黄疸伴贫血

溶血性黄疸常伴有严重贫血;癌症所致黄疸常伴有贫血、恶病质等。

4.黄疸伴皮肤瘙痒

梗阻性黄疸因胆盐和胆汁成分反流入体循环,刺激皮肤周围神经末梢,故常有皮肤瘙痒,肝细胞性黄疸也可有轻度瘙痒,溶血性黄疸无此症状。

5.尿、粪颜色的变化

梗阻性黄疸时尿如浓茶,粪色浅灰或陶土色,溶血性黄疸急性发作时,尿可呈酱油色。

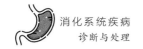
（四）详细询问与黄疸病因有关的既往史或特殊个人史

（1）个人史：有吃生鱼史者应考虑华支睾肝吸虫病或胆管癌的可能；经常大量饮酒或酗酒者，可发生酒精性肝病，出现黄疸。

（2）询问既往有无胆道手术史。有胆道手术史者出现黄疸，应考虑：①结石复发或首次手术未取干净；②胆道狭窄或胆管癌可能。

（3）有新发糖尿病和/或慢性胰腺炎病史，进行性加重的无痛性黄疸，需考虑胰腺癌可能。

（4）有慢性乙型肝炎、长期饮酒史和/或肝硬化病史，近期出现黄疸，需考虑活动期肝病或肝癌发生可能。

（5）有自身免疫性疾病史（包括风湿性疾病和炎症性肠病），出现黄疸，除需考虑所服用药物引起外，需要警惕合并自身免疫性肝病或免疫相关性胆管炎可能。

（6）有无特殊用药史？能够引起黄疸的药物包括阿米替林、对乙酰氨基酚、利福平、甲基多巴、异烟肼、甲巯咪唑、别嘌呤、呋喃妥因、磺胺、四环素、氯丙嗪、四氯化碳、氯甲烷、二氯乙烯、甾体避孕药、红霉素、氯磺丙脲、吲哚美辛、水杨酸盐、单胺氧化酶抑制剂、含有土三七的中药等，此外一些化学物质及生物毒素也可引起黄疸，包括重金属汞、铋、金、锰、硒等及蕈毒、鱼胆。

（7）有妊娠黄疸史或妊娠期间出现黄疸，要考虑妊娠期肝内胆汁淤积、妊娠急性脂肪肝、妊娠高血压综合征等。

（8）职业暴露有毒工业物质，需要警惕中毒性肝损伤。

（9）对于有黄疸家族史的，需要警惕遗传性溶血性贫血、胆红素尿苷葡萄糖醛酸转移酶（UGT）基因突变及遗传性高结合胆红素血症。

二、体格检查要点

黄疸也是一种体征，检查要在光线明亮的自然光下进行。表现为巩膜、黏膜、皮肤及其他组织被染成黄色。因巩膜含有较多的弹性硬蛋白，与胆红素有较强的亲和力，故黄疸患者巩膜黄染常先于黏膜、皮肤而首先被察觉。

还要关注除黄疸以外的肝病体征，包括皮肤有无淤点、淤斑，有无肝掌、蜘蛛痣，浅表淋巴结有无肿大，胆囊有无肿大，肝区有无压痛，肝脾有无肿大，腹部有无包块、腹腔积液，有无下肢水肿和腹壁静脉曲张。注意有无神志、意识和行为异常等。

【辅助检查与诊断程序】

一、实验室检查

黄疸患者的一线血清检测应包括尿常规、全血细胞计数（CBC）和胆红素（总胆红素、结合胆红素）、天冬氨酸氨基转移酶（AST）、丙氨酸氨基转移酶（ALT）、谷氨酰转肽酶和碱性磷酸酶水平。

（一）血常规和外周血涂片检查

全血细胞计数（CBC）在涂片上发现有破碎的红细胞和网织红细胞增加，同时有红细胞、血红蛋白计数下降，可考虑未结合高胆红素血症患者病因是溶血。血管内溶血会同伴有白细胞、血小板下降。

（二）肝脏生化和尿液分析

AST和ALT是肝细胞损伤的标志物。它们对慢性肝病患者的帮助可能较小，因为当肝实质几乎没有损伤时，AST和ALT水平可以正常或仅略微升高。急性病毒性肝炎可能导致ALT水平每升增加数千单位。高于10 000 U/L的水平通常发生在其他来源[如药物（对乙酰氨基酚）或缺血]对肝脏造成急性损伤的患者中。

急性酒精性肝炎患者的AST和ALT水平上升到每升数百单位。对于酒精引起的损伤，AST与

ALT的比率通常大于1,而肝炎的感染性原因通常会导致ALT比AST更高。

碱性磷酸酶和谷氨酰转肽酶是胆汁淤积的标志物。随着胆汁梗阻的进展,这两种标志物的水平会比正常水平升高数倍。

尿胆红素阴性,总胆红素水平升高、结合胆红素水平正常,分类为未结合高胆红素血症;尿液胆红素阳性;总胆红素水平升高,结合胆红素水平升高,则分类为结合型高胆红素血症;如血、尿胆红素正常,则视为"假性黄疸",可能因食物所致。(图8-1-1)

(三)血清学病因检测标志

根据初始测试的结果,可能需要进一步的血清测试或影像学研究。二线血清检查可能包括检测甲型肝炎IgM抗体、乙型肝炎表面抗原和核心抗体、丙型肝炎抗体和自身免疫标志物,如抗核抗体、平滑肌抗体和肝肾微粒体抗体。原发性胆汁性肝硬化患者的抗线粒体抗体几乎总是阳性,大多数原发性硬化性胆管炎患者有抗中性粒细胞胞质抗体。当根据病史或体格检查怀疑胰腺炎时,可检测血清淀粉酶和脂肪酶水平。肿瘤血清标志物:血清甲胎蛋白(AFP)升高为诊断肝癌的重要指标,CA19-9明显升高提示胆胰疾病,需要进一步检查。

成人黄疸主要生化类型是结合型高胆红素血症,分为肝内和肝外两类病因(表8-1-1)。

表8-1-1　成人结合型高胆红素血症的肝内或肝外病因

肝内疾病	肝外疾病
肝细胞疾病	胆管内病变
◊ 病毒性肝炎(甲型、乙型和丙型肝炎)	◊ 胆石症
◊ 酒精性肝炎	◊ 手术狭窄
◊ 自身免疫性肝炎	◊ 感染(获得性免疫缺陷综合征患者的巨细胞病毒、隐孢子虫感染)
药物	◊ 肝内恶性肿瘤
妊娠	◊ 胆管癌
肠外营养	胆管外病变
结节病	◊ 肝外恶性肿瘤(胰腺、淋巴瘤)
Dubin-Johnson综合征(慢性特发性黄疸)	◊ 胰腺炎
原发性胆汁性胆管炎(PBC)	
原发性硬化性胆管炎(PSC)	

根据上述实验室检查分析,成人黄疸检查诊断程序见图8-1-1。

二、影像学检查

超声检查和计算机断层扫描(CT)扫描或磁共振胰胆管成像有助于在评估黄疸患者时区分肝外阻塞性病变和肝细胞疾病。

(一)超声检查

超声检查是侵入性最小且成本最低的方式。在胆道系统疾病的诊断中,实时超声可清楚地显示胆囊的外形和大小,观察胆道系统有无畸形、结石、炎症及肿瘤等。实时超声能探测肝内外胆管及其分支有无扩张或梗阻,对胆管扩张的诊断敏感性为55%~91%,诊断特异性为82%~95%,并能诊断结石及占位性病变,为黄疸的鉴别诊断提供有力的帮助。但由于受到腹壁脂肪厚度、肠道气体的干扰,超声检查对肝外胆管病变诊断的敏感性较低。

(二)计算机断层扫描

计算机断层扫描(CT)能获取较客观的、二维的图像,能清楚显示肝胆胰病变的部位、病变性质,肝内外胆管有无扩张和梗阻的部位以及范围。

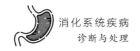

(三)磁共振胰胆管成像

磁共振胰胆管成像(MRCP)是采用T2加权技术使胆汁和胰液等含水的结构呈明显高信号,而周围结构呈低信号,无须造影剂而达到胰胆管成像目的的检查方法,特别有助于梗阻性黄疸的诊断。

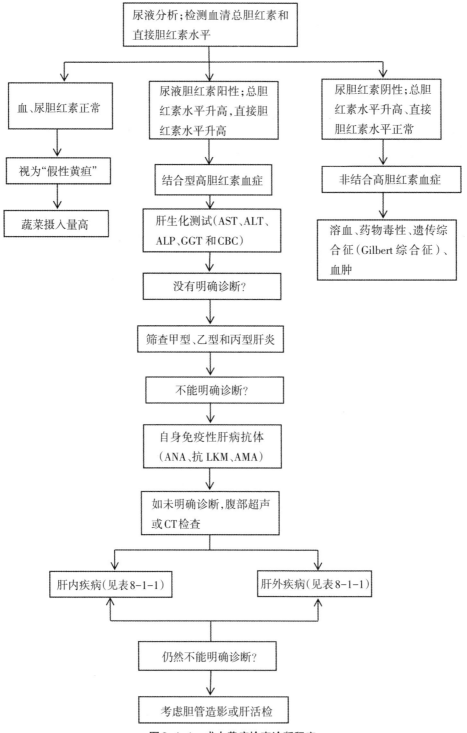

图8-1-1 成人黄疸检查诊断程序

对于肝外病因导致的结合型胆红素血症,疑难病例可经内镜途径检查。

(四)内镜检查

1.经内镜逆行胰胆管造影术(ERCP)

目前仍然认为ERCP是诊断和治疗胆管和胰腺疾病的"金标准",但是因为存在有创性及潜在的多种并发症,在大多数肝内外胆管梗阻诊断时,多先采用CT、MRI+MRCP或超声内镜检查进行充分评估,避免不必要的ERCP检查。

ERCP下的衍生技术包括传统的细胞刷检或X线下经乳头活检、腔内超声(IDUS)、胆管镜(直接胆管镜、SpyGlass/SpyBite活检和NBI,)以及共聚焦显微内镜(pCLE)检查,大大增加了术前胆管狭窄性质诊断的准确性,特别是IDUS联合细胞刷检或X线下活检及经口胆管镜检查+直视下活检诊断的准确性在90%以上,pCLE联合细胞刷检或活检诊断的准确性在85%以上,远远优于传统的细胞刷检或X线下活检的诊断准确性(40%~60%)。因此,术前无法明确的胆管狭窄的黄疸患者应该尽可能地进行ERCP及IDUS和活检,有SpyGlass的内镜中心应该积极进行检查及直视下活检,提高术前诊断准确率。

2.超声内镜检查

能清楚显示肝外胆管、壶腹部周围和胰腺病变,对梗阻的水平、病变的性质有较高的敏感性和特异性。

三、肝穿刺活体组织检查

肝穿刺活组织检查对疑难黄疸病例的诊断有重要帮助,特别有助于肝脏恶性肿瘤的诊断,也有助于诊断自身免疫性肝炎或胆道疾病(如原发性胆汁性肝硬化、原发性硬化性胆管炎)。但应谨慎考虑检查指征和禁忌证,肝穿刺的禁忌证通常包括有出血倾向的患者、严重心肺疾病的患者,以及肝外阻塞性黄疸患者。

【临床病例与诊治思路】

一、病史摘要

患者,男,29岁。因"反复黏液脓血便11年余,眼黄6年余"入院。患者11年前无明显诱因下出现腹泻,每日3~5次,稀糊状伴有黏液脓血,偶有腹痛,肠镜示直乙结肠溃疡性病变。予以口服SASP症状反复。6年前复查肠镜提示全结肠浅小溃疡及多发息肉形成,抗感染2周治疗症状好转不明显,遂换用美沙拉秦肠溶片口服。3个月后,患者出现眼黄、尿黄后停用美沙拉秦肠溶片,但黄疸未改善,且腹泻伴黏液脓血便和黄疸症状持续反复存在,无腹痛和发热,门诊不规律口服莎尔福、SASP、熊去氧胆酸及水飞蓟宾等治疗无效,收住消化内科。否认病毒性肝炎、饮酒史。无高血压、糖尿病、家族遗传病、手术史等。体检:体形消瘦,全身皮肤黏膜及巩膜轻度黄染,心肺检查未见异常,腹软,肝脾肋下未满意触及,全腹无压痛及反跳痛,肠鸣音正常,双下肢无水肿。

实验室检查:血清Alb 39.4 g/L,GLB38.2 g/L,TBIL↑88.12 μmol/L,DBIL↑52.16 μmol/L,ALT↑147 U/L,AST↑152 U/L,ALP↑632 U/L,GGT↑532 U/L;粪便检查示RBC 0~2/HPF,WBC 2+/HPF,培养及结核均阴性;血常规正常,CRP 3.58 mg/L;肿瘤四项(-)乙肝五项定量示表面抗体(+);自免肝全套、抗核抗体十三项、ACL全套均阴性,p-ANCA(1:100)甲醛敏感。

复查结肠镜:溃疡性结肠炎(全结肠,活动性)。

腹部超声:胆囊泥沙样结石伴胆囊炎,胆总管泥沙样结石,胆管无扩张,脾肿大,肝门部低回声(淋巴结可能)。

二、问题与诊断思路

①患者黄疸性质是什么? ②患者慢性腹泻并发黄疸的病因是什么? ③如何进一步检查明确

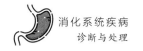
黄疸病因？④如何制订处理方案？

（一）是否有黄疸？

皮肤黏膜发黄不一定就是黄疸，假性黄疸见于过量进食含有胡萝卜素的胡萝卜、南瓜、西红柿、柑橘等食物。胡萝卜素只引起皮肤黄染，巩膜正常；老年人球结膜有微黄色脂肪堆积，巩膜黄染不均匀，以内眦较明显，皮肤无黄染。黄疸的有无决定于血清胆红素的量，正常血清总胆红素为1.7~17.1 μmol/L，直接胆红素为0~7.32 μmol/L，间接胆红素为0~11.6 μmol/L。如果患者胆红素为17.1~34.2 μmol/L，多诊断为隐性黄疸，血清胆红素水平超过正常值上限可出现显性黄疸。

本例患者血清胆红素明显升高，故而排除假性黄疸，系因血清胆红素升高所致的皮肤黏膜黄染（真性黄疸）。

（二）何种类型黄疸？

主要依据实验室等检查将黄疸分为溶血性黄疸、肝细胞性黄疸和胆汁淤积性黄疸。

溶血性黄疸的诊断主要依靠下列实验室检查：①粪胆原及尿胆原含量增加；②血清胆红素增加，以非结合型胆红素升高为主；③血中网织红细胞增多；④血清铁含量增加；⑤骨髓红系统增生旺盛。

肝细胞性黄疸的特征是：①必有转氨酶明显升高，但重症肝损伤时可出现酶胆分离征象。②血中非结合与结合胆红素均增高，结合胆红素占胆红素总量的35%以上；尿中胆红素阳性，尿胆原的含量视肝细胞损伤和/或肝内胆汁淤积的程度而定。肝细胞黄疸早期，可因肝细胞肿胀压迫毛细胆管，影响胆汁排出，故可表现为胆汁淤积性黄疸；③影像学检查无肝内外胆管扩张；④肝活组织检查有明显的肝细胞病变（坏死、脂肪变性等）。

胆汁淤积性黄疸时，由于直接胆红素（DBIL）不能从肝细胞和毛细胆管排出，使血清胆红素明显增高，DBIL和TBIL比值常在60%以上，同时胆汁淤积酶明显升高，尿胆红素阳性。

本例患者以血清直接胆红素升高为主（TBIL/DBI 88.12/52.16 μmol/L），胆淤指示酶ALP和GGT明显升高（ALP：632 U/L，GGT：532 U/L），血清转氨酶轻度升高（ALT：147 U/L，AST：152 U/L）。因而认为，该患者黄疸类型是以胆汁淤积为主的黄疸。

（三）如为胆汁淤积性黄疸，如何进一步鉴别诊断？

1.是否为肝外胆管梗阻性黄疸？

鉴别胆汁淤积性黄疸是肝内还是肝外胆汁淤积性黄疸，最简单而准确的手段是肝脏超声检查。该患者超声检查显示有胆囊和胆总管结石，理应考虑胆管结石导致的肝外梗阻性黄疸。但超声检查胆管无扩张，临床表现无发热和腹痛的胆管炎表现，不符合肝外梗阻性黄疸特征。肝脏MRI+MRCP显示肝实质信号不均匀，多发异常信号，提示肝实质病变，因而还特别需要重点鉴别诊断以下肝内胆汁淤积性黄疸的病因。

2.是否为药物导致的黄疸？

该患者在换用美沙拉秦肠溶片后出现眼黄尿黄，在排除病毒性肝炎等疾病后，理应考虑药物性肝损伤。但停药后黄疸不能好转，且黄疸长达6年不能消退，不符合一般药物性肝损伤临床过程，还应排除自身免疫性肝病的可能性。

3.是否为自身免疫性肝病？

溃疡性结肠炎可以并发自身免疫性肝病，包括自身免疫性肝炎（AIH）、原发性胆汁性胆管炎（PBC）、原发性硬化性胆管（PSC）。由于患者以胆汁淤积酶和结合胆红素升高为主，主要考虑PBC或PSC。但患者包含AMA2在内的自身免疫性肝病实验室检查阴性，不符合典型PBC诊断条件。

（四）是否有必要进行肝脏活检病理诊断

肝活检有创伤性，患者有时难以接受。但本例属于影像学难以诊断，怀疑肝内胆管病变的疑难黄疸病例，进行肝活检病理诊断及发现组织学特点，有可能为临床诊断提供准确的诊断依据及治疗指导。

与患者及其家人沟通后,进行肝活检病理检查会诊。切片中见有一处胆管周围有洋葱皮样纤维化,符合小胆管PSC病理征象。再次进行MRCP影像学会诊,发现胆总管局灶性多节段性狭窄,肝内小胆管轻微扩张,呈树枝状,肝门部见多发淋巴结影。

综合临床资料,最终诊断:溃疡性结肠炎(慢性复发性,全结肠型,轻度活动)合并原发性硬化性胆管炎(PSC)。

(五)如何治疗?

黄疸的治疗原则,首先要明确原发性疾病,根据原发性疾病的特征,进行有效的对症治疗。

1. 病因治疗

根据病因不同,不同类型的黄疸的治疗方案不尽相同。例如,病毒性肝炎所造成的急性肝衰竭:应当积极地给予抗病毒治疗。酒精所致淤积性黄疸,需要戒酒和一般护肝治疗。成人结合型高胆红素血症病因需要考虑肝内或肝外病因(表8-1-1),针对相应的病因进行治疗。在所有的黄疸病因中,有几类情况需要紧急处理:

(1)梗阻性急性化脓性胆管炎:右上腹剧烈疼痛、寒战高热和黄疸为Charcot三联征,提示急性化脓性胆管炎。此类患者必须尽早给予足够的器官支持治疗,改善器官功能不全,一旦患者能耐受,尽早行ERCP或PTCD,同时结合广谱抗菌药物治疗,待患者全身情况好转后二期再处理引起梗阻的病因。

(2)肝衰竭:由于肝细胞坏死导致的黄疸,通常预后较差,需要包括人工肝或肝移植特殊治疗在内的积极治疗。

本例黄疸的病因是溃疡性结肠炎(慢性复发性,全结肠型,轻度活动)合并原发性硬化性胆管炎(PSC)。对于此种情况,国外主张行结肠切除术,但结肠切除并不能改变原发性硬化性胆管炎的进程,而且如果原发性硬化性胆管炎患者已发展为肝硬化,结肠切除后的早期病死率明显增高。因此,予以激素诱导缓解后维持治疗,希望借此减缓原发性硬化性胆管炎(PSC)病情进展。

2. 药物治疗

由于个体差异大,保肝退黄用药不存在绝对的最好、最快、最有效。

对于肝细胞性黄疸同时伴随肝损伤的患者,可酌情使用以下药物:①解毒剂:还原型谷胱甘肽;②降酶抗炎类:甘草酸类(类激素作用,改善组织血核降酶);③退黄利胆类:腺苷蛋氨酸(防治胆汁淤积);④肝细胞保护剂(水飞蓟素类);⑤膜修复剂:多烯磷脂酰胆碱(促进肝细胞膜再生);⑥微循环改善剂:前列地尔(增加肝脏血供)。

原发性硬化性胆管炎(PSC)无确切有效的药物治疗。熊去氧胆酸(UDCA)有利胆的作用,磷脂能增加胆固醇的溶解,从而起到溶石的作用。部分研究提示有效,是广泛经验性使用的药物,但缺乏改善生存及预后的有力证据。其他已进行临床试验,证实没有明显临床效果或无法改善肝脏生化组织学指标的治疗药物还包括硫唑嘌呤、甲氨蝶呤、泼尼松、环孢素A、秋水仙碱、他克莫司、霉酚酸酯、青霉胺、己酮可可碱等。

抗生素:原发性硬化性胆管炎只在出现继发性胆管炎时,才考虑应用抗生素治疗,宜选用肝脏毒性小且易于从胆道排泄的药物。

基于上述分析,该患者治疗方案是:泼尼松(0.75 mg/kg)治疗4~6周诱导缓解溃疡性结肠炎后,继续服用美沙拉秦维持缓解,同时予以熊去氧胆酸(UDCA)15 mg/kg利胆治疗。

3. 手术治疗

梗阻性黄疸治疗方式主要为以外科手术为中心的综合治疗。根据黄疸致病原因不同,选择不同治疗方式。若胆石症引起,难以通过ERCP取石时,需外科手术去除结石;若肿瘤导致,无论胆管癌、胰腺癌、壶腹癌、肝癌合并胆管癌,内科治疗均效果不佳,外科手术仍为首选治疗方式。其他辅

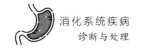
助方法,如胆管外引流、放置支架等,仅可缓解症状,延长患者生命。

如前所述,该患者不宜进行内镜或手术引流胆汁治疗。但如溃疡性结肠炎顽固难治,在征得患者及其家人知情同意后可考虑结肠切除,必要时可进行肝移植治疗。

(六)预后如何?

黄疸为不同疾病的共同症状及体征,不同疾病预后完全不同:

(1)对于溶血性黄疸来说,遗传性溶血性贫血经过治疗大多可得到有效控制,获得性溶血性贫血经去除病因后可治愈或长期控制。

(2)药物性及酒精性肝病,在去除病因及治疗后一般可治愈。

(3)慢性病毒性性肝炎通过抗病毒治疗,可延缓或阻止疾病进展。

(4)自身免疫性肝炎得到有效治疗后,可长期保持良好的生活质量,10年生存率在90%以上。

(5)若肝脏疾病进展至肝硬化阶段,则生存率随着疾病进展逐年下降。

(6)遗传性所致黄疸,虽无法治愈,但多为良性疾病,无须治疗。

(任晓非　许晓勇　许建明)

主要参考文献

[1] 萧树东,许国铭.中华胃肠病学[M].北京:人民卫生出版社,2008.

[2] Lu Chen, Yi Lu, Jia-chuan Wu, et al. Diagnostic utility of endoscopic retrograde cholangiography/ intraductal ultrasound(ERC/IDUS)in distinguishing malignant from benign bile duct obstruction[J]. Dig Dis Sci,2016,61:610-617.

[3] Matthew V Fargo, Scott P Grogan, Aaron Saguil.Evaluation of jaundice in adults[J]. Am Fam Physician,2017,95(3): 164-168.

第二节　腹腔积液诊断与鉴别诊断的基本思路

腹腔积液又称腹水。任何病理状态下导致腹腔内液体量增加超过200 mL,称为腹腔积液。如何区别腹胀的症状是腹腔积液所致?如何依据病史、体征、腹腔积液和相关实验室检查,初步判断腹腔积液的性质和/或病因?如何进一步检查与分析,探讨腹腔积液的病因,甚至可通过试验性治疗验证诊断?本节分别介绍上述腹腔积液诊断与鉴别诊断的基本思路和要点,并引入一份病例,展示腹腔积液临床诊治经历,供借鉴参考。

【病因】

导致腹腔积液的病因甚为复杂,可由腹膜本身疾病所致,也可是全身疾病在腹腔的一种表现,包括肝源性、心源性、肾源性等全身疾病,以及肿瘤、感染或免疫系统疾病累及腹膜的疾病。临床可根据腹腔积液病因发生率(表8-2-1),进行诊断和鉴别诊断。

表8-2-1　腹腔积液病因及其发生率

病因	发生率
肝脏及门静脉系统疾病:肝硬化、肝癌、门静脉血栓形成	80%~85%
心血管疾病,如充血性心力衰竭、缩窄性心包炎	3%
恶性肿瘤腹膜转移	10%
结核性腹膜炎	1%
肾源性:透析相关、肾小球肾炎、肾病综合征	<1%
暴发性肝衰竭	<1%

续　表

病因	发生率
营养不良：低蛋白血症、维生素 B_1 缺乏	<1%
胰源性（胰管破裂）：胰腺外伤、慢性胰腺炎、急性胰腺炎、胰腺囊肿、胰腺周围炎等其他疾病	<1%
胆源性：多见于胆囊、胆道或肠破裂，也可见于胆道手术后胆汁漏入腹膜腔，由于胆汁溢入腹腔而引起的胆汁性腹膜炎	<1%
淋巴系统疾病丝虫病、腹腔淋巴瘤、胸导管或乳糜池梗阻	<1%

【腹腔积液及其临床表现】

一、确定腹腔积液的存在

1.症状

腹胀是多数腹腔积液患者的突出症状，但少量腹腔积液无明显的症状和体征，一般在 1 500 mL 以上才会引起较明显腹胀。其他有腹痛、乏力以及原发病症状等。当腹部明显膨隆、膈肌抬高、胸廓活动受限时，还可出现呼吸困难。

2.体检

可采用不同的体位和体格检查方法确定是否存在腹腔积液。少量腹腔积液用肘膝位叩诊，可发现 500 mL 左右腹腔积液（水坑征阳性）；如果仰卧+侧卧位叩诊移动性浊音阳性，则表示有明显腹腔积液>1 000 mL，若无侧腹浊音区，则腹腔积液存在可能性小于10%。如果液波震颤比较明显，腹腔积液量往往超过了3 000 mL。

腹腔积液的体格检查时，要注意区别真性腹腔积液和假性腹腔积液，后者如高度肥胖和胀气（叩诊呈鼓音）、妊娠羊水过多、巨大卵巢囊肿及其他腹腔脏器巨大囊肿等。

3.腹腔积液还可通过超声或CT等检查测定

超声检查是诊断腹腔积液可靠而灵敏的方法，可检出约300 mL 少量腹腔积液，并能提示诊断性穿刺部位，有助于鉴别游离性抑或包裹性腹腔积液。CT的敏感性和特异性超过超声检查。

4.腹腔积液分度

根据腹腔积液多少可将其分为3度：1度腹腔积液是指只有通过超声检查才能被发现的腹腔积液；2度或中度腹腔积液是指患者常有中度腹胀和对称性腹部隆起；3度腹腔积液是指患者有大量腹腔积液，伴有明显的腹胀。

二、病史和体格检查要点

病史和体格检查是腹腔积液诊断的基本要素。可参照表8-2-1列出的腹腔积液常见病因和可能病因，追寻以下病史线索：

(一)病史询问要点

1.有无心、肝、肾病、风湿病及营养不良史

有助于了解腹腔积液是否为全身水潴留所致。

2.腹腔积液的发生方式及速度

是逐渐缓慢出现还是短时间内迅速增多？是先有腹腔积液还是先有全身水肿？

(1)心、肝、肾脏疾病及营养不良导致的腹腔积液常缓慢出现，迅速出现的腹腔积液常与腹腔感染、门静脉或肠系膜血栓及肿瘤转移等因素有关。

(2)当肝硬化患者腹腔积液不明原因地突然迅速增长且伴腹痛，要警惕并发门静脉血栓形成的可能。腹腔脏器破裂所致腹腔积液则急骤，病情危重。

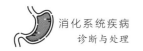
（3）肝性腹腔积液一般先出现腹腔积液，部分患者继之出现下肢水肿。

（4）肾性腹腔积液常伴有全身性水肿，且多从眼睑、面部开始，继之波及全身；而心性腹腔积液则常先出现下肢水肿，继之向上遍及全身。

3.伴随症状

（1）如腹腔积液伴发热，可能为感染性腹膜炎、坏死性胰腺炎、恶性淋巴瘤，也可能为系统性红斑狼疮。

（2）伴黄疸、呕血、黑便，多见于肝硬化或肝癌及其他消化道肿瘤所致的腹腔积液。

（二）体格检查重点

（1）是否有全身水肿，是凹陷性还是非凹陷性，后者常见于甲状腺功能减退。

（2）有无心力衰竭的体征，如发绀、颈静脉怒张、肝-颈静脉回流征阳性、心尖搏动弥散、心界扩大、心瓣膜杂音。

（3）有无黄疸、肝掌、蜘蛛痣、肝脾肿大、腹壁静脉曲张等肝病及门静脉高压症体征？

a.腹腔积液伴肝肿大或肝脏质地改变对疾病的鉴别有重要意义。肝硬化腹腔积液，特别是晚期肝可缩小，但是酒精性肝硬化常伴肝肿大。肝癌时则肝肿大且质坚如石，表面可呈结节状。

b.右心衰竭或心包积液所致腹腔积液有肝肿大，此时发现颈静脉充盈或怒张，存在肝颈回流征则对确立这些疾病有极大的帮助。

c.当急性型肝静脉阻塞时，则可有突发性进行性肝肿大，腹腔积液迅速增长；而慢性型肝静脉阻塞时，则可渐进性肝肿大伴腹腔积液缓慢增长，肝区胀痛、有压痛。

d.腹腔积液伴腹壁静脉曲张多见于肝硬化并门静脉高压症及门静脉、下腔静脉或肝静脉阻塞时。肝硬化门静脉高压症时可伴有脐周静脉曲张，且下腹壁曲张静脉血流方向自上而下。

（4）不同病因腹腔积液的腹部体检特征。

a.典型的肝硬化腹腔积液多呈蛙状腹，腹软、无压痛（出现原发性腹膜炎时例外），且移动性浊音两侧对称。

b.结核性腹膜炎腹形可呈球状或扁平，但腹壁触诊时腹壁有柔韧感，常称为"揉面感"。

c.急性腹膜炎时则出现典型的"三联征"，即有压痛、反跳痛、肌紧张（亦称"板样腹"，有别于结核性），且腹式呼吸减弱或消失。

d.当炎性腹腔积液在腹内粘连时，两侧移动性浊音可不明显或不相对称。

e.在女性患者应注意除外巨大卵巢囊肿，本病常以下腹膨隆为主，中下腹叩诊为浊音，而两侧腰部叩诊为鼓音。

f.腹腔肿瘤所致腹腔积液，腹部有时可见局限隆起或触及肿块。

（5）直肠指检：直肠恶性肿瘤腹膜转移可形成腹腔积液。

（6）有无其他浆膜腔积液，如胸腔积液、心包积液、关节腔积液等。多浆膜腔积液可能为结缔组织病或低蛋白血症。

（7）肝硬化腹腔积液可伴有胸腔积液，一般以右侧胸腔多见，称为"肝性胸腔积液"。伴渗出性胸腔积液，则要考虑为炎症（包括结核或癌症）。

（8）女性腹腔积液患者伴有胸腔腹腔积液应行妇科检查，以排除Meigs综合征及Kruckenberg瘤。

【辅助检查】

一、腹腔积液分析

腹腔穿刺抽取腹腔积液检查中是分析腹腔积液性质最重要的步骤。它适用于所有新发腹腔积液患者，或已知腹腔积液怀疑发生并发症时（如肝硬化腹腔积液，怀疑并发原发性腹膜炎时）。

腹腔积液检测项目包括：腹腔积液常规检查（外观、比重、蛋白定性、细胞计数和分类）、腹腔积液生化(蛋白质定量、葡萄糖测定)、酶学(乳酸脱氢酶、淀粉酶、腺苷酸脱氢酶)、脱落细胞检查、细菌培养等。根据腹腔积液化验结果,分析腹腔积液性质如下:

(一)腹腔积液的外观与甄别

腹腔积液外观可能为乳白色、浑浊、血性、稻草色或透明色。这些腹腔积液外观虽然非特异性,但可以指导诊断方向,尤其乳糜性和血性腹腔积液是最为重要的二种腹腔积液外观,需要甄别真假及其特殊病因。

1.乳糜性腹腔积液

腹腔积液外观为乳白色,表明存在含有甘油三酯的乳糜微粒导致的真性乳糜性腹腔积液,也可能为腹腔慢性化脓性感染导致的假性乳糜样腹腔积液。结合腹腔积液生化和苏丹3染色与乙醚试验可鉴别真假乳糜性腹腔积液。

2.血性腹腔积液

与腹腔穿刺出血不同,病理性血性腹腔积液静置后不凝固,外观为均一淡红色或洗肉水样,腹腔积液中红细胞计数$>10\times10^9$/L,但红细胞计数要小于血液。血性腹腔积液PMN数可用下述方法校正:每250个红细胞减去1个PMN(外周血中PMN与RBC的最大比例)。

腹腔内脏器破裂、腹腔内恶性肿瘤都可能造成患者血性腹腔积液。需结合病史、脱落细胞检查与影像学检查等进一步查找病因。

(二)腹腔积液性质

可有以下两种分类。

1.漏出液和渗出液(表8-2-2)

漏出液为非炎性积液,常见于肝硬化、肾病综合征、重度营养不良、慢性心力衰竭等。渗出液为炎性积液,多由于细菌感染引起,如化脓性及结核性腹膜炎等,也可见于非感染性原因,如外伤、化学性刺激(胆汁、胰液等),此外尚可见于恶性肿瘤。然而,根据腹腔积液总蛋白含量区分炎性与非炎性腹腔积液性质准确度较差。因为从健康女性获得正常腹膜液的腹腔积液总蛋白、肝硬化或心力衰竭患者的蛋白质浓度均可>30 g/L,处于渗出液范围内,难以准确分类腹腔积液性质。

表8-2-2　漏出液和渗出液的腹腔积液分析

	漏出液	渗出液
外观	浆液性、清、淡黄	浆液性、混浊
细胞计数	WBC总数$<100\times10^6$/L	WBC总数$>500\times10^6$/L
总蛋白	<25 g/L	>30 g/L
比重	<1.018	>1.018
利凡他试验	阴性	阳性

2.血清-腹腔积液白蛋白梯度(serum-ascites albumin gradient,SAAG)

SAAG是同日内测得人血白蛋白含量和腹腔积液白蛋白含量的差值,即SAAG=人血白蛋白水平-腹腔积液白蛋白水平。由于腹腔积液中白蛋白含量可体现腹腔积液的渗透压,它与人血白蛋白含量之差反映血清与腹腔积液的渗透压差,可间接判断腹腔积液是否由门静脉高压症引起。当SAAG≥11 g/L时为高梯度腹腔积液,提示存在门静脉高压症,如SAAG<11 g/L,则为低梯度腹腔积液,提示为非门静脉高压相关性腹腔积液。

在临床上使用血清腹腔积液白蛋白梯度时,需要注意以下问题:①人血白蛋白和腹腔积液白蛋白的测定要同步;②一般测定一次即可,但SAAG为10~11时需重复;③腹腔积液中白蛋白浓度很低时,可造成测定误差;④利尿治疗不影响SAAG,但补充白蛋白短时间内可影响SAAG。

计算SAAG的主要优势在于其对门静脉高压相关性腹腔积液特异性很高,准确率为97%,较传

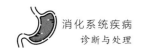
统的渗-漏出液更为准确。由于多数(80%~85%)腹腔积液是由门静脉高压症引起的,因而,如果为低梯度(SAAG<11 g/L)腹腔积液,则可以将腹腔积液鉴别诊断范围缩小至恶性肿瘤性腹腔积液、胰源性腹腔积液、结核性腹膜炎等低梯度腹腔积液的病因(表8-2-3)。可进一步结合细胞计数、细菌培养、抗酸染色或腹腔积液ADA、细胞学检查、腹膜活检,甚至腹腔镜等检查手段进行鉴别诊断。

表8-2-3　血清-腹腔积液白蛋白梯度(SAAG)病因分类

高梯度腹腔积液(SAAG≥11 g/L)	低梯度腹腔积液(SAAG<11 g/L)
肝硬化	腹膜癌肿
酒性肝炎	结核性腹膜炎
心源性腹腔积液	胰腺疾病
大块的肝脏转移瘤	胆汁性腹腔积液
暴发性肝衰竭	肾病综合征
Budd-Chiari综合征	浆膜炎
门静脉血栓形成	肠梗阻或梗死
静脉闭塞性疾病	
黏液水肿	
妊娠性脂肪肝	
"复合性"腹腔积液(由两种不同原因引起,其中一种引起门静脉高压症,如肝硬化和结核性腹膜炎)	

3.有助于腹腔积液病因的腹腔积液检查

(1)细菌培养:如果临床怀疑SBP,应在抗生素治疗前进行腹腔积液培养。使用需氧和厌氧培养基的血培养瓶在无菌条件下床边接种10 mL,可在约80%的SBP患者中鉴定出微生物。

(2)腺苷脱氨酶(ADA)活性:ADA是一种氨基水解酶,可将腺苷转化为肌苷,其在T淋巴细胞中的活性高于B淋巴细胞,与T细胞分化程度成正比。由于分枝杆菌抗原对T细胞的刺激,结核性腹腔积液中的ADA增加。其活性是区分结核性腹腔积液与其他病因的可靠标志物。一般认为,ADA高于45 U/L有助于结核性腹腔积液(结核性腹膜炎)的诊断,恶性腹腔积液(淋巴瘤除外)此值多显著降低。

(3)用PCR方法检测腹腔积液结核杆菌DNA:腹腔积液结核杆菌DNAPCR是近年建立的一种简便、高效的DNA体外扩增技术。

PCR的敏感性很高,一般可以检测出1~100 fg纯化的结核杆菌DNA,相当于1~20个结核杆菌,这种敏感性明显高于涂片法(0~2%)和培养法(0~50%),有利于鉴别诊断。然而,PCR特异性影响因素较多,关键首先取决于所选靶序列的特异性,也与PCR反应本身退火温度有关。退火温度过低时,引物易发生非特异性结合,造成非特异性扩增。此外,PCR缓冲液的组成,尤其是Mg^{2+}浓度对PCR的特异性也有较大影响,Mg^{2+}浓度过高,会提高PCR产物的产量,但同时也会增加非特异性扩增。因此,PCR如操作不严格或标本污染,会出现假阳性和假阴性结果。

(4)腹腔积液脱落细胞学检测:如果怀疑恶性腹腔积液或对腹腔积液病因有疑问时(如抗生素治疗48 h后PMN计数没有减少),应进行腹腔积液脱落细胞学检查。显然,细胞学阳性高度提示腹膜癌病。但阳性率较低,一般阳性率为40%~60%。有时难以鉴别肿瘤细胞和炎性细胞、吞噬细胞,假阳性率为8%~38%。

在各种恶性肿瘤相关的恶性腹腔积液中,腹腔积液脱落细胞学敏感性和特异性不一的原因在于,癌症可以通过多种机制引起腹腔积液(表8-2-4)。包括:①腹膜癌或腹膜转移癌性腹腔积液;

②肝细胞癌或肿瘤栓塞阻塞门静脉血流所致；③源自乳腺、肺、胰腺等肿瘤肝转移引起的门静脉高压症；④恶性淋巴结阻塞，淋巴液溢入腹腔；⑤肿瘤阻塞肝静脉引起的Budd-Chiari综合征。其中，肝脏或肝静脉或淋巴结恶性病变出现的腹腔积液，腹腔积液脱落细胞学检测一般阴性。在腹膜癌或腹膜癌转移时，恶性肿瘤细胞脱落到腹腔液时，腹腔积液细胞学检测敏感性理应接近100%（97%~100%）。但在临床实践中，大约2/3腹膜受累的癌性腹腔积液脱落细胞学检测阳性，可能与腹腔积液标本延迟送检导致肿瘤细胞已经溶解，或标本体积不足等因素有关。为了提高癌细胞的检出率，需要注意：①反复送检。连续送检3次，阳性率能提高至70%~80%。②每次抽出腹腔积液量均在250 mL以上。③取抽液后期的标本送检。④抽出后30 min内送检或冰箱4℃保存，以免细胞自溶。

表8-2-4　各种类型恶性肿瘤相关腹腔积液的分析结果

类型	发生率	SAAG	WBC	细胞学	特殊特性或特殊测试
腹膜癌	53%	≥11 g/L	>500×10⁶/L	阳性	
肝细胞癌	13%	≥11 g/L	<500×10⁶/L	阴性	50%是血性腹腔积液，血清AFP常升高，肝脏细针穿刺是诊断
肝脏广泛转移癌	13%	≥11 g/L	<500×10⁶/L	阴性	血清ALP>5倍正常值上限，扫描显示许多充盈缺损，肝脏细针穿刺是诊断
腹膜转移合并肝脏广泛转移癌	13%	≥11 g/L	>500×10⁶/L	阳性	血清ALP>5倍正常值上限，扫描显示许多充盈缺损
恶性乳糜状腹腔积液	7%	<11 g/L	可>500×10⁶/L	阴性	乳白色，甘油三酯水平>1 000 mg/dL
恶性布查综合征	~1%	≥11 g/L	>500×10⁶/L	阴性	诊断性多普勒超声，恶性肿瘤病史

在考虑胰腺疾病时，应测量腹腔积液中的淀粉酶浓度。胰腺腹腔积液可由胰腺假性囊肿渗漏或胰管破裂引起。腹腔积液中淀粉酶与脂肪酶的含量均高于血清水平，腹腔积液/血液血清淀粉酶浓度比为6.0，表明存在胰腺疾病（正常比值为0.4）。然而，在患有恶性肿瘤和其他疾病的患者中也检测到高水平的淀粉酶。

综上，不同病因的腹腔积液性状见表8-2-5。

表8-2-5　不同疾病状态下的腹腔积液分析

腹腔积液病因	SAAG/(g/dL)	总蛋白质/(g/dL)	细胞数		其他异常征象
			WCC	PMN	
肝硬化	100%>1.1	90%<2.5	正常	正常	20%混浊
心源性	100%>1.1	100%>2.5	正常或上升	正常	红细胞计数可能升高
肾源性	75%>1.1	100%>2.5	33%上升	正常	25%有SBP
暴发性肝衰竭	100%>1.1	100%<1.0	正常	正常	细胞学阴性，AP升高
巨块型肝癌	100%>1.1	67%<2.5	正常	正常	
腹膜转移癌	183%<1.1	83%>2.5	升高5~10倍	8%升高	17%有肝硬化，细胞学检查97%阳性，5%~10%血腥
结核性腹膜炎	不定	67%>2.5	不定	不定	50%有肝硬化
胰源性	不定	100%>2.5	不定	不定	淀粉酶升高，50%有肝硬化
胆源性	不定	>2.5	升高5倍以上	升高5~10倍以上	50%有肝硬化

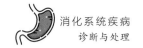

二、影像学检查

（一）腹部B超

腹部B超尤其是腹腔积液超声，可以看到腹腔积液的具体部位以及腹腔积液量。还可以做腹部超声引导下穿刺术，进行放腹腔积液的治疗，同时可以对腹腔积液进行化验，包括腹腔积液结核、肿瘤标志物、腹腔积液常规、腹腔积液生化，以及腹腔积液细菌培养、腹腔积液病理细胞学等检查。

（二）CT、MRI

CT、MRI对确定腹腔积液的敏感性和特异性更高。可以明确有没有腹腔积液及腹腔积液量，腹部CT还可以看到腹腔积液与周围组织、器官的联系。在腹腔内占位、脏器病变及腹腔积液诊断困难时，是必要的检查方法。

（三）消化内镜检查

消化内镜检查了解食管静脉曲张情况，有助于门静脉高压症的诊断。可发现胃肠道肿瘤。

（四）超声心动图

超声心动图有利于心血管病的诊断。

三、诊断性腹腔镜检查

如果常规检查未能揭示腹腔积液的原因，应考虑腹腔镜检查。腹腔镜检查可直接观察腹腔脏器的病变以及腹膜情况，并且能够获得用于组织学和微生物学研究的靶向活检。诊断性腹腔镜检查可能特别有助于诊断腹膜癌病、结核性腹膜炎和其他腹膜或网膜疾病，如间皮瘤和硬化性腹膜炎。

综上所述，腹腔积液病因诊断与鉴别诊断的基本思路是：

（1）腹腔积液的鉴别诊断范围很广，80%~85%的腹腔积液病例与潜在的慢性肝病有关，但应始终考虑心力衰竭、肺结核、恶性肿瘤相关腹腔积液和其他不太常见的原因（表8-2-1）。

（2）病史和体检是腹腔积液诊断的基本要素。

（3）通过血清-腹腔积液白蛋白梯度（SAAG），将腹腔积液的原因分类为门静脉高压相关性腹腔积液或非门静脉高压相关性腹腔积液患者，为进一步检查腹腔积液病因提出方向。

（4）对于疑似感染或潜在肝病的患者，标准的检测项目包括PMN计数和细菌培养。腹腔积液细胞学、淀粉酶和甘油三酯水平的测定，有助于确定腹腔积液的性质。

（5）当考虑结核病时，需要进行ADA活性测量，有条件时可进行分枝杆菌培养和分枝杆菌DNA的PCR，必要时，通过诊断性治疗有效确定结核性腹腔积液的临床诊断。

（6）癌性腹腔积液常伴有肿瘤指标的升高，腹腔积液脱落细胞血检查阳性高度提示腹膜癌病，如通过内镜和影像学检查发现肿瘤病灶，更有助于癌性腹腔积液的诊断。

（7）对于诊断不明原因腹腔积液，诊断性腹腔镜检查具有非常重要的临床意义。

【临床病例与问题】

一、病史摘要

患者，女，27岁，已婚。因腹胀5个月，加重1个月伴低热、盗汗、乏力住院。患者5个月前无明显诱因出现腹胀，以下腹部明显，伴轻度腹痛不适，近1个月腹胀明显加重，间断出现发热，体温波动在"37.5~38.0℃"，多发生在午后，夜间出汗多，无寒战及高热，无咳嗽、咳痰。院外予以头孢类等抗生素等治疗无效。无肝病和长期饮酒史，否认肺结核史。体检：体温38.1℃，浅表淋巴结未触及肿大，双肺呼吸音清，未闻及干湿性啰音；心界不大，心率78次/min，律齐，各瓣膜听诊区未闻及杂音,肝颈反流征阴性。腹膨隆,无腹壁静脉曲张,腹壁柔韧感,下腹部轻度压痛,肝脾未触及,移动性浊音(+)。双下肢无水肿。

实验室检查:血常规 Hb 95 g/L,RBC 6.8×10¹²/L,WBC 7.2×10⁹/L,N 0.48,L 0.52,PLT 235×10⁹/L。ESR38 mm/h。肝生化、肾功能、凝血系列均正常,乙肝五项及丙肝抗体均为阴性。

超声检查显示:腹膜处低回声,饼状网膜,腹腔淋巴结肿大,腹盆腔积液。肝、胆、胰、脾、子宫及双侧附件无异常。

腹腔穿刺抽取腹腔积液为草黄色混浊液体,李凡他试验阳性,RBC 6 000×10⁶/L,WBC 876.00×10⁶/L,单个核细胞百分比73.30%。腹腔积液生化检查:氯化物98.9 mmol/L,葡萄糖4.09 mmol/L,腺苷脱氨酶(ADA)86 U/L,乳酸脱氢酶(LDH)385 U/L。腹腔积液白蛋白30 g/L,SAAG<11 g/L。腹腔积液肿瘤学指标阴性,腹腔积液结核菌涂片检查阴性。

二、问题与诊治过程解析

问题1.该病例的病史特点是什么? 最可能的病因是什么?

整理归纳前述患者的病史特点:①青年女性,无妇科疾病史,妇科检查和盆腔超声检查未见异常。②不明原因低热,伴有夜间盗汗、乏力,抗生素治疗1个月效果不明显,提示不明原因发热。③腹胀逐渐加重,移动性浊音(+),无颜面和下肢水肿。超声检查提示腹盆腔积液,伴有淋巴结肿大,腹膜处低回声(增厚?),饼状网膜。提示腹膜病变导致的腹腔积液。④腹腔积液呈渗出液,炎性细胞以单核细胞为主,SAAG<11 g/L。提示为非门静脉高压相关性腹腔积液,腹腔炎性或肿瘤性积液可能。

最可能的病因:根据病史特点,腹腔积液性质,结合超声检查提示伴有网膜增厚和淋巴结肿大征象,考虑腹腔慢性感染或肿瘤可能,需要进一步辅助检查明确病因。

问题2.如何进一步检查辅助诊断? 如何诊断和处理?

(一)进一步检查

如前所述,患者腹腔积液主要考虑腹腔慢性感染或肿瘤可能。为了排除腹腔恶性肿瘤性腹腔积液,安排胃肠镜检查,未见肿瘤性病变;多次腹腔积液脱落细胞检查未见肿瘤细胞,腹盆腔CT检查未见占位病变。但PPD试验(++),T-SPOT试验检查结果阳性。认为基本排除恶性腹腔积液,符合结核感染征象。

(二)临床拟诊

结核性腹膜炎。诊断依据:

(1)青年女性,不明原因的低热,伴有夜间盗汗、乏力,抗生素治疗效果不明显。提示为结核中毒症状。

(2)腹部膨隆,腹部触诊有柔韧感,下腹部压痛(+),腹腔积液征(+)。无颜面和肢体水肿体征,肝颈反流征阴性,排除心肝肾疾病导致的全身性液体潴留,提示为腹腔内病变导致的腹腔积液。

(3)Hb 9.5 g/L,ESR38 mm/h。PPD试验(++),T-SPOT试验检查结果阳性,符合结核感染征象。

(4)非门静脉高压相关性腹腔积液(SAAG<11 g/L),单核细胞为主的渗出性腹腔积液(单核细胞百分比73.30%),ADA↑86 U/L。经胃肠镜和腹腔增强CT检查未发现肿瘤占位性病变,考虑为结核炎性腹腔积液。

(5)超声检查显示:腹膜处低回声,饼状网膜,腹腔淋巴结肿大,腹盆腔积液。肝、胆、胰、脾、子宫及双侧附件无异常。符合结核性腹腔积液具有腹膜增厚和腹腔粘连的特征。

(三)试验性治疗与最终诊断

采取抗结核化学药物治疗:一般使用3~4种药物联合强化治疗,包括异烟肼0.3 g qd、利福平0.45 g qd、乙胺丁醇0.75 g tid、吡嗪酰胺1.0 g tid,4种药物联合治疗3个月后,患者热退,腹胀缓解,腹腔积液消失,然后改用异烟肼和利福平维持治疗9个月。随访观察患者状态良好,监测血常规和

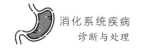

肝肾功能正常。

最终诊断：结核性腹膜炎。

主要参考文献

[1] J G McHutchison.Differential diagnosis of ascites[J]. Semin Liver Dis,1997,17(3):191-202.

[2] R C Oey,H R van Buuren,R A de Man.The diagnostic work-up in patients with ascites:current guidelines and future prospects[J]. Neth J Med,2016,74(8):330-335.

[3] B A Runyon.Malignancy-related ascites and ascitic fluid "humoral tests of malignancy"[J]. J Clin Gastroenterol,1994,18(2):94-98.

[4] Urvashi V,GC Kane. Tuberculous peritonitis[J]. Microbiol Spectr,2017,5(1):1-6.

第三节　急性肝炎诊断与临床处理

急性肝炎(acute hepatitis)是多种致病因素造成肝脏的急性损伤。如何根据临床表现和实验室检查判定为急性肝炎？如何甄别患者是否为急性肝衰竭？如何诊断和鉴别诊断急性肝炎的病因？急性肝炎处理要点有哪些？本节介绍上述诊治要点，并展示分析一例非感染性肝炎诊治过程，供参考。

【临床特征与诊断要点】

一、临床特征

急性肝炎虽然病因不同,但其临床特点、治疗方法以及预后结局有很多共同的特征：

(一)具有类似的病史与体征

(1)消化道症状:包括食欲减退、恶心、呕吐、腹痛、腹泻。

(2)全身症状:全身乏力、倦怠、精神不振、头晕、失眠等。

(3)肝区或脾区不适:左、右胁部胀痛等不适。根据有无黄疸可分为急性黄疸性肝炎和急性无黄疸性肝炎。

(4)起病急,多可顺利恢复,病程为1~3个月,多在3~6个月恢复。

(二)具有类似的实验室和影像学检查

(1)肝脏生化检测呈现明显的急性损伤,通常ALT升高10倍以上即>400 U/L,可为1 000~2 000 U/L,可伴有黄疸出现。

(2)肝组织均有不同程度的坏死,无纤维结缔组织增生。

(3)肝脏超声等影像学检查显示弥漫性肝脏炎症改变,而无胆管扩张或肝脏占位性病变。

二、诊断要点

急性肝炎病因多为嗜肝病毒感染、酒精和药物等。其诊断要点是：

(1)有嗜肝病毒感染、酒精和药物损伤等危险因素,即有与病毒性肝炎患者密切接触史,血液、体液感染史,暴发流行区有水源、食物污染史;或近期有可疑肝毒性药物或毒物服用史,或2周内有大量饮酒史。

(2)出现发热、乏力、食欲减退、恶心等症状;肝肿大并有压痛和叩痛,轻度脾肿大。

(3)肝脏生物化学检查显示血清转氨酶明显升高。如同时血清胆红素升高,诊为急性黄疸性肝炎,否则为急性无黄疸性肝炎。

【诊断程序与病情评估】

一、诊断程序

有嗜肝病毒感染、酒精和药物损伤等危险因素,怀疑肝炎的黄疸患者可先做肝脏生物化学检查,包括转氨酶、胆红素和碱性磷酸酶,明确是否为急性肝损伤。

急性病毒性肝炎前驱期转氨酶升高较早,一般 ALT 水平明显高于 AST,在黄疸出现前达高峰(典型的≥400 IU/L),恢复期逐渐下降。在黄疸出现前一般先出现尿胆红素。碱性磷酸酶一般呈中度升高,如显著升高提示肝外胆汁淤积,应进行影像学(如超声)检查。如诊断不明确,则需要肝组织活检。如果实验室检查提示急性肝炎,特别是当 ALT 或 AST 大于 400 IU/L,要进一步测定 PT 水平。如果存在肝性脑病、消化道出血或 INR 延长,均提示急性重症肝炎(图8-3-1)。

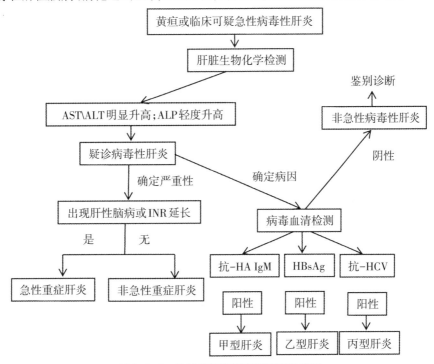

图8-3-1　急性病毒性肝炎简易诊断流程

二、病情评估

急性肝炎病情轻重不一,需要根据病情评估及时诊断和防治。

(1)在无症状患者中,可仅出现血清转氨酶明显升高和病毒学指标阳性等血清学异常。

(2)急性重症肝炎出现黄疸、凝血病,缓慢或快速进展为肝性脑病和昏迷。随着疾病进展为肝衰竭,最初肿大的肝脏可能会缩小,显著升高的转氨酶活性可能下降,凝血酶原时间和血清胆红素升高。

(3)急性肝衰竭(ALF)要依据病史、临床表现和辅助检查等综合分析而确定。ALF 为急性起病2周内出现Ⅱ度及以上肝性脑病并有以下表现者:①极度乏力,并有明显厌食、腹胀、恶心、呕吐等严重消化道症状;②短期内黄疸进行性加深;③出血倾向明显,PTA ≤40%,且排除其他原因;④肝脏进行性缩小。

根据患者出现黄疸到肝性脑病发生之间的间隔时间将 ALF 进一步分为超急性、急性和亚急性(表8-3-1)三类,肝性脑病的发生与肝损伤后意识状态的改变在判断疾病预后中具有重要意义。

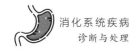
表8-3-1 急性肝衰竭三种亚型的分类、临床特征和预后

	超急性	急性	亚急性
黄疸到脑病的时间	0~1周	1~4周	4~12周
凝血病严重程度	+++	++	+
黄疸严重程度	+	++	+++
颅内高压程度	++	++	+/-
不进行急诊肝移植的存活率	好	中等	差
典型病例	对乙酰氨基酚、甲肝和戊肝	乙型肝炎	其他药物诱导的肝损伤

注:+++,高度严重性,++,中度严重性,+,低度严重性,+/-,存在或不存在。

【肝炎病因诊断与鉴别诊断】

一、肝炎主要病因诊断

急性肝炎病因多为嗜肝病毒感染、酒精和药物。急性嗜肝病毒性肝炎可通过血清学检查做出病因诊断,包括甲型肝炎病毒(HAV)、乙型肝炎病毒(HBV)、丙型肝炎病毒(HCV)、戊型肝炎病毒(HEV)等。如果急性肝炎是非病毒性感染,则首先需要考虑是否急性药物性肝炎或急性酒精性肝炎。药物暴露史仅仅能为药物性肝损伤或中毒性肝炎提供线索,但还需要排除病毒性肝炎等病因(参见病例分析)。酒精性肝炎要有饮酒史,症状逐渐出现,常有蜘蛛痣、慢性饮酒或慢性肝病表现。即使在严重酒精性肝炎病例,转氨酶也很少超过300 IU/L。此外,与病毒性肝炎不同,酒精性肝炎 AST 明显高于 ALT 水平。在诊断不明确病例中,要通过肝组织活检鉴别酒精性肝炎和病毒性肝炎。

二、肝炎罕见病因征象

非嗜肝病毒感染、流行性出血热、自身免疫性或代谢性肝病、胆管梗阻、败血症和妊娠期特有的肝病等,也可出现血清转氨酶明显升高类似急性肝炎的临床征象,需结合病史和临床表现及其检测加以鉴别(表8-3-2)。

表8-3-2 与急性肝炎相似表现的鉴别诊断和病症

诊断或病症	病因或临床表现
自身免疫性肝炎	不明原因转氨酶升高,需要警惕自身免疫性肝炎。患者多为年轻或围绝经期妇女。实验室检查可见高丙种球蛋白血症、高滴度抗核抗体、抗平滑肌抗体和抗 LKM 抗体
非嗜肝病毒性肝炎	以 CMV、EBV 和柯萨奇病毒感染多见,须在排除常见的嗜肝病毒性肝炎的基础上,检测相应的非嗜肝病毒血清 IgM 抗体或病毒特异性抗原,或者分离病毒以及 PCR 扩增病毒核酸,如获得阳性结果则支持诊断
流行性出血热	出现转氨酶升高、黄疸等,酷似病毒性肝炎。若能注意该病的三大主症(发热、出血、肾衰竭)、五期经过(发热期、低血压休克期、少尿期、多尿期、恢复期)以及血或尿特异性抗原检测阳性等特征,有助于与病毒性肝炎相鉴别
缺血性肝炎	心力衰竭、呼吸衰竭及多种原因导致的急性低血压是本病的主要原因。血清转氨酶(ALT 和 AST)及乳酸脱氢酶(LDH)迅速而极显著升高,且随病情好转而迅速恢复,肝炎病毒指标全部阴性
败血症	细菌毒素和肝脏灌注不足会导致肝脏轮廓异常
大胆管急性梗阻	胆石症、胆管狭窄、胆管癌或胰头癌
妊娠期肝内胆汁淤积症	在妊娠中晚期出现肝脏的胆汁淤积。轻度至重度黄疸,转氨酶正常至轻微升高

续　表

诊断或病症	病因或临床表现
妊娠期急性脂肪肝	在妊娠31~38周。孕妇突然出现恶心、乏力、食欲不振等消化道症状及黄疸等表现。转氨酶大于1 000 IU/L,并伴有胆红素增高,凝血酶原时间延长。超声显示整个肝脏呈透亮肝,可见肝脏整体回声增强,脂质在肝脏里大量沉积
妊娠毒血症(HELLP综合征)	妊娠20~40周,以溶血、肝酶升高及血小板减少为特点

三、不明原因严重急性肝炎诊断

如果急性肝炎患者血清转氨酶明显升高,经初步检查排除嗜肝病毒性肝炎和胆管梗阻病变,考虑为不明原因严重急性肝炎,需要详细补充病史和完善检查,启动多学科会诊机制,筛查可能的病因及其影像学征象,留取血、咽拭子和排泄物标本检查,必要时进行肝脏活组织检查(图8-3-2)。

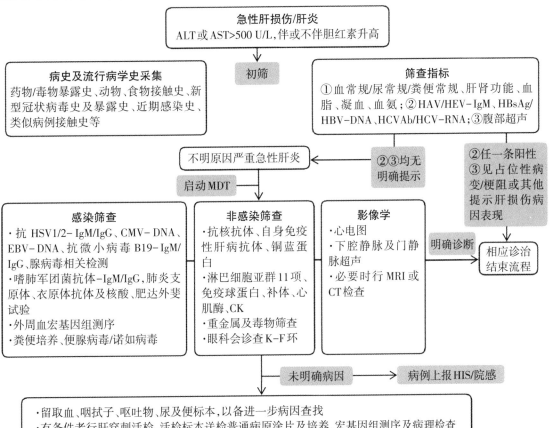

图8-3-2　不明原因严重急性肝炎诊断流程

【处理要点】

(1)一般治疗:卧床休息,减少体力消耗和肝脏负担。保证热量,以肠内营养为主,包括高碳水化合物、低脂、适量蛋白饮食。进食不足者,每日静脉补给热量、液体、维生素及微量元素。积极纠正低白蛋白血症。密切监测临床病情及实验室指标(如肝功能、电解质、酸碱平衡及凝血功能)变化。

(2)保肝退黄:根据临床情况适当选用抗炎护肝药物、肝细胞膜保护剂、解毒保肝药物,以及利胆药物。

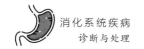

（3）纠正凝血异常：必要时静脉补充维生素 K_1（需警惕过敏症状），根据出血情况酌情补充血浆、凝血因子等。

（4）防治肝性脑病：适当蛋白饮食，保持粪便通畅，可常规使用乳果糖及益生菌，适当补充支链氨基酸。

（5）防治肝肾综合征：纠正低血容量，积极早期控制感染，避免肾毒性药物，经常规综合治疗后无效者，需考虑是否合并肝肾综合征，可使用血管收缩剂（特利加压素或去甲肾上腺素）联合白蛋白输注。

（6）人工肝：人工肝可暂时替代肝脏功能，使部分急性或亚急性肝衰竭时，肝细胞有机会再生，同时也可为肝细胞不能再生者进行肝移植争取时间。非生物型人工肝技术包括血液灌注、血浆吸附和血浆置换等，可根据患者病情选用。

（7）肝移植。

（8）重症患者内科治疗无效者，若无禁忌证，可选择肝移植治疗。

（9）防治继发感染：应警惕继发胆道系统感染或自发性腹膜炎，如临床有提示，可选用覆盖革兰阴性杆菌及厌氧菌的经验性方案，并进一步寻找病原学证据进行针对性治疗。

【临床病例与问题】

病史摘要

患者，女，55岁，退休干部。乏力，食欲不振半月，加重伴眼黄、尿黄3 d就诊。发病后感轻微肝区闷胀隐痛，厌油，恶心、食欲不振，自觉体重轻度下降。无发热，无恶心、呕吐，无腹泻，排便正常，外观正常，无精神行为异常，既往身体健康，否认肝炎和胆胰疾病史，无烟酒嗜好，否认输血史。近1个月体检发现血糖轻度升高，未治疗；有胆囊结石切除病史20年余，无嗜酒史。1个月前因鼻塞、流涕、低热等感冒症状，自服连花清瘟胶囊、阿司匹林泡腾片、罗红霉素、板蓝根等多种药物治疗，用药1周。

体检：患者神志清楚，体形中等，心率、血压和体温正常，浅表淋巴结无肿大，皮肤和巩膜轻度黄染，无皮肤淤点、淤斑，肝掌和蜘蛛痣（-），心肺检查无异常，腹平软，腹壁未见静脉曲张，全腹未触及包块，肝脾肋下未触及，肝区轻度叩痛，Murphy征（-），全腹无压痛、反跳痛和肌紧张，移动性浊音（-），肠鸣音正常，双下肢无水肿，颈软，无病理反射存在，扑翼样震颤（-）。

该患者入院后，送检血常规三项正常，尿胆红素（+），尿胆原（+），粪便常规和隐血试验正常，肝功能 Alb 38 g/L, TBIL 85.44 μmol/L, DBIL 69.17 μmol/L, ALT 637 U/L, AST 654 U/L, ALP 100 U/L, GGT 145 U/L, PT-SEC 14.6 s, PT% 82。免疫十项、戊肝抗体、Torch 系列，自免肝全套、ANA 十三项和 IgG4 均正常，AFP 和 CEA 正常，CA19-9 110 U/mL。肝胆胰脾和腹腔、腹膜后淋巴结超声提示脂肪肝、胆总管轻度扩张，直径约1.0 cm，肝内胆管无扩张。完善上腹部增强 MRI+MRCP 未见明显肝内外胆管扩张和狭窄，诊断脂肪肝，余未见异常。

问题：①病史特点及其诊断线索有哪些？②病情程度如何？③如何根据检查结果和病情观察，进行诊断和鉴别诊断？④诊断及其诊断依据？

问题1.患者的病史特点及其诊断线索有哪些？

总结前述患者病史特点及其诊断线索主要是：

（1）中老年女性，急性起病，病程半月，厌油、食欲不振、乏力，肝区隐痛，伴有黄疸，肝脏生化检查显示转氨酶明显升高（ALT/AST：637/654 U/L）同时血清胆红素升高，以结合型胆红素升高为主（TBIL/ DBIL：85.44/69.17 μmol/L），符合急性黄疸性肝炎的临床征象。

（2）患者发病前因为感冒服用多种治疗感冒的药物1周，需要考虑是否有急性药物性肝损伤的可能？但需排除其他病因和停药后监测。

问题2.病情程度如何?

患者急性起病,2周内出现黄疸,伴有厌食、恶心等消化道症状,肝脏转氨酶升高超过正常上限10倍,伴有血清总胆红素升高,但患者血清总胆红素升高小于正常上限10倍,凝血酶原和凝血酶原活动度正常(PT-SEC 14.6 s,PT% 82),神志清楚,符合急性黄疸性肝炎的临床诊断标准,不符合急性肝衰竭的征象。

问题3.如何根据检查结果和病情观察,进行诊断和鉴别诊断?

患者入院后,经实验室和影像学检查,嗜肝病毒性指标阴性,自免肝全套阴性,上腹部增强MRI+MRCP未见明显肝内外胆管扩张和狭窄。排除病毒性肝炎、自身免疫性肝炎和胆管梗阻导致黄疸的原因,虽然MRI显示有脂肪肝,但无嗜酒史,GGT未升高,不符合酒精性肝炎诊断。

住院后,患者未再继续服用连花清瘟胶囊、阿司匹林泡腾片、罗红霉素、板蓝根等多种药物,给护肝药物治疗,10 d后胆红素、转氨酶及PTA均明显好转,康复出院。

最终诊断:①药物性肝损伤(急性肝细胞性黄疸),②胆囊切除术后(胆总管轻度代偿性扩张)。

诊断依据:

(1)服用感冒治疗药物1周后,出现黄疸体征和以肝细胞损伤为主的胆红素升高征象,符合药物性肝损伤潜伏期。

(2)住院检查先后排除病毒性肝炎、酒精性肝炎、胆管梗阻性疾病和自身免疫性肝病。

(3)停用药物后,病情逐渐好转,肝脏生化检测恢复正常。

(任晓非　许建明)

主要参考文献

[1] Kwong S,Meyerson C,Zheng W,et al.Acute hepatitis and acute liver failure:Pathologic diagnosis and differential diagnosis[J].Semin Diagn Pathol,2019,36(6):404-414.

[2] 中华医学会感染病学分会,肝脏炎症及其防治专家共识专家委员会.肝脏炎症及其防治专家共识[J].中华临床感染病杂志,2014,7(1):4-12.

[3] 曹玮,李正红,朱华栋,等.北京协和医院关于"不明原因严重急性肝炎"的诊疗建议[J].协和医学杂志,2022,13(3):412-415.

第四节　慢性肝炎诊断与临床处理

慢性肝炎是指由不同病因引起的,病程至少持续超过6个月的肝脏炎症。如何明确具有临床特征的慢性肝炎?如何寻找不典型或隐源性慢性肝炎诊断线索?如何酌情进行肝脏活组织检查评价慢性肝炎的炎症和肝纤维化程度及其可能的病因?是学习慢性肝炎需要熟悉掌握的关键知识要点。本节以一个无症状慢性肝炎病例的门诊诊治过程,展示对慢性肝炎诊治和管理的经历和体会,以期提高对慢性肝病早诊早治的意识与能力。

【临床表现与诊断方法】

一、临床表现

与急性肝炎常有明确起病时间不同,大多数慢性肝炎隐匿发展,迁延不愈,其临床表现多种多样。大约1/3的病例是由急性肝炎发展而来的,但大多数从起病开始就是隐匿发展。多数患者没有临床症状,特别是丙型肝炎和自身免疫性肝炎都可能长期保持无症状。无症状转氨酶升高是慢性肝炎的常见首发表现,有症状的慢性肝炎可以有以下临床表现:

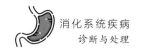
（一）消化道症状

如厌油、乏力、腹胀,甚至恶心、呕吐等消化道症状。

（二）肝区疼痛

部分患者可有上腹部、右季肋部不适、隐痛、压痛等。

（三）黄疸

部分患者可能出现黄疸,表现为尿黄、眼黄,甚至皮肤发黄染等。

（四）慢性肝病面容

患者面色灰暗、发黑、发黄,临床称为慢性肝病面容。

（五）肝掌、蜘蛛痣

如果慢性肝炎持续时间较长,体内激素灭活功能受到影响,体内雌激素水平升高,刺激毛细动脉充血和扩张,从而形成肝掌和蜘蛛痣,肝掌表现为大鱼际、小鱼际发红,而蜘蛛痣通常在肩背部、头面部上腔静脉分布区域出现。

（六）男性乳房发育

男性患者可以出乳房发育,甚至形成乳核,通常与激素水平代谢有一定关系。

（七）肝脾肿大

由于炎症、充血、水肿等刺激导致肝脾肿大,后期则由于大量肝细胞坏死,纤维组织收缩,肝脏可能缩小。

二、诊断方法

（一）实验室检查

1.肝脏生化检测

包括血清丙氨酸氨基转移酶（ALT）、天冬氨酸氨基转移酶（AST）、总胆红素、直接胆红素、间接胆红素、白蛋白、球蛋白、碱性磷酸酶（ALP）、γ-谷氨酰转肽酶（GGT）等,可了解肝脏有无损伤和/或损伤类型。

如有上述慢性肝炎症状和体征,特别是血清转氨酶反复升高,或急性肝炎迁延不愈者,要考虑慢性肝炎的诊断。如果是非胆汁淤积性肝病,碱性磷酸酶多为正常或轻度升高,偶尔会明显升高。除非病情严重,胆红素多数正常。反之,若胆汁淤积酶持续升高,则提示慢性胆汁淤积性肝病。

2.血清免疫学检查

如临床表现和肝脏生化检测化验结果提示慢性肝炎,应:①进行病毒血清学检测,了解是否HBV或HCV慢性感染;②如病毒学检测阴性,还要进一步检测免疫球蛋白、自身抗体、抗线粒体抗体等自身免疫指标检测;③对于儿童和青年要检测铜蓝蛋白除外肝豆状核变性。

（二）肝活检组织学检查

与急性肝炎诊断方法不同,慢性肝炎,特别是不明原因慢性肝病患者,应通过肝活检组织病理诊断。慢性肝炎组织病理的共同特点为不同程度的肝组织坏死和炎症反应,随后发生肝纤维化,最终可发展为肝硬化。

既往采用慢性持续性肝炎（CPH）、慢性活动性肝炎（CAH）和小叶性肝炎（CLH）诊断术语。其中,慢性活动性肝炎以界面炎为主要特征,提示肝脏炎症程度较重;慢性持续性及小叶性肝炎分别指局限于汇管区或小叶内的炎症,同时无界面炎,被认为是肝脏疾病的良性表现且不会进展为肝硬化。但此后研究表明,慢性持续性肝炎是慢性丙型肝炎的最典型表型,未经治疗者也会进展为肝硬化,甚至肝癌,因此上述分类方法被作废。

根据国际工作小组1994年底在世界胃肠病大会上建议的原则,目前慢性肝炎的病理改变按照肝组织炎症活动坏死程度分级(G)和纤维化程度的分期(S)。炎症活动度分级(Grade,G)为4级(G1~G4)。G1为轻微活动,G2轻度活动,G3中度活动,G4重度活动。G1~G2为肝脏有轻度炎症活动,G3~G4提示肝脏坏死严重;纤维化程度分期(Stage,S)为4期(S1~S4)。S1期:肝小叶汇管区纤维化,病变较轻,S4期为肝硬化,病变较重(表8-4-1)。

表8-4-1　慢性肝炎分级、分期标准

炎症活动程度(G)			纤维化程度(S)	
分级	汇管区炎症和界面性肝炎(碎屑样坏死)	小叶活动性炎	分期	纤维化程度
0	无炎症	无炎症	0	无
1	仅汇管区炎症	有炎症细胞但无肝细胞损伤	1	汇管区纤维化扩大,局限窦周及小叶内纤维化
2	轻度或局部的界面炎	局灶坏死或凋亡	2	汇管区纤维化,纤维间隔形成,小叶结构保留
3	中度或广泛的界面性肝炎(汇管区周围碎屑样坏死<50%)	重度肝细胞损伤(肝小叶细胞坏死)	3	纤维结构伴小叶结构紊乱,无肝硬化
4	重度和更广泛的界面炎(汇管区周围碎屑样坏死>50%,多小叶坏死)	桥接融合性坏死(中央静脉与汇管区之间,两个汇管区之间,或两个中央静脉之间出现的互相连接的坏死带)	4	早期肝硬化

【病因及其诊断程序】

慢性肝炎病因众多,临床表现多种多样,但均有不同程度的坏死和纤维结缔组织增生,呈现慢性纤维化,最终阶段均为肝硬化。引起慢性肝炎或肝硬化的常见病因有:HBV和HCV感染;酒精性肝病;非酒精性脂肪性肝病;自身免疫性肝病,包括原发性胆汁性胆管炎(PBC)、自身免疫性肝炎和原发性硬化性胆管炎等;遗传、代谢性疾病,主要包括肝豆状核变性、血色病、肝淀粉样变、遗传性高胆红素血症、α_1-抗胰蛋白酶缺乏症、肝性卟啉病等;药物或化学毒物等;寄生虫感染,主要有血吸虫病、华支睾吸虫病等;循环障碍所致,常见的有布-加综合征和右心力衰竭;不能明确病因的慢性肝炎或肝硬化,又称为隐源性慢性肝炎或隐源性肝硬化。

慢性肝炎病因众多,各种病因的慢性肝炎临床征象不典型或隐匿性,诊断具有挑战性,可分为以下三个阶段努力明确慢性肝炎的病因(图8-4-1)。

(一)首先明确具有临床特征的慢性肝炎

1.慢性乙型肝炎

根据HBV感染者的血清学、病毒学、生物化学试验及其他临床和辅助检查结果,可将慢性HBV感染分为:慢性HBV携带者、HBeAg阳性慢性乙型肝炎、HBeAg阴性慢性乙型肝炎、非活动性HBsAg携带者、隐匿性慢性乙型肝炎、乙型肝炎肝硬化。

2.慢性丙型肝炎

HCV感染超过6个月,或发病日期不明、无肝炎史,但肝脏组织病理学检查符合慢性肝炎,或根据症状、体征、实验室及影像学检查结果综合分析,亦可诊断。

随着当代检测乙肝丙型肝炎病毒方法的不断发展,HBV或HCV感染因素几乎都可以得到确诊(见本书第二章肝炎病毒血清学指标检测结果解读)。

3.自身免疫性肝炎

AIH是一种病因不明的慢性肝脏炎症性疾病,应结合血清氨基转移酶升高、血清自身抗体阳性和IgG升高及特征性肝组织学改变并排除其他病因后,进行AIH综合诊断。

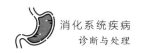

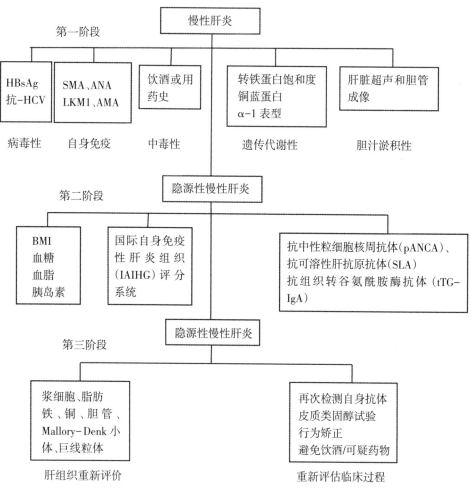

图8-4-1 慢性肝炎的临床诊断程序

4.慢性酒精性肝病

慢性酒精性肝病是由于长期大量饮酒导致的肝脏疾病。初期通常表现为脂肪肝,进而可发展成酒精性肝炎、肝纤维化和肝硬化。其诊断要点是:①饮酒史一般超过5年,折合乙醇量男性≥40 g/d,女性≥20 g/d,或2周内有大量饮酒史,折合乙醇量>80 g/d;②肝脏生化指标异常,以AST/ALT>2、GGT升高、MCV升高为酒精性肝病的实验室检查特点,禁酒后这些指标可明显下降,通常4周内基本恢复正常(但GGT恢复较慢);③排除嗜肝病毒现症感染以及药物,中毒性肝损伤和自身免疫性肝病等。

5.药物性肝病

根据发病时间、病程、危险因素、伴随使用的药物、非药物原因、既往使用可能导致肝损伤的药物以及再给药的反应,通过RUCAM量表评估药物性肝病的可能性大小。如果病程大于6个月,诊断为慢性药物性肝病。

6.胆汁淤积性肝病

肝脏生化检查发现ALP超过正常上限1.5倍,且GGT超过正常上限3倍,可诊断胆汁淤积性肝病。如胆汁淤积持续超过6个月,称为慢性胆汁淤积。超声、CT是鉴别肝内、肝外胆汁淤积的一线无创性成像方法。

7.遗传代谢性肝病

对于儿童和青年要检测铜蓝蛋白或转铁蛋白饱和度,筛选是否为肝脏豆状核变性(Wilson病)或遗传性血色素沉着症。

（二）寻找不典型或隐源性慢性肝炎诊断线索

隐源性慢性肝炎是一种常规临床、实验室和组织学发现无法解释的疾病。重点需要探讨以下疾病与隐源性慢性肝炎的关系：

1.自身免疫性肝炎

自身免疫性肝炎缺乏疾病特异性诊断特征和致病因子，本质上是一种隐源性慢性肝炎。虽然自身免疫性肝炎具有特征性的γ球蛋白或IgG水平>1.5×UNL、血清ANA、SMA，或抗-LKM-1抗体滴度>1∶80和激素治疗反应，但部分病例血清抗体阴性或滴度较低，或其他血清抗体阳性，根据国际自身免疫性肝炎组织（IAIHG）评分系统进行综合评价，对于排除AIH具有很好的特异性。

2.非酒精性脂肪肝病（NAFLD）

对于无法解释的持续或反复血清转氨酶水平异常患者，伴有体重过重或肥胖、糖耐量异常或2型糖尿病，以及血脂代谢紊乱等易患因素，影像学表现符合脂肪肝诊断标准者，提示非酒精性肝炎。进一步肝组织检查显示大泡性或大泡性为主伴小泡性的混合性肝细胞脂肪变性的组织学特征时，可确诊为NAFLD。

3.慢性病毒性肝炎

长期以来，HBV或HCV感染一直被认为是隐源性慢性肝炎的主要潜在病因，随着当代检测乙型或丙型肝炎病毒方法的不断发展，隐源性慢性肝炎的HBV或HCV感染因素几乎都可以明确。值得注意的是，非甲非乙非丙病毒的隐匿性感染构成了隐源性慢性肝炎的另一种可能解释。近年来，在隐源性慢性肝炎患者发现了慢性戊型肝炎病例，G型肝炎病毒（HGV）感染，其他非标准的嗜肝病毒性肝炎的病原体尚有HIV、输血后肝炎相关的TT病毒、SEN病毒感染等，可通过特殊的病毒学检测技术加以甄别。

4.遗传性血色病

遗传性血色病（HHC，HH）属于常见的慢性铁负荷过多疾病，是常染色体隐性遗传疾病。肝脏病变是HHC最常见的临床表现，肝肿大可先于症状或肝脏生化异常出现。最简单和实用的筛选实验是血清铁（SI），血清铁蛋白、总铁结合力和转铁蛋白饱和度测定。但大量饮酒、代谢综合征、乙型肝炎、丙型肝炎、炎症状态、铁补充剂和频繁输血也可能会出现血清和肝铁检查异常，需要加以鉴别。如果基因检测Cys282Tyr纯合性或其他HFE基因型，则可明确诊断。

5.肝豆状核变性（Wilson病）

Wilson病是一种常染色体隐性遗传的铜代谢障碍疾病。肝型Wilson病表现为血清转氨酶持续增高，是隐源性慢性肝炎潜在病因之一。血清铜蓝蛋白降低提示Wilson病，如果合并出现以下的某一项，比如K-F环阳性，或者24 h尿铜>100 μg，排除外界铜的污染，还有肝铜含量在250 μg/g干重以上，这种情况下就要考虑肝豆状核变性。

因此，寻找不典型或隐源性慢性肝炎诊断线索，应侧重于代谢综合征的表现（BMI、高甘油三酯血症、高血糖）和非标准的自身免疫性肝炎抗体（包括核周型ANCA、抗可溶性肝抗原抗体/肝胰抗原抗体、抗肌动蛋白抗体、抗肝细胞质Ⅰ型抗体和抗唾液酸糖蛋白受体抗体等），结合采用国际自身免疫性肝炎组织（IAIHG）评分系统进行综合评价。此外，检测抗组织转谷氨酰胺酶抗体（tTG-IgA）和抗肌内膜IgA抗体，有助于诊断或排除乳糜泻导致的肝损伤。

（三）重新评价肝活检组织的病理征象和临床征象

肝组织检查是隐源性慢性肝炎诊断程序的重要组成部分，对最初获得的肝组织进行重新评估，关注有无自身免疫性肝炎的界面性肝炎和浆细胞浸润、原发性胆汁性胆管炎的旺炽性胆管病变、NAFLD的大泡性脂肪变性、Mallory Dent小体、巨线粒体，反映遗传性血色素沉着症或威尔逊病的肝铁或肝铜的浓度等特异性肝病征象。

对于最初不能明确诊断的隐源性慢性肝炎患者，应定期重新评估疾病后期可能出现的诊断特

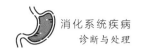
征,特别是自身抗体或并发自身免疫疾病,在采用皮质类固醇治疗后,应重新应用修订后的原始诊断评分系统,评价是否可以支持自身免疫性肝炎的诊断。这些重新评价过程有可能使半数以上的患者明确诊断。

【防治要点】

慢性肝炎为反复发作、疾病迁延的慢性疾病,所以患病过程中需要持续治疗和预防加重,防治要点如下:

1.病因治疗

病因治疗是慢性肝炎治疗的关键,只要存在可控制的病因,均应尽快开始病因治疗。例如:

(1)乙型肝炎:核苷(酸)类似物疗法可改善肝纤维化和肝功能并抑制HCC的发展。因此,建议对慢性乙型肝炎和肝硬化患者进行核苷(酸)类似物治疗。

(2)丙肝病毒感染,首选DAAs(直接抗病毒药物),是特异性靶向HCV生活周期中病毒蛋白,从而破坏病毒的复制。可降低病毒RNA水平,在约95%的治疗患者中,达到持续病毒学应答(SVR)。

(3)酒精性肝病:长期戒酒可改善疾病进展和预后。

(4)自身免疫性肝炎:糖皮质激素治疗能缓解活动性自身免疫性肝炎。预期应答者可缓解纤维化并改善预后。

(5)原发性胆汁性胆管炎(PBC):熊去氧胆酸(UDCA)能改善纤维化和预后。

2.抗炎抗肝纤维化治疗

对某些疾病无法进行病因治疗,或充分病因治疗后,肝脏炎症和/或肝纤维化仍然存在或进展的患者,可考虑给予抗炎抗肝纤维化的治疗。

常用的抗炎保肝药物有甘草酸制剂、双环醇、多烯磷脂酰胆碱、水飞蓟素类、腺苷蛋氨酸、还原型谷胱甘肽等。这些药物可通过抑制炎症反应,解毒,免疫调节,清除活性氧和自由基,调节能量代谢,改善肝细胞膜稳定性、完整性及流动性等途径,达到减轻肝组织损害、促进肝细胞修复和再生、减轻肝内胆汁淤积、改善肝功能的目的。

3.其他

如改善生活习惯,包括饮食、睡眠方面的改善,尽量避免疲劳、饮酒、抽烟,注意适当体育锻炼,通过综合治疗手段,努力使慢性肝炎逐步得到控制。

【临床病例与问题】

一、病史摘要

患者,男,59岁。因"发现肝生化指标异常1年"就诊。1年前体检实验室检查报告:ALT 124 IU/L,AST 101 IU/L,ALP 232 IU/L,GGT 182 IU/L,肝胆胰脾超声检查未见异常。门诊记录无明显症状和体征,无饮酒史。1个月后门诊复查肝脏生化实验指标异常(与体检报告类似),乙型和丙型病毒性肝炎血清学指标阴性。予以异甘草酸镁等保肝药物治疗,3个月后门诊复查转氨酶正常,但胆汁淤积酶ALP 262 IU/L、GGT 282 IU/L持续不降,患者感觉乏力,皮肤瘙痒,食欲减退,右季肋部不适。体检未见异常。1年后再次门诊体检发现脾脏肋下2 cm,质韧,肝脏未触及,无黄疸和腹腔积液征。胃镜检查显示非萎缩性胃炎,未见食管胃静脉曲张。复查肝胆胰脾和门静脉彩色超声检查示肝脾轻度肿大,胆管未见异常。化验ALP 352I U/L,GGT 338 IU/L,免疫球蛋白G4正常(84.6 mg/dL),抗核抗体滴度:1:40,自身免疫性肝病全套检查:抗线粒体抗体M2型(AMA-M2)抗体阳性,余阴性。肝脏瞬时弹性检测(LSM)8.5 kPa。

二、问题与诊治过程解析

问题1.患者肝病性质是什么？

患者为中老年男性,发现肝脏生化指标异常1年,初为转氨酶(ALT、AST)和胆汁淤积指示酶(ALP、GGT)同时升高,降酶等药物治疗后转氨酶恢复正常,但胆淤指示酶持续不降且有升高趋势,出现乏力,皮肤瘙痒,食欲减退,右季肋部不适肝病症状,体检和超声检查发现肝脾轻度肿大,肝脏瞬时弹性检测(LSM)结果异常,但未达到肝硬化诊断临界值。故临床诊断慢性胆汁淤积性肝炎。

问题2.如何进行诊断和鉴别诊断？

追查慢性肝炎病因,患者既往无饮酒史和肝炎史,无长期用药史,乙型和丙型病毒性肝炎血清学指标阴性,肝胆胰脾超声检查胆管未见异常,但发现抗线粒体抗体M2型(AMA-M2)抗体阳性。根据患者胆淤指示酶持续升高,AMA-M2阳性,排除上述其他常见原因引起的肝脏疾病,临床诊断原发性胆汁性胆管炎(PBC)。

问题3.如何治疗与观察随访？

1.制订原发性胆汁性胆管炎治疗方案

(1)低脂高蛋白饮食,戒酒。

(2)熊去氧胆酸(优思弗)250 mg tid(12.5 mg/kg×60 kg/d)。

2.随访观察

治疗3个月后回访,患者症状缓解,进食正常,复查肝脏生化指标ALP和GGT下降至正常水平,认为患者治疗有效,继续治疗观察。随访5年以上患者肝脏生化保持正常,肝胆胰脾超声检查仍然提示轻度肝脾肿大,AMA2阳性。认为患者PBC持续缓解,减量250 mg tid治疗,继续随访观察。

提示:原发性胆汁性胆管炎虽然难以治愈,但是长期规律服用熊去氧胆酸,可以预防、缓解肝硬化的发生。

(任晓非　许建明)

主要参考文献

[1]中华医学会感染病学分会,肝脏炎症及其防治专家共识专家委员会.肝脏炎症及其防治专家共识[J].中华传染病杂志,2014,32(2):65-75.

[2] Arief A Suriawinata,Swan N Thung.Acute and chronic hepatitis[J]. Semin Diagn Pathol,2006,23(3-4):132-148.

[3] Kenneth P.Batts,Jurgen Ludwig.Chronic hepatitis.An update on terminology and reporting[J]. Am J Surg Pathol,1995,19(12):1409-1417.

[4] Czaja AJ.Cryptogenic chronic hepatitis and its changing guise in adults[J]. Dig Dis Sci,2011,56(12):3421-3438.

第五节　肝硬化临床诊断及其并发症诊治

肝硬化是肝病的终末阶段,由于肝功能严重降低和门静脉高压症,可能并发一系列致命性并发症。如何认识肝硬化的临床病程进展和分期？代偿期肝硬化与失代偿期肝硬化的主要区别是什么？失代偿期肝硬化诊断依据是什么,常见的并发症有哪些？如何防治肝硬化并发症？本节将根据有关肝硬化诊治指南,简要解读上述有关诊治要点。结合临床病例,展示肝硬化的诊断思路及其治疗的艰巨性和复杂性。

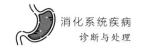
【临床表现与肝功能分级评估】

一、临床表现与分期

肝硬化是临床上常见的慢性进行性肝病,根据病程进展可将肝硬化分为代偿期和失代偿期。

代偿期肝硬化常无明显症状,部分患者在体检或手术时偶然发现,也可出现轻度食欲减退、乏力、食欲不振、腹胀、腹泻、上腹不适、右上腹隐痛等非特异性症状。可出现雌激素增加、雄激素减少以及继发性肾上腺素皮质功能减退的相应临床表现,如蜘蛛痣、肝掌、男性乳房发育,以及皮肤黏膜色素沉着,等等。

一旦进入失代偿期,肝功能减退和门静脉高压症所致的两大综合征表现明显,并可出现全身多系统症状。门静脉高压症的主要临床表现为脾肿大及脾功能亢进、侧支循环建立与开放、腹腔积液等。出现腹腔积液、静脉曲张出血(VH)、肝性脑病(HE)和明显黄疸是肝硬化进入失代偿期的标志。

肝硬化急性失代偿(acute decompensation,AD)是指稳定期肝硬化(代偿/失代偿)发生以下急性事件时的表现:包括1个月内出现显性腹腔积液、显性肝性脑病、静脉曲张出血、非梗阻性黄疸和确定部位的细菌感染(肺部感染及自发性腹膜炎为主)。AD是稳定期肝硬化向慢加急性肝衰竭(ACLF)发展病程中急转直下的转折点,约40%的肝硬化住院患者在首次出现AD时就发生ACLF,明确AD诱发因素对预防和控制ACLF至关重要。

二、肝功能分级评估

(一)Child-Pugh评分

该评分系统是基于酒精性肝硬化患者的临床数据,包括肝性脑病、腹腔积液、白蛋白、胆红素及PT 5个指标建立的肝硬化严重程度评估方法(表8-5-1)。根据患者分值可将肝功能分为A、B、C 3个等级(A级:5~6分。B级:7~9分。C级:10~15分)。Child-Pugh评分可作为肝硬化患者预后评估较可靠的指标,Child-Pugh A、B、C级患者1年内发生肝病相关病死率分别为<5%、20%、55%。并且可预测并发症的发展,例如静脉曲张出血和患者对手术干预的反应。

Child-Pugh评分的不足在于:使用了腹腔积液量、肝性脑病分级较主观指标,可能会因评价者掌握的标准变化差异较大,Child-Pugh分级存在不精确性。此外,不同病因或同一分级的肝硬化患者,其临床病情可能有较大差异。

表8-5-1 Child-Pugh分级

临床生化指标	1分	2分	3分
肝性脑病	无	1~2	3~4
腹腔积液	无	轻度	中、重度
总胆红素/(μmol/L)	<34	34~51	>51
白蛋白/(g/L)	>35	28~35	<28
PT延长/s	1~3	4~6	>6

(二)终末期肝病模型(MELD)及MELD-Na评分

MELD评分系统包括血清胆红素、血清肌酐(Scr)、INR及肝脏病因或血清钠5个指标。即MELD分值=3.78 ln[胆红素(mg/dL)]+11.2 ln(INR)+9.57 ln[Scr(mg/dL)]+6.43(病因:胆汁性或酒精性0、其他1)。

MELD评分结合了肾功能,考虑到了肝肾综合征-急性肾损伤—与终末期肝硬化患者预后密切相关的严重并发症,能对肝硬化的严重程度做出较为准确的细分,可较准确地判定终末期肝病患者的预后,提供更准确的短期死亡率预测,为是否需要肝移植及其紧急程度提供依据(表8-5-2)。

但是,由于Scr测定受非肝病因素的影响,可能导致MELD评分对肝脏疾病严重程度的误判。临床研究表明,低钠血症(130 mmol/L)是肝硬化患者预后不良的独立危险因素,因此有专家认为MELD-Na预测终末期肝硬化的预后优于MELD。

表8-5-2 MELD评分及其临床意义

MELD分数	意义
<12分	
12~18分	列入移植等待行列
18~25分	需要肝移植手术
25~30分	需要急诊肝移植手术

【辅助检查】

除主要用于肝功能评估的实验室检查以外,辅助肝硬化诊断和病情评估的其他检查如下:

一、影像学评估

影像学评估包括超声检查、CT和MRI检查。可显示肝脏波浪状改变、肝中央静脉稀少、尾状叶扩大、脾肿大或侧支静脉等肝硬化形态学特征。虽然肝硬化最终诊断依赖于组织学检查,但如果病因很明显,其特异性也较高,具有辅助诊断价值。

(一)超声显像

超声显像是诊断肝硬化的简便方法。门静脉高压症表现为脾肿大、门静脉扩张和门腔侧支开放及腹腔积液等。超声多普勒检查可发现门静脉血流速率降低和门静脉血流反向等改变,但超声检查与操作者经验关系较大,易受操作者主观判断影响。

(二)CT或MRI

CT或MRI可以用于肝纤维化及肝硬化的评估,对肝纤维化诊断敏感性低,对肝硬化诊断有较高的敏感性与特异性。CT可以看到肝体积缩小,各叶比例失调(肝右叶小、左叶或尾状叶增大),肝表面波浪状、肝密度不均匀、肝裂增宽等肝硬化征象。若同时有脾肿大(长径超过5个肋单元或脾下缘超过肝下缘),肝脾周围有水样密度影围绕(腹腔积液),脾门、食管下端和胃底周围有结节状或条状影(静脉曲张),则可诊断为肝硬化合并门静脉高压症。三维血管重建可清楚显示门静脉系统血管及血栓情况,并可计算肝脏、脾脏体积。

二、肝组织学评估

肝组织活检是诊断与评价不同病因致早期肝硬化及肝硬化炎症活动程度的"金标准"。假小叶是肝硬化的基本病理特点,也是确诊肝硬化最重要的病理依据。肝活检组织炎症的连续组织学分级和纤维化分期可以评估进展风险,对于不明原因肝硬化的病因诊断也可提供特异性病理征象(参见表8-4-1)。

三、肝脏硬度测定(LSM)

肝活检为有创操作,存在一定风险,患者接受度相对较低,而且肝硬化患者肝穿刺组织易碎、不完整,有时肝组织学检查不能准确反映肝硬化病变全貌。采用瞬时弹性成像仪(fibroscan,FS)、肝脏瞬时弹性检测仪(fibrotouch,FT)测定肝脏硬度(LSM),具有简便、无创的优势,但不同病因肝硬化的LSM临界值(cut off值)不同(表8-5-3),且需要结合肝功能情况综合分析。

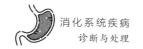
表8-5-3　不同病因肝硬化不同病情状态下LSM的诊断临界值

常见病因	肝功能情况说明	肝硬化诊断临界值/kPa	肝硬化排除临界值/kPa
慢性乙型肝炎	ULN<ALT<5×ULN,胆红素正常	17.0	10.6
	ALT/胆红素正常	12.0	9.0
慢性丙型肝炎	无说明	14.6	10.0
非酒精性脂肪肝病	无说明	15.0	10.0
酒精性肝病	无说明	20.0	12.5

注:ULN,正常值上限。

四、门静脉高压症的评估

内镜检查发现静脉曲张和肝静脉压力梯度(hepatic venous pressure gradient,HVPG)测定是评估门静脉高压症严重程度更为可靠的方法。

(一)内镜检查

内镜是筛查消化道静脉曲张及评估出血风险的"金标准"。90%肝硬化患者静脉曲张发生在食管和/或胃底,胃镜检查可直接观察食管及胃底有无静脉曲张,了解其曲张程度和范围,并可确定有无门静脉高压性胃病。10%左右肝硬化患者静脉曲张发生在十二指肠、小肠及大肠等少见部位,称为"异位静脉曲张"。

(二)肝静脉压力梯度测定

HVPG在肝硬化分期、并发症发生和治疗目标评估中具有较重要价值。HVPG 6~10 mmHg为轻度门静脉高压症,可无食管胃静脉曲张或轻度的食管胃静脉曲张;HVPG>10 mmHg时,为显著门静脉高压症,可有明显的食管胃静脉曲张;HVPG 12~16 mmHg时,出现腹腔积液、食管胃静脉曲张破裂出血的风险增加,1年病死率为10%~30%;HVPG>16 mmHg,病死率增加;HVPG>22 mmHg,可出现难控制或反复发生的失代偿期肝硬化并发症,如顽固性腹腔积液、难控制食管胃静脉曲张破裂出血、肝功能严重障碍,无肝移植1年病死率为60%~100%。

然而,HVPG为有创检测,对设备及操作者的技术水平有一定要求,且成本较高,在临床难以常规应用。

【诊断】

肝硬化的诊断需综合考虑病因、病史、临床表现、并发症、治疗过程、实验室、影像学及组织学等检查。

一、代偿期肝硬化诊断要点

代偿期肝硬化与慢性肝炎的临床、实验室检查特征很难鉴别,需要肝组织活检才能确诊。在缺乏组织学证据的情况下,拟诊代偿期肝硬化诊断的临床线索是:①慢性肝病患者出现蜘蛛痣、肝掌者,应高度怀疑;②肝质地较硬或不平滑和/或脾肿大>2 cm,质硬,而无其他原因解释时;③血液学检查出现无其他原因可解释的血小板下降、AST升高、人血白蛋白下降、INR增高或PT延长等异常征象时;④影像学检查发现门静脉增宽,出现胃食管静脉曲张;⑤肝脏硬度(LSM)符合不同病因的肝硬化诊断临界值(表8-5-3)。必要时,可行肝脏活检组织学明确是否发生肝硬化的病理改变。

具有下列四条诊断依据之一,可以诊断代偿期肝硬化。

(1)组织学符合肝硬化诊断(纤维间隔分隔包绕肝小叶致小叶结构紊乱,肝细胞结节性再生,假小叶结构形成)。

(2)内镜显示食管胃静脉曲张或消化道异位静脉曲张,除外非肝硬化性门静脉高压症。

（3）超声、LSM或CT等影像学检查提示肝硬化或门静脉高压症特征，如脾肿大、门静脉≥1.3 cm，LSM测定符合不同病因的肝硬化诊断临界值。

（4）无组织学、内镜或影像学检查者，以下检查指标异常提示存在肝硬化（需符合4条中2条）：①PLT<100×10⁹/L，且无其他原因可以解释；②人血白蛋白<35 g/L，排除营养不良或肾脏疾病等其他原因；③INR>1.3或PT延长（停用溶栓或抗凝药7 d以上）；④AST/PLT比率指数（APRI）：成人APRI评分>2。需注意降酶药物等因素对APRI的影响。

二、失代偿期肝硬化的诊断依据

代偿期肝硬化与失代偿期肝硬化的主要区别在于有无腹腔积液和/或静脉曲张。失代偿期肝硬化的诊断依据是：在肝硬化基础上，出现门静脉高压症和/或肝功能减退临床表现和并发症，如腹腔积液、食管胃静脉曲张破裂出血、败血症、肝性脑病、肝肾综合征等。

三、临床分期

肝硬化自然史可表现为从相对静默、无症状或症状轻微阶段逐步进展至门静脉高压症和肝功能恶化，出现各种并发症。临床可分为代偿期、失代偿期、再代偿期和肝硬化逆转。根据患者是否伴有胃食管静脉曲张（GOV）或腹腔积液等表现，肝硬化分为5期。

1期无静脉曲张和其他任何并发症，根据是否伴有临床显著的门静脉高压症（clinically significant portal hypertension，CSPH），又分为1a和1b期。

2期出现静脉曲张，但无静脉曲张及腹腔积液。

3期出现腹腔积液，无静脉曲张。

4期表现为静脉曲张，伴或不伴有腹腔积液及HE。

5期表现为败血症、难以控制的静脉曲张或顽固性腹腔积液、HRS及HE等多器官损伤。

1—2期患者无明显症状及并发症，为代偿期；3—5期患者出现腹腔积液、静脉曲张及肝性脑病等并发症，死亡率明显升高，为失代偿期。部分失代偿期肝硬化患者通过病因控制及相关治疗，肝功能可逐步恢复稳定，在较长时间内不再出现肝硬化失代偿事件，称之为再代偿（re-compensation）。

四、肝硬化的病因及其病因诊断

引起肝硬化的常见病因有：HBV和HCV感染；酒精性肝病；非酒精性脂肪性肝病；自身免疫性肝病，包括原发性胆汁性胆管炎（PBC）、自身免疫性肝炎和原发性硬化性胆管炎等；遗传、代谢性疾病，主要包括：肝豆状核变性、血色病、肝淀粉样变、遗传性高胆红素血症、α₁-抗胰蛋白酶缺乏症、肝性卟啉病等；药物或化学毒物等；寄生虫感染，主要有血吸虫病、华支睾吸虫病等；循环障碍所致，常见的有布-加综合征和右心力衰竭；不能明确病因的肝硬化（约占20%）。大多数肝硬化只有一个病因，也有多个病因同时作用，如HBV、HCV重叠感染；乙型肝炎或丙型肝炎患者长期大量饮酒等。此外，在主要病因的基础上，一些协同因素可以促进肝硬化的发展，如肥胖、胰岛素抵抗、某些药物等。

肝硬化病因追查与诊断主要根据详细的病史、血清病毒学标志物、生化指标（血清转氨酶、碱性磷酸酶和转肽酶、球蛋白水平）、免疫学指标（免疫球蛋白水平，特别是各种自身抗体检查）、血清铜蓝蛋白、角膜K-F环及24 h尿铜、血清转铁蛋白饱和度、血清抗胰蛋白酶水平及组织病理学资料。可参见慢性肝炎病因及其诊断程序，尽可能做出肝硬化病因诊断，以便给予相应的有效病因治疗。

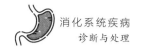
【肝硬化失代偿期及其并发症】

肝硬化失代偿期主要出现门静脉高压症和肝功能减退两大类病理生理变化。肝硬化时,一方面,由于肝脏慢性炎症导致肝细胞坏死,而新生的肝细胞又不能完全行使正常功能,故导致肝功能减退,如白蛋白和凝血因子的合成、胆色素的代谢、有害物质的生物转化、雌激素的灭活等受到影响而引起各种临床表现;另一方面,由于肝纤维化和假小叶的形成,压迫肝内小静脉及肝窦,使血管扭曲、闭塞,肝内血液循环障碍,门静脉回流受阻,导致门静脉压升高。上述病理生理改变,可导致以下主要并发症(图8-5-1):

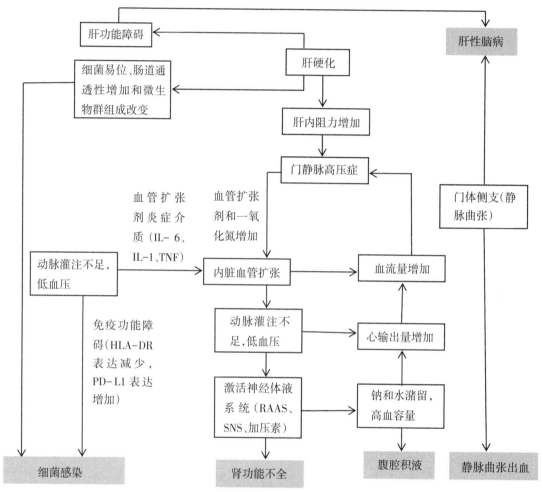

图8-5-1　肝硬化失代偿期及其并发症发生机制

一、腹腔积液

腹腔积液是肝硬化进展至失代偿期的重要标志,临床表现为腹围增加并伴有腹部不适。根据腹腔积液程度分为3级:1级(轻度)腹腔积液,仅在超声检查中检测到;2级(中度)腹腔积液,特征为中度腹胀、不适和移动性浊音;3级(重度)腹腔积液,表现为紧张性腹胀伴液体波动感。

腹腔积液进一步分为单纯性或复杂性(复发性或难治性)。单纯性腹腔积液是指可通过限钠和利尿剂控制,且与感染或急性肾损伤无关的腹腔积液。复发性或难治性腹腔积液是指尽管进行了最佳药物治疗,但仍需要3次以上治疗性腹腔穿刺的腹腔积液,或由于对限钠和利尿剂治疗反应不佳,或由于利尿剂引起的并发症而无法使用有效的药物而无法预防早期复发的腹腔积液。

肝硬化血性腹腔积液:定义为腹腔积液红细胞计数$>50\ 000/mm^3$。肝硬化患者出现血性腹腔积液,首先应排除肿瘤,其他原因如合并严重感染(包括结核性腹膜炎)、凝血病、腹膜静脉曲张破裂时亦可有血性腹腔积液,外观从洗肉水样到静脉血样。

肝硬化胸腔积液:需排除结核等其他原因。肝硬化患者合并胸腔积液多见于右侧,因吸气引起胸腔负压,腹腔积液通过膈肌缺损进入胸腔。严重者可有双侧胸腔积液,少数患者单独合并左侧胸腔积液,胸部超声或X线可确诊。胸腔积液若合并自发性细菌感染,则预后不佳,中位生存期为8~12个月。

二、胃食管曲张静脉出血

胃食管曲张静脉出血是肝硬化门静脉高压症导致曲张静脉壁张力过高破裂所致,出现上消化道出血,再出血率为60%~70%,常危及生命,病死率高达40%。有关胃食管曲张静脉出血诊治,参见本书第五章第九节"急性上消化道出血评估与处理"。

三、感染

肝硬化患者由于血管扩张剂炎症介质(IL-6、IL-1、TNF)细菌易位、肠道通透性增加和微生物群组成改变,以及免疫功能障碍,容易发生自发性腹膜炎等细菌感染。肝硬化腹腔积液患者一旦出现不明原因的发热、休克、肝性脑病、消化道出血、肝肾衰竭或其他全身炎症反应综合征表现,均应仔细排查是否合并感染。

自发性细菌性腹膜炎(SBP)是肝硬化腹腔积液患者的一种常见而严重的并发症,是由致病菌经肠道、血液或者淋巴系统引起的腹腔感染,是在无腹腔内邻近器官直接细菌感染来源(如肠穿孔、肠脓肿)的情况下发生于腹腔的感染。多见于晚期肝硬化和其他一些重症肝炎患者及肾病综合征的患者,是终末期肝病患者的重要死亡原因之一,失代偿期肝硬化患者SBP的发生率为10%~47%,病死率为48%~57%。

自发性细菌性腹膜炎的临床表现表现多样。多数患者起病隐匿,病情轻。典型临床表现为发热、腹痛、腹肌紧张、腹部压痛、反跳痛和肠鸣音减弱。但很多表现为非特异的症状和体征,或无症状。因此,所有因肝硬化腹腔积液或其他肝硬化并发症住院的患者均应进行诊断性腹腔穿刺,还应进行血培养瓶中的中性粒细胞计数和腹腔积液培养。如腹腔积液中性粒细胞计数>250个/μL,支持SBP的诊断,但应排除继发性细菌性腹膜炎的存在。

除SBP以外,肝硬化患者常见的感染有泌尿系统、胆道系统、胃肠道、呼吸道、皮肤软组织的感染及败血症等。临床表现多种多样,症状常不典型,甚至起病隐匿,容易漏诊。其中合并心内膜炎、肺炎和败血症的患者预后较差。感染是促使肝硬化患者发生并发症、死亡的高危因素。

四、肝性脑病

肝性脑病是以代谢紊乱为基础、严重程度不同的神经精神异常综合征。一般根据神经心理和神经精神异常程度分为五级(0—4级),SONIC分级标准将肝性脑病分为隐匿性肝性脑病和显性肝性脑病。

CHE包括MHE和West-Haven分级1级肝性脑病。患者存在神经心理学和/或神经生理学异常,可无任何临床异常表现,或仅出现轻微认知障碍、欣快或焦虑、注意力和计算能力下降,但无定向力障碍及扑翼样震颤。尽管没有明显的临床症状,但CHE影响患者驾驶、高空作业和精细操作能力,增加意外伤害风险,降低健康相关生活质量。CHE的筛查和诊断主要依靠神经心理学和/或神经生理学测试。推荐肝性脑病心理学评分(PHES)作为我国CHE诊断的首选方法,推荐斯特鲁普(Stroop)测试用于CHE的筛查。

显性肝性脑病包括2级至4级肝性脑病,伴有临床可检测到的广泛严重程度的神经精神异

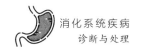

常。根据其临床表现把肝性脑病分为前驱期、昏迷前期、昏睡期、昏迷期4期。但各期之间并无明确的界线。

肝性脑病诊断要点如下：

（1）有严重肝病或广泛门体侧支循环形成的基础以及肝性脑病的诱因。

（2）患者出现神经紊乱、昏睡或昏迷，可以引出扑翼样震颤。

（3）患者肝功能生化指标明显异常以及血氨升高。

（4）患者脑电图异常。

肝性脑病是一种非常危险的并发症状，应与肝性脊髓病（HM）、获得性肝脑变性等疾病相鉴别。如果患者在发病的过程中，没有进行及时的预防与控制，会给患者带来致命的伤害。

五、肝肾综合征

肝肾综合征是肝病患者肾损伤的一种表现形式，主要为功能性损伤，亦可伴有一定程度的肾实质损伤。肝肾综合征（HRS）分为急性肾损伤（AKI）和非急性肾损伤（NAKI）。HRS-AKI的诊断主要依据血清肌酐（Scr）的变化，HRS-NAKI的诊断则主要依据估算肾小球滤过率（eGFR）的变化。

HRS-AKI诊断标准为肝硬化患者Scr在48 h内绝对值升高≥0.3 mg/d（26.4 μmol/L）或7 d内较基线升高≥50%，和/或尿量≤0.5 mL/kg体质量/h ≥6 h。按照Scr升高程度分为3期。HRS-NAKI包括急性肾病（AKD）和慢性肾病（CKD）。其中，HRS-AKD诊断标准为eGFR<60 mL/(min·1.73 m²)不超过3个月，无肾脏结构性损伤迹象，Scr较基线值升高<50%。HRS-CKD定义为肾小球滤过率<60 mL/(min·1.73 m²)至少持续3个月，无肾脏结构性损伤迹象。HRS-AKI和HRS-NAKI可能存在重叠现象。

六、其他并发症

(一)肝硬化心肌病

肝硬化心肌病是指肝硬化引起的慢性心脏功能障碍，其特点是在没有其他已知心脏疾病的情况下，出现心肌收缩功能、舒张功能受损，常伴有Q-T间期延长等电生理异常。

(二)肝肺综合征

肝肺综合征是肝硬化患者肺内血管扩张，氧分子弥散至毛细血管中与血红蛋白氧合发生障碍，引起低氧血症/肺泡-动脉氧梯度增加，典型症状包括直立性呼吸困难或静息时呼吸困难。

(三)肝硬化门静脉血栓

可发生于门静脉主干和/或门静脉左、右分支，伴或不伴肠系膜静脉和脾静脉血栓。急性门静脉血栓易导致肠系膜缺血，甚至肠坏死等严重不良结局。慢性门静脉血栓可导致门静脉闭塞或门静脉海绵样变。

(四)慢加急肝衰竭

慢加急肝衰竭是在慢性肝病（包括肝硬化和肝纤维化）基础上，由各种诱因引起的急性或亚急性肝衰竭临床表现的综合征，可伴发出现多个器官衰竭。肝硬化急性失代偿常是慢加急肝衰竭发生的高危因素和首发临床表现。

(五)原发性肝癌

原发性肝癌是肝硬化的常见并发症，即便进行了有效的病因治疗，仍无法完全阻止肝癌发生。

【治疗】

肝硬化通常不可逆转，处理的关键在于预防并发症，延长生命，提高生活质量。因此，肝硬化诊断明确后，应尽早开始综合治疗。重视病因治疗，必要时抗炎抗肝纤维化，积极防治并发症，随访中应动态评估病情。若药物治疗欠佳，可考虑胃镜、血液净化（人工肝）、介入治疗，符合指征者进行肝移植前准备。

一、病因治疗

去除病因是肝硬化治疗最有效的措施。通过病因控制,尤其是针对乙肝和丙肝患者抗病毒治疗,可逆转部分患者的肝纤维化和肝硬化,或使部分失代偿期肝硬化患者再代偿。在酒精性肝硬化研究中,戒酒可使部分失代偿期患者再代偿,预后显著改善。皮质类固醇治疗可阻止部分活动性自身免疫性肝炎(AIH)进展并逆转部分患者的肝硬化。

二、腹腔积液治疗

腹腔积液治疗是肝硬化失代偿期最常见的治疗。一线治疗包括适度限钠限水,合理应用螺内酯、呋塞米等利尿剂。二线治疗包括合理应用缩血管活性药物和其他利尿剂,如特利加压素、盐酸米多君及托伐普坦;腹腔穿刺大量放腹腔积液及补充人血白蛋白、TIPS。三线治疗包括肝移植、腹腔积液浓缩回输、肾脏替代治疗等。

顽固性腹腔积液推荐三联治疗:利尿药物、白蛋白和缩血管活性药物。不推荐使用多巴胺等扩血管药物。

(一)适度限钠限水

目前尚无证据表明预防性限钠可使从未出现腹腔积液的肝硬化患者受益,因而不推荐对从未出现腹腔积液的肝硬化患者预防性限钠。适度限钠可改善部分患者,尤其是初发患者的腹腔积液症状。极度限钠(<40 mmol/d)并不可取,可能导致食欲下降、营养不良及利尿剂诱发的低钠血症和肾衰竭风险增高。

目前推荐肝硬化腹腔积液患者适度限钠摄入(80~120 mmol/d,相当于4.6~6.9 g食盐)。当血清钠低于125 mmol/L时应适当限制液体量(每日1 000 mL),以预防血钠进一步下降。对于伴有危及生命的低钠血症(血钠低于120 mmol/L)和将在数日内接受肝移植手术的严重低钠血症患者,可适当补充高渗氯化钠溶液,但应控制补钠速度,血清钠上升速度不超过每日8 mmol/L,不建议过快、彻底纠正低钠血症,且症状改善后,应立即停止补充高渗氯化钠溶液,以免加重水钠潴留,导致腹腔积液和水肿恶化。

(二)利尿治疗

利尿治疗是肝硬化腹腔积液的一线治疗方案,需要合理应用螺内酯、呋塞米、托伐普坦等利尿剂,评估其利尿应答反应,酌情综合判定停药时机。

1.醛固酮拮抗剂与袢利尿剂

鉴于RAAS激活导致的水钠潴留在肝硬化腹腔积液中的重要作用,醛固酮拮抗剂螺内酯是腹腔积液单药治疗的一线利尿药物。90%的患者最终需要联合治疗,初始利尿治疗应采用序贯治疗,还是联合治疗,即先单独使用螺内酯,还是联合使用袢利尿剂,结论并不一致。对于长期、反复发作腹腔积液的患者,可采用呋塞米(起始剂量40 mg/ d)联合螺内酯(起始剂量100 mg/ d)的治疗方案。应答不佳时,可按照每72 h呋塞米40 mg/d和螺内酯100 mg/d逐步加量,直至最大剂量(呋塞米160 mg/d、螺内酯400 mg/d)。

2.利水剂托伐普坦等

对于改善低钠血症和控制腹腔积液有一定的疗效,但并不改善合并失代偿期肝硬化患者预后,甚至增加患者全因死亡率。建议利水剂仅限于在血清钠低于125 mmol/L的严重高血容量性低钠血症患者中考虑应用。国内推荐托伐普坦的应用指征为:常规利尿剂治疗应答差的2/3级腹腔积液和复发性腹腔积液患者。托伐普坦长期使用的肝毒性需要予以重视。

3.利尿药物治疗应答反应评估

临床评估利尿药物治疗应答反应(显效、有效及无效)可根据24h尿量、下肢水肿及腹围3个主

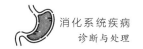
要指标综合评估：①24 h尿量。显效：较治疗前增加>1 000 mL。有效：较治疗前增加500~1 000 mL。无效：较治疗前增加<500 mL。②下肢水肿。选择双足中水肿程度较重一侧，检查部位选择胫骨嵴或足背。显效：完全看不到压痕为无水肿。有效：可见压痕为轻度水肿。无效：明显压痕为重度水肿。③腹围。平卧以脐的位置水平绕腹一周测定腹围。显效：治疗后腹围减少2 cm以上。有效：腹围减少0~2 cm。无效：无减少或增加。

监测尿钠/尿钾有助于调整利尿剂剂量，当尿液中钠/钾的比例≤1，认为存在利尿不足，应考虑增加利尿剂。有小规模随机双盲交叉试验表明，托拉塞米的利尿效果较呋塞米更强，故呋塞米应答不佳的患者可换托拉塞米治疗。为避免血容量下降导致肾损伤，有或无外周水肿的患者体重降低分别不应超过1 kg/d和0.5 kg/d。开始利尿治疗后，应定期监测电解质，一旦腹腔积液控制，利尿剂应逐步减量至最低有效剂量。发生严重低钠血症（<125 mmol/L）、AKI、HE恶化或严重肌肉痉挛时，应立即停用利尿剂。血钾>6 mmol/L，应停用螺内酯；血钾<3 mmol/L，应停用呋塞米。

腹腔积液治疗无应答反应特点：① 4 d内体质量平均下降<0.8 kg/d，尿钠排泄<50 mEq/d；或已经控制的腹腔积液4周内复发，腹腔积液增加至少1级；②出现难控制的利尿药物相关并发症或不良反应。

4. 利尿药物何时停药？

理论上肝硬化腹腔积液患者利尿药物需要长期维持治疗，以避免腹腔积液反复发生，特别是Child-Pugh B/C级肝硬化患者。在实际临床实践过程中，有以下两种情况：

（1）服用一段时间利尿药：对于初次出现腹腔积液的患者，尤其对于既往没有肝硬化，出现腹腔积液后病因治疗有效，肝硬化持续维持稳定。这种情况利尿药服用的时间就比较短。腹腔积液消退之后，可以逐渐地停用。

（2）长期服用利尿药：如果患者针对病因治疗效果不好，反复出现腹腔积液，服用利尿药之后腹腔积液消退，停用利尿药之后，有可能还会再次出现腹腔积液，所以一般会小剂量维持利尿药，防止腹腔积液发生。这种情况很难停下利尿药，可以小剂量长期维持利尿药治疗，防止反复出现腹腔积液。

（三）大量腹腔穿刺放腹腔积液

大量腹腔穿刺放腹腔积液是顽固型腹腔积液的有效治疗方法，可显著降低30 d再住院率及90 d病死率。比较腹腔放置引流管与反复腹腔穿刺大量放腹腔积液（间隔10 d，每次5 000 mL）的效果及安全性，放腹腔积液次数>9次或生存时间<90 d的患者，放置引流管的优势仅为节省费用。因此，即使为癌症相关腹腔积液，患者预期生存超过90 d，也不推荐放置腹腔引流管放腹腔积液。

大量腹腔穿刺放液后的常见并发症是低血容量、肾损伤及大量放腹腔积液后循环功能障碍。因此，应同时输注白蛋白（每抽取1 L腹腔积液，补充6~10 g白蛋白）扩充血容量。当需要频繁穿刺放腹腔积液或大量腹腔穿刺放腹腔积液治疗无效时，应考虑经颈静脉肝内门体分流术治疗。

（四）经颈静脉肝内门体静脉分流术（TIPS）

TIPS是治疗顽固型腹腔积液的有效方法之一，可以作为需要频繁进行腹穿放腹腔积液或频繁住院患者（≥3次/月）或肝移植的过渡治疗。TIPS同样可以缓解60%~ 70%难治型肝性胸腔积液患者的症状。研究显示，TIPS不仅降低门静脉压力，缓解腹腔积液，而且能改善尿钠排泄和肾脏功能。但TIPS后肝性脑病发生率为25%~50%，60岁以上者风险更高。TIPS会增加心脏前负荷，既往有心脏病的患者容易诱发心力衰竭。因此，肝性脑病、心肺疾病、肝衰竭（胆红素5.8 mg/dL以上）、脓毒血症被认为是TIPS的绝对禁忌证，2012年AASLD治疗指南中，还将70岁以上高龄Child-Pugh评分12分以上作为TIPS的禁忌证。

（五）腹腔积液超滤浓缩回输及肾脏替代治疗

无细胞腹腔积液浓缩回输（CART）也是临床治疗顽固型腹腔积液的方法之一。CART可提高药物治疗无反应的失代偿期肝硬化顽固型腹腔积液患者的生活质量,改善部分患者的症状,对肾功能无明显影响,也可作为一种有效的姑息性治疗方法。大部分患者经CART治疗后可出现发热。

(六)肝移植

对于Child-Pugh C级肝硬化合并顽固型腹腔积液患者应优先考虑肝移植。肝移植前尽可能控制急慢性肾损伤及感染,在等待肝移植的患者中,对血管活性药物治疗有反应者,有可能延缓进行肝移植的时间。

三、防治胃食管静脉曲张出血

胃食管静脉曲张出血一级预防首选非选择性β受体阻滞剂,出血风险较大的中重度胃食管静脉曲张、β受体阻滞剂无效、不耐受或依从性差时可采用内镜下套扎治疗。二级预防推荐使用非选择性β受体阻滞剂联合内镜治疗。

肝硬化患者出现急性上消化道出血,应及时给予补液扩容治疗。急性胃食管静脉曲张出血或门静脉高压性胃肠病出血,给予特利加压素或生长抑素及其类似物治疗,同时预防性使用抗生素。如生命体征稳定,推荐12 h内行内镜检查,明确出血原因并及时行内镜治疗。经颈静脉肝内门体分流术也可作为急性胃食管静脉曲张出血的一线治疗方案。

发生消化道大出血时,应保持患者的呼吸道通畅,取平卧位,头偏向一侧,及时清除血块,做好口腔护理,防止误吸。密切监测生命体征,观察皮肤和甲床色泽及肢体温度。迅速建立两条以上的静脉通路,保证血制品和静脉用药的有效输入。根据病情调整输液速度和输液量,使血压维持在90/60 mmHg左右。记录患者出入量,每小时尿量不应<30 mL。三腔二囊管护理时,应注意胃气囊与食管气囊压力,要仔细观察引流液的颜色和量,判断止血的效果。止血后仍需观察有无再出血(参见第五章第九节"急性上消化道出血评估与处理")。

四、治疗感染

肝硬化患者可出现多个部位多种病原体的感染,其中最常见的部位是腹腔,表现为自发性细菌性腹膜炎。自发性细菌性腹膜炎立即给予经验性抗生素治疗,治疗48 h后应根据患者应答情况考虑第2次腹腔穿刺以评估疗效,并根据药敏结果进行转换治疗或降阶梯治疗。预防自发性细菌性腹膜炎复发可选用诺氟沙星或利福昔明。

对败血症及严重感染者,在使用抗菌药物的同时可给予大剂量人血白蛋白,低血压时应加用血管活性药物。血管活性药物可改善内脏器官灌注,纠正组织缺血、缺氧。去甲肾上腺素为治疗感染性休克的一线药物。低剂量的血管加压素可有效提高感染性休克患者的血压等其他生理效应。特利加压素有类似的升压效果和较长的半衰期,升压作用更有效,维持时间更久。在去甲肾上腺素基础上加用血管加压素(最大剂量0.03 U/min),可减少儿茶酚胺用量及降低心律失常的发生。

五、防治肝性脑病

早期识别、及时治疗是改善肝性脑病预后的关键。去除发病诱因是非常重要的治疗措施,如常见的感染、消化道出血及电解质紊乱,同时需注意筛查是否存在异常门体分流道。

治疗目标是控制肝性脑病的症状,促进氨的排出、减少氨的生成、清洁肠道、减少肠源性毒素吸收、纠正氨基酸失衡是肝性脑病主要的治疗方法。不可吸收的二糖(乳果糖或乳糖醇)是急性发作和预防复发的一线治疗,在乳果糖应用过程中出现肝性脑病复发的患者,应接受长期利福昔明治疗。

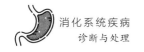
六、防治肾损伤

肝硬化急性肾损伤一经诊断,必须立即排查和纠正诱因。特利加压素联合白蛋白输注是肝肾综合征一线治疗方案。

纠正低血容量,积极控制感染,避免肾毒性药物,使用静脉造影剂检查前需权衡利弊,以防止急性肾损伤发生。一旦发生急性肾损伤,应减少或停用利尿药物,停用可能有肾毒性药物、血管扩张剂或非甾体类抗炎药;适量使用晶体液、人血白蛋白或血制品扩充血容量。不推荐使用小剂量多巴胺等扩血管药物作为肾保护药物。

特利加压素联合白蛋白在逆转HRS-AKI和HRS-NAKI、改善肾功能方面,优于安慰剂、单用白蛋白、奥曲肽或米多君+奥曲肽+白蛋白。特利加压素(1 mg/4~6 h)联合白蛋白(20~40 g/d)治疗3 d,Scr下降<25%,特利加压素可逐步增加至2 mg/4 h。若有效(Scr下降至<133 μmol/L,且动脉压、尿量和血钠浓度增加),疗程7~14 d;若无效,停用特利加压素,也可试用去甲肾上腺素(0.5~3.0 mg/h)联合白蛋白(10~20 g/L)。

TIPS可改善HRS-AKI和HRS-NAKI患者的肾功能。但出现HRS-AKI的肝硬化腹腔积液患者一般病情较重,多有TIPS治疗的禁忌证。血液净化治疗(人工肝、肾脏替代治疗)可改善部分HRS-AKI患者肾功能。肝移植是HRS-AKI和HRS-NAKI的首选治疗方法。

七、营养支持

肝硬化患者合并营养不良时,建议能量摄入量为25~35 kcal/(kg·d),蛋白质摄入量为1.0~1.5 g/(kg·d),提倡分餐、夜间加餐并适当补充膳食纤维、维生素及微量元素。

首选植物蛋白。并发严重肝性脑病时可酌情减少或短时限制口服蛋白质摄入,根据患者耐受情况,逐渐增加蛋白质摄入至目标量。并发肝性脑病者可补充支链氨基酸(BCAA),失代偿期肝硬化或有营养风险者可补充维生素和微量元素。

【肝硬化的预后与筛查】

一、肝硬化的预后

肝硬化为进展期疾病,多数患者预后不佳。无症状代偿期肝硬化转变为失代偿期的年发生率为5%~7%。代偿期肝硬化中位生存期约12年,失代偿期肝硬化中位生存期约2年。1期、2期(代偿期)及3期、4期、5期(失代偿期)肝硬化患者的年病死率分别为1.5%、2%、10%、21%、87%。高Child-Pugh或MELD评分、高HVPG、高龄及合并HCC是肝硬化患者预后不良的主要风险因素。

Child-Pugh评分可作为肝硬化患者手术预后评估较可靠的指标。A级手术危险度小,预后最好,1~2年存活率100%~85%;B级手术危险度中等,1~2年存活率80%~60%;C级手术危险度较大,预后最差,1~2年存活率45%~35%。

二、肝硬化筛查

肝硬化患者应定期随访了解肝功能及门静脉高压状况;动态检测甲胎蛋白以及进行超声、增强CT和MRI扫描评价肝硬化进展和筛查肝癌。

建议肝硬化患者每3个月至半年进行定期随访以了解肝功能状况,包括血常规、肝脏生化指标、凝血功能、肝硬度测定等。定期进行超声及胃镜检查明确肝脏形态变化及门静脉高压状况。建议至少每半年进行1次甲胎蛋白及超声检查筛查原发性肝癌。增强CT和多模态MRI扫描评估肝脏大小形态变化和肝硬化进展以及筛查肝癌的效果优于超声,多模态MRI筛查和诊断直径≤2 cm肝癌的能力优于增强CT。

【肝硬化健康教育指导要点】

(1)帮助患者掌握肝硬化的一般知识,以利于自我监测病情变化。

(2)肝硬化营养治疗原则:高热量、适量的蛋白质、高碳水化合物、高维生素、低盐少渣饮食,一定要细软,避免粗糙、坚硬、带骨刺的鸡和鱼等食物,以防硬物划破曲张的静脉,引起消化道出血,一旦出血应立即禁食。有腹腔积液者则需要采用低盐或无盐饮食。

(3)告诉患者要注意劳逸结合,避免过度劳累和精神紧张。若处于肝功能失代偿期,则要基本卧床休息,可根据自己的承受能力进行一些床上肢体锻炼及床边活动,若有腹腔积液及双下肢水肿时,则要尽量卧床并教会其正确记录出入液体量及测量腹围的方法,以便更好地监测疾病变化。

(4)戒酒,尤其对酒精性肝硬化患者要严禁饮酒。

(5)帮助患者及家属建立劳动保健意识,尽量避开工农业生产中各种化学物质慢性中毒带来的肝功能损害。

(6)提醒患者切勿私自乱用药物,尤其对标明有肝脏不良反应的药物更要慎用或禁用,以免加重肝功能损害,并要严格定期复查肝功能及各项相关指标。

(7)对非乙肝后肝硬化者要讲究饮食卫生,不在街上用餐,预防乙肝感染,对于酒精性肝硬化者若再有乙肝感染则会进一步加重肝功能损害。

(8)对肝炎后肝硬化患者,要帮助其建立良好的生活习惯,不与他人共用餐具、洗漱用品、剃须刀等,以防在肝炎活动期将病毒传染给他人。同时应叮嘱其家属和朋友注意自我保护,及时检查"HBsAg"等乙肝指标,若有感染应及早就医。

【临床病例与问题解析】

一、病史摘要

患者,男,59岁。因"反复呕血、黑便3个月,复发2 d"再次入院。患者3个月前大量饮酒后出现恶心、呕吐,呕吐物多为食物残渣,混有鲜红色血液,量约70 mL,后再次出现呕血,呈咖啡色血液,量约60 mL。急诊胃镜检查发现胃窦多发溃疡,未见食管、胃底静脉曲张。胸部CT显示左肺及右肺上叶支气管扩张伴感染;右肺中叶及左肺少许纤维化灶;右侧叶间胸膜积液;两侧胸腔及心包腔积液。予以抑酸、补液、抗感染对症处理好转后出院。2 d前饮酒后再次出现恶心、呕吐,呕吐物多为食物残渣,混有暗红色血液,每日10余次,后排黑色柏油样便,伴头晕,就诊当地医院予以输血等治疗,仍有呕血、黑便,于2022年7月18日急诊转入我院。患者大量饮酒40余年,每日约一斤,近1个月再次每日大量饮酒。否认病毒性肝炎和胆道疾病史。入院体检:体温38.0℃,全身皮肤及巩膜黄染,精神欠佳,嗜睡,但计算力及定向力检测未发现异常,未引出扑翼样震颤。心肺检查未见明显异常,移动性浊音(+),肝脾未满意触及。急诊血常规:白细胞计数9.29×10^9/L,红细胞计数2.5×10^{12}/L,血小板计数92×10^9/L,血红蛋白93 g/L;急诊肝肾生化检测明显异常(表8-5-4)。血氨升高(195.40 μmol/L)。肝生化检查明显异常:Alb 34.7 g/L,TBIL 115.41 μmol/L,DBIL 57.92 μmol/L,ALT 40 U/L。病毒性肝炎血清学标志物11项阴性,自免肝9项、抗核抗体13项:阴性。痰培养:鲍曼不动杆菌、肺炎克雷伯菌。腹腔积液常规:黄色,透明,李凡他试验(-),红细胞计数0,白细胞计数290×10^6/L,单核细胞百分比74.10%,多核细胞百分比25.9%。蛋白9.0 g/L,白蛋白6 617 mg/L。(SAAG 23),葡萄糖8.71 mmol/L,氯化物105.3 mmol/L,乳酸脱氢酶41 U/L。

二、问题与诊治经过

问题1.如何根据病史特点进行临床诊断?

总结患者的病史特点及其诊断依据如下:

(1)中年、男性。因"反复大量饮酒后呕血、黑便3个月,再发2 d"再次入院,提示上消化道出血

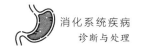
与饮酒有关。

（2）胃镜检查发现胃窦多发溃疡，未见食管、胃底静脉曲张，提示为非静脉曲张性上消化道出血。

（3）体检发现患者全身皮肤及巩膜黄染，精神欠佳，嗜睡。化验血 Alb 下降，TBIL、DBIL、IBIL、AST、GGT、ALP 均升高，血氨升高，凝血五项异常，提示有肝细胞严重损伤。

（4）患者移动性浊音（+），腹腔积液呈漏出性、高梯度性（SAAG≥11G/L），表明为门静脉高压相关性腹腔积液。

（5）追查患者肝细胞损伤的病因。患者否认病毒性肝炎和胆道疾病史，入院后检测病毒性肝炎血清学标志物 11 项阴性，自免肝 9 项、抗核抗体 13 项：阴性。但患者大量饮酒超过 5 年（40 余年），肝生化明显异常，其中，结合 GGT 明显升高，ALT/AST<1，符合酒精性肝硬化的诊断。

（6）患者出现低热，胸部 CT 显示左肺及右肺上叶支气管扩张伴感染，痰培养：鲍曼不动杆菌、肺炎克雷伯菌。故而认为并发支气管肺部感染。

综上诊断：酒精性肝硬化失代偿期，并发胃溃疡出血、支气管肺部感染。

问题 2.住院治疗经过？结局如何？

患者入院后暂时予以禁食、予以奥美拉唑和生长抑素抑酸和降低门静脉压力药物治疗、头孢哌酮舒巴坦钠 2 g q8 h 抗感染、纠正电解质紊乱，同时输注白蛋白（35 g）、红细胞（2 U）及血浆（共875 mL）。患者呕血黑便逐渐停止，生命体征稳定，神志清楚，但复查血氨下降（32.50 μmol/L），肝脏生化指标和凝血五项异常征象较前更为显著（表 8-5-4、表 8-5-5）。

表 8-5-4 肝肾生化指标动态变化

2022年	Alb	TBIL	DBIL	IBIL	ALT	AST	GGT	ALP	BUN	eGFR
2022-07-18	34.7	115.41	57.49	57.92	40	172	1 517	164	117.9	61
2022-07-20	28.9	68.88	33.59	35.29	35	142	1 035	135	76.1	100
2022-07-23	30.0	83.18	49.59	33.59	38	126	787	144	82.3	95
2022-07-27	29.6	83.27	45.03	39.24	46	82	451	118	—	—
2022-11-08	25.0	113.61	65.93	47.68	822	9 253	369	100	192.2	34
2022-11-09	30.1	113.11	62.59	50.52	627	4 071	363	119	92.3	82
2022-11-11	28.1	144.68	91.30	63.38	586	2 401	363	111	104	71
2022-11-14	29.9	244.90	192.67	52.23	375	563	291	120	90.6	84

表 8-5-5 凝血五项动态变化

	PT/s	APTT/s	PTA	FIB/g/L	D-D/μg/mL
2022-07-18	16.9	36.8	63.00%	2.18	1.92
2022-07-20	14.0	29.0	71.30%	1.13	3.62
2022-07-23	16.6	44.4	65.00%	3.07	4.37
2022-11-08	32.2	58.8	23.00%	0.92	1.64
2022-11-09	30.2	54.7	25.00%	1.04	3.07
2022-11-10	34.2	40.4	22.50%	0.61	9.00
2022-11-14	25.2	50.7	32.40%	0.99	18.78

由于患者症状好转，强烈要求自动出院。但未遵从出院告知，回家大量饮酒，再度出现呕血、昏迷、死亡。

反思：酒精性肝硬化患者出院后，应该有分级诊疗机制。特别需要监督患者戒酒，积极防治并发症。如有条件,可在戒酒后3~6个月考虑肝移植治疗终末期肝病。

主要参考文献

[1] 中华医学会肝病学分会.肝硬化诊治指南[J].中华肝脏病杂志,2019,27(11):846-865.

[2] Smith A,Baumgartner K,Bositis C.Cirrhosis:diagnosis and management[J].Am Fam Physician,2019,100(12):759-770.

[3] Yoshiji H,Nagoshi S,Akahane T,et al.Evidence-based clinical practice guidelines for Liver Cirrhosis 2020[J].J Gastroenterol,2021,56(7):593-619.

[4] Ginès P,Krag A,Abraldes JG,et al.Liver cirrhosis[J].Lancet,2021,398(10308):1359-1376.

第六节 胆石症临床诊断与处理

胆石症(gallstone)是导致胆囊炎、胆管炎,甚至胰腺炎症的重要发病因素。如何认识胆绞痛发作和胆管炎的临床表现? 如何诊断处理结石性胆囊炎,胆总管结石导致的胆管炎、急性胆源性胰腺炎? 如何甄别相似临床表现的疾病? 是本节主要介绍的诊治要点。同时结合一例胆源性黄疸病例诊治过程,展示胆管小结石的危害及其明确诊断的曲折性,以及ERCP诊治的临床价值。

【临床表现与诊断要点】

胆石症可以分为胆囊结石、肝内胆管结石、肝外胆管结石,不同位置的结石,临床表现以及诊断方法有些差异,具体如下:

一、胆囊结石

(一)临床表现

大多数胆囊结石患者无症状,一般在体检中偶然发现,有症状的胆囊结石可表现为:

1.胆绞痛

胆绞痛是胆囊结石的典型症状。表现为右上腹或上腹部持续疼痛伴阵发性加剧,每次持续时间15~30 min,可向右肩背部放射,并经常伴有恶心,有时伴有呕吐,通过止痛药物可缓解。发作可能是由于饱食、进食油腻食物、睡眠时体位改变等诱因,导致结石移位在胆囊颈部造成胆囊管急性梗阻,造成胆囊内压增高,胆囊强力收缩后发生胆绞痛。

胆绞痛初次发作后,特别是胆囊中多发结石患者,如不积极治疗,约70%患者一年内会再次发作,且越来越频繁,可并发急性胆囊炎,或结石进入胆总管,继发胆总管结石。

2.伴有胆囊炎

当胆囊结石引起胆囊炎症时可出现急性或慢性胆囊炎的表现。

急性胆囊炎诊断基于以下四种症状中的三种:右侧上腹痛、Murphy征阳性(直接压迫胆囊的局限性疼痛)、白细胞增多和发热。如果超声检查发现胆囊结石或胆囊壁增厚以及胆囊壁分为三层的胆囊炎征象,可明确诊断胆石症急性胆囊炎。有关急性胆囊炎并发症严重程度分级参见第五章第六节"急性胆囊炎诊断与治疗"。

胆石症伴有慢性胆囊炎,主要表现为腹部隐痛不适、胀痛,部分患者可出现牵涉痛,放射到右肩、右背部。上腹隐痛多在进食过多、吃肥腻食物、工作紧张或休息不好时感到上腹或右上腹隐痛,或者有饱胀不适、嗳气、呃逆等,易被误诊为胃病。

3.其他并发症

胰腺炎是由结石通过胆总管嵌顿于壶腹部引起的,合并胆囊十二指肠瘘、胆石性肠梗阻、胆囊

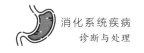
癌时伴有相应症状。

4.Mirizzi综合征

Mirizzi综合征是由于胆囊颈部或胆囊管结石嵌顿压迫或炎症波及,引起肝总管不同程度梗阻,导致胆管炎、梗阻性黄疸及肝功能损害的一系列综合征。

(二)诊断方法

腹部彩超、腹部CT或磁共振检查,均能够清晰地显示出患者是否有胆囊结石,而且能够对胆囊结石的大小、位置进行精确的判定。

超声、CT或MRCP发现以下特点应考虑Mirizzi综合征:胆囊颈部或胆囊管存在较大结石,该水平以上肝内外胆管扩张,以下胆管无扩张;或检查见到典型的"三管征"(扩张的胆囊管、肝总管及门静脉);或ERCP、MRCP上见到胆囊管过长或胆囊管与肝总管并行,即"反C征"阳性。

二、胆总管结石

(一)临床表现

(1)症状取决于结石是否阻塞胆管及阻塞程度、是否继发胆管感染、感染的程度及范围。典型症状是腹痛、寒战高热和黄疸,即Charcot三联征。当结石梗阻程度轻时,患者症状可轻微或无症状。

(2)体征急性发作时,巩膜黄染,腹式呼吸受限,右上腹及剑突下不同程度压痛,反跳痛伴腹肌抵抗,有时可触及肿大、有压痛的胆囊,缓解期体检可无阳性体征。

(二)诊断方法

当临床检查或根据患者病史怀疑胆总管结石时,应测定总胆红素、γ-谷氨酰转肽酶(γ-GT)、碱性磷酸酶(AP)、丙氨酸氨基转移酶/天冬氨酸氨基转移酶(ALT/AST)和脂肪酶,并经腹进行超声检查。

根据病史体征、实验室检查和超声检查结果,将可能发生胆总管结石的风险等级分为高、中或低三类(表8-6-1)。

表8-6-1 预测发生胆总管结石的风险

风险等级	预测胆总管结石风险的临床因素	进一步诊治策略
高危 (>50%)	(1)超声或计算机断层成像显示胆总管结石; (2)总胆红素>4 mg/dl及胆总管扩张; (3)逆行性胆管炎	(1)急性胆管炎患者急诊ERCP治疗; (2)对于同时患有胆囊结石和胆管结石的患者,应于ERCP后72 h内尽快行LC切除胆囊
中危 (10%~50%)	肝生化检查异常、年龄>55岁或胆管扩张	行EUS、MRCP或腹腔镜术中胆管造影或腹腔镜术中超声以进一步评估
低危 (<10%)	(1)正常胆管宽度(未接受胆囊切除术的成年人<6 mm,已接受胆囊切除术的成年人<8 mm); (2)在当前腹痛发作期间,总胆红素、γGGT、ALP、ALT或AST未升高; (3)近期无胆源性胰腺炎、无胆色粪和/或尿胆原或尿胆红素阴性	(1)可以基本排除胆总管结石; (2)有症状的胆囊结石患者,在行腹腔镜胆囊切除术时,加或不加术中胆管造影或术中超声检查

基于美国胃肠内镜学会(ASGE)于2010年和2019年发布的指南,只有在很可能存在胆总管结石的患者中,才应该进行具有治疗目的的经内镜逆行胆管造影术(ERC)。如果可能性为中等,建议使用超声内镜检查或磁共振胆管造影(MRC)来确定是否需要ERC。在缺乏临床、生化和超声预测指标的情况下,可以排除胆总管结石,胆囊切除术之前不需要进一步的EUS/MRC或ERC。

如果患者出现腹痛、发热、黄疸Charcot三联征,临床怀疑急性胆管炎,应检测外周血白细胞和

C反应蛋白(CRP)等感染参数,以及胆红素、碱性磷酸酶、γ-GT和转氨酶等胆汁淤积参数。此外,应对胆管进行经腹超声检查,以发现或排除胆管增宽(>7 mm)、结石或任何其他胆管梗阻病变。

尽管临床怀疑急性胆管炎,但超声检查未能显示胆管增宽、结石或任何其他类型的阻塞,则应进行超声内镜检查(EUS)或MRC。

急性胆源性胰腺炎的诊断要点是:①患有胆总管结石、胆管阻塞或胆管炎的患者,出现上腹部疼痛及胰腺、肝脏生化学检查异常,可作为急性胆源性胰腺炎的诊断依据,实施ERC治疗;②针对疑似胆管结石的急性胆源性胰腺炎患者,可以采用EUS或MRC,进行胆管结石的排除诊断,降低ERCP的风险(图8-6-1)。

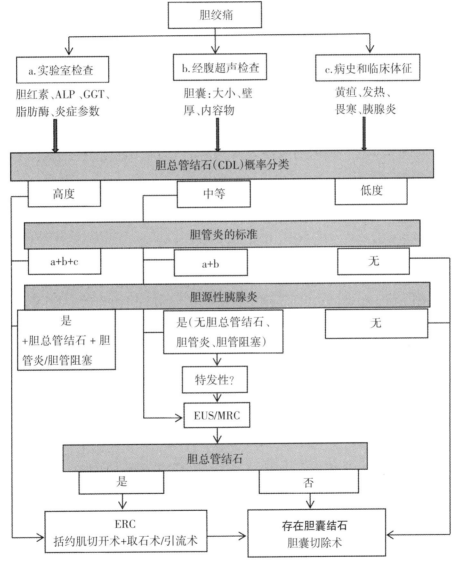

图8-6-1 胆石症诊断和治疗程序

【鉴别诊断】

一、胆囊结石需要与以下疾病鉴别

1.急性或慢性胃炎

可以表现为由轻到重的上腹部不适或疼痛的症状,有些胆囊结石引起的疼痛部位不在右上腹而在上腹部,因此很容易被误诊为胃炎。但按照胃炎治疗不能缓解症状,超声等影像学检查可发

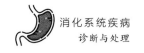
现胆囊结石。

2.消化性溃疡

消化性溃疡一般是规律性的疼痛,即定时、定点地出现类似的疼痛,胆囊结石的腹痛症状多发生在进餐后,尤其在油腻饮食后,胃镜检查或腹部B超可以将两者鉴别。

3.急性胰腺炎

胰腺炎常在暴饮暴食后出现,疼痛部位在上腹部,疼痛多呈持续性,此类患者血、尿淀粉酶明显升高,超声检查、CT检查可发现胰腺肿大等炎性表现。

4.消化性溃疡穿孔

此类患者往往知道自己存在慢性溃疡病史,如果并发急性穿孔,表现为上腹部剧痛并迅速遍及全腹,全腹有明显压痛和反跳痛,患者既往的慢性溃疡病史,也有助于鉴别。

二、在影像学检查中,胆囊结石需要与以下胆道系统疾病进行鉴别

1.胆囊息肉

胆囊息肉和胆囊结石同属于胆囊良性疾病。最主要区别是胆囊息肉附着在胆囊壁上,不会随体位改变或胆囊收缩而移动。而胆囊结石则是游离在胆囊腔内,相对硬度较硬,会伴随着体位改变或胆囊收缩而发生移动。胆囊结石容易引起临床症状,包括胆绞痛或急性胆囊炎。

2.胆固醇结晶

胆固醇结晶是胆石症的前提,大部分的胆石症是从胆固醇结晶,逐渐演变为成块的结石。超声中呈现为流沙样,或者是泥沙样的结晶体,而胆囊结石则为块状。

3.胆囊恶性疾病

胆囊癌的形态往往是不规则的,而且还有可能会侵犯到周围的其他正常组织和结构,比如有可能会直接侵犯的肝脏或者胆管,还有可能会出现区域淋巴结的转移,甚至会出现远处的转移。而胆囊结石往往局限于胆囊,不会侵犯周围正常的组织和结构,更不会出现远处的转移。

【治疗要点】

一、胆囊结石治疗要点

(一)胆绞痛治疗

(1)应选用非类固醇类抗炎药物(如双氯芬酸、吲哚美辛)治疗胆绞痛。

(2)另外,也可用解痉药(如丁基东莨菪碱),若症状严重,可用阿片类药物(如丁丙诺啡)。

(二)急性胆囊炎治疗

急性胆囊炎一旦诊断明确,在评估是否需手术切除或紧急引流的同时,应禁食,并充分补液,维持水、电解质及酸碱平衡。早期应用抗菌药物和镇痛药物,持续监测生命体征和血流动力学指标。对于轻度急性胆囊炎(无胆管炎、菌血症/败血症、脓肿或穿孔),不建议长期使用抗生素。

(三)胆囊结石的外科治疗指征

(1)对于有症状胆囊结石,首选胆囊切除治疗。对于无症状胆囊结石进行保守治疗,但胆囊结石>3 cm、息肉>1 cm或瓷化胆囊,并发胆囊癌风险升高,需要手术切除胆囊。

(2)无症状胆石症、胆囊息肉直径6~10 mm和息肉生长的患者应考虑行胆囊切除术。

(3)胆囊息肉伴无症状胆石症和原发性硬化性胆管炎的患者,无论息肉多大,可推荐行胆囊切除术。

(4)患遗传性球形红细胞增多症或镰状细胞贫血症伴无症状胆石症的患者,应考虑在行脾切除术的同时,一并行胆囊切除术。对患镰状细胞贫血症和无症状胆石症的患者,在其他腹部手术的同时,进行预防性胆囊切除术的另一个原因是为避免镰状细胞危象而造成的诊断的不确定性。

二、胆管结石治疗

(一)无并发症的胆管结石的治疗

(1)内镜下括约肌切开取石是胆管结石的推荐疗法。

(2)如有经验丰富的医师在场,可进行术中ERCP或腹腔镜下胆道探查联合胆囊切除术。

(3)如取石失败,可进行体外冲击波碎石术、液电碎石术或激光碎石术治疗。

(4)如患者解剖结构发生改变(既往行RouxenY吻合术或减肥手术)可考虑做经皮或内镜下(球囊内镜辅助)治疗胆管结石。

(5)如内镜治疗失败,应进行胆道探查联合胆囊切除术或术中行ERCP。

(6)如术中发现胆管结石,可选择的治疗手段有胆道探查、经胆囊管取石或内镜下清扫。

(7)如术后发现胆管结石,推荐做内镜下括约肌切开取石。

(8)在结石复发风险较低的患者中,胆道探查后,一期缝合优于T管引流。

(9)对于同时患有胆囊结石和胆管结石的患者,应于ERCP后72 h内尽快行LC切除胆囊。

(二)并发急性胆管炎的治疗要点

参见第五章第七节"急性胆管炎诊断与急症处理"。

(1)胆管炎的治疗应包括应用广谱抗生素和胆道减压。

(2)胆道减压的时机取决于胆管炎的严重程度和抗生素的疗效,一般在24 h内进行;对液体复苏和静脉应用抗生素无应答的严重胆管炎患者,应考虑紧急胆道减压。

(3)胆道减压首选方法为内镜下括约肌切开;如果有括约肌切开禁忌证的,应纠正一般状态后,再行胆管支架植入及取石术。

(4)如果内镜下减压失败或有内镜治疗禁忌证的,应选用经皮胆管引流。

(三)并发急性胆源性胰腺炎的治疗

(1)对疑似合并急性胆管炎的胆源性胰腺炎患者,应首先应用抗生素,并进行ERCP括约肌切开取石,时间取决于胆管炎的严重程度,首选是在24 h内。

(2)对于没有胆管炎或胆管梗阻/胆管结石的胆源性胰腺炎患者,不建议进行紧急(48 h内)ERCP。

(3)对于伴有轻症急性胆源性胰腺炎的患者,首选在同一段住院期间行胆囊切除术。

(四)肝内胆管结石的诊断和治疗

(1)如果怀疑有肝内胆管结石,首选手段是腹部超声检查,其次为MRCP。

(2)无症状肝内胆管结石不一定要治疗。对每个患者应设计个性化治疗方案,对有症状肝内胆管结石患者应采取多学科综合治疗策略。

三、妊娠期胆石症的治疗

(一)妊娠期胆囊结石的治疗

(1)如果出现紧急指征,无论处在孕期哪一阶段都可以进行LC。

(2)各种形式的胆道探查术后出现无症状胆囊、胆管结石的患者,应在产后进行胆囊切除术。

(二)妊娠期胆管结石的治疗

(1)妊娠期有症状胆管结石应由经验丰富的内镜医师行内镜下括约肌切开取石术。

(2)在采取辐射暴露最小化措施的情况下,则可以使用X线检查。

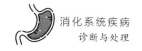

【预防】

一、一般人群预防要点

(1)在一般人群中,考虑到熊去氧胆酸(UDCA)、他汀类药物或选择性肠道胆固醇吸收抑制剂依折麦布的成本效益比,不建议对胆石症进行药物预防。但是,健康的生活方式与饮食结构,定期的体育活动和理想体质量的保持可能对胆固醇结石和有症状胆石症有预防作用。

(2)对超重和肥胖的个体,保持理想体重和减轻体重具有预防作用。定期进行适度的体育活动可防止胆石症形成,并将有症状结石的风险降低约30%。

(3)富含纤维和钙的饮食会降低胆汁中疏水性致石胆汁酸的浓度,例如脱氧胆酸盐。规律的饮食模式(不跳过早餐或减少晚餐与下一餐之间的间隔)可降低胆囊胆汁的胆固醇饱和度,并通过促进胆囊排空来减少胆囊淤滞。典型的西化高热量饮食(包括过量肉类摄入)会增加胆石症疾病的可能性,减少总热量摄入可能具有预防作用。水果、蔬菜、多不饱和脂肪和单不饱和脂肪,特别是食用坚果,似乎可以预防胆石症,这可能是健康饮食的一部分。

(4)在内镜下括约肌切开术和胆管清除后,二级预防胆石症的方法应再次包括饮食和生活方式的建议,仅对于低磷脂相关胆石症(LPAC),可应用熊去氧胆酸(UDCA)预防。

二、高危人群预防要点

(1)胆石症好发于肥胖(fat)、多产(fertile)、40岁(forty)女性,简称"3F"人群。对这类高危人群,可采用快速减肥和/或减肥手术的预防策略。

(2)建议在极低热量饮食中每日摄入7~10 g的脂肪,以改善胆囊排空并降低出现症状性胆石症的风险。在体质量迅速下降相关的情况(如极低能量饮食、减肥手术)下,可推荐暂时使用熊去氧胆酸(每日至少500 mg,直到体质量稳定),可防止在快速减肥后,形成胆固醇胆石症,并且具有成本效益。

(3)预防性胆囊切除术不是减肥手术的常规指征。减肥手术期间的胆囊切除术仅适用于有症状的胆石症或胆囊发现异常的患者亚组。

(4)对于长期应用生长抑素及其类似物的患者,同时应用熊去氧胆酸被认为可以预防胆固醇结石的形成。

(5)对于接受全肠外营养、接受激素替代治疗的患者和孕妇,尽管这些人群胆囊中淤泥和/或结石形成的风险增加,但目前尚无成熟的预防建议。

【临床病例与问题解析】

一、病史摘要

患者,男,45岁。因"上腹痛伴眼黄尿黄3周"入院。患者3周前无明显诱因,餐后突然上腹痛,向后背、双肩部放射,较剧烈,伴发热38℃左右,次日发现巩膜、皮肤黄染。当地医院超声和CT显示:胆囊结石、胆囊炎、肝内胆管轻度扩张,胆总管下段稍高密度影,应用抗生素及利胆药物后,热退,腹痛稍好转,但黄疸无改善。体检:一般情况好,发育营养中等,神志清楚,心率、血压和体温正常,浅表淋巴结无肿大,皮肤和巩膜黄染,无皮肤淤点、淤斑,肝掌和蜘蛛痣(-),心肺检查无异常,腹平软,腹壁未见静脉曲张,全腹未触及包块,肝脾肋下未触及,Murphy征(-),全腹无压痛、反跳痛和肌紧张,移动性浊音(-),肠鸣音正常,双下肢无水肿,颈软,无病理反射存在,扑翼样震颤(-)。

实验室检查:血常规 WBC 12×10^9/L、N 78.3%;CRP 35.8 mg/L;血清 Alb 33.2 g/L,球蛋白正常,TBIL 196.8 μmol/L,DBIL 96.2 μmol/L,ALT 27 U/L,AST 37 U/L,ALP 180 U/L,GGT 66 U/L。淀粉酶78 U/L,脂肪酶714 U/L。凝血功能:未见异常。肝炎及免疫 HBsAg、Anti-HBe、Anti-HBc、Pre-S1Ag

（+）,Anti-HBs、HBeAg（-）;和丙肝 Anti-HCV、HCV-cAg（-）;甲肝及戊肝 -IgG、IgM（-）;TP-Ab（-）;Anti-HIV（-）。血肿瘤四项:未见异常。

二、问题与诊治经过

问题1.如何分析病史和初步诊断?

根据以下病史特点进行初步诊断分析:

（1）中年男性,在上腹痛发热后出现黄疸,抗感染治疗后腹痛发热缓解,但黄疸未消退,需要探讨黄疸的病因。

（2）肝脏生化显示结合型高胆红素血症（TBIL/DBIL:205.9/210.8 μmol/L）;伴有胆汁淤积（ALP↑288 U/L,GGT↑169 U/L）,提示胆汁淤积性黄疸。嗜肝病毒免疫指标阴性,且转氨酶正常,排除由病毒性肝炎导致的胆汁淤积性肝炎。需要考虑肝外梗阻性黄疸可能,高度怀疑存在胆管结石所致。

（3）在院外超声和CT检查显示:胆囊结石、胆囊炎、肝内胆管轻度扩张,胆总管下段稍高密度影,肝外胆管梗阻性黄疸影像学征象,但需要进一步探讨胆总管下段稍高密度影性质及其治疗方案。

问题2.为明确诊断,需要如何处置?

为了进一步明确肝外胆管梗阻性黄疸病因,加做MRI,结果显示:胆囊结石、胆囊炎,肝内外胆管粗细不均,管壁增厚、强化,考虑胆管炎。同时由于血清脂肪酶明显升高,尚需考虑胆源性胰腺炎可能。故急诊ERCP术引流出大量脓性胆汁,取出直径约0.8 cm胆管结石,予以鼻胆管引流7 d后黄疸消退,患者康复出院。

出院诊断:胆总管结石并发胆管炎,胰腺炎。

（洪江龙　许建明）

主要参考文献

［1］Lammert F,Gurusamy K,Ko CW,et al.Gallstones[J]. Nat Rev Dis Primers,2016,2:16024.

［2］Gutt C,Schläfer S,Lammert F.The treatment of gallstone disease[J]. Dtsch Arztebl Int,2020,117（9）:148-158.

［3］ASGE Standards of Practice Committee.ASGE guideline on the role of endoscopy in the evaluation and management of choledocholithiasis[J]. Gastrointest Endosc,2019,89（6）:1075-1105.

第七节　慢性胰腺炎临床诊断与处理

慢性胰腺炎（chronic pancreatitis,CP）是胰腺局部或弥漫性的慢性进展性炎症改变,不仅影响胰腺内、外分泌功能,而且有多种潜在并发症,是迁延不愈的难治性胰腺疾病。如何认识慢性胰腺炎典型的临床表现和影像学表现? 如何与复发性急性胰腺炎或自身免疫性胰腺炎相鉴别? 如何根据病情制订治疗处理方案? 本节主要介绍上述内容,并引入一例慢性胰腺炎病例,展示慢性胰腺炎诊治过程的复杂性及其癌变诊断的问题。

【临床表现】

一、症状

1.腹痛

反复发作上腹痛或复发性急性胰腺炎是CP最常见的典型临床表现。腹痛常位于上腹部,可向腰背部放射。进食会加重疼痛,身体前倾可减轻疼痛。腹痛可为间歇性发作（A型）,也可为长期连续的疼痛和/或频繁的疼痛加重（B型）。约10%的患者无腹痛症状,也可随着时间的推移,原有腹痛

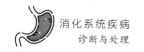

会随着胰腺衰竭而自行消退。

2.外分泌功能障碍

当大约90%胰腺功能丧失时,患者才会显示外分泌功能障碍的表现,出现体重减轻、营养不良、脂肪泻等消化吸收功能障碍症状。脂肪泻是指患者粪便内排出过多的脂肪,又称油花样腹泻,72 h粪便脂肪收集试验测定粪便脂肪含量>7 g/d。

3.胰腺内分泌功能不全

可表现为糖耐量异常或糖尿病,称为3c型糖尿病。

二、体征

本病常缺乏特异性体征,急性发作可出现腹膜刺激征、肠梗阻体征等,间歇期只有上腹部轻度压痛。当并发巨大假性囊肿时,可扪及包块。当胰头显著纤维化或假性囊肿压迫胆总管下段,可出现黄疸。由于消化吸收功能障碍可导致消瘦,亦可出现与其他并发症有关的体征。

【辅助检查】

一、实验室检查

(一)胰酶和肝脏生化检测

大约70%的成年CP患者在CP临床过程中至少有1次急性胰腺炎发作,50%有复发性急性胰腺炎(RAP)。在急性胰腺炎中,胰酶升高超过正常上限的3倍。在慢性胰腺炎中,这些酶可能仅轻度升高或正常,特别是如果有胆道阻塞(5%~10%的病例),胆红素、碱性磷酸酶和肝转氨酶可能会升高。

(二)其他血清学检查

血钙、血脂、甲状旁腺激素、病毒、免疫球蛋白G4等检查有利于明确病因。CP也可出现血清CA19-9增高,如明显升高,应警惕合并胰腺癌的可能。脂溶性维生素、人血白蛋白、前白蛋白、镁、视黄醇结合蛋白等指标有助于判断机体营养状况。

(三)胰腺外分泌功能检测

胰腺外分泌功能检测分为直接试验和间接试验。直接试验是通过插管到十二指肠后直接收集胰液,或用某些胃肠激素直接刺激胰腺分泌,了解其外分泌状态。其敏感性和特异性都比较好,但因插管给患者造成一定痛苦,故不易在临床推广应用。间接试验有多种方法,无须插管来测定胰酶分解产物,或用核素标记检测胰酶分解产物来间接了解胰腺外分泌功能状态。

(四)胰腺内分泌功能检测

慢性胰腺炎糖尿病的诊断标准为空腹血糖≥7.0 mmol/L或随机血糖≥11.1 mmol/L或口服葡萄糖耐量试验2 h血糖≥11.1 mmol/L。尚未诊断糖尿病的CP患者建议每年检测1次血糖。3c型糖尿病患者胰岛β细胞自身抗体阴性,胰多肽基线水平下降,存在胰腺外分泌疾病,可与其他类型糖尿病相鉴别。

(五)基因检测

重点对于特发性、青少年(起病年龄<20岁)及有胰腺疾病家族史的CP患者,可抽取外周静脉血DNA为样本,行基因测序分析,如PRSS1、SPINK1、CTRC、CFTR等。

二、影像学检查

疑似慢性胰腺炎患者应进行影像学检查,评估胰腺实质和胰管改变及其胰腺并发症,尽可能选择简便易行的无创检查方法。

(一)X线平片

部分患者可见胰腺区域的钙化灶、阳性结石影。

（二）腹部超声

可见胰腺区伴声影的高回声病灶、胰管形态变化等。因其敏感性不高，仅作为CP的初筛检查。此外，对于假性囊肿等CP并发症具有一定的诊断意义。

（三）CT检查

对比增强CT是对疑似慢性胰腺炎患者推荐的初始影像学检查。典型的CT表现为胰腺钙化、胰管结石、胰管狭窄或扩张等，其诊断的敏感性和特异性分别为80%、90%以上。CT检查可显示胰腺微小钙化灶，是显示胰腺钙化的最优方法，胰管钙化是慢性胰腺炎的特征性表现（表8-7-1）。如果CT检查结果模棱两可，则可按照图8-7-1逐步深入检查。

表8-7-1 慢性胰腺炎影像学诊断方法比较

诊断方法	影像学征象	%（95% CI）		优点	缺点	推荐意见
		敏感性	特异性			
CT	胰腺萎缩、钙化、胰管显著扩张	75%（66%～83%）	91%（81%～96%）	1)对胰腺钙化敏感性高；2)诊断CP并发症敏感性高	1)显示胰管性能不如MRCP；2)早期CP的敏感性和特异性低	作为一线的影像诊断方法，最适合胰管钙化和明显扩张者
MRCP MRI	胰腺实质改变（萎缩，T1信号强度）胰管改变（主胰管扩张、狭窄或不规则以及存在异常侧支）	78%（69%～85%）	96%（90%～98%）	1)显示主胰管的扩张和狭窄以及侧支的变化具有比CT更高的敏感性和特异性；2)无放射性暴露	1)对小胰管结石和实质钙化的敏感性低；2)缺乏广泛的可用性	如果CT显示正常结果，但高度怀疑CP，则应进行MRCP MRI以评估胰管变化
超声内镜检查（EUS）	可清楚显示胰腺实质回声异常和囊肿，并可显示主胰管扩张、不规则，分支胰管扩张，高回声管壁和胰管结石	81%（70%～89%）	90%（82%～95%）	1)敏感性高；2)比ERCP侵入性小；3)可进行胰腺组织活检	1)特异性低；2)检查者间观察结果有差异	如果CT和MRI正常，但仍高度怀疑CP，尤其是RAP患者，应进行EUS

（四）MRI和MRCP检查

常规MRI检查对CP的诊断价值与CT相似，对胰腺实质改变检查敏感，但对钙化和结石的显示不如CT。MRCP主要用于检查胆、胰管的病变，如主胰管扩张、胰腺先天变异、胆管扩张或狭窄等。

（五）超声内镜检查

主要表现为胰腺实质异常及胰管异常，如胰管结石或胰腺钙化、胰管狭窄、胰管扩张等。超声内镜检查诊断CP的敏感性高，对早期CP的诊断具有优势。超声内镜引导下细针穿刺（EUS-FNA）主要用于肿块型CP与胰腺癌的鉴别。

（六）经内镜逆行性胰胆管造影术（ERCP）

可以检测胰管和侧支的扩张和狭窄，被认为是诊断CP的"金标准"。但因其为有创性检查，目前仅在诊断困难或需要治疗操作时选用。ERCP术中组织及细胞学检查有助于鉴别胆管狭窄的良恶性。

慢性胰腺炎影像学特征性表现总结如下：

1.典型表现（下列任何一项）

（1）胰管结石。

（2）分布于整个胰腺的多发性钙化。

（3）ERCP显示主胰管不规则扩张和全胰腺散在不同程度的分支胰管不规则扩张，ERCP显示

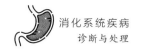
主胰管完全或部分梗阻(胰管结石或蛋白栓),伴上游主胰管和分支胰管不规则扩张。

2.不典型表现(下列任何一项)

(1)MRCP显示主胰管不规则扩张和全胰腺散在不同程度的分支胰管不规则扩张。

(2)ERCP显示全胰腺散在不同程度分支胰管不规则扩张,或单纯主胰管不规则扩张,或存在蛋白栓。

(3)CT显示主胰管全程不规则扩张伴胰腺不规则改变。

(4)超声或EUS显示胰腺内高回声病变(考虑结石或蛋白栓),或胰管不规则扩张。

·慢性胰腺炎的临床症状和体征	·酗酒史
◊ 腹痛	·复发性胰腺炎病史(至少有2次急性胰腺炎发作)
◊ 胰腺实质异常及胰管异常	·进行病史和体格检查
◊ 脂肪泻	·实验室检查结果异常
◊ 吸收不良	

Step1　CT检查

·符合诊断标准

·不符合诊断标准,进一步成像检查

·如仍然不确定或无法诊断:则进入步骤2

Step 2　磁共振成像/磁共振胰胆管成像

·符合诊断标准

·不符合诊断标准,进一步做成像检查

·如仍然不确定或无法诊断,则进入Step 3

Step 3　超声内镜检查

·符合诊断标准

·不符合诊断标准,进一步做成像检查

·如仍然不确定或无法诊断,则进入Step 4

Step 4　胰功能检查

·符合诊断标准

·不符合诊断标准,进一步做成像检查

·如仍然不确定或无法诊断,则进入Step 5

Step 5　经内镜逆行性胰胆管造影术

·符合诊断标准:慢性胰腺炎

·不确定或无法诊断:监测,并在6个月至1年重复成像检查

图8-7-1　慢性胰腺炎成像的逐步检查方法

三、胰腺病理组织检查

胰腺活组织检查方法主要包括CT或腹部超声引导下经皮胰腺穿刺、EUS-FNA及通过外科手

术进行的胰腺活组织检查。基本病理变化包括不同程度的腺泡破坏、胰腺间质纤维化、胰管扩张和囊肿形成等。由于活组织检查属有创检查,且CP具有特征性的影像学表现,目前不常规应用,主要用于CP与胰腺癌的鉴别诊断。

慢性胰腺炎组织学特征性表现:①典型表现,胰腺外分泌实质减少伴不规则纤维化。纤维化主要分布于小叶间隙,形成硬化样小结节改变。②不典型表现,胰腺外分泌实质减少伴小叶间纤维化,或小叶内和小叶间纤维化。

【诊断与鉴别诊断】

一、诊断标准

(一)CP的主要诊断依据

(1)影像学典型表现。

(2)病理学典型改变。

(二)次要诊断依据

(1)反复发作上腹痛或急性胰腺炎。

(2)血淀粉酶异常。

(3)胰腺外分泌功能不全表现。

(4)胰腺内分泌功能不全表现。

(5)基因检测发现明确致病突变。

(6)大量饮酒史(男性>80 g/d、女性>60 g/d,持续2年或以上)。

主要诊断依据满足1项即可确诊;影像学或组织学呈现不典型表现,同时次要诊断依据至少满足2项亦可确诊。

CP的诊断流程见图8-7-2。

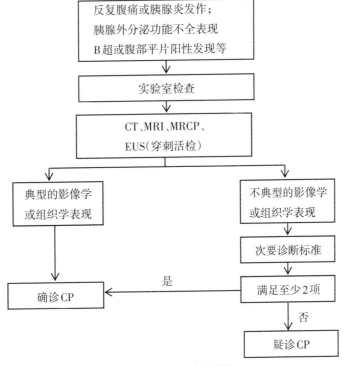

图8-7-2　CP诊断流程

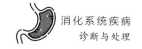
二、临床分期

根据CP的疾病病程和临床表现、形态学改变和胰腺内外分泌功能受损程度分为4期,对治疗方案选择具有指导意义。

(一)早期

出现腹痛、血清或尿淀粉酶升高等临床症状,CT、超声检查多无特征性改变,EUS、ERCP或组织学检查可有轻微改变。

(二)进展期

主要表现为反复腹痛或急性胰腺炎发作,胰腺实质或胰管出现特征性改变,胰腺内外分泌功能无显著异常,病程可持续数年。

(三)并发症期

临床症状加重,胰腺及胰管形态明显异常,胰腺实质明显纤维化或炎性增生改变,可出现假性囊肿、胆管梗阻、十二指肠梗阻、胰源性门静脉高压症、胰源性胸腹腔积液等并发症。胰腺内外分泌功能异常,但无显著临床表现。

(四)终末期

腹痛发作频率和严重程度可降低,甚至疼痛症状消失;胰腺内外分泌功能显著异常,临床出现腹泻、脂肪泻、体重下降和糖尿病。

三、并发症

(一)胰腺假性囊肿

由于胰腺周围积液演变而发展为假性囊肿,亦可因胰管或其分支阻塞导致阻塞上游形成潴留型囊肿。25%CP患者有假性囊肿,可位于胰腺内、腹膜后或远处。

(二)瘘管形成

可因胰管炎症坏死或假性囊肿破裂导致瘘管形成,出现富含淀粉酶腹腔积液和/或胸腔积液。

(三)上消化道出血

可源于:①假性囊肿的形成、胰周积液和腺体坏死均会导致炎症性静脉炎,从而导致血栓形成及其并发症。因此,胰腺中的慢性炎症可导致脾、肠系膜上静脉或门静脉血栓形成,引起左侧门静脉高压症致胃底静脉曲张破裂出血。②胰腺假性囊肿囊壁大血管或动脉瘤受胰腺分泌的消化酶侵蚀而破裂出血。

(四)十二指肠梗阻

大约有5%的慢性胰腺炎患者并发十二指肠狭窄,常由胰头纤维化或沟槽区胰腺炎引起,也可能由胰腺脓肿或胰腺假性囊肿造成。

(五)胰腺癌

慢性胰腺炎是胰腺癌发生的危险因素之一,并发胰腺癌的风险大约为4%。对于慢性胰腺炎患者,腹痛加重或明显消瘦时,应警惕胰腺癌存在。遗传性慢性胰腺炎癌变风险更大,需定期肿瘤标志物和影像学随访。

四、致病因素评估

慢性胰腺炎的致病因素较多,且常常是多因素作用的结果。酗酒是主要的因素之一。其他致病因素有高脂血症、高钙血症、胰腺先天性异常、胰腺外伤或手术、自身免疫性疾病、基因突变或缺失等。20%~30%的患者致病因素不明确。通过临床病史、实验室和影像学检查结果,可按照表8-7-2梳理慢性胰腺炎的致病因素。

表8-7-2 与慢性胰腺炎相关致病因素的TIGAR-O分类

病因分类	相关致病因素
有毒代谢物	酒精、慢性肾衰竭、高钙血症(甲状旁腺功能亢进)
	高脂血症(罕见)、药物*、吸烟、毒素
自身免疫性	与炎症性肠病、干燥综合征、原发性胆汁性肝硬化相关的自身免疫性慢性胰腺炎
	孤立性自身免疫性慢性胰腺炎
特发性	早发和迟发性
	热带性(营养性)胰腺炎(热带钙化性胰腺炎和纤维结石性胰源性糖尿病)
遗传性	常染色体隐性修饰基因(CFTR 和 SPINK1 突变,阳离子胰蛋白酶原[密码子 16、22 和 23 突变],α_1-抗胰蛋白酶缺乏症)
	常染色体隐性修饰基因(CFTR 和 SPINK1 突变,阳离子胰蛋白酶原[密码子 16、22 和 23 突变],α_1-抗胰蛋白酶缺乏症)
复发性和重症急性胰腺炎	复发性急性胰腺炎、坏死后(严重急性胰腺炎)
	放射性、血管缺血
梗阻性	导管阻塞(胰腺或壶腹肿瘤)
	创伤后胰管纤维化
	胰腺分裂
	Oddi括约肌障碍

注:*可能诱发慢性胰腺炎的常见药物包括血管紧张素转化酶抑制剂、他汀类药物、去羟肌苷、硫唑嘌呤、类固醇、拉米夫定、氢氯噻嗪、丙戊酸、口服避孕药和干扰素。

五、鉴别诊断

(一)复发性急性胰腺炎

复发性胰腺炎是指反复发作的胰腺炎,可分为复发性急性胰腺炎和慢性复发性胰腺炎。前者反复发作急性胰腺炎,缓解后无胰腺功能或组织学改变;后者是在慢性胰腺炎基础上有反复的急性发作,本身已存在胰腺功能和结构上的变化,如胰腺钙化、糖尿病等。两者在CT表现上也会有所区别,复发性急性胰腺炎轻者表现为胰腺弥漫性增大、形态失常、包膜不完整,伴有胰周的炎症、胰腺内及胰周的积液等,慢性复发性胰腺炎患者CT表现可以显示胰腺内钙化、实质萎缩、轮廓异常、胰管扩张或实变等。

(二)胰腺癌

特别需要与慢性肿块型胰腺炎进行鉴别。胰头癌影像学检查特点是:胰头癌患者胰管结石较少,侧支扩张较少,但胰管扩张较宽,肿块突然切断,无胰管穿通征;此外,胰头癌患者可能出现血管侵犯。胰腺活组织检查是诊断的"金标准"。

(三)壶腹部及其周围病变

慢性胰腺炎压迫胆总管出现梗阻性黄疸时,常与胰头癌、壶腹部肿瘤、胆总管结石等相混淆。经内镜逆行胰胆管造影术、B超、CT等检查有助于鉴别,但有时需剖腹探查才能明确诊断。

(四)自身免疫性胰腺炎

自身免疫性胰腺炎是特殊类型慢性胰腺炎,不同于慢性胰腺炎的特点是:①免疫球蛋白 G4(IgG4)阳性,可同时影响多个器官,包括胰腺、唾液腺、胆管、肾脏、肺、腹膜后和淋巴结;②组织病理学为淋巴浆细胞性硬化性胰腺炎或特发性导管中心性胰腺炎;③糖皮质激素治疗后,胰腺或胰腺外表现可迅速消退或显著改善。

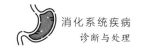
（五）胰源性腹泻

尚需和小肠性吸收不良综合征相鉴别,D木糖试验在前者正常,后者则示吸收障碍。借助胰外分泌功能试验,亦有助于鉴别。

【处理】

CP的处理原则为祛除病因、改善疼痛、提高生活质量,以及降低内分泌和外分泌胰腺功能障碍的发病率和死亡率。

一、一般处理

（1）戒酒、戒烟,避免暴饮暴食。

（2）发作期间严格限制脂肪摄入。

（3）必要时可给予肠内或肠外营养治疗。

（4）对长期脂肪腹泻患者,应注意补充脂溶性维生素及维生素B_{12}、叶酸,适当补充各种微量元素。

二、内科治疗

（一）急性发作期

与急性胰腺炎的临床表现和治疗方案大致相同。

（二）胰腺外分泌功能不全

胰腺外分泌功能不全主要应用外源性胰酶替代治疗（PERT）。首选含高活性脂肪酶的肠溶包衣胰酶制剂,于餐中服用。疗效不佳时可加服PPI、H_2受体阻滞剂等抑酸剂。营养不良的治疗以合理膳食+PERT为主,症状不缓解时可考虑补充中链三酰甘油。脂溶性维生素缺乏时,可适当补充维生素D。尚无临床循证医学证据推荐补充维生素A、维生素E、维生素K。

（三）糖尿病

改善生活方式,合理饮食。怀疑存在胰岛素抵抗的患者,排除禁忌证后,可选用二甲双胍治疗,其他口服降糖药物不良反应显著,不作首选。口服药物效果不佳时,改为胰岛素治疗。对于合并严重营养不良患者,采用强化的常规胰岛素治疗方案,维持CP患者最佳的代谢状态。由于CP合并糖尿病患者对胰岛素较敏感,应注意预防低血糖的发生。

（四）疼痛的治疗

（1）一般治疗:轻症患者可经戒酒、控制饮食缓解。

（2）药物治疗:采用止痛药、胰酶制剂和生长抑素及其类似物对疼痛缓解可能有效。

a.腹痛患者在选用镇痛药物时,应遵循三阶梯原则。第一阶段可使用非麻醉性镇痛药(如对乙酰氨基酚);第二阶段可选用不同作用强度的麻醉药(如曲马多等);第三阶段,严重疼痛可选用强效镇痛药(如阿片受体激动剂),需要根据个体情况调整剂量,以最小有效剂量为宜。

b.PERT主要作用包括缓解疼痛、改善腹泻(脂肪泻)、提高患者的营养状况。胰腺外分泌功能不全(PEI)是各种原因引起的人体自身分泌的胰酶不足、胰酶活性不够等,导致患者出现营养消化吸收不良症状。PEI应通过PERT治疗相关性腹泻、缓解胰性疼痛,并辅助饮食疗法,在服用胰酶的同时可给予抑酸药,以增强胰酶制剂的疗效,应限制患者脂肪摄入并提供高蛋白质食物。

c.抑制胰液分泌药物治疗主要是生长抑素及其类似物,可针对CP的疼痛机制发挥作用。

（3）梗阻性疼痛可行内镜治疗,非梗阻性疼痛可行CT、EUS引导下腹腔神经阻滞术。

（4）上述方法无效时可考虑手术治疗。在中长期疼痛缓解方面,手术优于内镜治疗。

三、内镜介入治疗

CP内镜治疗的主要适应证为胰管结石、胰管狭窄、胆管狭窄、胰腺假性囊肿等,有利于缓解胰源性疼痛,改善患者生活质量。

（一）主胰管梗阻

1. 内镜治疗

内镜治疗是解决CP梗阻性疼痛的首选方法。根据主胰管是否通畅CP可分为主胰管梗阻型与非主胰管梗阻型。主胰管梗阻通常由胰管狭窄、胰管结石、胰管解剖异常等因素导致。对于疼痛伴主胰管梗阻的患者,内镜治疗可有效缓解症状。通过内镜治疗解除梗阻后,CP患者疼痛完全缓解或部分缓解率可达71%和24%。内镜治疗后,临床上宜评估6~8周,如果疗效不满意,可考虑手术治疗。

2. 体外震波碎石术

对于体积较小的主胰管结石,ERCP可成功完成引流。对于最大径>5 mm的主胰管阳性结石,首选体外震波碎石术（ESWL）治疗,碎石成功后可再行ERCP取石,ESWL+ERCP的主胰管结石完全清除率在70%以上,主胰管引流率达90%。与ESWL联合ERCP治疗相比,单纯ESWL治疗可能也获得理想的结石清除及疼痛缓解。ESWL术后并发症主要包括胰腺炎、出血、石街（大量碎石屑在管腔堆积）、穿孔、感染等,发生率约为6%,大多数经内科保守治疗可痊愈。

3.ERCP胰管支架置入

主胰管狭窄的治疗原则为解除狭窄、充分引流胰液。ERCP胰管支架置入是最主要的治疗方法,辅以胰管括约肌切开、狭窄扩张等操作,疼痛缓解率在70%以上。治疗首选置入单根胰管塑料支架,可定期或根据患者症状更换支架,支架通常留置6~12个月。如10Fr支架留置12个月狭窄未改善,可考虑置入多根塑料支架或全覆膜自膨式金属支架。ERCP治疗时,对于主胰管严重狭窄或扭曲,导致反复插管不成功者,可以尝试经副乳头插管。对于ERCP操作失败者,可采用超声内镜引导下胰管引流术,该技术难度大、风险高,仅推荐在内镜经验丰富的单位开展。

（二）CP继发胆总管狭窄

CP合并良性胆总管狭窄的发生率约为15%,其中约半数患者会出现相应症状。当胆总管狭窄合并胆管炎、梗阻性黄疸或持续1个月以上的胆汁淤积时,可行ERCP下胆道支架置入治疗。置入多根塑料支架者可定期或根据症状更换支架,治疗周期常为12个月,其长期有效率与胆道自膨式覆膜金属支架相仿,均为90%左右,明显优于置入单根胆道塑料支架。

（三）胰腺假性囊肿

假性囊肿内镜引流的疼痛缓解率与手术相似,死亡率相当或更低。当胰腺假性囊肿持续增大,或引起不适症状、出现并发症（感染、出血、破裂等）时,应予以治疗。对于无并发症的胰腺假性囊肿,内镜治疗成功率为70%~90%,效果与手术相当,是首选的治疗方法。对于与主胰管相通、位于胰头或胰体胰腺假性囊肿体积较小者（最大径<6 cm）,首选内镜下经十二指肠乳头引流。对于非交通性胰腺假性囊肿,可选超声内镜引导下经胃十二指肠壁引流囊液。

（四）青少年CP的内镜治疗

青少年CP患者多以腹痛起病,而糖尿病、脂肪泻、胆管狭窄等相关并发症发生率低。内镜治疗（ERCP、ESWL）可有效缓解腹痛,减少胰腺炎的发生,有效率为50%~70%。内镜治疗的并发症主要为术后急性胰腺炎,其发生率与成人相仿。

四、外科手术治疗

（一）手术指征

（1）保守治疗或内镜微创治疗不能缓解的顽固性疼痛。

（2）并发胆管梗阻、十二指肠梗阻、胰腺假性囊肿、胰源性门静脉高压症伴出血、胰瘘、胰源性腹腔积液、假性动脉瘤等,不适于内科及介入治疗或治疗无效者。

（3）怀疑恶变者。

（4）多次内镜微创治疗失败者。

（二）手术方式

遵循个体化治疗原则，根据病因、胰管、胰腺及胰周脏器病变特点、手术操作者经验、并发症等因素进行术式选择。主要包括胰腺切除术、胰管引流术及联合术式3类。

胰十二指肠切除术（Whipple手术、保留幽门或保留十二指肠）适用于胰头部炎性肿块伴胰胆管及十二指肠梗阻、不能排除恶性病变、胰头分支胰管多发性结石者。胰体尾切除术适用于炎性病变、主胰管狭窄或胰管结石集中于胰体尾部者。中段胰腺切除术适用于胰腺颈体部局限性炎性包块，胰头组织基本正常，胰尾部病变系胰体部炎性病变导致的梗阻性改变者。全胰切除术适用于全胰炎性改变、胰管扩张不明显或多发分支胰管结石、其他切除术式不能缓解疼痛者，有条件的中心推荐同时行自体胰岛细胞移植，以保留患者内分泌功能。

胰管引流术可最大限度地保留胰腺的功能，主要为胰管空肠侧侧吻合术，适用于主胰管扩张、主胰管结石为主、胰头部无炎性肿块者。

五、CP的治疗流程

CP的治疗应是内科、外科、内镜、麻醉以及营养等多学科的综合治疗（图8-7-3）。

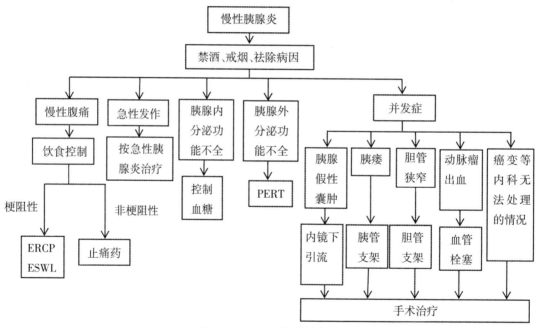

图8-7-3 CP的治疗流程

注：PERT，胰酶替代治疗；ESWL，体外震波碎石。

【预后及随访】

CP是一种进行性疾病，部分患者病情相对稳定，持续进展者可发生内外分泌功能不全或胰腺癌，应定期随访。推荐慢性胰腺炎癌变的起始筛查年龄为40岁。通过实验室检查、CT/MRI检查、问卷调查等方式，对患者胰腺内外分泌功能、营养状况、生活质量等进行评估。此外，鉴于肿块型CP与胰腺癌鉴别困难且为胰腺癌的高危因素，建议每3个月随访1次，行肿瘤指标、影像学等检查。若未见明显异常，可适当延长随访时间。

【临床病例与问题解析】

一、病史摘要

患者,男,35岁。因反复腹痛1年余就诊。患者于2019年6月因突发上腹痛诊断为急性胰腺炎,对症治疗后好转。2个月后再发上腹痛,上腹部增强CT显示:胰头囊性占位和胰腺钩突密度减低,继发性胰腺炎可能。胰头穿刺病理报告:胰腺腺泡间见慢性炎细胞浸润及大量梭形细胞增生,考虑为反应性增生。2019年11月,上腹痛加剧,伴呕吐、食欲不振,复查腹部增强CT显示:胰头增大合并胰管、胆管扩张,考虑慢性炎症所致;十二指肠降部管壁增厚,考虑炎性改变。予以抑酸、胰酶等对症处理后好转。1年后(2020年6月)ERCP检查见胆总管中段稍扩张,最大直径1.0 cm,胆总管下段呈均匀线性狭窄,狭窄长约2.5 cm,取出少许沙粒状结石。后因胆囊结石行胆囊切除术。2020年9月,患者腹痛复发加剧,拟诊"胰腺炎"再次收住当地医院。上腹部CT平扫+增强及MRCP示:胰头及十二指肠降段区域高密度灶(约1.6cm×0.9 cm)伴其上段胆管、胰管扩张,考虑胰腺炎累及十二指肠降部并假性囊肿形成,占位性病变待排。2020年10月,转诊安徽医科大学第一附属医院,拟"胰头占位性病变可能"收入院。体检:除消瘦和剑突下压痛(+)以外,没有其他阳性体征。

既往史和个人史:吸烟10余年,平均每日15支,未戒烟;饮酒10余年,每日七八两,戒酒1年。

2020年10月入住我院检测血常规、肝肾功能、血脂、血糖正常,淀粉酶(149 U/L)和脂肪酶(102 U/L)轻度升高,CA19-9等肿瘤指标阴性。抗核抗体13项、ANCA全套、免疫球蛋白IgG4及分型(−)。胃镜检查见十二指肠隆起型病灶,黏膜活检病理报告黏膜慢性炎,IgG4免疫组化(−)。超声内镜检查发现胰头区肿块,胰腺穿刺细胞学检查未见典型肿瘤细胞,病理报告纤维素样渗出物及胰腺腺泡组织。增强MRI显示沟槽区片状T1低信号、T2稍高信号;胆总管下段渐进性狭窄;胰头区胰管稍受压狭窄,远端扩张;十二指肠降部内侧壁增厚;胰周血管完整。

二、问题与诊治过程解析

问题1.如何根据该病例的临床特点做出初步诊断?

总结该病例的临床特点和诊断依据如下:

(1)中青年男性,慢性上腹痛,长期大量嗜酒,多次发作胰腺炎。

(2)胰酶轻度升高,CA19-9正常。

(3)影像学检查发现胰头、十二指肠降段区域病变伴胰胆管扩张。

(4)胰腺穿刺病理未见肿瘤依据。

初步诊断:慢性胰腺炎(肿块型)。

问题2.有无疑点,如何鉴别诊断?

疑点:①肿块型胰腺炎不应有胰胆管均扩张的双管征;②胰腺穿刺病理检查报告有纤维素样渗出物及胰腺腺泡组织,未见胰腺间质纤维化改变。需要进行以下鉴别诊断:

1.沟槽区胰腺炎

沟槽区胰腺炎是慢性胰腺炎的一种特殊形式,以沟槽区域的慢性炎症和纤维组织增生为主要特征。沟槽区特指胰头、十二指肠和胆总管围成的中间区域,内有淋巴、血管、神经走行。多见于中年酗酒患者。该病例检查发现十二指肠隆起型病灶,增强MRI显示十二指肠降部内侧壁增厚,且有酗酒病史,符合沟槽区胰腺炎诊断。然而,沟槽区胰腺炎与胰头癌的影像学鉴别诊断常常很困难。沟槽区胰腺炎多为边界模糊的胰头肿块而不伴有胆管明显扩张,而该患者胰头区肿块伴有胆管扩张,需要进一步排除并发胰腺癌的可能性。

2.胰腺癌

特别需要与慢性肿块型胰腺炎进行鉴别。胰头癌影像学特点是胰管扩张较宽,肿块突然切

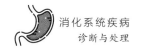
断,无胰管穿通征,与本例影像学检查征象不同。而且胰腺活组织检查也未能证实存在癌组织,不能贸然手术治疗。

3.壶腹部周围癌

该例胃镜检查发现十二指肠隆起型病灶,超声内镜检查发现胰头区肿块,邻近十二指肠管壁增厚,可解释影像学检查发现胰胆管均扩张的双管征。然而,内镜下十二指肠隆起型病灶表面光滑,活检未见肿瘤学证据,基本可排除壶腹部周围癌。

问题3.如何进一步诊断?(MDT讨论)

基于患者诊断不明确,慢性胰腺炎癌变可能,组织多学科讨论,讨论意见如下:

1.消化科意见

汇报病史。病史分析意见同上述"疑点与鉴别诊断"。初步诊断:慢性胰腺炎,癌变可能。

2.病理科会诊意见

目前穿刺病理符合慢性胰腺炎改变。

3.影像科读片意见

沟槽区片状T_1低信号、T_2稍高信号;胆总管下段渐进性狭窄;胰头区胰管稍受压狭窄,远端扩张;十二指肠降部内侧壁增厚;胰周血管完整。符合沟槽区胰腺炎影像学特征。

4.肝胆外科会诊意见

同意沟槽区慢性胰腺炎诊断、肿瘤不能除外,经与患者及其家属充分沟通,可考虑行外科手术。

问题4.如何处理?

根据MDT讨论意见,经患者和家属同意后,实施胰十二指肠切除+肠粘连松解术,术中见肿块位于胰头,约4 cm×5 cm,质硬,肿块未侵犯周围血管;腹腔脏器未见转移征象。

术后病理报告:胰腺腺体萎缩,部分胰腺导管上皮呈高度上皮内瘤变,局部癌变。未见淋巴结转移。

最终诊断:慢性胰腺炎(沟槽区)局部癌变。

体会与认识:

沟槽区胰腺炎是一种少见但已被充分认识的局限慢性胰腺炎,累及胰头、十二指肠和胆总管之间的"沟槽区"。40~50岁的男性最常患病,患者通常具有酗酒史。临床表现类似其他种类的慢性胰腺炎。沟槽区胰腺炎可形成类似于胰腺癌的"炎性假瘤",从而带来诊断上的困难。相似的表现使得两者经常难以区分,但由于沟槽区胰腺炎经常发生于较年轻的患者,区分两者是重要的。大多数患者可以通过胰十二指肠切除术成功治疗并得到病理确诊。

(时晨　许建明)

主要参考文献

[1] 中国医师协会胰腺病专业委员会慢性胰腺炎专业委员会.慢性胰腺炎诊治指南(2018,广州)[J].中华胰腺病杂志,2018,18(5):289-296.

[2] Barry K.Chronic pancreatitis:diagnosis and treatment[J]. Am Fam Physician,2018,97(6):385-393.

[3] Beyer G,Habtezion A,Werner J,et al.Chronic pancreatitis[J]. Lancet,2020,396(10249):499-512.

[4] Gardner TB, Adler DG, Forsmark CE, et al.ACG clinical guideline:chronic pancreatitis[J]. Am J Gastroenterol,2020, 115(3):322-339.

第九章

消化系统恶性肿瘤临床诊断与处理

第一节　食管癌临床诊断与分期处理要点

食管癌是从下咽食管起始部到食管胃连接部之间食管上皮来源的癌,包括食管鳞癌与食管腺癌两种主要类型及其他少见类型恶性肿瘤。如何针对高危人群开展早期筛查,提高早期食管癌检出率? 如何进行食管癌的诊断和鉴别诊断? 如何理解食管癌的病理分类和分期? 如何根据食管癌分期适当治疗与随访? 本节重点介绍上述诊治要点,并引入一例食管癌早期病例,结合病例展示食管癌临床评估要点与处理策略。

【临床表现与评估】

一、临床症状评估

食管癌典型临床表现为进行性吞咽困难,进食后哽噎感、烧灼感、停滞感或饱食感等,提示食管占位梗阻性病变,考虑有食管癌的可能,应做进一步检查。

早期食管癌的症状一般不明显,常表现为反复出现的吞咽食物时有异物感或哽噎感,或胸骨后疼痛。一旦上述症状持续出现或吞咽食物有明显的吞咽哽噎或困难时,提示食管癌已为中晚期。

当患者出现胸痛、咳嗽、发热等,应考虑有食管穿孔的可能。当患者出现声音嘶哑、吞咽梗阻、明显消瘦、锁骨上淋巴结肿大或呼吸困难时,常提示为食管癌晚期。

二、相关体征

早期食管癌通常无明显特异性体征。中晚期阶段可能出现颈部或锁骨上区淋巴结肿大,提示淋巴结转移可能;黄疸、触诊肝肿大或肝区压痛,提示肝转移可能;胸廓呼吸运动受限,呼吸浅快,肋间隙丰满,气管向健侧移位,患侧语音震颤减弱或消失等,提示恶性胸腔积液可能;腹壁紧张度增加、腹式呼吸运动减弱、叩诊移动性浊音等,提示恶性腹腔积液;近期体重明显减轻、皮褶厚度变薄、舟状腹等,提示营养不良或恶病质。

有上述症状和体征者需进一步进行以下检查进行确诊和鉴别诊断。

【辅助检查】

上消化道内镜检查和活检病理是诊断食管癌的"金标准",结合影像学检查可明确食管癌范围和术前分期。

一、影像学检查

(一)CT检查

CT被认为是对食管癌分期及预后判断较好的方法之一,可以在术前明确病变范围、淋巴结有无转移、远处有无转移等情况,也可用于术后(放化疗后)疗效评价,不足之处在于组织分辨率不

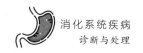

高,无法准确评估肿瘤外侵情况及小淋巴结转移情况。推荐检查胸部+上腹部CT平扫/增强及多角度重建影像,如果病变位于颈部或胸段食管癌距环咽肌<5cm,建议行颈部+胸部+上腹部CT扫描,如果患者有CT静脉造影的禁忌证,可以考虑(颈部)胸部/上腹腔平扫CT。

(二)上消化道造影检查

上消化道造影检查主要用于评估食管原发肿瘤情况。其对于食管癌的位置和长度判断较直观,但是不能评估原发灶侵犯深度或区域淋巴结转移情况。

(三)MRI检查

对于CT无法判别食管癌原发灶与周围气管及支气管膜部、主动脉外膜邻界关系时,MRI可提供有价值的补充信息。此外,还对诊断肝脏、颅脑、骨骼等远隔转移灶具有临床价值。体内有金属植入物或幽闭恐惧综合征患者慎用或禁用。

(四)正电子发射计算机体层成像(PET/CT)检查

可确定食管癌原发灶的范围,了解周围淋巴结有否转移及转移的范围,准确判断肿瘤分期。与胃镜及螺旋CT相比,18F-FDG、PET-CT在食管癌病灶检测方面有更高的敏感性及特异性,因而能更精确地进行TNM(tumor node metastasis)分期。PET检查较胸部CT能发现更多的远处转移。在常规检查阴性的患者中,PET可以发现15%~20%的患者存在远处转移。另外PET-CT还可用于食管癌的疗效评价,术前放疗及化疗均推荐应用PET-CT检查,目前认为PET-CT是用于评估治疗效果和预后指标前景发展很好的检查工具。

(五)超声检查

超声检查指常规体表超声检查,主要应用于食管癌患者双侧颈区、锁骨上区淋巴结评估(N分期)及肝脏转移灶评估(M分期)诊断。超声引导下可穿刺活检获得病理学诊断证据,还可用于晚期食管癌患者胸腹腔积液诊断及定位。

二、内镜检查

(一)普通白光胃镜和/或电子染色放大胃镜

在普通白光胃镜观察下,早期食管癌可以表现为食管黏膜病灶,有以下几种状态:①红区,即边界清楚的红色灶区,底部平坦;②糜烂灶,多为边界清楚、稍凹陷的红色糜烂状病灶;③斑块,多为类白色、边界清楚、稍隆起的斑块状病灶;④结节,直径在1cm以内,隆起的表面黏膜粗糙或糜烂状的结节病灶;⑤黏膜粗糙,指局部黏膜粗糙不规则、无明确边界的状态;⑥局部黏膜上皮增厚的病灶,常遮盖其下的血管纹理,显示黏膜血管网紊乱、缺失或截断等特点。内镜医师应提高对上述形态特征的认识,在检查时注意观察黏膜的细微变化,对可疑病灶多点活检是提高早期癌症检出率的关键。然而,多数早期食管癌在普通内镜下表现不典型,可能会被漏诊,病灶范围亦不清晰。电子染色内镜能清楚显示黏膜表面结构及微血管形态,观察上皮乳头内毛细血管襻(IPCL)的变化是发现早期食管癌及判断其浸润深度的重要手段,结合放大功能,可进一步提高诊断准确性。

中晚期食管癌的内镜下所见比较明确且容易辨认,主要表现为结节状或菜花样肿物,食管黏膜充血水肿、糜烂或苍白发僵,触之易出血,还可见溃疡,部分有不同程度的管腔狭窄。

存在食管不全或完全梗阻患者,食管内镜可能无法获得肿瘤远端累及的信息,可结合上消化道造影或胸部CT、MRI、PET/CT影像进行判断。

(二)色素内镜检查

常用染剂包括碘液、甲苯胺蓝等,可单一染色,也可联合使用。通过喷洒色素,对比正常黏膜显示上皮不典型增生或多原发早期癌症区域,提高T分期准确性。

(三)超声内镜检查

有助于显示食管癌原发病灶侵及层次,对于T分期诊断比较重要。此外,EUS还可评估食管及腹腔干周围淋巴结,超声内镜引导下细针穿刺活检(EUS-FNA)获得病理学确认N分期。禁忌用于影像学检查提示管腔狭窄,或者存在可疑穿孔的患者。EUS同样受内镜诊断医师经验影响,专业资质雄厚的医疗机构可选择。

三、其他检查

(一)肿瘤标志物检测

目前缺乏食管癌特异性血液肿瘤标志物,诸如循环肿瘤细胞、循环肿瘤DNA/RNA、表观遗传学标志物(DNA甲基化、非编码RNA、组蛋白修饰等)外泌体等尚处于实验室或临床前研究阶段,除非临床研究范畴内,不推荐常规临床诊疗。

(二)支气管镜/超声支气管镜检查

影像学检查疑似食管胸上/中段癌侵犯气管/支气管膜部者,可在具备设备条件的医疗机构进一步行支气管镜/超声支气管镜检查。

具备设备条件的医疗机构可对影像学检查怀疑的气管/支气管周围肿大淋巴结行超声支气管镜下穿刺活检明确病理学诊断。

【诊断要点】

一、临床诊断

病理学诊断("金标准")需要经内镜下活检确诊。存在内镜检查禁忌或者多次尝试活检均未能明确病理学诊断者,可综合影像学检查作为临床诊断依据:①吞咽食物时有哽噎感、异物感、胸骨后疼痛或出现明显的吞咽困难,食管造影发现食管黏膜局限性增粗、局部管壁僵硬、充盈缺损或龛影等表现;②吞咽食物时有哽咽感、异物感、胸骨后疼痛或出现明显的吞咽困难,胸部CT检查发现食管管壁的环形增厚或不规则增厚。

临床诊断食管癌病例需经病理学检查确诊。不宜依据临床诊断做放化疗,也不提倡进行试验性放化疗。

二、病理诊断

根据临床症状、体征及内镜和影像学检查,经细胞学或组织病理学检查,符合下列之一者可确诊为食管癌。

(1)内镜检查刷片或活检为癌。

(2)临床诊断为食管癌,食管外转移病变(锁骨上淋巴结、皮肤结节等)经活检或细胞学检查明确诊断为食管癌转移病灶。

根据食管癌的组织学特点,可将其分为鳞状细胞癌、腺癌、腺棘癌、小细胞未分化癌以及癌肉瘤这五种类型。其中以鳞状细胞癌最多见,占90%以上,腺癌次之,大约占7%,其他几种类型则比较少见。在早期食管癌中,其镜下几乎均为鳞状细胞癌。

三、分型

(一)根据解剖部位分型

1.颈段食管

颈段食管上自下咽,下达胸廓入口即胸骨上切迹水平。周围毗邻气管、颈血管鞘和脊椎。内镜下通常距门齿15~20 cm。

2.胸上段食管

胸上段食管上起胸廓入口,下至奇静脉弓下缘(肺门水平之上)。其前面被气管、主动脉弓的

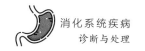

3个分支及头臂静脉包围,后面毗邻脊椎。内镜下通常距门齿20~25 cm。

3. 胸中段食管

胸中段食管上起奇静脉弓下缘,下至下肺静脉下缘(肺门水平之间)。其前方夹在两肺门之间,左侧与胸降主动脉为邻,后方毗邻脊椎,右侧游离直接与胸膜相贴。内镜下通常距门齿25~30 cm。

4. 胸下段食管

胸下段食管上起自下肺静脉下缘,下至食管胃连接部(肺门水平之下)。内镜下通常距门齿30~40 cm。临床上需综合多种影像学与内镜学检查结果,以病变中心位置所处食管分段进行诊断。

(二)食管胃交界部癌定义与分型

食管胃交界部即食管末端和胃的起始,相当于贲门切迹或腹膜返折水平或食管括约肌下缘,与组织学上的鳞柱交界不一定一致,解剖范围包括胸下段食管、食管胃交界线及胃近端5 cm范围。临床诊疗常根据Siewert分型,根据病变中心位于食管胃交界线(又称鳞柱交界线、Z线或EGJ线)上下5 cm范围内分为:

Siewert Ⅰ型:肿瘤中心位于食管胃交界线以上1~5 cm范围。

Siewert Ⅱ型:肿瘤中心位于食管胃交界线以上1 cm至以下2 cm范围。

Siewert Ⅲ型:肿瘤中心位于食管胃交界线以下2~5 cm范围。

若肿瘤累及食管胃交界部,肿瘤中心在食管胃交界部食管侧者或在胃侧2 cm之内者(Siewert Ⅰ型和Ⅱ型),遵照食管癌分期原则;肿瘤中心在近端胃2 cm之外(Siewert Ⅲ型)或肿瘤中心虽在近端胃2 cm之内但未累及食管胃交界部者,遵循胃癌分期原则。

(三)早期/表浅食管癌分型

1. 内镜下分型

推荐巴黎分型。

(1)隆起型(0-Ⅰ):又可分为有蒂隆起型(0-Ⅰp)和无蒂隆起型(0-Ⅰs)。

(2)表浅型(0-Ⅱ):又可分为表浅隆起型(0-Ⅱa)、表浅平坦型(0-Ⅱb)和表浅凹陷型(0-Ⅱc)。同时具有表浅隆起和表浅凹陷的病灶根据表浅隆起/表浅凹陷的比例分为表浅凹陷+表浅隆起型(0-Ⅱc+Ⅱa型)和表浅隆起+表浅凹陷型(0-Ⅱa+Ⅱc型)。

(3)凹陷(溃疡)型(0-Ⅲ):根据凹陷/表浅凹陷的比例分为表浅凹陷+凹陷型(0-Ⅱc+Ⅲ型)和凹陷+表浅凹陷型(0-Ⅲ+Ⅱc型)。

2. 浸润深度分型

(1)癌变仅局限于上皮内,未突破基底膜者为M1型(高级别上皮内瘤变/重度异型增生;Tis)。

(2)浅表型食管癌分为黏膜内癌和黏膜下癌:

a. 黏膜内癌分二型;M2型指病变突破基底膜,侵及黏膜层;M3型指病变侵及黏膜肌层。

b. 黏膜下癌根据其侵犯深度可分为SM1型、SM2型、SM3型。SM1型指病变侵犯黏膜下层上1/3;SM2型指病变侵犯黏膜下层中1/3;SM3型指病变侵犯黏膜下层下1/3。

对于内镜下切除的食管鳞癌标本,以200 μm作为区分病变侵犯黏膜下浅层与深层的临界值。

(四)进展期食管癌大体分型

髓质型:病变以食管壁增厚为特点,边缘坡状隆起。

蕈伞型:肿瘤边缘隆起,唇状/蘑菇样外翻,表面可伴有浅溃疡。

溃疡型:病变中央有明显溃疡,通常伴有边缘隆起。

缩窄型:以管腔明显狭窄为特点,患者的吞咽困难症状明显。

腔内型:病变呈现蘑菇样或息肉样,伴有/无蒂。

四、分期

(一)TNM分期

根据患者肿瘤大小、浸润程度以及是否发生淋巴或者是远处转移进行综合性评估分期,多采用UICC/AJCC第8版TNM分期体系。TNM分期中T、N、M的定义见表9-1-1。

表9-1-1 食管癌分期中T、N、M的定义

原发肿瘤(T)	区域淋巴结(N)
Tx:原发肿瘤不能确定	Nx:区域淋巴结不能确定
T0:无原发肿瘤证据	N0:无区域淋巴结转移
Tis:重度不典型增生	N1:1~2个区域淋巴结转移
T1:肿瘤侵犯黏膜固有层、黏膜肌层或黏膜下层	N2:3~6个区域淋巴结转移
T1a:侵犯黏膜固有层或黏膜肌层 T1b:侵犯黏膜下层	N3:≥7个区域淋巴结转移
T2:肿瘤侵犯食管肌层	远处转移(M)
T3:肿瘤侵犯食管纤维膜	M0:无远处转移
T4:肿瘤侵犯食管周围结构	M1:有远处转移
T4a:侵犯胸膜、心包或膈肌	
T4b:侵犯其他邻近结构,如主动脉、椎体、气管等	

(二)临床分期

根据TNM分期,可将食管癌分为0期、Ⅰ期、Ⅱ期、Ⅲ期、Ⅳ期,其中,0-Ⅰ期为早期食管癌,Ⅱ-Ⅲ期为中期食管癌,Ⅳ期为晚期食管癌(表9-1-2)。

表9-1-2 食管癌临床分期

食管鳞癌		食管腺癌	
0	TisN0M0	0	TisN0M0
Ⅰ	T1N0-1M0	Ⅰ	T1N0-1M0
Ⅱ	T2N0-1M0	ⅡA	T1N1M0
	T3N0M0	ⅡB	T2N0M0
Ⅲ	T3N1M0	Ⅲ	T2N1M0
	T1-3N2M0		T3-4aN0-1M0
ⅣA	T4N0-2M0	ⅣA	T1-4aN2M0
	TbN0-2M0		T4bN0-2M0
	任何TN3M0		任何TN3M0
ⅣB	任何T任何NM1	ⅣB	任何T任何NM1

【治疗要点】

消化内科医生主要关注高级别上皮瘤变/早期食管癌内镜下治疗,但是也需要了解进展期食管癌分期治疗原则。

一、食管癌分期与治疗原则

食管癌术前临床TNM分期(cTNM)主要是确定病变范围、有无远处脏器转移、有无淋巴结受累

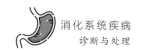
及周围组织局部侵犯,准确的术前分期将有助于选择合理的治疗方案。而要准确了解与肿瘤分期相关的临床信息,就必须借助于CT、MRI、超声内镜检查术(EUS)和正电子发射体层成像(PET)等非侵入性影像学手段,以及支气管镜、胸腔镜、纵隔镜和腹腔镜等微创侵入性手段,进行准确的临床TNM分期。按照食管癌临床分期(表9-1-2),采用以下分期综合治疗原则或模式:

1.0期/癌前病变

低级别上皮内瘤变建议随访,亦可行内镜下射频消融治疗。高级别上皮内瘤变建议行内镜下切除(EMR/ESD/MBM等),亦可根据临床条件选择内镜下射频消融、冷冻治疗等方式。由于病变过长或累及3/4环周以上、ESD术后可能导致顽固性狭窄者也可考虑外科治疗。

2.Ⅰ期

T1a期优选内镜下黏膜切除或黏膜剥离术。如果由于病变过长或累及3/4环周以上、ESD术后可能导致顽固性狭窄或有可疑淋巴结转移,建议行外科手术治疗。T1b优选外科手术治疗。如心肺功能差或拒绝手术者,可行内镜下ESD加术后放化疗。完全性切除的Ⅰ期食管癌,术后一般不行辅助治疗。

3.Ⅱ期

食管鳞癌:cT2N0M0期首选手术治疗,cT2N1M0及cT3N0M0期推荐新辅助治疗联合手术治疗。食管腺癌:cT2N0M0期优选手术治疗,cT1N1M0期推荐新辅助治疗联合手术治疗。如心肺功能差或拒绝手术者,可行根治性放化疗。新辅助治疗包括同期放化疗与化疗。

4.Ⅲ期

食管鳞癌或腺癌均推荐新辅助治疗联合手术治疗。如心肺功能差或拒绝手术者,可行根治性放化疗。对于不能手术的Ⅲ期患者,目前的标准治疗是同步放化疗。

5.ⅣA期

鳞癌或腺癌:T4a期推荐新辅助治疗联合手术治疗;如心肺功能差或拒绝手术者,也可行根治性放化疗。T4b期推荐根治性放化疗,或单纯化疗(侵犯椎体、气管、主动脉、心脏等重要脏器)。

6.ⅣB期

主要以全身系统性治疗与姑息治疗为主。一般状况好者,推荐全身系统性药物治疗,必要时可联合局部治疗;一般状况不能耐受上述治疗者,以姑息和支持治疗为主要手段。治疗目的为延长生命,提高生活质量。姑息治疗主要包括内镜治疗(包括食管扩张、食管支架等治疗)、止痛对症治疗与营养支持治疗等。

理想的或需要规范治疗的原则是,对食管癌的治疗应在分期后由外科、放射治疗科、肿瘤内科和内镜科等多学科联合讨论会诊后,提出个体化综合治疗方案。我国2018年食管癌诊疗规范拟定的分期治疗方案见图9-1-1。

二、高级别上皮瘤变/早期食管癌内镜下治疗

(一)内镜下治疗术前评估

对于无淋巴结转移的早期食管癌推荐行内镜下食管黏膜切除术。若经病理学评估,食管癌浸润深度为SM2或SM3型,即使临床评估无区域淋巴结转移,也推荐行根治性食管外科切除术。因此,术前准确判断肿瘤浸润深度、累及范围及区域淋巴结转移情况是进行合理治疗决策及预后预测的先决条件。推荐采用色素内镜及电子染色内镜,评估病变累及范围;超声内镜检查、鳞状上皮IPCL分型、食管肿瘤内镜下形态学分型等信息,综合判断浸润深度。鉴于目前尚缺乏食管内镜学评估指南,并且容易受内镜医师操作经验水平影响,故推荐依靠食管黏膜切除术后病理学评估进行临床决策。

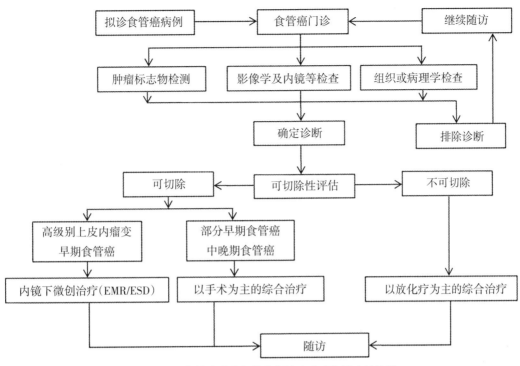

图9-1-1 食管癌诊疗规范分期治疗方案与拟定的流程

（二）内镜下治疗原则

与传统食管外科手术相比，内镜下食管黏膜切除术治疗食管癌前病变或早期食管癌的手术创伤较小、围手术期并发症风险较低、术后加速康复、医疗经济学效益较高，长期预后近似于根治性食管切除术。内镜下食管黏膜切除术既可兼顾临床诊断与治疗，又可从保留食管脏器角度改善患者生活质量，因此具有优势。推荐食管黏膜重度异型增生、侵犯层次局限于食管黏膜上皮层或黏膜固有层的食管癌（M1、M2）；累及黏膜肌层（M3）或黏膜下浅层（SM1）但是不伴脉管瘤栓或神经侵犯，不伴食管周围区域淋巴结肿大者。若病变累及超过3/4环周管腔，经验丰富的内镜医师评估后认为术后食管瘢痕狭窄风险较高者不推荐内镜治疗。

（三）内镜下食管黏膜切除方式

内镜下食管黏膜切除方式主要包括内镜下黏膜切除术（EMR）、多环套扎黏膜切除术（multi-band mucosectomy，MBM）及内镜黏膜下剥离术（ESD）。

1.EMR

EMR指内镜下将食管黏膜病灶整块或分块切除。治疗方法包括食管黏膜下注射-抬举-切除法的基础上逐渐演变为透明帽法（EMR with a cap，EMRC）、套扎法（EMR with ligation，EMRL）、分片黏膜切除术（endoscopy piecemeal mucosal resection，EPMR）等技术。各种EMR技术的基本原理相同，多是先通过黏膜下注射将食管黏膜下层与固有肌层分离，然后利用不同的方法切除局部隆起的食管黏膜病灶。

EMRC是利用内镜前端安置的透明帽对病变进行吸引，再行圈套切除，对操作技术要求不高，并发症少，但可切除的病变大小受透明帽的限制；EMRL是先对病变进行套扎，阻断血流并形成亚蒂后切除，视野清晰，出血量较少；EPMR用于传统EMR不能一次完整切除的较大病灶，将病灶分次部分切除，适用于>2 cm的巨大平坦病变，但是分次切除的组织标本体外拼接困难，难以评估根治效果，易导致病变局部残留或复发。

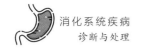
2.MBM

MBM是在食管曲张静脉套扎器的基础上改良而来的多块黏膜切除技术,主要包括标记、圈套切除、处理创面等步骤。与EMR相比,MBM不需要行黏膜下注射,可显著缩短操作时间。同时,在保证相同治疗效果的前提下,MBM较EMR具有操作简单、成本低、治疗时间短、安全高效的优点,便于在基层推广,但应注意规范化操作,避免病变残留。

3.ESD

ESD称为内镜黏膜下剥离术,是对不同部位、大小、浸润深度的病变进行内镜黏膜下剥离。即在进行黏膜下注射后,使用特殊电刀逐渐分离黏膜层与固有肌层之间的组织,将病变黏膜及黏膜下层完整剥离的方法。操作大致分为5步:①病灶周围标记;②黏膜下注射,使病灶充分抬举;③部分或环周切开黏膜;④黏膜下剥离,使黏膜与固有肌层完全分离,一次完整切除病灶;⑤创面处理,包括创面血管处理与病灶边缘检查。经典ESD技术改进后的隧道式黏膜剥离技术(标记-注射-远端开口-近端切开-建立隧道-两边切开)也可用于累及范围较大的食管黏膜病变。

高级别上皮瘤变/早期食管癌内镜切除病变后,应仔细检查创面,必要时使用染色或NBI进行观察,发现病变残留时,应及时行再次内镜下处理,有利于降低复发率。局部残留和复发的病变多可通过内镜下治疗清除,内镜下治疗失败者可追加手术或放化疗。

(四)内镜治疗常见并发症及处理

虽然内镜下切除属于微创治疗,但是受内镜医师经验水平、设备器械精密度、食管黏膜疾病和患者全身合并症等诸多因素影响,可能有术后并发食管黏膜出血、穿孔、狭窄、感染等风险。

1.出血

术中出血指术中需要止血治疗(如电凝或止血夹止血)的局部创面出血;术后迟发性出血指操作术后30 d内出现呕血、黑便等征象,Hb下降20 g/L以上。EMR出血风险与食管黏膜病变范围呈正相关,病灶直径超过2 cm者术中及术后出血风险显著升高,混合电流切除者易发生术中出血,凝固电流切除者易发生延迟性出血。ESD出血可能与病变部位、大小及类型、剥离层次、病变的粘连程度、血管分布、操作者的熟练程度等相关。

2.穿孔

ESD术中穿孔风险较EMR更高,通常可在术中发现。若患者ESD术后突发前胸及颈面部皮下气肿,胸部平片或CT发现纵隔气体或体格检查见穿孔征象等,应考虑术后穿孔。ESD穿孔与操作者经验、病变部位及大小、病变处有无溃疡形成等相关。操作过程中使用CO_2气体及预防性夹闭肌层破损处可降低穿孔发生率,而创面处肌层暴露则会增加穿孔风险。消化道内积聚大量气体,容易使小的肌层裂伤形成穿孔,因此,操作过程中应及时抽吸消化道内的气体。严格掌握内镜切除适应证、充分的黏膜下注射和选用合适的器械也有利于预防穿孔发生。

3.食管狭窄

食管狭窄指内镜下食管黏膜切除术后需要内镜下治疗的食管管腔狭窄,常伴有不同程度的吞咽困难,多见于术后约1个月。食管黏膜病变范围、浸润深度、切除创面的环周比例与纵向长度是术后食管狭窄的常见危险因素。大于3/4环周的食管黏膜病变经内镜切除治疗的术后狭窄发生率为88%~100%。

(五)内镜下非黏膜切除治疗

1.射频消融术

射频消融术利用电磁波生物物理中的热效应发挥治疗作用,使肿瘤组织脱水、干燥和凝固坏死,从而达到治疗目的。因其有效治疗深度仅限于1 000 μm范围,因此术后食管穿孔或狭窄风险较低,可用于治疗不耐受外科切除或拒绝手术的多原发、单病灶范围较大(累及全周管腔)的食管癌前病变或早期食管癌。

2.光动力疗法、氩离子凝固术、激光疗法、热探头治疗及冷冻疗法

这些内镜下非切除技术既可单独使用,也可与内镜切除术联合应用。光动力疗法是利用特定激光激发选择性聚集于肿瘤组织的光敏剂产生单态氧,通过物理、化学和免疫等复杂机制导致肿瘤坏死的疗法,可用于处理大面积早期多灶病变,应注意光敏反应、术后穿孔狭窄等并发症风险。氩离子凝固术是一种非接触性热凝固方法,可有效处理食管癌前病变,然而应用于早期食管癌则需要严格掌握适应证。

非切除治疗方法致肿瘤毁损,但是无法获得组织标本进行病理学评估,也无法判别治疗根治性状态,因此术后仍需要严密随诊,长期预后尚待明确,目前存在食管黏膜切除或消融禁忌证的患者可考虑选择。

(六)内镜治疗后随访

食管癌前病变及早期食管癌经内镜下食管黏膜切除术后3个月、6个月与12个月需复查内镜评估1次,若无复发,则以后每年复查内镜1次。食管黏膜轻度异型增生患者推荐术后每3年随访1次,中度异型增生患者推荐术后每1年随访1次。内镜随访时,应结合染色和/或放大内镜检查,发现阳性或可疑病灶行选择性活检及病理学诊断。食管黏膜病变经EMR后,应仔细检查创面,必要时使用染色或窄光谱方法进行评估,发现病变残留时,应及时行再次食管内镜治疗,有利于降低复发率。局部残留或复发的食管黏膜病变多可通过内镜下治疗清除,内镜下治疗失败者可追加手术或放化疗。此外,食管癌诊疗相关影像学评估方法亦不可忽视,应警惕异时多原发食管鳞癌或第二原发癌(如头颈部鳞癌、胃癌等)。

【临床病例与问题】

一、病史摘要

患者,男,52岁。因"胸骨后不适伴烧心数月"就诊于当地医院,胃镜提示食管局部黏膜粗糙,病理考虑高级别上皮内瘤变,为求进一步诊治就诊于我院门诊,复查胃镜发现距切牙23~26 cm食管中上段4点钟至6点钟方向可见黏膜粗糙、发白,表面附着白色角化物,进一步完善NBI+放大内镜可见病变区域呈茶褐色,IPCL呈B1型(图9-1-2)。胸腹盆增强CT未见淋巴结肿大及转移病灶,内镜诊断"食管早期癌症"。予以住院行ESD治疗,术后病理回报:符合食管鳞癌,局限于黏膜层,病灶水平切缘及垂直切缘阴性,无脉管及淋巴管浸润。

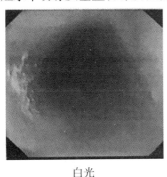 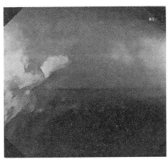

白光　　　　　　　　　NBI　　　　　　　　　NBI-ME

图9-1-2　胃镜检查

二、问题与诊治经过

问题1.如何根据该患者内镜检查和影像学检查征象,初步确定食管癌的分期及其治疗方法?

该患者内镜下食管中段黏膜病灶较表浅,黏膜粗糙、发白,表面附着白色角化物,无明显隆起或凹陷,故判断为表浅平坦型病变(0-Ⅱb)。

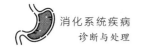
进一步在 NBI+放大内镜下观察病变部位毛细血管的改变,见病变区域呈茶褐色,IPCL 呈 B1型。故而判断早期食管癌病变位于黏膜层,影像学检查无淋巴结和远处转移征象,符合内镜治疗适应证。

问题 2.如何内镜治疗评价? 治疗效果如何?

采用内镜下黏膜剥离术(ESD),完整切除病灶。术后病理回报:符合食管鳞癌,局限于黏膜层,病灶水平切缘及垂直切缘阴性,无脉管及淋巴管浸润,达到治愈性切除。术后评估为 T1a 期食管癌,淋巴结转移风险极低。

患者术后每隔 3 个月复查胃镜 1 次,继后每年复查 1 次内镜和影像学检查,近 5 年无复发转移征象。

【预后与随访】

一、预后

食管癌预后和分期有关。早期食管癌及时根治预后良好,手术切除 5 年生存率>90%。中晚期食管癌未经治疗者一般在一年内死亡。食管癌位于食管上段,病变长度超过 5 cm,已侵犯食管肌层,癌细胞分化程度差及已有转移者,预后更差。

二、随访要点

早期食管癌术后 3 个月、6 个月和 12 个月各复查 1 次内镜,若无残留复发,此后每年 1 次内镜复查。随访时应结合染色和/或放大内镜检查,发现阳性或可疑病灶行靶向性活检及病理诊断。

手术后食管癌患者,第 1~2 年推荐每 3 个月随访 1 次,若无残留复发,第 3~5 年每 6 个月随访 1 次,此后每年随访 1 次,CT、消化道造影、超声、胃镜、实验室各项检查为常规项目。PET-CT、骨扫描、脑磁共振等为选择性检查。

【食管癌高危健康人群筛查与监测】

年龄≥40 岁,来自食管肿瘤高发地区,或有食管肿瘤家族史,食管癌高危因素(吸烟、重度饮酒、头颈部或呼吸道鳞癌、喜食高温及腌制食物、口腔卫生状况不良等)为食管癌高危人群,推荐行内镜下食管黏膜碘染色法筛查。

若内镜下未见病灶,即定期复查内镜随访。若发现浅表型病灶,取活检评估病理情况。若病理学为低级别上皮内瘤变/异型增生,每 3 年随访 1 次;若病理学为高级别上皮内瘤变/异型增生、黏膜内癌,并且未发现脉管侵犯,可考虑行内镜下治疗。如果内镜表现较活检病理学结果更重,建议行精细食管内镜检查(包括放大内镜、窄光谱成像、染色等)以评估病变情况。若评估胃 SM2 及以上病变,可考虑手术,放化疗处理方案(图 9-1-3)。

对于已知或食管内镜下新发现的具有 Barrett 食管高危因素的患者,推荐食管内镜下每隔 2 cm行 4 点位活检(至少 8 块活检组织)。若存在洛杉矶分级诊断为 B 级、C 级、D 级别的食管炎,需先规律服用质子泵抑制剂,治疗 8~12 周再行内镜下诊断。若没有 Barrett 食管,则可以终止内镜筛查。若病理学诊断为 Barrett 食管不伴有异型增生,每隔 3~5 年再次行内镜检查及病理活检。若病理学诊断为 Barrett 食管伴低级别上皮内瘤变/异型增生,则需行食管内镜下治疗或每年行内镜检查并每隔 1 cm 行 4 点位活检。若病理学诊断为 Barrett 食管合并高级别上皮内瘤变,则需要行食管内镜下治疗或外科手术治疗。

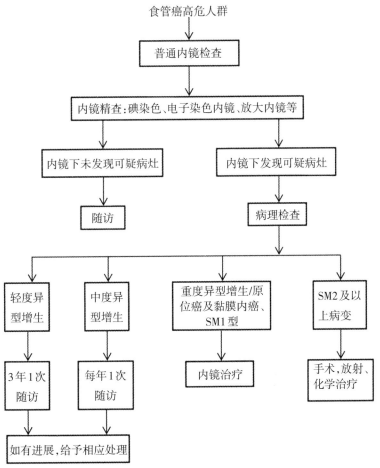

图9-1-3　食管癌癌前病变随访及其癌变诊治程序

（许建明　王亚雷）

主要参考文献

Shah MA, Kennedy EB, Catenacci DV, et al.Treatment of locally advanced esophageal carcinoma: ASCO guideline[J].J Clin Oncol,2020,38(23):2677-2694.

第二节　胃癌临床诊断与内镜治疗

　　胃癌(gastric carcinoma)是指原发于胃的上皮源性恶性肿瘤。在我国消化道恶性肿瘤中发病率居首位,好发年龄在50岁以上,近代发病呈现年轻化倾向。胃癌有哪些临床表现? 诊断胃癌有哪些方法和要点? 如何理解胃癌的病理分类和分期? 如何根据胃癌分期治疗与随访? 如何针对高危人群开展早期筛查,提高早期胃癌检出率? 特别是如何进行早期胃癌内镜治疗及其术后疗效评价与管理? 本节分别介绍上述内容,并引入一例早期胃癌内镜诊治病例,展示早期胃癌内镜治疗及其术后疗效评价方法。

　　【临床表现】

一、原发肿瘤表现

　　在早期,患者可能会出现以下症状:①消化不良和胃部不适;②进食后有饱胀感;③轻度恶心;

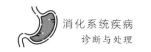
④食欲不振;⑤胃部灼热感等。但这些症状均无特征性,上腹部深压痛可能是唯一值得注意的体征。

在进展期,患者可能会出现以下症状:①便血;②呕吐;③非特异性的体重减轻;④持续性上腹闷痛;⑤黄疸(巩膜和皮肤变黄);⑥腹腔积液;⑦近端胃癌或位于胃食管交界处的癌症可出现吞咽困难或反流等。进展期最常见的体征是腹部肿块、胃型和胃部震水音(胃梗阻)等。

二、远处转移表现

特定器官转移会出现特定的临床表现,如肝转移可能出现黄疸、疲乏、虚弱、食欲不振、体重下降、发热、腹胀、皮肤瘙痒、下肢水肿和腹痛等。肺转移可能有咳嗽、胸痛、咯血或表现持续性肺炎等。骨转移可能出现疼痛、病理性骨折、高钙血症、活动障碍或受限、骨髓抑制、脊柱不稳和脊髓神经根压迫的症状等。卵巢转移可能出现阴道流血、月经异常、腹痛、腹胀及腹部不适等,脑转移可能有头痛、恶心、呕吐、共济失调、有时类似脑卒中、痴呆或者视神经乳头水肿等。

可能伴随特定的临床体征,如淋巴结转移包括Virchow淋巴结(左锁骨上淋巴结转移)、脐周结节和左腋窝淋巴结转移;腹腔转移可表现为Krukenberg瘤(卵巢种植转移),结节性板样腹和腹腔积液(腹膜转移),肝肿大(肝转移),直肠指诊直肠前窝肿物(直肠前窝种植转移),肠型、蠕动波、腹肌紧张、压痛和反跳痛,肠鸣音亢进、肠鸣音减弱或者消失(完全和不全性肠梗阻的表现)等。

三、其他表现

如副瘤综合征包括:皮肤病变,如弥漫性脂溢性角化病或黑棘皮病等;血液学改变,如微血管病性溶血性贫血和高凝状态等;膜性肾病等。

【诊断要点】

胃癌治疗前要结合患者的临床表现、血清学检查、内镜及组织病理学、影像学检查等进行胃癌的诊断和鉴别诊断。基本诊断手段主要包括内镜和影像学检查,用于胃癌的定性诊断、定位诊断和分期诊断。

一、内镜检查

(一)胃镜及胃镜下活检

胃镜及胃镜下活检是目前诊断胃癌的"金标准"。常用的胃镜检查技术包括:普通白光内镜、电子染色内镜、放大内镜、化学染色内镜和超声内镜检查(EUS)等。对于病变或疑似病变区域首先进行白光内镜观察,记录病变区域自然状态情况,然后再根据需要,采用其他内镜技术进行检查。

(二)EUS

对于诊断T分期和N分期的准确程度不低于CT检查,尤其对于早期癌症,EUS判断浸润深度要优于CT。对于拟施行内镜下治疗的患者,如内镜下黏膜切除(EMR)、内镜下黏膜剥离术(ESD),在治疗前可行EUS。

(三)胃黏膜癌前病变的内镜病理诊断要点

胃黏膜癌前病变是指一类容易发生癌变的胃黏膜病理组织学变化,即胃黏膜的异型增生和肠上皮化生,主要伴存于慢性萎缩性胃炎。对这类病变,以高清染色内镜为辅助的活检是检测癌前病变的最佳方法。

(1)高清染色内镜在诊断胃黏膜癌前病变和早期胃癌方面均优于普通白光内镜。

普通白光内镜可呈现出胃黏膜的自然色泽,但对黏膜的微细形态呈现不明显。而高清染色内镜使病灶与周围正常组织界限的对比性得到明显改善,可清晰显示黏膜微血管和黏膜腺管开口形态,能够发现普通内镜下难以发现的平坦型病变或微小病灶。高清染色放大内镜下的"亮蓝嵴"有助于判断肠化生的存在和范围。因此,以高清染色内镜为辅助的活检是检测胃黏膜癌前病变的最佳方法。

(2)高清染色放大内镜检查若观察LGIN病变具有明确的边界,且表面腺管开口形态和/或微血管形态存在异常,即提示存在进展为HGIN的可能。

HGIN病理学表现为腺体密集且结构扭曲增多,细胞异型更明显,导管形态不规则,分支和折叠常见,无细胞间质的浸润,LGIN与HGIN的区别主要是以浸润组织的结构和细胞学异常是否超过胃黏膜层的一半为界。LGIN内镜下可表现为黑棘皮征,HGIN内镜下常表现为表面腺管开口形态和/或微血管形态异常。随着对上皮内瘤变(IN)认识的加深,目前认为仅凭活检来区分LGIN与HGIN存在一定分级判定过低的风险。对于有明显内镜下可视病变并且范围清晰的LGIN,单纯活检的诊断是不足的,建议行诊断性ESD切除。

二、影像学检查

(一)上消化道造影检查

上消化道造影检查可观察胃的形态、黏膜变化、蠕动情况,对手术方式及胃切除范围的选择有指导意义。推荐上消化道造影检查在食管胃连接部癌的应用,辅助判断食管受侵范围并进行Siewert分型。

(二)CT检查

CT检查不推荐作为胃癌初诊的首选诊断方法,但推荐作为胃癌术前分期诊断中的首选影像方法。因为多层螺旋CT检查(最好采用增强扫描)除能够了解胃腔内和胃壁的情况外,还可用于判断胃周淋巴结,以及胃周器官有无转移或浸润。检查范围要包括胸腔、腹腔、盆腔。检查前饮用500~1 000 mL温水或汽水,可使胃腔充分充盈,胃壁舒展,提高T分期的判断准确度。检查时,体位常规采用仰卧位,对位于胃体下部和胃窦部的肿瘤,可根据检查目的和患者配合情况采用特殊体位,如俯卧位、侧卧位等。多期增强扫描、多平面重建图像,能更好地判断肿瘤部位、肿瘤与周围脏器及血管的关系。

(三)MRI检查

MRI有着无辐射损伤及软组织分辨率高等优点,对于甲亢或有碘过敏史的患者,可以考虑MRI替代CT检查。尤其是怀疑胃癌肝转移时,增强MRI是首选或重要的补充检查方法。

(四)PET-CT检查

对于常规检查,如CT等提示有远处转移时,可应用PET-CT评估患者的全身情况,但不做常规推荐。注意某些组织学类型的胃癌,如黏液腺癌、印戒细胞癌、低分化腺癌,对示踪剂F-FDG的摄取较少,PET-CT的检测敏感性显著降低,应谨慎应用。

(五)超声检查

作为非创伤性的诊断方法,超声检查可以帮助临床获得胃壁肿瘤的部位、大小和形态等信息,也可以初步了解胃周器官的转移情况。但经腹超声检查对胃癌的检出率较低,故不作为常规的检查手段。

三、肿瘤标志物检测

肿瘤标志物在评估胃癌分期、判断预后及动态监测疗效等方面发挥一定作用。常规推荐CA72-4、癌胚抗原(CEA)和CA19-9检测;可在部分患者中进一步检测甲胎蛋白(AFP)和CA125,CA125对于腹膜转移,AFP对于特殊病理类型的胃癌,均具有一定的诊断和预后价值。对于影像学无明确新发或进展病灶而肿瘤标志物持续升高者,应警惕有复发或进展的可能,密切随访,寻找原因。在长期监测过程中,应保证肿瘤标志物一致性,监测过程中改变检测方法,应重新建立基准线

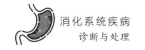

水平,以免产生错误的医疗解释。

四、病理检查与诊断

手术前胃癌组织学或细胞学检查取自胃镜活检,怀疑发生腹膜转移的患者可对腹腔积液或腹腔冲洗液进行细胞学检查,或对转移的体表淋巴结(如锁骨上淋巴结等)进行穿刺细胞学检查。结合影像学检查和手术标本检查,可确定胃癌类型、组织学分型与分级及分期。

(一)大体病理类型

1.早期胃癌

局限于胃黏膜或黏膜下层的侵袭性癌,不论是否有淋巴结转移。由于内镜检查无法确定是否有淋巴结转移,故将内镜下发现的早期胃癌称为表浅性胃癌。

2.进展期胃癌

癌组织侵达胃固有肌层或更深者,不论是否淋巴结转移。

3.食管胃连接部腺癌

肿瘤中心处于食管-胃解剖交界线上下5 cm区间的腺癌,并跨越或接触食管胃连接部(EGJ)。

4.癌结节

癌结节(tumor deposit)定义为在胃周淋巴结引流区域内,与胃周脂肪组织相邻,独立存在的肿瘤结节,其内没有可辨认的淋巴结、血管、神经结构,又称淋巴结外软组织转移。

(二)组织学分型与分级

1.组织学分型

可同时使用世界卫生组织(WHO)(消化系统肿瘤)和Laurén分型对胃癌进行组织学分类。Laurén分型根据胃癌组织学生长方式将胃腺癌分为肠型、弥漫型、混合型或不确定型。

2.组织学分级

依据胃癌组织细胞的分化程度分为高分化(G1)、中分化(G2)和低分化/未分化(G3)。

3.浆膜分型

胃癌浆膜分型与其大体类型、生长方式之间有密切的规律性关系,可分为正常型、反应型、突出结节型、扁平结节型、腱状型和多彩弥漫型。

(三)分子病理检测

胃癌的规范化和个体化治疗需基于病理学的精准诊断和分型。除传统的组织病理学诊断方法之外,推荐免疫组化(IHC)、原位杂交(ISH)和基因测序等技术检测一些生物标志物,有助于胃癌的精准病理诊断。

五、分期诊断

胸腹盆部CT检查是胃癌手术治疗前分期的基本手段,MRI、腹腔镜探查和PET-CT可分别作为CT怀疑肝转移、腹膜转移及全身转移时的备选手段。通过上述影像学检查,可提供cTNM分期的征象描述,并给出分期意见(表9-2-1)。

表9-2-1　胃癌术前CT分期

CT分期	病理学定义	常规参考征象	辅助参考征象
cT1	侵犯黏膜(CT1a)或黏膜下层(CT1b)	·类似正常胃壁,显示多层结构,黏膜下层的低密度带完整 ·动脉期和实质期:病变区黏膜强化明显 ·平衡期:强化消失明显	高强化癌肿不超过胃壁总厚度的50%

CT分期	病理学定义	常规参考征象	辅助参考征象
cT2	侵犯固有肌层	平扫：胃壁增厚，浆膜层光整，周围脂肪间隙清楚 **增强** ·动脉期显示内层强化明显； ·实质期显示病灶区强化逐渐扩大、深入，贯穿整个病灶； ·平衡期：整个病灶全部强化	高强化癌肿超过胃外层残余部分稍高强化肌层壁总厚度50%
cT3	侵及浆膜下层	平扫 ·胃壁增厚； ·浆膜面毛糙、不规则； ·周围脂肪间隙内可有结节状或带状影 增强：同cT2	浆膜模糊或短细索条范围<1/3全部病变面积，与cT2的区别在于浆膜层轮廓征象和胃周脂肪征象
cT4a	侵透浆膜（脏层腹膜）	浆膜面不规则或结节样形态，周围脂肪间隙密集毛刺或条带状浸润	胃壁增厚，明显延时强化
cT4b	侵犯邻近结构/器官	与邻近脏器结构脂肪间隙消失，指状嵌插或直接浸润为确切侵犯征象	与邻近器官间脂肪间隙消失
cN分期	根据淋巴结转移数目分为N0~N3	类圆形肿大淋巴结，短径>1cm（N1：1~2个淋巴结转移。N2：3~6个淋巴结转移。N3a：7~15个淋巴结转移。N3b：16个或16个以上区域淋巴结转移）	高强化或强化不均短长径比>0.7多发簇集

【分期治疗原则与内镜治疗要点】

胃癌的治疗原则是根据胃癌的病理学类型、临床分期，同时结合患者的一般状况，以及身体各脏器的功能，采取多学科综合治疗的方法，即MDT模式。一般可按照早期胃癌、局部进展期胃癌和晚期胃癌选择不同的治疗策略。

一、早期胃癌治疗

早期胃癌治疗是消化科医生主要关注的领域。治疗前必须通过规范化病理、影像和内镜进行术前评估，以明确肿瘤的病理类型、病变范围、浸润深度、淋巴结转移情况等。如果早期胃癌且无淋巴结转移证据，可根据肿瘤侵犯深度，考虑内镜下治疗或手术治疗，一般术后无须辅助放疗或化疗。

（一）早期胃癌的内镜治疗

随着内镜技术的发展和临床证据的积累，内镜治疗已成为治疗早期胃癌的重要方法，主要有EMR和ESD。ESD能够实现较大病变的整块切除，提供准确的病理学诊断，保证病变的切缘阴性，成为早期胃癌的首选和标准内镜治疗方式。应严格遵守适应证，根据术后病理诊断和治愈性评分以明确后续的随访和治疗方案。

1. 内镜治疗的适应证

早期胃癌内镜治疗要严格遵循适应证（包括绝对适应证、扩大适应证和相对适应证，表9-2-2)，以及高质量规范化的操作，包括术前评估规范化、术中切除规范化、术后处理规范化、病理评估规范化和术后随访规范化等。

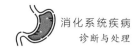
表9-2-2　早期胃癌内镜治疗适应证

绝对适应证	扩大适应证	相对适应证
①任何大小的无溃疡分化型黏膜内癌(cT1a)； ②病变直径≤3 cm、合并溃疡的分化型黏膜内癌(cT1a)； ③高级别上皮内瘤变	①直径≤2 cm、无溃疡的未分化型黏膜内癌(cT1a)； ②黏膜下浸润深度不超过500 μm、直径≤3 cm的分化型腺癌(cT1b)	①伴有高危因素*的低级别上皮瘤变患者； ②病变可疑黏膜下浅层浸润，但内镜下评估困难，内镜切除或外科手术难以决策的患者； ③适应证以外的早期胃癌，但老年、一般状况差或存在外科手术禁忌或拒绝外科手术的患者

注：*对于病变>2 cm、表面发红的凹陷型病变、伴有结节样改变等危险因素，可行诊断性切除，以便做出更准确的病理评估。当合并溃疡时，由于溃疡底部炎症、纤维化存在，均会影响黏膜下浸润的判断。

2.内镜治疗疗效评估和随访管理策略

早期胃癌内镜是否达到治愈性切除，与术后随访策略和预后密切相关。为此，内镜治疗的疗效评估内容须包括内镜治疗是否为治愈性切除的内镜治疗综合评估(表9-2-3 eCura评估系统)和非治愈性切除的淋巴结转移风险(表9-2-4)。

eCura评估系统将内镜治疗效果分为治愈性切除、相对治愈性切除和非治愈性切除(表9-2-3)。据此，决定患者后续是否密切随访观察、追加内镜治疗或者外科手术等随访治疗决策(图9-2-1)。即绝对性治愈切除eCura A型患者，建议随访观察，术后每6~12个月进行内镜随访。相对性治愈切除eCura B型的患者，建议随访观察，建议在每6~12个月内镜随访的基础上，加做腹部B超或者CT检查。非治愈性切除eCura C-1型患者可以补充手术治疗、再次ESD、内镜下消融或者密切随访观察。非治愈性切除eCura C-2型患者因淋巴结转移风险高，强烈建议补充手术治疗。eCura C型胃癌患者补充手术治疗后，如术后病理分期为Ⅰ期，继续随访观察，无须辅助治疗。而对于非病理Ⅰ期的患者，遵循Ⅱ—Ⅲ期的胃癌根治术后辅助治疗原则。分析内镜切除后的规范性病理检查结果，根据淋巴管侵犯、肿瘤直径、垂直直径、脉管侵犯、黏膜下侵犯深度，评估早期胃癌内镜治疗后淋巴结转移风险和生存率(表9-2-3)。

表9-2-3　eCura评估系统

项目	内镜治疗要求
eCuraA(绝对治愈性切除)	①无溃疡(UL0)并同时满足以下条件：整块切除，无论肿瘤大小，分化型腺癌，pT1a，水平切缘阴性(HMO)，垂直切缘阴性(VM0)，无淋巴管脉管浸润(Lyo，V0)； ②有溃疡(UL1)并同时满足以下条件：整块切除，肿瘤直径≤3 cm，分化型腺癌，HMO，VM0，Lyo，V0； ③未分化型腺癌，并同时满足以下条件：整块切除，肿瘤直径≤2 cm，分化型腺癌，HMO，VM0，Lyo，V0
eCuraB(相对治愈性切除)	pT1a(SM1)并同时满足以下条件：黏膜下浸润深度≤500 μm，整块切除，肿瘤直径≤3 cm，HMO，VM0，Lyo，V0
eCuraC-1(非治愈性切除-1型)	分化型腺癌，满足eCuraA或B的其他条件，但未实现整块切除或水平切缘阳性的患者
eCuraC-2(非治愈性切除-2型)	除上述分型以外，其余内镜治疗其他类型的患者

表9-2-4　早期胃癌内镜治疗后非治愈性切除的淋巴结转移风险和生存率

淋巴结转移危险因素评分	淋巴结转移危险等级	淋巴结转移率	5年胃癌特定生存率
淋巴管侵犯(3分)	低危(0~1分)	2.5%	99.6%
肿瘤直径≥3 cm(1分)			
垂直直径(1分)	中危(2~3分)	6.7%	96.0%

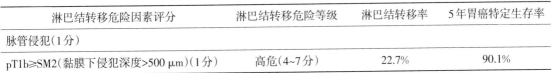

淋巴结转移危险因素评分	淋巴结转移危险等级	淋巴结转移率	5年胃癌特定生存率
脉管侵犯(1分)			
pT1b≥SM2(黏膜下侵犯深度>500 μm)(1分)	高危(4~7分)	22.7%	90.1%

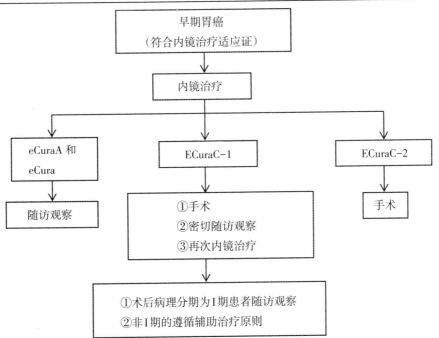

图9-2-1　早期胃癌内镜治疗后不同疗效类型患者的管理决策图

(二)早期胃癌的手术治疗

如果早期胃癌不适合在内镜下进行胃癌切除,可以选择进行腹腔镜胃癌根治性手术切除或者是达芬奇机器人胃癌根治性手术切除。

对于cT1N0-1期胃癌的腹腔镜远端胃切除术,大规模前瞻性随机对照研究均已证实:腹腔镜手术效果和开腹手术的安全性相当,长期预后无明显差异,可作为远端胃早期胃癌的常规治疗手段开展。

二、局部进展期/晚期胃癌的治疗原则

局部进展期胃癌是浸润深度浸过了黏膜下层,浸到肌层,浸过浆膜层,甚至浸出浆膜,浸到周围组织或器官。胃癌晚期主要是指发生在胃部的癌症出现了转移和扩散的现象,而且进入到了其他脏器或组织,对手术和放化疗等治疗效果都不敏感。上述胃癌分期治疗属于跨学科领域,消化科医生需要了解其总体治疗策略。

(1)局部进展期胃癌或伴有淋巴结转移的早期胃癌,应当采取以手术治疗为主的综合治疗。根据肿瘤侵犯深度及是否伴有淋巴结转移,可考虑直接行根治性手术或术前先行新辅助化疗,再考虑根治性手术。成功实施根治性手术的局部进展期胃癌,需根据术后病理分期确定辅助治疗方案(辅助化疗,必要时考虑辅助放化疗)。

(2)长久以来,晚期胃癌的一线治疗都是基于以化疗为主的单药或联合方案。随着免疫检查点抑制剂的广泛应用,晚期胃癌一线化疗联合免疫治疗的研究也越来越多,逐步在胃癌诊疗领域发挥作用。

(3)复发/转移性胃癌应当采取以药物治疗为主的综合治疗手段,在恰当的时机给予姑息性手

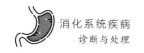

术、放疗、介入治疗、射频治疗等局部治疗,同时也应当积极给予镇痛、支架置入、营养支持等最佳支持治疗。

【临床病例与问题】

一、病史摘要

患者,男,79岁。因"进食后剑突下不适半年"就诊于我院门诊,完善胃镜检查(图9-2-2)示:贲门下方后壁可见一直径1.5 cm的0-Ⅱc型病灶,表面发红、易自发渗血,进一步完善NBI+放大内镜可见病灶处腺管大小不等、排列紊乱,部分区域腺管结构缺失,表面微血管扩张、扭曲,DL(+)。予以活检1块,病理报告高级别上皮内瘤变,局部疑癌。EUS判断病变深度在黏膜层,胸腹盆增强提示贲门部稍增厚,未见胃周淋巴结肿大。

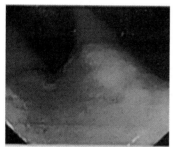
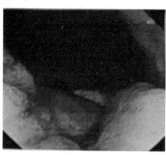
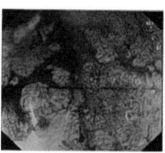

白光胃镜　　　　　　　　　　　　NBI　　　　　　　　　　　NBI+放大

图9-2-2　胃镜检查

二、问题与诊治经过解析

问题1.如何根据该患者内镜和影像学检查征象,初步确定胃癌的分期?

如上所述,该患者胃镜检查显示贲门下方后壁可见一直径1.5 cm的0-Ⅱc型病灶,表面发红、易自发渗血。进一步完善NBI+放大内镜可见病灶处腺管大小不等、排列紊乱,部分区域腺管结构缺失,表面微血管扩张、扭曲,DL(+)。活检病理报告为高级别上皮内瘤变,局部疑癌。EUS判断病变深度在黏膜层,胸腹盆增强提示贲门部稍增厚,未见胃周淋巴结肿大。

根据本例在内镜下发现贲门下方后壁病变胃黏膜表浅性肿瘤征象病灶(0-Ⅱc型),病理报告高级别上皮内瘤变,局部疑癌,胸腹部盆腔增强CT检查无淋巴结转移证据,初步诊断早期胃癌(贲门)。

问题2.该患者如何治疗,疗效如何?

分析该患者胃癌类型为表浅溃疡病变(0-Ⅱc),但病变直径较小(1.5 cm),病理性质为高级别上皮内瘤变,局部疑癌,符合ESD相对适应证。在内镜下整块切除病灶,术后病理提示无溃疡(UL0),分化型腺癌,pT1a,水平切缘阴性(HM0),垂直切缘阴性(VM0),无淋巴脉管浸润(Ly0,V0),依据eCura系统,符合eCura A型,达到治愈性切除。故术后每6~12个月进行内镜随访,长期痊愈。

【预后与随访监测】

(一)预后

胃癌的预后与病理分期、部位、组织类型、生物学行为和治疗措施有关。早期胃癌经治疗后预后较好。但大部分胃癌发现时已是进展期或存在远处转移,进入晚期预后差,平均生存时间为6~14个月,5年生存率不足5%。其中,贲门癌与胃上1/3的近端胃癌比胃体及胃远端癌的预后更差。

(二)随访监测建议

胃癌随访/监测的主要目的是发现尚可接受潜在根治的转移复发,更早发现肿瘤复发或第二原发胃癌,并及时干预处理,以提高患者的总生存率,改善生活质量。

早期胃癌随访与处理方法已经在早期胃癌内镜治疗中阐述。胃癌术后及不可切除姑息性治疗随访监测频率要求是：头2年每3个月1次，然后6个月1次至术后5年。随访/监测内容（无特殊即为每次）包括：①临床病史；②体格检查；③血液学检查（CEA和CA19-9）；④功能状态评分（PS）；⑤体重监测；⑥每6个月1次超声或胸部、腹部CT检查（当CEA提示异常时）。

胃癌术后的胃镜随访主要目的是在胃镜下发现第二原发胃癌新生肿瘤或原发肿瘤复发，很少发生胃的吻合口局部复发，胃镜下可观察吻合口情况并取胃的局部组织活检以判断肿瘤复发情况。一般开始头3年每6个月1次，然后每年1次至术后5年。

【胃癌高危健康人群筛查】

胃癌的预后与诊治时期密切相关，大部分早期胃癌在内镜下即可得到根治性治疗。针对胃癌高危人群进行筛查，早期发现胃癌和早期治疗，可能是改善胃癌预后行之有效的方法。我国胃癌筛查目标人群的定义为年龄≥40岁，且符合下列任意一条者，建议其作为胃癌筛查对象人群：

（1）胃癌高发地区人群。

（2）幽门螺杆菌感染者。

（3）既往患有慢性萎缩性胃炎、胃溃疡、胃息肉、手术后残胃、肥厚性胃炎、恶性贫血等胃癌前疾病。

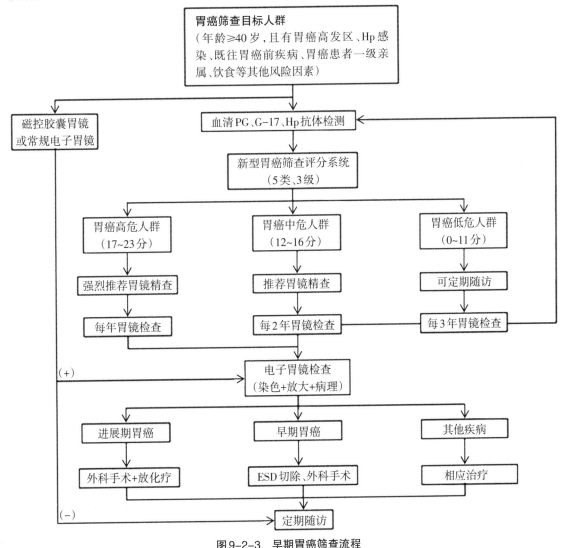

图9-2-3 早期胃癌筛查流程

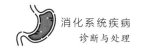

（4）胃癌患者一级亲属。

（5）存在胃癌其他高危因素（高盐、腌制食品、吸烟、重度饮酒等）。

针对上述目标人群，推荐以下筛查流程（图9-2-3）。

（王亚雷　许建明）

主要参考文献

［1］Japanese Gastric Cancer Association.Japanese Gastric Cancer Treatment Guidelines 2018（5th Edition）［J］.Gastric Cancer,2020（Suppl 1）:1-21.

［2］中华医学会肿瘤学分会,中华医学杂志.中华医学会胃癌临床诊疗指南（2021版）［J］.中华医学杂志,2022,102（16）:1169-1189.

第三节　胃肠道间质瘤多学科会诊知识要点

胃肠道间质瘤（gastrointestinal stromal tumor,GIST）不同于起源于上皮的"胃癌"或"肠癌"，也不同于来源于平滑肌的肿瘤，GIST是一类由不成熟梭形或上皮样细胞组成，以CD117蛋白（c-kit蛋白）表达阳性为特征的间叶源性肿瘤，在临床表现上可从良性至恶性变化。由于GIST是潜在恶性倾向的侵袭性肿瘤，其诊断手段、病理免疫组化、基因检测和靶向治疗较其他消化道肿瘤更趋复杂化和专业化，需要有各个专业知识和诊治技术的融会贯通。因此，有必要以问题为导向，学习和掌握GIST诊治要点，在多学科协作诊疗模式（MDT）中发挥专业综合优势。

一、临床发现与评估

（一）临床表现

问题1.1.胃肠间质瘤有特殊的临床表现吗？

GIST多无症状，其显性症状依赖于肿瘤的大小和位置，可表现为：

（1）胃肠道出血是最常见症状，可为隐性失血性贫血或显性呕血黑便。

（2）食管贲门部GIST的首发症状是吞咽不适和/或吞咽困难。

（3）小肠GIST可出现腹块或肠梗阻。部分患者因溃疡穿孔，出现腹痛和腹腔积液征象就诊，增加腹腔种植和局部复发的风险。

（4）恶性GIST可有体重减轻、发热等全身表现。

（5）极少数胃肠道间质瘤可出现副肿瘤综合征，引起内分泌、神经、消化、造血、骨关节、肾脏和皮肤等发生病变，出现相应的临床表现。

然而，GIST这些显性临床表现也无特异性，其诊断主要依赖内镜和影像学的发现。

（二）内镜发现与鉴别诊断

问题1.2.白光内镜诊断胃肠间质瘤的价值何在？有无特异性？

绝大多数胃肠间质瘤无症状，一般是在胃或结肠镜检查中偶尔被发现，白光内镜是发现胃肠间质瘤一线检查方法。

与其他消化道黏膜下肿物（SMT）类似，普通内镜检查发现的GIST表现为球形或半球形隆起，表面光滑，部分较大者瘤体顶端出现充血糜烂或溃疡，以胃内最多见，其次是小肠，食管、结直肠也可见。普通内镜检查无法判断胃肠黏膜下隆起病变的性质和来源，也无法与腔外压迫性病变进行鉴别。

问题1.3.超声内镜检查诊断胃或结肠间质瘤的价值如何？

超声内镜检查(EUS)是目前评估消化道SMT最准确的影像学检查方法。EUS对SMT的观察包括病变起源层次、回声强度、回声类型三大方面。EUS下GIST通常起源于固有肌层,少部分起源于黏膜肌层。

GIST恶性倾向与肿瘤大小、密度、轮廓等有关。如EUS显示肿瘤较大(≥5cm)、边界不规则、内部回声均匀或不均匀(肿瘤内部可能有高回声光团、无回声坏死区或其他改变)、囊性变等,为GIST高风险特征,考虑恶变可能,应尽快切除。而小的肿瘤通常呈均一的低回声结构,边界清晰,如果间质瘤直径<2cm,又称"小GIST",特别是胃的小GIST,在临床上大多呈良性或惰性表现,少数具有一定的恶性潜能。如果小GIST有上述EUS高风险特征,需要实施完整的外科切除。如果没有EUS高风险特征,对于适宜部位的小GIST可以采用腹腔镜手术,单纯内镜下切除仍需谨慎。

GIST确诊依赖于超声内镜引导下穿刺活检获得病理后予以免疫组化协助完成,诸如C-kit(+)、DOG1(+)、CD34(+)等。超声内镜引导下细针穿刺活检(EUS-FNA),造成腔内种植的概率甚小,应作为首选活检方式,但由于其获得组织较少,诊断难度常较大。空芯针穿刺活检(core needle biopsy,CNB)虽然诊断准确性高,但由于存在肿瘤破裂腹腔种植的风险,常应用于转移病灶。

问题1.4.胃肠间质瘤需要与哪些黏膜下肿物鉴别?

小间质瘤与消化道其他黏膜下肿瘤(SMT)鉴别诊断有一定的困难。消化道其他SMT的内镜征象如下:

1.平滑肌瘤

起源于消化道黏膜肌层或固有肌层,多见于食管。内镜下可表现为长梭形或半球形隆起,EUS表现为均匀、与周围固有肌层回声相等的低回声或中低回声团块,边界清晰。胃平滑肌瘤内镜下表现与小GIST类似,鉴别较为困难。

2.神经内分泌肿瘤

起源于胃肠道嗜铬细胞,常在直肠、胃或十二指肠内镜检查时偶然发现。内镜下常表现为半球状或丘状广基隆起,呈淡黄色或灰白色,界限清楚,活检钳触之质地偏硬,表面黏膜光滑并可见毛细血管。EUS多表现为深及黏膜肌层或黏膜下层,呈低回声或中低回声,内部回声均匀,边界清楚。

3.脂肪瘤

多见于胃窦部及结肠,大多数位于黏膜下层,典型的内镜表现为丘状隆起,边界清晰、光滑,通常有微黄色外观,活检钳触之质软、有压痕。EUS表现为起源于黏膜下的均匀、边界清晰高回声的病灶,多数情况可见病灶后方声影衰减。

4.异位胰腺

异位胰腺常见于胃窦大弯侧。内镜下典型表现为表面光滑的黏膜下隆起,中央可有脐样凹陷。EUS下表现多样,但通常表现为不均匀偏低回声团块,大多位于黏膜下层,部分位于固有肌层或黏膜肌层。与胃小GIST鉴别较为困难。

5.施万细胞瘤

施万细胞瘤(Schwannoma)起源于施万细胞,既往也称神经鞘瘤,胃多见,结直肠次之。内镜下表现与GIST或平滑肌瘤相似。EUS下可表现为低回声病变,起源于黏膜下层或固有肌层。

6.其他

早期或表现不典型的消化道淋巴瘤需与小GIST进行鉴别;一些罕见黏膜下肿瘤,包括重复囊肿、血管球瘤、转移癌等也需鉴别诊断。

从上可见,胃肠道间质瘤与其他消化道黏膜下隆起鉴别较为困难,其原因在于EUS仅能显示肿物的某一个截面,该截面显示出的肿物起源层次可能与其他截面不符合。其次,由于分辨率的限制以及各种伪像的干扰,使得EUS成像不稳定。再次,操作者主观判断以及不正确的操作均可

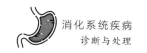
能导致误诊。因此,应与其他影像学检查相结合,才能正确评估肿瘤与周围血管、脏器的毗邻关系。

(三)CT表现与评估

问题1.5.胃肠间质瘤的CT表现有哪些? 如何判定胃肠间质瘤的危险度?

CT对胃肠病变具有较高的组织对比,可清晰显示肠管管腔、管壁及周围结构,是GIST最常见和最有价值的检查手段之一。依据瘤体与胃、肠壁的关系分为四种类型,即黏膜下型、肌壁间型、浆膜下型和胃肠道外型。

GIST的CT表现具有一定特征性。由于肿瘤血供丰富,渐进性强化(均匀或不均匀)是胃肠间质瘤的主要强化方式。体积较小病灶(<5 cm)多为圆形、类圆形肿块,边界清晰,向腔外生长;如果密度均匀且形态较规则,则危险程度较低。体积较大病灶(直径≥5 cm)形态多不规则,边界不清,周围脂肪间隙模糊,少数可侵犯邻近器官。GIST病灶较小时,实质密度较均匀,随着肿瘤进一步增大,肿瘤中心多有不同程度坏死、囊变,当肿瘤表面溃疡破溃与胃肠相通时,肿块内可见积气及气-液平面,形成假肠腔征,此类CT表现多为恶性GIST。与胃肠道其他恶性肿瘤不同,GIST不易引起肠梗阻征象,也不易引起淋巴结转移。恶性GIST以血行转移为主,并有一定的种植转移概率。

根据肿瘤大小、密度、轮廓与静脉期强化程度,CT可以判断间质瘤危险度,有利于制订合理的手术方案,并作为GIST靶向药物治疗疗效的Choi评价标准(见后文)。

根据上述内镜和影像学评估,美国NCCN制定了以下初始诊断性评估结果的多学科处理程序(图9-3-1)。

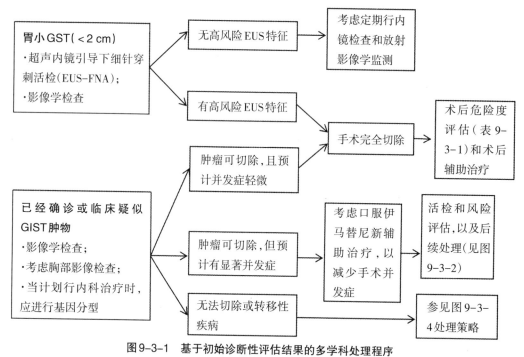

图9-3-1 基于初始诊断性评估结果的多学科处理程序

二、病理组织学诊断

问题2.1.GIST的免疫组化指标和分子检测指标各有哪些? 如何进行诊断分析?

1.组织学诊断与免疫组化分析

胃肠间质瘤基本组织学细胞是梭形细胞和上皮样细胞,与平滑肌(肉)瘤和神经纤维鞘瘤组织学形态类似。但起源于卡哈尔间质细胞(interstitial cell of Cajal,ICC)的间质瘤细胞特征性表达CD117和/或CD34,DOG1也是一种细胞在GIST中特异表达的细胞膜表面蛋白,Ki67则是与增殖细胞相关的核抗原,是反映细胞分裂和增殖活性的标志物。上述免疫组化分析有利于诊断和评估GIST危险度。

2.分子检测

由于细胞因子表面的跨膜酪氨酸激酶c-kit和血小板源性生长因子受体PDGFRA功能活化突变是GIST发生发展的关键,因而c-kit和PDGFRA突变分析十分重要,特别有助于一些疑难病例的诊断和鉴别诊断、预测分子靶向治疗药物的疗效和指导临床治疗。

问题2.2.原发GIST完全切除后,如何评估术后复发风险?

GIST的生物学行为分为良性、恶性潜能未定和恶性三种类型。在术后病理学检查中,对于原发部位局限性GIST切除术后危险度的评估,应该包括原发肿瘤的部位、肿瘤的大小、核分裂象及是否发生破裂等,我国专家共识推荐NIH 2008改良版的原发完全切除GIST的危险度评估,作为术后辅助治疗的主要依据表9-3-1。

表9-3-1 原发性GIST切除术后危险度分级(NIH2008改良版)

危险度分级	肿瘤大小/cm	核分裂计数/(个/50HPF)	肿瘤原发部位
极低	≤2	≤5	任何部位
低	2.1~5	≤5	任何部位
中等	2.1~5	6~10	胃
	<2	6~10	任何部位
	5.1~10	≤5	胃
高	任何	任何	肿瘤破裂
	>10	任何	任何部位
	任何	>10	任何部位
	>5	>5	任何部位
	>2且≤5	>5	非胃原发
	>5且≤10	≤5	非胃原发

三、手术治疗

问题3.1.哪些患者需要手术治疗?

(1)对于局限性GIST和潜在可切除GIST,手术切除是首选治疗方法。

a.手术目标是尽量争取R0切除。如果初次手术仅为R1切除,术后切缘阳性,预计再次手术难度低并且风险可以控制,不会造成主要功能脏器的损伤,可以考虑二次手术。否则应进行分子靶向药物治疗,不主张再次补充手术。

b.GIST很少发生淋巴结转移,一般情况下不必行常规清扫,但在有病理性肿大淋巴结的情况下,需考虑SDH缺陷型GIST的可能,应切除病变淋巴结。

(2)不能切除的局限性GIST,或接近可切除但切除风险较大或可能严重影响脏器功能者,宜先行术前分子靶向药物治疗,待肿瘤缩小后,再酌情手术或继续药物治疗(图9-3-2)。

(3)不可切除GIST经术前伊马替尼治疗后明显缓解的病灶,如达到可切除标准,应尽快切除。

(4)急诊手术适应证:在GIST引起完全性肠梗阻、消化道穿孔、保守治疗无效的消化道大出血以及肿瘤组织者组织自发破裂引起腹腔大出血时,须行急诊手术。

问题3.2.内镜下GIST切除的可行性?

多数GIST起源于固有肌层,生长方式多样,瘤体与周围肌层组织界限不清晰,内镜下不易根治

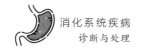
性切除,且存在瘤体破损后肿瘤细胞进入腹腔播散的风险。因此,我国专家共识目前不推荐在
GIST中常规开展内镜治疗,只是比较谨慎地提及,在选择内镜切除时,应该严格掌握适应证且须规
范操作。

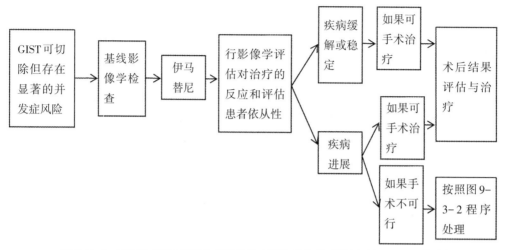

图9-3-2 可切除GIST但存在显著并发症风险的处理对策(翻译自NCCN指南)

问题3.3.腹腔镜GIST手术的可行性?

近年来,腹腔镜手术治疗GIST应用越来越广泛。由于腹腔镜手术具有更少出血、更低并发症
及更短术后住院日的优势。因此,NCCN指南推荐某些特殊部位GIST可选择腹腔镜切除,但必须
遵循GIST外科手术切除原则。2017版CSCO专家共识认为:对于适宜部位、合适大小的GIST,在有
经验的单位可行腹腔镜手术;直径<5 cm、位于恰当部位(如胃大弯、胃体前壁、胃底)的GIST,则可
以考虑微创手术;小肠GIST,微创手术的意义在于暴露及定位肿瘤;上段直肠的<2 cm的GIST,可考
虑微创手术。若肿瘤较大,需要腹部较大切口才能把肿瘤取出者,不建议行微创手术治疗。

问题3.4.复发转移GIST的手术处理策略?

近年来,靶向治疗是晚期GIST主要治疗手段。对复发转移性GIST患者,手术加术后伊马替尼
治疗的无复发生存时间较单纯伊马替尼治疗显著延长,提示靶向治疗联合手术的疗效优于单纯靶
向治疗者。因此,对于复发或转移性GIST,分为以下几种情况区别对待:①未经分子靶向药物治
疗,但估计能够完全切除且手术风险不大,可以考虑手术切除术联合药物治疗。②分子靶向药物
治疗有效,且肿瘤维持稳定的复发或转移性GIST,估计所有复发转移病灶均可切除的情况下,考虑
手术切除全部病灶。③局限性进展的复发转移性GIST,鉴于分子靶向药物治疗后总体控制满意,
只有单个或少数病灶进展,可以考虑谨慎选择全身情况良好的患者行手术切除;术中将进展病灶
切除,并尽可能切除更多的转移灶,完成较满意的减瘤手术。④在分子靶向药物治疗过程中仍然
广泛进展的复发转移性GIST,原则上不考虑手术治疗。⑤姑息减瘤手术只限于患者能够耐受手术
并预计手术能改善患者生活质量的情况。

四、分子靶向治疗

胃肠道间质瘤对常规的放疗和化疗不敏感。近代研究发现,GIST主要由突变的c-kit或PDG-
FRα基因驱动。KIT受体是原癌基因c-kit的产物,具有内源性酪氨酸激酶活性,介导细胞增殖,
KIT靶点的发现使得胃肠道间质瘤进入新治疗模式。伊马替尼(格列卫)和舒尼替尼(索坦)均为酪
氨酸激酶小分子抑制剂,分别被SFDA批准为进展期GIST治疗的第一线及第二线靶向治疗药物。
FDA批准瑞戈非尼作为三线治疗药物,用于采用伊马替尼和舒尼替尼治疗均无进展的患者。对于
伊马替尼、舒尼替尼和瑞戈非尼治疗均无效的患者,其他可用的后线治疗药物还包括索拉非尼、达

沙替尼、尼洛替尼、帕唑帕尼和依维莫司联合酪氨酸激酶抑制剂等。我国专家共识意见推荐GIST分子靶向治疗需要考虑的问题和意见如下:

问题4.1.GIST术前分子靶向治疗的意义和适应证是什么?

1.治疗意义

治疗意义主要在于减小肿瘤体积,降低临床分期;缩小手术范围,避免不必要的联合脏器切除,降低手术风险,增加根治性切除机会;对于特殊部位的肿瘤,可以保护重要脏器的结构和功能;对于瘤体巨大、术中破裂出血风险较大的患者,可以减少医源性播散的可能性。

2.适应证

(1)术前估计难以达到R0切除。

(2)肿瘤体积巨大(>10 cm),术中易出血、破裂,可能造成医源性播散。

(3)特殊部位的肿瘤(如胃食管结合部、十二指肠、低位直肠等),手术易损害重要脏器的功能;虽然肿瘤可以切除,但是估计手术风险较大,术后复发率和死亡率均较高者。

(4)估计需要实施多脏器联合切除手术者;复发转移的患者,切除困难者,也可先行药物治疗,待肿瘤缩小后实施减瘤手术。

问题4.2.GIST术后分子靶向辅助治疗的适应证是什么? 如何确定伊马替尼辅助治疗的剂量和时限?

1.适应证

(1)危险度分级:依据 NIH 2008 版(中国共识改良版)危险度评估,具有中高危复发风险的患者是辅助治疗的最主要适应人群。

(2)基因分型:PDGFRA外显子18 D842V 突变GIST对伊马替尼原发耐药,辅助治疗未能获益,不推荐给予伊马替尼辅助治疗。

(3)c-kit外显子9突变、野生型GIST能否从辅助治疗中获益存在争议,暂不能作为评估辅助治疗适应证的依据。

2.辅助治疗剂量和时限

(1)治疗剂量:不论何种基因类型,推荐伊马替尼辅助治疗的剂量一般均为400 mg/d。

(2)治疗时限。

a.中度复发风险:非胃(主要为小肠、结直肠)来源的中危 GIST 危险度高于胃来源的中危GIST,复发风险相对偏高,建议:对非胃来源的GIST,伊马替尼辅助治疗3年;胃来源的GIST,伊马替尼辅助治疗1年。

b.高度复发风险:高度复发风险GIST,辅助治疗时间至少3年;发生肿瘤破裂患者,可以考虑延长辅助治疗时间。

问题4.3.如何制订转移复发/不可切除GIST的分子靶向治疗方案?

(1)伊马替尼是复发转移/不可切除GIST的一线治疗药物,标准剂量为400 mg/d。

(2)对于体力评分较好可耐受高强度治疗的c-kit外显子9突变患者,也可直接给予伊马替尼800 mg/d。如伊马替尼治疗有效,应持续用药,直至疾病进展或出现不能耐受的毒性(图9-3-3)。

(3)伊马替尼的常见不良反应包括水肿、胃肠道反应、白细胞减少、贫血、皮疹、肌肉痉挛和腹泻等;大多数不良反应为轻至中度,对症支持治疗即可改善或恢复正常。

问题4.4.伊马替尼标准剂量失败后如何处理?

如果在伊马替尼治疗期间发生肿瘤进展,首先应确认患者是否严格遵从了医嘱,即在正确的剂量下坚持服药;在除外患者依从性因素后,表现为在伊马替尼治疗期间,部分病灶出现进展,而其他病灶仍然稳定,甚至部分缓解(局限进展),或对于标准剂量的伊马替尼治疗后出现广泛进展者。可按图9-3-4实施处理策略。

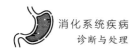

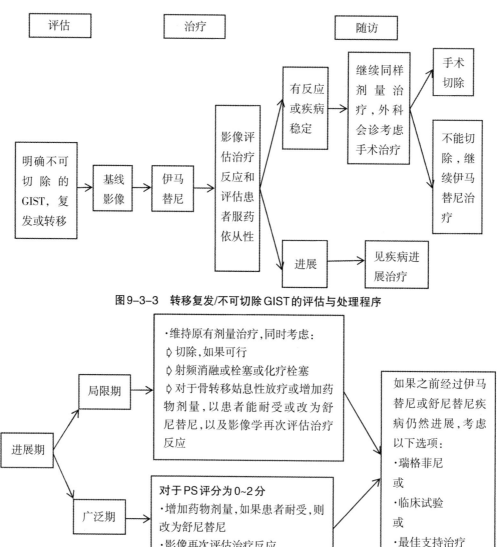

图9-3-3　转移复发/不可切除GIST的评估与处理程序

图9-3-4　GIST进展期处理策略

问题4.5.如何根据分子检测预测GIST分子靶向药物的疗效?

c-kit/PDGFRA基因突变类型可以预测分子靶向药物的疗效。

(1)一线治疗中,c-kit外显子11突变者接受伊马替尼治疗疗效最佳。

(2)二线治疗中,原发c-kit外显子9突变和野生型GIST患者接受舒尼替尼治疗的生存获益优于c-kit外显子11突变患者,继发性c-kit外显子13、14突变患者接受舒尼替尼治疗疗效优于继发性c-kit外显子17、18突变患者。

(3)三线治疗中,继发性c-kit外显子17突变患者接受瑞戈非尼治疗,有可能取得较好的疗效。

(4)PDGFRA D842V和D816V突变可能对伊马替尼、舒尼替尼与瑞戈非尼治疗出现原发性耐药。

问题4.6.何谓分子靶向药物的原发耐药与继发耐药?

原发耐药的定义为接受伊马替尼一线治疗6个月内发生肿瘤进展;继发耐药的定义为初始接受伊马替尼或舒尼替尼治疗获得肿瘤缓解或稳定后,随着治疗时间的延长,再次出现肿瘤进展。

明确原发与继发耐药性质有助于评估GIST生物学行为与耐药机制,对合理制订后续治疗策略具有重要意义。

问题4.7.如何判定分子靶向药物疗效?

1.CT扫描

CT扫描主要采用改良的Choi疗效评估标准(表9-3-2)。其中:CT扫描范围应包括整个腹、盆腔区域;层厚≤5 mm;轴位图像测量肿瘤最大径线;增强静脉期,于肿瘤最大层面采用曲线边缘描记法获得肿瘤整体CT值(Hu);有条件的,应报告病灶的平均CT值。

表9-3-2 GIST靶向药物治疗疗效Choi评价标准

疗效	定义
CR(完全缓解)	全部病灶消失,无新发病灶
PR(部分缓解)	CT测量肿瘤长径缩小≥10%,和/或肿瘤密度(Hu)减小≥15%;无新发病灶;无不可测病灶的明显进展
SD(疾病稳定)	不符合CR、PR或PD标准;无肿瘤进展引起的症状恶化
PD(疾病进展)	肿瘤长径增大≥10%,且密度变化不符合PR标准;出现新发病灶;新的瘤内结节或已有瘤内结节体积增大

2.PET-CT扫描

PET-CT扫描是目前诊断GIST和评估分子靶向药物疗效最敏感的方法,但检查设备尚不够普及,价格较昂贵,可用于靶向药物疗效的早期判断,不推荐用于术后的常规随访。

3.MRI的应用

磁共振弥散加权成像可能成为PET-CT之外另一项可以提供功能定量指标的影像学方法,但其确切的临床意义还有待进一步研究。

五、预后与随访

如表9-3-1所示,肿瘤的部位、大小、原发部位等均是影响GIST预后的重要因素。原发性GIST患者在无转移的情况下,通过彻底的手术切除,部分患者可能得到根治,但仍有部分患者术后会出现复发转移,生存率临床明显降低。因而,需要根据肿瘤是否切除或转移复发制订随访方案。

问题5.1.GIST手术后患者的随访方案是什么?

GIST手术后常见的转移部位是腹膜和肝脏,故我国专家共识推荐进行腹、盆腔增强CT或MRI扫描作为常规随访项目,但当CT扫描不能确定结果时,往往需行PET-CT扫描。

(1)中、高危患者,应每3个月进行CT或MRI检查,持续3年,然后每6个月1次,直至5年;5年后每年随访1次。

(2)低危患者,应每6个月进行CT或MRI检查,持续5年。

(3)由于肺部和骨骼转移发生率相对较低,建议至少每年进行1次胸部X线检查,在出现相关症状情况下,推荐进行ECT骨扫描。

问题5.2.GIST转移复发/不可切除或术前治疗患者,如何随访监测?

(1)治疗前必须行增强CT或MRI作为基线和疗效评估的依据。

(2)开始治疗后,至少应每3个月随访1次,复查增强CT或MRI;如果涉及治疗决策,可以适当增加随访次数。

(3)治疗初期(前3个月)的密切监测非常重要,必要时可行PET-CT扫描确认肿瘤对治疗的反应。

(4)必要时,应监测血药浓度,指导临床治疗。

综上,胃肠道间质瘤发病机制、影像学和病理学诊断、基因突变状态、靶向治疗的实施与管理较为专业化。因而,所有患者应由一个精于GIST专业知识和时间的多学科团队,按照以下程序进

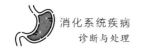

行综合评估和管理。

【临床病例与多学科会诊】

一、病史摘要

患者,男,53岁。因发现治疗胃间质瘤1年半,黑便伴头晕、胸闷2周,于2022年5月15日急诊入院。患者于2021年12月25日门诊检查发现"胃占位",在外院CT检查发现胃部囊实性占位,凸出胃轮廓外,大小约为14 cm×9 cm,病灶下缘渗出。肝内多发囊肿,肝左叶见一直径约1.3 cm稍低密度结节。右肺下叶肺大泡,双侧胸腔少许积液,盆腔积液。经胃壁穿刺病理检查报告:胃肠间质瘤,鉴于增殖活性较高,倾向高危型。予以伊马替尼标准剂量治疗1个月后复查CT显示,胃部囊实性病灶较前缩小,大小约为3.8 cm×5.8 cm,病灶与胃腔连通,其内可见气-液平面,增强后不均匀轻

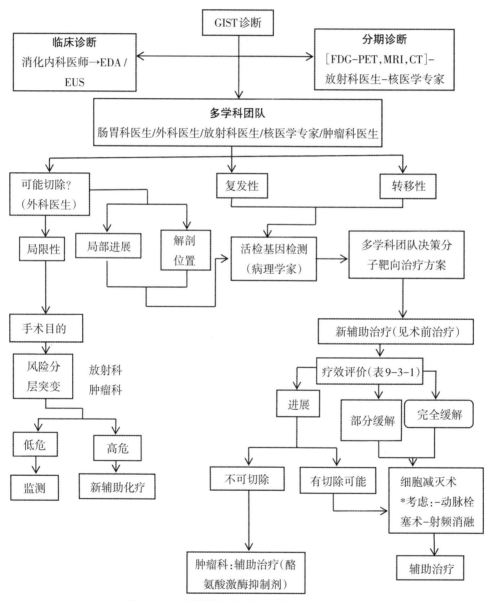

图9-3-5 胃肠道间质瘤的多学科会诊处理程序

(资料来源:Sanchez-Hidalgo JM, Duran-Martinez M, Molero-Payan R, et al. Gastrointestinal stromal tumors:A multidisciplinary challenge.)

度强化,肝内可见多发低密度影及点状钙化灶。未见腹腔积液征。继后自行停药。2周前无明显诱因下患者出现黑便症状,伴恶心、头晕乏力症状,急诊检查Hb 45 g/L。因头晕乏力症状加重,伴有胸闷,急诊住院。检测脉搏86次/min,呼吸19次/min,血压105/62 mmHg,心肺和腹部体检未见异常。入院后予以输血,补液和抑制胃酸治疗,3 d后复查血红蛋白升至73 g/L,头晕乏力症状缓解,粪便转黄,可起床活动,生命体征稳定,逐渐恢复温凉半流饮食。复查胃镜显示胃底隆起病灶,顶端巨大溃疡。腹部增强CT显示胃体大弯侧团块状软组织影,大小约为5.8 cm×2.8 cm。

二、多学科会诊

(一)会诊目的

(1)上消化道出血的病因与病情评估?

(2)如何治疗?

(二)多学科会诊意见

1.病因诊断

根据黑便伴恶心、头晕乏力,急性失血性重度贫血(Hb 45 g/L),诊断上消化道大出血,失血性贫血;根据患者有胃间质瘤,虽然伊马替尼标准剂量治疗后瘤体缩小(部分缓解),但本次入院后胃镜检查仍然显示胃底隆起病灶,顶端巨大溃疡,因此认定是胃底间质瘤并发上消化道出血。

2.病情评估

患者经内科保守治疗后,血红蛋白升至73 g/L,头晕乏力症状缓解,粪便转黄,可起床活动,生命体征稳定,提示消化道出血停止。

3.治疗决策

鉴于患者的胃底间质瘤较大(直径≥5 cm)并发出血,无转移征象,适合手术治疗,术后继续靶向药物治疗维持缓解。

三、治疗结果与后续治疗和随访监测

根据MDT意见,在腹腔镜下进行胃体肿块楔形切除。术后评估既往靶向治疗(伊马替尼)后胃间质瘤病灶缩小,肝脏转移灶消失,属部分缓解。因此认为伊马替尼治疗有应答,故继续伊马替尼靶向药物治疗,6个月后腹部CT增强检查未见肿瘤复发和转移,伊马替尼维持缓解,随访观察。

(许建明　喻鑫)

主要参考文献

[1] Sanchez-Hidalgo JM,Duran-Martinez M,Molero-Payan R,et al.Gastrointestinal stromal tumors:A multidisciplinary challenge[J]. World J Gastroenterol,2018,24(18):1925-1941.

[2] Li J,Ye Y,Wang J,et al. Chinese consensus guidelines for GIST[J]. Chin J Cancer Res,2017,29(4):281-293.

[3] 中国临床肿瘤学会胃肠间质瘤专家委员会,中国抗癌协会胃肠间质瘤专业委员会,中国医师协会外科医师分会,等.小胃肠间质瘤诊疗中国专家共识(2020年版)[J].临床肿瘤学杂志,2020,4:349-355.

[4] 中国研究型医院学会消化道肿瘤专业委员会,中国医师协会外科医师分会多学科综合治疗专业委员会.胃肠间质瘤多学科综合治疗协作组诊疗模式专家共识[J].中国实用外科杂志,2017,37(1):39-41.

[5] Mehren M V,Randall R L,Benjamin R S,et al. Soft tissue sarcoma,version 2,2016,NCCN clinical practice guidelines in oncology[J]. J Natl Compr Canc Netw, 2016,14(6):758-786.

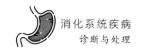
第四节　结直肠癌临床诊断与处理

结直肠癌(colorectal cancer,CRC)是常见的恶性肿瘤,包括结肠癌和直肠癌,统称为大肠癌。虽然结肠癌和直肠癌两者的位置不尽相同,但临床表现、诊断和治疗有相似之处,故合并介绍。

结直肠癌诊治需要重点明确的问题是:结直肠癌有哪些临床表现,如何鉴别诊断? 结直肠癌的主要诊断方法是什么? 如何通过影像学检查评估,进行结肠癌临床分期或排除转移性疾病? 早期(pT1)结直肠癌病理定义及其切除后评估标准是什么? 结直肠恶性息肉/癌内镜治疗的指征是什么? 如何评估结肠息肉切除后"预后良好"和"预后不良"的因素? 如何处理局限性结直肠癌? 直肠癌与结肠癌治疗有何异同之处? 如何针对高危人群开展早期筛查,提高早期结直肠癌检出率? 本节分别介绍上述诊治要点,并展示一例结直肠癌早期病例诊治经过,供借鉴参考。

【诊断与评估要点】

一、病史与体格检查

(一)临床症状

早期结直肠癌可无明显症状,病情发展到一定程度可出现下列症状:

(1)排便习惯改变。

(2)粪便性状改变(变细、血便、黏液便等)。

(3)腹痛或腹部不适。

(4)腹部肿块。

(5)肠梗阻相关症状。

(6)全身症状:如贫血、消瘦、乏力、低热等。

直肠癌通常对肛门和排便的影响更大,最后会出现肠梗阻的现象。而结肠癌最常见的症状是全身症状,后期会出现腹部肿块的现象。

(二)疾病史和家族史

(1)结直肠癌发病可能与以下疾病相关:溃疡性结肠炎、结直肠息肉、结直肠腺瘤、克罗恩病、血吸虫病等,应详细询问患者相关病史。

(2)遗传性结直肠癌发病率约占结直肠癌总体发病率的6%,应详细询问患者相关家族病史:林奇综合征、家族性腺瘤性息肉病(familial adenomatous polyposis,FAP)等。

(三)体格检查要点

全面而有重点的体检可能发现转移性肝肿大或淋巴结、腹腔积液和/或同时性肿瘤(主要发生在女性:卵巢癌、子宫内膜癌和乳腺癌)。对于肛周坠胀感和排便异常,疑似结直肠癌者,必须常规作肛门直肠指检。需要注意以下体检要点:

(1)一般状况评价、全身浅表淋巴结,特别是腹股沟及锁骨上淋巴结的情况。

(2)腹部视诊和触诊,检查有无肠型、肠蠕动波,腹部是否可触及肿块;腹部叩诊及听诊检查了解有无移动性浊音及肠鸣音异常。

(3)直肠指检:对疑似结直肠癌者必须常规做直肠指检。了解直肠肿瘤大小、形状、质地、占肠壁周径的范围、基底部活动度、肿瘤下缘距肛缘的距离、肿瘤向肠外浸润状况、与周围脏器的关系、有无盆底种植等,同时观察有无指套血染。

(4)三合诊:对于女性直肠癌患者,怀疑肿瘤侵犯阴道壁者,推荐行三合诊,了解肿块与阴道后壁关系。

二、鉴别诊断要点

（1）右半结肠癌应当注意与肠阿米巴病、肠结核、血吸虫病、阑尾病变、克罗恩病相鉴别；左半结肠癌应与痔疮、功能性便秘、慢性细菌性痢疾、溃疡性结肠炎、克罗恩病、直肠结肠息肉、憩室炎等相鉴别。主要鉴别手段是结肠镜+病理检查。

（2）左半结肠癌的症状与直肠癌症状比较类似，都以梗阻、粪便性状改变及便血为主要症状。鉴别的方法为直肠指检+结肠镜检查。

（3）结肠癌与肠结核都可以出现腹泻、便秘等排便习惯改变，也可有腹胀、腹痛、消瘦、贫血、发热等症状，结肠镜+病理检查可以区分这两种疾病。

三、辅助检查

（一）实验室检查要点

（1）血常规：了解有无贫血。

（2）尿常规：观察有无血尿，结合泌尿系统影像学检查了解肿瘤是否侵犯泌尿系统。

（3）粪便常规：注意有无红细胞、白细胞。

（4）粪便隐血试验：针对消化道少量出血的诊断有重要价值。

（5）生化、电解质及肝肾功能等。

（6）肿瘤标志物检测：结直肠癌患者在诊断时、治疗前、评价疗效、随访时必须检测外周血 CEA、CA19-9；有肝转移患者建议检测 AFP；疑有腹膜、卵巢转移患者建议检测 CA125。

（二）内镜检查与要求

（1）直肠镜和乙状结肠镜适用于病变位置较低的结直肠病变。

（2）疑似结直肠癌患者均推荐全结肠镜检查，但以下情况除外：

a. 一般状况不佳，难以耐受。

b. 急性腹膜炎、肠穿孔、腹腔内广泛粘连。

c. 肛周或严重肠道感染。

内镜检查报告必须包括进镜深度、肿物大小、距肛缘位置、形态、局部浸润范围，对可疑病变必须行病理学活组织检查。

由于结肠肠管在检查时可能出现皱缩，因此内镜所见肿物远侧与肛缘的距离可能存在误差，需要结合CT、MRI或钡剂灌肠造影检查明确病灶部位。

（三）影像学检查

一旦确诊为结肠癌，应通过影像学检查评估，进行结肠癌临床分期或排除转移性疾病，为可否手术治疗提供依据。

1. 气钡双对比造影

可作为诊断结直肠癌的检查方法，但不能用于结直肠癌分期诊断。如疑有结肠梗阻的患者应当谨慎选择。

2. 超声检查

腹部超声检查可以探知肝脏转移和腹腔内浸润转移大致状况。推荐直肠腔内超声用于早期直肠癌（T2期及以下）分期诊断。

3. CT检查

推荐行胸部/全腹/盆腔CT增强扫描检查，能较为准确地显示结肠癌原发性病变的大小和侵袭程度、区域淋巴结和肝、肺、卵巢转移灶。用于以下几个方面：

（1）结肠癌TNM分期诊断；随访中筛选结直肠癌吻合口复发灶及远处转移瘤。

（2）判断结肠癌原发灶及转移瘤辅助治疗或转化治疗效果。

（3）鉴别钡剂灌肠造影或内镜检查发现的肠壁内和外在性压迫性病变的内部结构,明确其性质。

4.MRI检查

推荐MRI作为直肠癌常规检查项目。对于局部进展期直肠癌患者,需在新辅助治疗前、后分别行基线、术前MRI检查,目的在于评价新辅助治疗的效果。对于有MRI禁忌证的患者,可行CT增强扫描检查。

临床或超声/CT检查怀疑肝转移时,推荐行肝脏增强MRI检查(建议结合肝细胞特异性对比剂Gd-EOB-DTPA)。

5.PET-CT

不推荐常规使用,但对于病情复杂、常规检查无法明确诊断的患者可作为有效的辅助检查。术前检查提示为Ⅲ期以上肿瘤,为了解有无远处转移,可推荐使用。

6.排泄性尿路造影

不推荐术前常规检查,仅适用于肿瘤较大可能侵及尿路的患者。

（四)开腹或腹腔镜探查术

以下情况,建议行开腹或腹腔镜探查术:

（1）经过各种诊断手段尚不能明确诊断且高度怀疑结直肠肿瘤。

（2）出现肠梗阻,进行保守治疗无效。

（3）可疑出现肠穿孔。

（4）保守治疗无效的下消化道大出血。

综上,我国2020年版结直肠癌诊疗规范推荐的结直肠癌诊断步骤见图9-4-1。

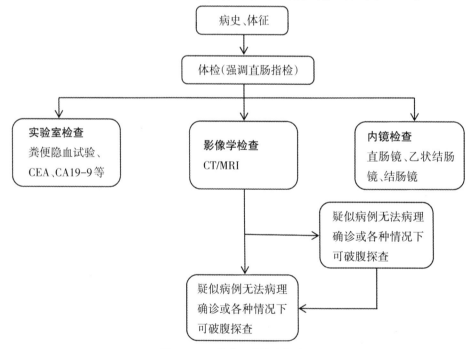

图9-4-1　结直肠癌的诊断流程

（五)病理组织学检查

1.病理类型

（1）早期(pT1)结直肠癌。

癌细胞穿透结直肠黏膜肌层浸润至黏膜下层,但未累及固有肌层,称为早期结直肠癌(pT1)。上皮重度异型增生及没有穿透黏膜肌层的癌称为高级别上皮内瘤变,包括局限于黏膜层,但有固有膜浸润的黏膜内癌。

若为内镜下或经肛的局部切除标本,建议对早期结直肠癌的黏膜下层浸润深度进行测量并分级,扁平病变当黏膜下层浸润深度≤1 000 μm时,为黏膜下层浅层浸润,是内镜治疗的适应证。当黏膜下层浸润深度>1 000 μm时,为黏膜下层深层浸润,需结合其他因素和临床情况考虑是否行外科手术扩大切除范围。黏膜肌层可以明确时,浸润深度的测量是从黏膜肌层的下缘至浸润最深的距离,当黏膜肌层完全消失时,黏膜下层浸润深度从表面开始测量。有蒂病变分为两种情况:当黏膜肌层呈分支状生长时,以两侧肿瘤和非肿瘤交界点之间的连线为基线,基线以上的浸润视为头浸润,是内镜治疗的适应证;基线以下的浸润视为蒂浸润,相当于黏膜下层深层浸润,处理原则同上。当有蒂病变的黏膜肌层可以定位或不是呈分支状生长时,按扁平病变测量浸润深度。

(2)进展期结直肠癌的大体类型。

a.隆起型。凡肿瘤的主体向肠腔内突出者,均属本型。

b.溃疡型。肿瘤形成深达或贯穿肌层的溃疡者,均属此型。

c.浸润型。肿瘤向肠壁各层弥漫浸润,使局部肠壁增厚,但表面常无明显溃疡或隆起。

2.组织学类型

(1)腺癌:大多数结肠癌是腺癌,约占3/4,腺癌细胞可辨认,排列成腺管状或腺泡状,按其分化程度可分为三级,Ⅲ级分化最差,细胞排列为片状或索条状(表9-4-1)。

表9-4-1 结直肠癌组织学分级标准(依据2010版WHO)

标准	分化程度	数字化分级*	描述性分级
>95%腺管形成	高分化	1级	低级别
50%~95%腺管形成	中分化	2级	低级别
0~49%腺管形成	低分化	3级	高级别
高水平微卫星不稳定性	不等	不等	低级别

注:*未分化癌(4级)仍保留,指物腺管形成、黏液产生、神经内分泌、鳞状或肉瘤样分化的一类。

(2)黏液癌:癌细胞分泌黏液,在细胞内可将细胞核挤到一边(状似戒指,又称印戒细胞癌),在细胞外可见间质内有黏液及纤维组织反应,癌细胞在片状黏液中似小岛状。分化低,预后较腺癌差。

(3)未分化癌:癌细胞小,形状与排列不规则,易侵入小血管及淋巴管,浸润明显。恶性程度非常高,发展快,预后最差。

3.活组织检查局限性及其处理对策

活组织检查是结直肠癌治疗的主要依据。但因病理学活组织检查取材的限制,病理学活组织检查不能确定有无黏膜下层浸润。我国结直肠癌诊疗规范(2020版)提出以下处理对策:

(1)诊断为高级别上皮内瘤变的病例,此时肿瘤主体可能为浸润性癌。建议临床医师综合其他临床信息包括内镜或影像学评估的肿瘤大小、侵犯深度、是否有可疑淋巴结转移等,确定治疗方案。

(2)低位直肠肿瘤可能涉及是否保肛决策时,建议病理医师在报告中备注说明病理学活组织检查组织有无达到"癌变"程度。

(3)推荐对临床确诊为复发或转移性结直肠癌患者进行KRAS、NRAS基因突变检测,以指导肿瘤靶向治疗。BRAF V600E突变状态的评估应在RAS检测时同步进行,以对预后进行分层,指导临床治疗。推荐对所有结直肠癌患者进行错配修复(mismatch repair,MMR)蛋白表达或微卫星不稳

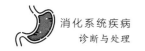
定性(microsatellite instability,MSI)检测,用于Lynch综合征筛查、预后分层及指导免疫治疗等。MLH1缺失的MMR缺陷型肿瘤应行BRAF V600E突变分子和/或MLH1甲基化检测,以评估发生林奇综合征的风险。

【结直肠癌筛查与诊断方法】

一、筛查对象

结直肠癌早期无症状,或症状不明显。年龄、男性、结直肠癌家族史、吸烟和肥胖,是结直肠癌发生的危险因素。符合以下(1)和(2)~(3)中任一项者应列为高危个体,建议作为结直肠癌筛查对象:

(1)年龄50~75岁,男女不限。

(2)粪便隐血试验阳性。

(3)曾经患有结直肠腺瘤性息肉,或溃疡性结肠炎、克罗恩病等。

(4)遗传性非息肉病性结直肠癌(HNPCC),又称Lynch综合征,符合其诊断标准和家族中有HNPCC患者的人群应接受定期筛查。

二、检查方法

结肠镜是公认的结直肠肿瘤诊断的"金标准"。在内镜下可直接观察到癌肿或可疑病灶的部位、大小、形态、质地,并可取活检,得到病理诊断。内镜下病变的严重程度及范围是疾病评估的重要参考指标,能够指导选择合适的治疗方案。当发现病变为异型增生或早期癌症,并综合考虑位置、大小、浸润深度后,进行内镜下切除或外科手术。

然而,结肠镜检查有侵入性,并且有一定的漏诊率。如果由于患者无法耐受而无法进行完整的结肠镜检查,则应通过结合左侧结肠镜检查和钡剂灌肠来观察近端结肠。虚拟结肠镜检查或CT结肠成像还不是标准检查,但它们是精确识别肿瘤位置的有价值的工具,对适合腹腔镜切除术的患者有帮助。

【处理要点】

一、分期与治疗原则

结直肠癌的治疗应遵循个体化综合治疗的原则。应根据患者的身体状态,肿瘤的病理类型、侵犯范围(TNM分期),以及有无并发症,决定结直肠癌的个体化和分层治疗策略。

结肠癌和直肠癌两者总的治疗原则差不多,但结肠癌手术不涉及肛门保留的问题,直肠癌则可能涉及肛门保留问题。另外,结肠癌的辅助治疗通常以化疗为主,很少涉及放疗,而直肠癌的术前术后辅助治疗常常需要放疗,放疗在直肠癌的治疗中具有很重要的作用。如果是远处转移性晚期癌症,失去手术机会,则两者的治疗没什么区别,都是以全身化疗为主的姑息治疗。根据结直肠癌侵犯范围和分期不同,治疗原则见表9-4-2。

表9-4-2　结直肠癌的分期和治疗原则

分期	肿瘤浸润状况	结肠癌治疗原则	直肠癌治疗原则
0期	瘤细胞未穿透肠壁内层的基底膜(Tis N0 M0)	局部切除或只做息肉切除 对于不适合局部切除的较大病变,整块肠段切除	局部切除或息肉切除 切除/吻合术 放疗(外照射或内照射)
I期	侵犯超过黏膜层至肠壁中间(T1-2 N0 M0)	切除/肠管吻合术,不做辅助化疗	切除肿瘤±吻合术 切除肿瘤±放化疗 放疗(外照射或内照射)

分期	肿瘤浸润状况	结肠癌治疗原则	直肠癌治疗原则
Ⅱ期 ⅡA ⅡB	侵犯超过肠壁一半、穿透肠壁侵入周围器官组织和/或穿透腹膜(T3N0M0,T4a-bN0M0)	手术切除/吻合术 考虑切除/吻合术→化疗(至少一种临床高危特征的患者)	切除±吻合术→放化疗 盆腔器官切除→放化疗 放疗±化疗→手术→化疗 术中放疗→放化疗
Ⅲ期 ⅢA ⅢB ⅢC	在上述Ⅱ期基础上,有1~3个或≥4个淋巴结转移(任何T、N1-N2、M0)	手术切除/吻合术→辅助化疗(奥沙利铂和一种氟嘧啶类的二联治疗方案)	切除±吻合术→放化疗 盆腔组织切除→放化疗 放疗±化疗→手术→化疗 术中放疗→放化疗 放化疗缓解症状
Ⅳ期M1	肿瘤已侵犯周围淋巴结,并转移至其他部位,如肝或肺(TNM1)	放化疗缓解症状 肠吻合术,切或不切肿瘤 切除肝、肺和卵巢转移灶 局部复发的再切除	切除/吻合术缓解症状 切除肝、肺和卵巢转移灶 放化疗以缓解症状 手术加化疗

二、治疗方法

根据结肠癌有无转移和可否手术切除,主要治疗方法分为以下两个方面。

(一)局部/局限性结直肠癌的处理

1.恶性结直肠息肉识别与处理

恶性结直肠息肉指肿瘤侵及黏膜下层但未达固有肌层的病变,TMN分期pT1,也称黏膜下层浸润性病变。当内镜发现可疑恶变息肉时,应在NBI或NBI-ME以及染色放大内镜下仔细观察结直肠黏膜表面结构,常采用NICE、JNET分型与PP分类(见本书第四章第四节"结肠息肉的内镜诊治与管理"),预测结直肠息肉样病变的组织学类别,并根据息肉有蒂或无蒂形态,综合评估与深层黏膜下浸润相关的特征,决定治疗方式。

(1)有蒂病变(0-Ip):有蒂息肉若具有NICE 3型或Kudo V型(VN或VI)特征,应考虑有深层黏膜下浸润(黏膜下浸润深度≥1 000 μm)。可在内镜下经蒂整块切除后,进一步准确病理诊断分期和治疗。

(2)无蒂病变(0-Is和0-Ⅱ):具有NICE 3型或Kudo V型(VN或VI)特征的无蒂息肉,以及抬举征阴性,都与深层黏膜下浸润有关。应活检(在表面形态破坏处)病理检查明确诊断后,移交外科手术。

值得注意的是,与浅层浸润(黏膜下浸润<1 000 μm)风险有关的恶性息肉包括非颗粒型侧向发育型肿瘤LST-NG(尤其是有凹陷形态),有显著结节的颗粒型侧向发育型肿瘤(LST-G)。对此类病变,需要内镜下整块切除而非分块切除。在伴明显结节的LST-G病变中,至少结节区域应当整块切除。由于浅层黏膜下浸润内镜切除后,肠壁或淋巴结残留的风险较低,整块切除后可避免外科手术,分块切除后可能需外科手术。

结肠息肉切除后,应进一步规范评估与处理(图9-4-2)。

(1)预后良好。具备以下全部因素:①标本完整切除;②切缘阴性;③组织学特征良好(包括:1或2级分化,无血管、淋巴管浸润)。

(2)预后不良。具备以下因素之一:①标本破碎;②切缘未能评估或阳性(距切缘1 mm内存在肿瘤或电刀切缘可见肿瘤细胞);③具有预后不良的组织学特征(包括:3/4级分化,血管/淋巴管浸润)。预后不良者建议行结肠切除和区域淋巴清扫。

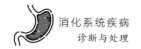

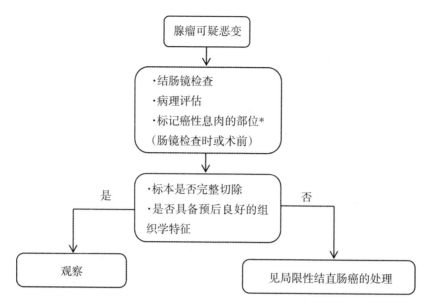

图9-4-2 结肠息肉切除后的评估与处理

注:*供再次手术时定位用。

2.局限性结直肠癌的处理

对于无远处转移的局限性结直肠癌,手术治疗处于核心地位(表9-4-3)。手术的目的是广泛切除受累的肠段并清除相关淋巴结。结肠切除的范围取决于血供和区域性淋巴结的分布。切除应包括肿瘤两侧至少5 cm的结肠节段,但因为必须结扎供血动脉,常常切除更宽的范围。

Ⅱ期结肠癌高危因素主要包括以下几个方面:①术后病理提示肿瘤为未分化或低分化;②肿瘤有脉管浸润(包括血管或淋巴管);③术前患者合并有肠梗阻;④病理活检的淋巴结数目少于12枚;⑤神经周围有浸润;⑥肿瘤局部有穿孔;⑦切缘邻近肿瘤组织或肿瘤切缘不确定是否阳性或切缘肯定阳性。

因此,为了明确是Ⅱ期还是Ⅲ期,并确定和根除潜在的淋巴结转移,在广泛切除受累肠段的同时,必须至少切除12个淋巴结。

腹腔镜结肠切除术已广泛用于结肠癌手术治疗,腹腔镜下结肠切除术的长期肿瘤学结果与传统开腹手术的结果相似。尤其是左半结肠癌,可以安全地开展腹腔镜下结肠切除。而对于右半结肠癌来说,腹腔镜手术的优势不明显,因为吻合口必须用手缝合,而这需要开腹手术。

与传统方法相比,腹腔镜检查的优点是疼痛减轻、住院时间缩短和肠梗阻持续时间缩短。但只有在符合以下标准的情况下,才能实施腹腔镜手术:技术熟练的外科医生;没有既往腹腔大手术引起的严重腹腔粘连;没有局部晚期疾病和/或急性肠梗阻或穿孔。

梗阻性结直肠癌可采用一期或两期治疗。两期治疗是先做结肠造瘘,再进行结肠切除,或先做Hartmann手术,再缝合结肠造瘘口并吻合。另一种方法是一期治疗,结肠次全切除术和回肠直肠吻合术。对于某些特殊病例,可在术中结肠灌洗后进行节段性切除术,也可在内镜下放置支架,缓解直肠乙状结肠癌的梗死,随后进行一步切除。梗阻性右半结肠癌症可采用结肠切除术和即时吻合术治疗。

表9-4-3 初始可切除、无转移结肠癌的手术治疗策略

病理分期	分层	Ⅰ级推荐	Ⅱ级推荐
Ct1-4.N0-2.M0 Ⅰ—Ⅲ期	无须急诊处理的症状	结肠切除+区域淋巴结清扫	

病理分期	分层	Ⅰ级推荐	Ⅱ级推荐
Ct1-4.N0-2.M0 Ⅰ—Ⅲ期 伴须急诊处理的症状	肠梗阻	手术	支架植入 Ⅱ期根治性手术
	穿孔	手术	无
	出血	手术结肠切除+区域淋巴结清扫	内镜下止血 择期根治性手术

3.风险评估

尽管结肠癌的局部治疗失败率非常低,但手术后疾病的全身复发很常见,并且常常是最终的死亡原因。结肠癌的预后显然与TNM分类的分期特征相关,包括肿瘤穿透肠壁的程度以及有无淋巴结受累。然而,TNM分类反映的许多其他参数,如分级、淋巴或静脉或神经周围浸润、淋巴炎症反应和切缘受累,已被证明具有很强的预后影响。此外,诸如p53、K-ras和bcl-2表达、TGF-α、EG-FR、增殖指数和非整倍体等因素正在评估其在高风险条件下的单一或综合价值。肠梗阻和穿孔是预后不良的临床指标。

(二)转移性结肠癌的治疗

1.Ⅲ期结肠癌的处理

对于合并淋巴结转移的Ⅲ期结肠癌,手术切除/吻合术后,推荐辅助化疗。化疗方案推荐选用5-FU/CF、卡培他滨、FOLFOX或FLOX(奥沙利铂+氟尿嘧啶+醛氢叶酸)或CapeOx方案。手术后标准治疗是奥沙利铂和氟嘧啶的双重方案。越是高危复发的患者,就越能从含奥沙利铂的化疗方案获益。尽管所有三种联合方案均优于单独的5-FU/FA,但FOLFOX4或XELOX应优先于FLOX。当奥沙利铂禁忌时,应首选输注或口服氟嘧啶类药物的单药治疗,而不是推注5-FU FU/LV。

2.Ⅳ期结肠癌的处理

晚期远处转移性结肠癌,特别是伴肝转移的结肠癌,积极转化治疗争取手术切除肝转移灶以求长期生存。对于肝脏转移癌的外科根治性切除是提高患者5年生存率,获得长期生存的先决条件。因此,对于肝转移瘤的积极外科治疗,特别是对那种初治不能切除的转移灶,通过转化治疗,转变为可根治性切除,对于改善此类患者的预后有着极其重要的临床意义。

(三)直肠癌治疗特点

1.放射治疗

直肠癌放射治疗的原则是:对于既往未接受过盆腔放疗的患者,推荐行术前同步放化疗(尽量在放疗前取得复发病灶的病理),再考虑行手术;局部病灶可切除者,也可考虑先行手术,然后再考虑是否行术后放疗/化疗。既往接受过盆腔放疗的患者原则上不再进行放疗,建议MDT讨论,制订最合理治疗方案。

2.综合治疗方案(表9-4-4)

表9-4-4　cT3/cT4 N+直肠癌的多学科综合治疗策略

分期	分层	Ⅰ级推荐	Ⅱ级推荐
cT3N0	有腹膜覆盖的中位直肠	同步放化疗+经腹切除+辅助化疗	短程放疗+经腹切除+辅助化疗
	无腹膜覆盖的中位直肠或低位直肠	同步放化疗+经腹切除+辅助化疗	短程放疗+经腹切除+辅助化疗
cT4,任何N或任何cT,N1~2或局部不可切除	无	同步放化疗+经腹切除+辅助化疗	化疗+同步放化疗+经腹切除+/-化疗

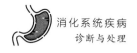

续　表

分期	分层	Ⅰ级推荐	Ⅱ级推荐
cT3/4或N+	存在无法手术切除的医学困难	同步放化疗+经腹切除+辅助化疗	化疗+同步放化疗+经腹切除+/-化疗
cT3/4 N0/任何T,N,存在综合治疗禁忌或其他原因未行术前放疗者	经腹切除 pT1-2 N0	观察	
	经腹切除 pT3-4 N0 或任何 pT,N1-2	再评估 辅助化疗+辅助放化疗+辅助化疗	再评估 辅助化疗+辅助放化疗+辅助化疗
cT3/4或N+	保肛有困难且有强烈保肛意愿的患者,经新辅助化疗后临床完全缓解者		观察等待

三、结直肠癌的随访

结直肠癌术后的随访/监测的目的是尽早发现局部复发或远处转移,以便再次应用某些可能成功的治疗手段,尽早发现并在内镜下切除新出现的结直肠腺瘤(癌)。

我国CSCO指南推荐的结直肠癌术后的随访/监测方案如表9-4-5所示:

表9-4-5　结直肠癌术后的随访/监测方案

目的	Ⅰ级专家推荐	Ⅱ级专家推荐
Ⅰ—Ⅲ期疾病的术后随访	1.随访频率 Ⅰ期:每6个月一次,共5年 Ⅱ—Ⅲ期:每3个月一次,共3年;然后每6个月一次,至术后5年;5年后每年一次随访	较Ⅰ级专家推荐更高的随访频率
	2.随访内容(无特殊时即为每次) a)体格检查,强调肛门指诊 b)血CEA c)肝脏超声检查(Ⅰ—Ⅱ期) d)每年一次胸腹盆腔CT(Ⅲ期或CEA、超声异常时) e)结肠镜检查	腹部增强CT 曾经升高过的标志物
Ⅳ期转移瘤R0切除/毁损后	1.随访/监测频率:头3年约每3个一次,然后6个月1次至5年,5年后1年1次	较Ⅰ级专家推荐更频密的随访频率
	2.随访/监测内容 a)体格检查 b)血CEA c)每6~12个月1次胸腹增强CT、盆腔增强MRI	腹部盆腔B超检查 胸部X线照片 结肠镜检查 曾经升高过的标志物

需要说明的是,如果患者身体状况不允许接受一旦复发而需要的抗癌治疗,则不主张对患者进行常规肿瘤随访/监测。推荐术后1年内进行结肠镜检查,如果术前因肿瘤梗阻无法行全结肠镜检查,术后3~6个月检查。此外,不推荐PET-CT为常规随访/监测,PET-CT检查仅推荐于临床怀疑复发,比如,持续CEA升高时,但常规影像学阴性的时候,可考虑PET-CT检查。

【临床病例与问题】

一、病史摘要

患者,男,49岁。因"排便次数增多伴间歇性粪便带血数月"就诊于我院门诊,结肠镜检查(图9-4-3)显示距肛缘10 cm处直肠可见一隆起型病变,表面发红、粗糙不平,易自发出血。NBI-ME观察可见边缘隆起处腺管结构不规则,腺管内血管扭曲增粗明显,中央自发出血处观察不清,符合JNET 2b型。活检病理提示管状腺瘤,局部高级别。予以行ESD手术治疗,术中予以黏膜下注射玻璃酸钠+生理盐水+肾上腺素+靛胭脂混合液,抬举不佳,中央凹陷处无法抬举,一次性切开刀黏膜下剥离时,病灶与肌层稍粘连,继续剥离直至病灶被完整剥离。

　　术后病理回报腺癌,最深处超过黏膜下层1 000 μm,无脉管及淋巴管浸润。结合病理,未达治愈性切除,遂进一步追加外科手术治疗。手术标本病理检查报告:送检10 cm肠管,镜检见炎性渗出、肉芽组织及纤维瘢痕形成半慢性炎细胞浸润及多核巨细胞反应,未见癌残留,两切缘均未见癌。肠周查见淋巴结16枚,其中一枚见癌转移。

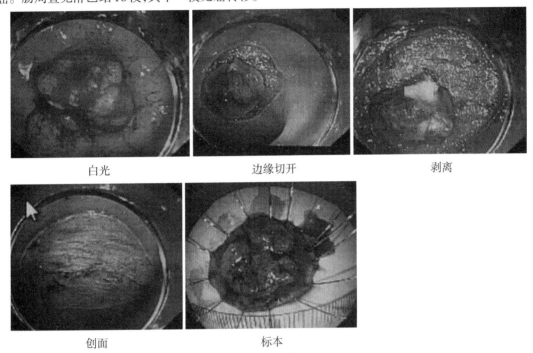

| 白光 | 边缘切开 | 剥离 |
| 创面 | 标本 | |

图9-4-3　肠镜检查

二、问题与诊治过程解析

　　问题1.如何检查和评估直肠病灶性质?

　　患者,男,中年,慢性病程,存在腹痛、便血等报警症状,肠镜检查显示距肛缘10 cm处直肠可见一隆起型病变,表面发红、粗糙不平,易自发出血。故需考虑为肿瘤性病变。放大内镜提示边缘隆起处腺管结构不规则,腺管内血管扭曲增粗明显,中央自发出血处观察不清,符合JNET 2b,结合JNET分型预判病理组织类型为黏膜下浅层浸润癌或高级别上皮内瘤变,可以选择内镜治疗。

　　问题2.如何治疗和随访观察?

　　给患者行ESD治疗,术中即发现存在肌层粘连,但仍达到整块切除,术后病理提示腺癌,但浸润深度超过黏膜下1 000 μm,未达治愈性切除标准,存在远处转移及淋巴结转移风险,因此给患者追加外科手术。结肠癌的治疗应采取个体化综合治疗的原则。应根据患者的身体状态,肿瘤的病理类型、侵犯范围(TNM分期),以及有无并发症,决定结肠癌的个体化和分层治疗策略。根据结肠癌侵犯范围和分期不同,该患者分期属于T1N1M0,可予以行切除肿瘤±吻合术。术后大体标本未检及肿瘤,但淋巴结清扫见一枚癌转移。依据我国CSCO指南推荐的结直肠癌术后的随访/监测方案,根据患者分期属于Ⅰ期(T1N1M0),故术后定期复查肠镜及影像学检查,每6个月1次,共5年。

(蔡轶　许建明)

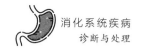
主要参考文献

[1] 国家消化系统疾病临床医学研究中心(上海),国家消化道早癌防治中心联盟,中华医学会消化内镜学分会,等.中国早期结直肠癌筛查流程专家共识意见(2019,上海)[J].中华消化内镜杂志,2019,36(10):709-719.

[2] 中华人民共和国国家卫生健康委员会医政医管局,中华医学会肿瘤学分会.中国结直肠癌诊疗规范(2020年版)[J].中国实用外科杂志,2020,40(6):601-625.

[3] Chinese society of clinical oncology diagnosis and treatment guidelines for colorectal cancer working group.Chinese society of clinical oncology(CSCO)diagnosis and treatment guidelines for colorectal cancer 2018[J].Chin J Cancer Res,2019,31(1):117-134.

[4] JD vogel,C Eskicioglu,MR Weiser,et al.The American society of colon and rectal surgeons clinical practice guidelines for the treatment of colon cancer[J].Dis Colon Rectum,2017,60:999-1017.

[5] ESMO Guidelines Working Group.Early colon cancer:ESMO clinical practice guidelines for diagnosis,treatment and follow-up[J].Annals of Oncology,2013,24(Supplement 6):vi64-vi72.

第五节　原发性肝癌临床诊断与处理

原发性肝癌(primary carcinoma of liver)是指来源于肝细胞或肝内胆管细胞的癌肿。由于绝大部分原发性肝癌都是起源于肝细胞,因而临床所指的肝癌一般是指肝细胞癌(hepatocellular carcinoma)。

肝细胞癌临床诊治需要重点明确的问题是:典型的临床症状和体征有哪些? 如何应用和评价其影像学和/或血清生化标志物? 如何诊断和鉴别诊断? 如何选择治疗方案? 本节主要根据我国原发性肝癌诊疗指南(2022年版),解读原发性肝癌临床诊治要点,并结合一例原发性肝癌患者MDT诊治过程,展示综合治疗的优势。

【临床表现】

肝细胞癌起病隐匿,早期症状常不明显,多在肝病随访或体检普查中应用血清甲胎蛋白(AFP)及超声检查偶然发现肝癌,称之为亚临床肝癌。出现典型的临床症状和体征时,一般癌症已属中、晚期。

一、症状

(一)肝区疼痛

多为肝癌的首发症状,表现为持续钝痛或胀痛。疼痛是由于癌肿迅速生长使肝包膜被牵拉所致。如肿瘤生长缓慢或位于肝实质深部也可完全无疼痛表现。疼痛部位常与肿瘤位置有关,若肿瘤位于肝右叶,疼痛多在右季肋部;肿瘤位于左叶时,常表现为上腹痛,有时易误诊为胃部疾患;当肿瘤位于肝右叶膈顶部时,疼痛可牵涉右肩。癌结节破裂出血可致剧烈腹痛和腹膜刺激征,出血量大时可导致休克。

(二)消化道症状

食欲减退、腹胀、恶心、呕吐、腹泻等消化道症状,可由肿瘤压迫、腹腔积液、胃肠道淤血和肝功能损害而引起。

(三)恶性肿瘤的全身表现

恶性肿瘤的全身表现为进行性乏力、消瘦、发热、营养不良和恶病质等。

(四)伴癌综合征

伴癌综合征指机体在肝癌组织自身所产生的异位激素或某些活性物质影响下而出现的一组

特殊综合征,可与临床表现同时存在,也可先于肝癌症状。以自发性低血糖、红细胞增多症为常见,有时还可伴有高钙血症、高脂血症、类癌综合征、血小板增多症、高纤维蛋白原血症等。

二、体征

(一)肝肿大

肝肿大为中晚期肝癌的主要体征,最为常见。多在肋缘下触及,呈局限性隆起,质地坚硬。左叶肝癌则表现为剑突下包块。如肿瘤位于肝实质内,肝表面可光滑,伴或不伴明显压痛。肝右叶膈面肿瘤可使右侧膈肌明显抬高。

(二)脾肿大

脾肿大常为合并肝硬化所致。肿瘤压迫或门静脉、脾静脉内癌栓也能引起淤血性脾肿大。

(三)腹腔积液

腹腔积液为草黄色或血性,多数是在肝硬化的基础上合并门静脉或肝静脉癌栓所致。肝癌浸润腹膜也是腹腔积液的常见原因。

(四)黄疸

黄疸多为晚期征象,以弥漫型肝癌或胆管细胞癌为常见。癌肿广泛浸润可引起肝细胞性黄疸。当侵犯肝内胆管或肝门淋巴结肿大压迫胆管时,可出现梗阻性胆汁淤积。

(五)其他

由于肿瘤本身血管丰富,再加上癌肿压迫大血管,故可在肝区出现血管杂音。肝区摩擦音提示肿瘤侵及肝包膜。肝外转移时则有转移部位相应的体征。

三、肝癌的转移途径及转移灶的临床表现

(一)肝内转移

肝组织有丰富的血窦,癌细胞有向血窦生长的趋势而且极易侵犯门静脉分支,形成门静脉癌栓,导致肝内播散。一般先在同侧肝叶内播散,之后累及对侧肝叶。进一步发展时,癌栓可波及门静脉的主要分支或主干,可引起门静脉高压症,并可导致顽固性腹腔积液。

(二)肝外转移

肝癌细胞通过肝静脉进入体循环转移至全身各部,最常见转移部位为肺,可引起咳嗽、咯血。此外还可累及肾上腺、骨、脑等器官。骨和脊柱转移时,出现局部疼痛和神经受压症状,颅内转移可出现相应的定位症状。淋巴道转移中以肝门淋巴结最常见,此外也可转移至主动脉旁、锁骨上、胰、脾等处淋巴结。肝癌也可直接蔓延,浸润至邻近腹膜及器官组织,如膈肌、结肠肝曲和横结肠、胆囊及胃小弯。种植转移发生率较低,若种植于腹膜可形成血性腹腔积液,在女性患者,尚可种植于卵巢形成较大肿块。

四、肝癌的并发症

(一)肝性脑病

肝性脑病是肝癌终末期并发症,占死亡原因的1/3。

(二)消化道出血

消化道出血约占肝癌死亡原因的15%。合并肝硬化或门静脉、肝静脉癌栓者,可导致食管胃底静脉曲张破裂出血。胃肠道黏膜糜烂、凝血病也可是消化道出血的原因。

(三)肝癌结节破裂出血

肝癌结节破裂出血发生率为9%~14%。肝癌组织坏死液化可自发破裂,也可在外力作用下破裂。若出血限于包膜下,可有急骤疼痛,肝脏迅速增大;若破入腹腔可引起急性腹痛和腹膜刺激

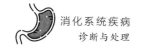
征,严重者可致出血性休克或死亡。小量出血则表现为血性腹腔积液。

（四）继发感染

因癌肿长期消耗,尤其在放疗、化疗后白细胞减少的情况下,抵抗力减弱,再加上长期卧床等因素,易并发各种感染,如肺炎、肠道感染、真菌感染等。

【筛查与诊断方法】

肝癌的高危人群主要是HBV和/或HCV感染、酒精性肝病、非酒精性脂肪性肝炎、长期食用黄曲霉毒素污染食物、多种原因引起的肝硬化以及有肝癌家族史人群。此外,糖尿病、肥胖和吸烟等也是HCC的危险因素。年龄大于40岁的男性发生肝癌的风险更高。对这类高危人群至少每隔6个月进行AFP检测结合超声检查,是原发性肝癌高危人群的筛查与监测策略。肝细胞癌常用的监测和诊断方法如下:

一、肝癌高危人群的筛查与监测

对肝癌高危人群的筛查与监测,有助于肝癌的早期发现、早期诊断和早期治疗,是提高肝癌疗效的关键。

在我国,肝癌高危人群主要包括乙型肝炎病毒(HBV)和/或丙型肝炎病毒(HCV)感染、过度饮酒、非酒精性脂肪性肝炎、其他原因引起的肝硬化,以及有肝癌家族史等人群,尤其是年龄>40岁的男性。目前,尽管抗HBV和抗HCV治疗可以显著降低肝癌的发生风险,但是仍然无法完全避免肝癌的发生。

借助于肝脏超声检查和血清甲胎蛋白(AFP)进行肝癌早期筛查,建议高危人群至少每隔6个月进行1次检查。通过实现社区、医院一体化筛查新模式,做到应筛尽筛、应治早治。

二、肝癌的影像学检查

各种影像学检查手段各有特点,应该强调综合应用、优势互补、全面评估。

（一）超声显像

具有便捷、实时、无创和无放射辐射等优势,是临床上最常用的肝脏影像学检查方法。一般可显示直径2 cm以上肿瘤。除显示肿瘤大小、形态、部位以及与血管的关系外,还有助于判断肝静脉、门静脉有无癌栓等。结合AFP检查,有助于肝癌早期诊断,因此也可被广泛用于筛查肝癌。超声造影(ultrasonic contrast)利用超声造影剂明显提高超声诊断的分辨力,以及敏感性和特异性,除显示占位性病变外,还可分析病灶血供情况,对肝癌与肝囊肿及肝血管瘤的鉴别诊断较有参考价值,但超声造影受操作者水平及细致程度的影响。超声检查发现直径小于1 cm的微小结节时,很难判断病变性质,需要动态随访观察。

（二）X线计算机断层成像(CT)

CT的分辨率远远高于超声,其图像更清晰而稳定,更能全面客观地反映肝癌的特性,已成为肝癌诊断的常规手段。除常规诊断外,动态增强CT还具有下述优势:①可清楚显示肝癌的大小、数目、形态、部位、边界、肿瘤血供丰富程度,以及与肝内管道的关系。②对判断门静脉、肝静脉以及下腔静脉是否存在癌栓,肝门和腹腔淋巴结是否存在转移,肝癌是否已侵犯邻近组织器官都具有重要价值。③可显著提高小肝癌的检出率,是诊断小肝癌和微小肝癌的最佳方法。④有助于肝癌局部治疗的疗效评价,特别是对观察经导管动脉化疗栓塞(transcatheter arterial chemoembolization, TACE)后碘油沉积状况有优势。基于术前CT的影像组学技术也可以用于预测首次TACE治疗的疗效。⑤借助CT后处理技术可以进行三维血管重建、肝脏体积和肝肿瘤体积测量、肺脏和骨骼等其他脏器组织转移评价,已广泛应用于临床。

(三)磁共振成像

肝脏多参数MRI具有无辐射影响、组织分辨率高、可以多方位多序列多参数成像等优势,且具有形态结合功能(包括弥散加权成像等)综合成像技术能力,成为肝癌临床检出、诊断、分期和疗效评价的优选影像技术。多参数MRI对直径≤2.0cm肝癌的检出和诊断能力优于动态增强CT。多参数MRI在评价肝癌是否侵犯门静脉、肝静脉主干及其分支,以及腹腔或腹膜后间隙淋巴结转移等方面,较动态增强CT具有优势。

肝癌影像学诊断主要依据为动态增强扫描的"快进快出"的强化方式。动态增强CT和多参数MRI动脉期(主要在动脉晚期)肝肿瘤呈均匀或不均匀明显强化,门静脉期和/或延迟期肝肿瘤强化低于肝实质。"快进"为非环形强化,"快出"为非周边廓清。"快进"在动脉晚期观察,"快出"在门静脉期及延迟期观察。

(四)数字减影血管造影

数字减影血管造影(DSA)属于微创技术,采用经选择性或超选择性肝动脉进行DSA检查。更多地用于肝癌局部治疗或肝癌自发破裂出血的治疗等。DSA检查可以显示肝肿瘤血管及肝肿瘤染色,还可以明确显示肝肿瘤数目、大小及其血供情况。

(五)核医学影像检查

1.正电子发射计算机断层成像

PET-CT是将PET与CT融为一体而形成的功能分子影像成像系统。即利用11C、13N、15O、18F等PET常用放射性核素标记的配体与相应特异性受体结合,通过功能显像反映肝脏占位的生化代谢信息,同时还可通过CT形态显像进行局部病灶的精确解剖定位。

PET-CT全身显像的优势在于:①对肿瘤进行分期,通过一次检查能够全面评价有无淋巴结转移及远处器官的转移;②再分期,因PET-CT功能影像不受解剖结构的影响,可以准确显示解剖结构发生变化后或者解剖结构复杂部位的复发转移灶;③对于抑制肿瘤活性的靶向药物的疗效评价更加敏感、准确;④指导放射治疗生物靶区的勾画、确定穿刺活检部位;⑤评价肿瘤的恶性程度和预后。PET-CT对肝癌的诊断敏感性和特异性有限,可作为其他影像学检查的辅助和补充,在肝癌的分期、再分期和疗效评价等方面具有优势。

1.单光子发射计算机断层成像(SPECT-CT)

是在选择全身平面显像所发现病灶的基础上,再进行局部SPECT-CT融合影像检查,可以同时获得病灶部位的SPECT和诊断CT图像,进一步提高诊断的准确性。

2.正电子发射计算机断层磁共振成像(PET-MRI)

一次PET-MRI检查可以同时获得疾病解剖与功能信息,提高肝癌诊断的敏感性。

三、肝癌的血液学分子标志物

血清AFP是当前诊断肝癌和疗效监测常用且重要的指标。血清AFP≥400 μg/L,在排除妊娠、慢性或活动性肝病、生殖腺胚胎源性肿瘤,以及消化道肿瘤后,高度提示肝癌。而血清AFP轻度升高者,应结合影像学检查或进行动态观察,并与肝功能变化对比分析,有助于诊断。

异常凝血酶原(DCP)、血浆游离微RNA(miRNA)和血清甲胎蛋白异质体(AFP-L3)也可以作为肝癌早期诊断标志物,特别是对于血清AFP阴性人群(约30%肝癌患者AFP水平正常)。

四、肝癌的穿刺活检

具有典型肝癌影像学特征的肝占位性病变,符合肝癌临床诊断标准的患者,通常不需要以诊断为目的的肝病灶穿刺活检,特别是对于具有外科手术指征的肝癌患者。能够手术切除或准备肝移植的肝癌患者,不建议术前行肝病灶穿刺活检,以减少肝肿瘤破裂出血、播散风险。对于缺乏典

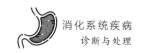

型肝癌影像学特征的肝占位性病变,肝病灶穿刺活检可获得明确的病理诊断。肝病灶穿刺活检可以明确病灶性质及肝癌分子分型,为明确肝病病因、指导治疗、判断预后和进行研究提供有价值的信息,故应根据肝病灶穿刺活检的患者受益、潜在风险和医师操作经验综合评估穿刺活检的必要性。

肝病灶穿刺活检通常在超声或CT引导下进行,可以采用18G或16G肝穿刺空心针活检获得病灶组织。其主要风险是可能引起出血和肿瘤针道种植转移。因此,术前应检查血小板和出凝血功能,对于有严重出血倾向的患者,应避免肝病灶穿刺活检。穿刺路径应尽可能经过正常肝组织,避免直接穿刺肝脏表面结节。穿刺部位应选择影像检查显示肿瘤活跃的肿瘤内和肿瘤旁,取材后肉眼观察取材的完整性以提高诊断准确性。另外,受病灶大小、部位深浅等多种因素影响,肝病灶穿刺病理学诊断也存在一定的假阴性率,特别是对于直径≤2 cm的病灶,假阴性率较高。因此,肝病灶穿刺活检阴性结果并不能完全排除肝癌的可能,仍需观察和定期随访。对于活检组织取样过少、病理结果阴性但临床上高度怀疑肝癌的患者,可以重复进行肝病灶穿刺活检或者密切随访。

综上所述,肝癌筛查与诊断要点是:

(1)借助肝脏超声显像联合血清AFP进行肝癌早期筛查,建议高危人群至少每隔6个月进行1次检查。

(2)动态增强CT、多参数MRI扫描是肝脏超声显像和/或血清AFP筛查异常者明确诊断的首选影像学检查方法。

(3)肝癌影像学诊断依据主要为“快进快出”的强化方式。

(4)肝脏多参数MRI检查是肝癌临床诊断、分期和疗效评价的优选影像技术。

(5)PET-CT扫描有助于对肝癌进行分期及疗效评价。

(6)血清AFP是诊断肝癌和疗效监测常用且重要的指标。对血清AFP阴性人群,可以借助PIVKAⅡ、miRNA检测试剂盒、AFP-L3和类GALAD模型进行早期诊断。

(7)具有典型肝癌影像学特征的肝占位性病变,符合肝癌临床诊断标准的患者,通常不需要以诊断为目的的肝病灶穿刺活检。

肝癌的诊断流程见图9-5-1。

【诊断及鉴别诊断】

一、临床诊断标准

在所有的实体瘤中,唯有HCC可采用非侵袭性临床诊断标准。肝细胞癌临床诊断主要取决于三大因素,即慢性肝病背景、影像学检查结果以及血清AFP水平。要求在同时满足以下条件中的(1)+(2)a两项或者(1)+(2)b+(3)三项时,可以确立HCC的临床诊断:

(1)具有肝硬化以及HBV和/或HCV感染(HBV和/或HCV抗原阳性)的证据。

(2)典型的HCC影像学特征:动态CT/MRCT检查显示肝脏占位呈“快进快出”的强化方式。

a.如果肝脏占位直径≥2 cm,CT和MRI两项影像学检查中有一项显示肝脏占位具有上述肝癌的特征,即可诊断HCC。

b.如果肝脏占位直径为1~2 cm,则需要CT和MRI两项影像学检查都显示肝脏占位具有上述肝癌的特征,方可诊断HCC,以加强诊断的特异性。

(3)血清AFP≥400 μg/L持续1个月或≥200 μg/L持续2个月,并能排除其他原因引起的AFP升高,包括妊娠、生殖系统胚胎源性肿瘤、活动性肝病和继发性肝癌等。

临床诊断要依据患者是否存在原发性肝癌高危因素,并要结合影像学和血清生化标志物特征进行。对存在慢性肝病,尤其是慢性乙型肝炎和慢性丙型肝炎,或存在任何原因引起肝硬化高危因素者,若发现肝内有直径>2 cm的结节时,只要在动态增强MRI、动态增强CT、超声造影或普美显动态增强MRI四项检查中,有一项显示有动脉期病灶明显强化、门静脉或延迟期强化下降的“快进

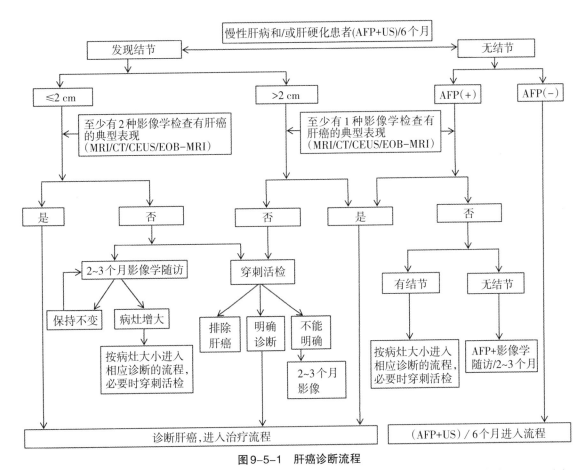

图9-5-1　肝癌诊断流程

［资料来源：吴孟超，汤钊猷，刘允怡，等.原发性肝癌诊疗规范(2019年版)［J］.中国实用外科杂志，2020，36(2)：121-138.］

快出"肝癌典型特征，即可诊断为肝癌。对肝内直径<2 cm的结节，则应在上述四项影像学中至少有二项典型肝癌特征时，方可做出诊断。

存在肝癌发生高危因素，但肝内结节直径<2 cm时，且在上述四项影像学检查中只有一项具有肝癌特征时，应进行每2~3个月间隔的影像学随访，或通过肝穿刺活检进行诊断。对于肝内直径>2 cm的结节，若在上述四项影像学检查中均未发现肝癌的典型特征，也要进行肝穿刺活检以明确诊断。

存在肝癌发生高危因素，若AFP持续升高，则应通过上述四项影像学检查明确诊断。如未发现肝内结节，则需排除活动性肝炎、生殖胚胎源性肿瘤等，并通过每2~3个月间隔的影像学检查进行随访。

二、鉴别诊断

1.肝硬化及慢性活动性肝炎

原发性肝癌多发生在肝硬化基础上，故两者有时在影像学上不易鉴别。肝硬化的局部病灶发展较慢，肝功能损害显著。少数活动性肝炎也可有AFP升高，但通常为一过性，且往往伴有转氨酶显著升高。肝癌患者则血清AFP持续上升，与转氨酶曲线可呈分离现象，甲胎蛋白异质体AFP-L3升高。

2.继发性肝癌

继发性肝癌常有原发癌肿病史，也称转移性肝癌，以消化道恶性肿瘤最常见，其次为呼吸道、

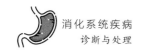
泌尿生殖系统、乳腺等处的癌肿。与原发性肝癌比较,继发性肝癌病情发展较缓慢,症状较轻,除少数原发于消化道的肿瘤外,AFP一般为阴性。确诊的关键在于发现肝外原发癌的证据。

3.肝脏良性肿瘤

AFP阴性肝癌尚需与肝血管瘤、多囊肝、包虫病、脂肪瘤、肝腺瘤等肝脏良性肿瘤相鉴别,主要依赖于影像学检查。与小肝癌相混淆的肝脏良性病变(如腺瘤样增生、肝硬化再生结节、局灶性交界性增生等)鉴别均有一定困难,定期随访,必要时超声或CT引导下穿刺活检可助诊断。

4.肝脓肿

急性细菌性肝脓肿较易与肝癌鉴别,慢性肝脓肿吸收机化后,有时不易与肝癌鉴别,但患者多有感染病史,必要时在超声引导下行诊断性穿刺。慢性肝脓肿经抗感染治疗多可逐渐吸收变小。

【临床分期】

肝癌的分期对评估预后、选择合理的治疗方案具有重要的指导意义。国际上采用的肝癌分期主要有巴塞罗那分期(BCLC)、TNM分期、日本肝癌学会(JSH)分期,以及亚太肝脏研究协会(APASL)分期等。中国肝癌分期方案(China liver cancer staging,CNLC)主要依据肝脏肿瘤的数目和大小、血管侵犯、肝内转移、Child-Pugh分级,以及患者体力活动状态(PS)等多因素进行分期,分为CNLC Ⅰa期、Ⅰb期、Ⅱa期、Ⅱb期、Ⅲa期、Ⅲb期、Ⅳ期,具体分期方案描述见图9-5-2。其中:CNLC Ⅰa期:PS0~2分,肝功能Child-Pugh A/B级,单个肿瘤、直径≤5 cm,无影像学可见血管癌栓和肝外转移;CNLC Ⅰb期:PS 0~2分,肝功能Child-Pugh A/B级,单个肿瘤、直径>5 cm,或2~3个肿瘤、最大直径≤3 cm,无影像学可见血管癌栓和肝外转移。

【肝癌临床处理要点】

肝癌的分期对于选择合理的治疗方案、评估预后至关重要。原发性肝癌的分期不同,意味着患者病情早晚不同,相应的诊疗决策也不同(图9-5-2)。目前,肝癌治疗方法包括肝切除术、肝移植术、局部消融治疗、肝动脉介入治疗、放射治疗、全身治疗等多种手段。在选择治疗方案时需要考虑肝功能情况,肿瘤的数目、大小、位置,是否存在转移,是否有肝硬化,等等。随着医学科学技术不断发展与进步,HCC治疗已经进入多种治疗方法、多个学科参与的阶段,需要重视多学科诊疗模式(MDT)的作用,减少治疗的局限性。

一、外科治疗

肝癌的外科治疗是肝癌患者获得长期生存的重要手段,主要包括肝切除术和肝移植术。

(一)肝切除术的基本原则

1.彻底性

完整切除肿瘤,切缘无残留肿瘤。

2.安全性

保留足够体积且有功能的肝组织(具有良好血供以及良好的血液和胆汁回流),以保证术后肝功能代偿,减少手术并发症,降低死亡率。

(二)术前患者的全身情况及肝脏储备功能评估

在术前应对患者的全身情况、肝脏储备功能及肝脏肿瘤情况(分期及位置)进行全面评价,常采用美国东部肿瘤协作组提出的功能状态评分(ECOG PS)评估患者的全身情况;采用肝功能Child-Pugh评分、吲哚菁绿(ICG)清除试验或瞬时弹性成像测定肝脏硬度,评价肝脏储备功能情况。研究结果提示:经过选择的合并门静脉高压症的肝癌患者,仍可以接受肝切除手术,其术后长期生存率优于接受其他治疗。因此,更为精确地评价门静脉高压的程度(如肝静脉压力梯度测定等),有助于筛选适合手术切除的患者。如预期保留肝脏组织体积较小,则采用CT、MRI或肝脏三维重建测定剩余肝脏体积,并计算剩余肝脏体积占标准化肝脏体积的百分比。通常认为,肝功能

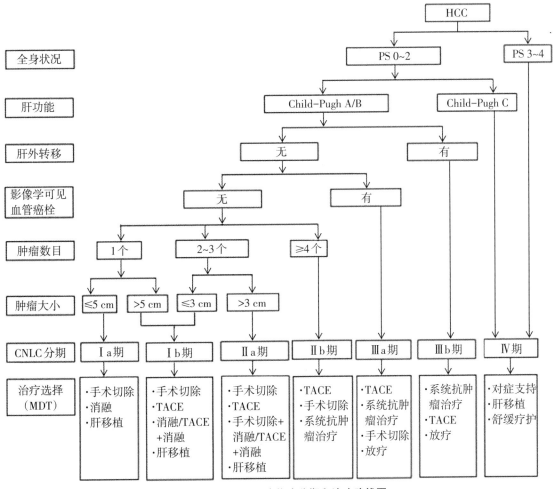

图9-5-2　中国肝癌临床分期和治疗路线图

Child-Pugh A级、ICG15 min滞留率(ICG－R15)<30%是实施手术切除的必要条件。剩余肝脏体积须占标准肝脏体积的40%以上(伴有慢性肝病、肝实质损伤或肝硬化者)或30%以上(无肝纤维化或肝硬化者),也是实施手术切除的必要条件。有肝功能损害者,则需保留更多的剩余肝脏体积。

(三)肝癌切除的适应证

(1)肝脏储备功能良好的CNLC Ⅰa期、Ⅰb期和Ⅱa期肝癌的首选治疗方式是手术切除。

(2)对于CNLC Ⅱb期肝癌患者,多数情况下不宜首选手术切除,而以TACE为主的非手术治疗为首选。如果肿瘤局限在同一段或同侧半肝者,或可以同时行术中消融处理切除范围外的病灶,即使肿瘤数目>3个,手术切除有可能获得比其他治疗更好的效果,因此也推荐手术切除,但是需更为谨慎地进行术前多学科评估。

(3)对于CNLC Ⅲa期肝癌,绝大多数不宜首选手术切除,而以系统抗肿瘤治疗为主的非手术治疗为首选。如符合以下情况也可以考虑手术切除:

a.合并门静脉分支癌栓(程氏分型Ⅰ/Ⅱ型)者,若肿瘤局限于半肝或肝脏同侧,可以考虑手术切除肿瘤并经门静脉取栓,术后再实施TACE治疗、门静脉化疗或其他系统抗肿瘤治疗;门静脉主干癌栓(程氏分型Ⅲ型)者术后短期复发率较高,多数患者的术后生存不理想,因此不是手术切除的绝对适应证。对于可以切除的有门静脉癌栓的肝癌患者,术前接受三维适形放射治疗,可以改善术后生存。

b.合并胆管癌栓但肝内病灶亦可以切除者。

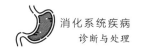

c.部分肝静脉受侵犯但肝内病灶可以切除者。

(4)对于伴有肝门部淋巴结转移者(CNLC Ⅲb期),可以考虑切除肿瘤的同时行肝门淋巴结清扫或术后外放射治疗。周围脏器受侵犯可以一并切除者,也可以考虑手术切除。

此外,对于术中探查发现不适宜手术切除的肝癌,可以考虑行术中肝动脉、门静脉插管化疗或术中其他的局部治疗措施,或待手术创伤恢复后,接受后续TACE治疗、系统抗肿瘤治疗等非手术治疗。

(四)肝移植术

肝移植是肝癌根治性治疗手段之一,更适用于合并失代偿肝硬化患者以及肿瘤虽小但不适合手术切除的患者。

国际上多采用Milan标准或UCSF标准。我国目前尚无统一标准,但总体是在国际标准的基础上不同程度地扩大了肝癌肝移植的适用范围,但其在无大血管侵犯、淋巴结转移及肝外转移的原则上与国际标准一致。

肝癌肝移植术后,肿瘤复发的危险因素包括肿瘤分期、有无血管侵犯、术前血清AFP水平、免疫抑制剂累积用药剂量等。

(五)以手术为主的综合治疗策略

基于既往的大宗病例的数据,中晚期肝癌(CNLC Ⅱb、Ⅲa、Ⅲb期)手术后,总体生存虽然不令人满意,但在缺乏其他有效的治疗手段的情况下,手术切除仍可以使部分患者获益。当前系统抗肿瘤治疗与综合治疗取得了的长足进步,系统抗肿瘤治疗和/或局部治疗控制肿瘤的效果可以为中晚期肝癌患者行根治性切除、降低术后复发和改善预后提供更多可能。因此,中晚期肝癌患者直接手术切除的策略需要重新认识。探索中晚期肝癌以手术为主的综合治疗新策略已成为近期关注重点。

潜在可切除肝癌的转化治疗

转化治疗是将不可切除的肝癌转化为可切除肝癌,是中晚期肝癌患者获得根治性切除和长期生存的途径之一。对于潜在可以切除的肝癌,建议采用多模式、高强度的抗肿瘤治疗策略促其转化,同时必须兼顾治疗的安全性和生活质量。

(1)针对肿瘤的转化治疗。

a.系统抗肿瘤治疗:系统抗肿瘤治疗的单独或联合应用是中晚期肝癌转化治疗的主要方式之一。肝癌缓解的深度、速度和持续时间以及器官特异性的缓解,是影响后续治疗决策的重要因素。不同的药物组合对肝脏组织和后续手术安全性的影响,需要更多的探索。

b.局部治疗:包括TACE、肝动脉置管持续化疗灌注(HAIC)等局部治疗手段,为初始不可切除肝癌患者创造潜在手术切除机会,并且能够转化为生存获益。放射治疗联合HAIC,HAIC联合TACE可以进一步提高转化率。系统抗肿瘤治疗联合局部治疗有望获得更高的肿瘤缓解和更高的转化切除率。

(2)针对余肝体积不足的转化治疗。

a.经门静脉栓塞(PVE)肿瘤所在的半肝,使剩余肝脏代偿性增生后再切除肿瘤。PVE成功率为60%~80%,并发症发生率为10%~20%。PVE后余肝增生时间相对较长(通常4~6周),有20%以上患者因肿瘤进展或余肝增生体积不足而失去手术机会。

b.联合肝脏分隔和门静脉结扎的二步肝切除术(ALPPS),适合于预期剩余肝脏体积占标准肝脏体积小于30%~40%的患者。近年来已出现多种ALPPS改进术式,主要集中于一期手术肝断面分隔操作(部分分隔和使用射频消融、微波、止血带等方式分隔)以及采用腹腔镜微创入路行ALPPS。术前评估非常重要,需要综合考虑肝硬化程度、患者年龄、短期承受两次手术的能力等。ALPPS术可以在短期内提高肝癌的切除率,快速诱导余肝增生的能力优于PVE。因两期手术间隔短,故能最大限度地减少肿瘤进展风险,肿瘤切除率为95%~100%。研究结果显示,ALPPS治疗巨大或多发肝癌的效果优于TACE。需注意,短期内两次手术的创伤以及二期手术失败的可能性,建议谨慎、合理地选择手术对象并由经验丰富的外科医师施行ALPPS术。另外,对于老年肝癌患者慎行ALPPS术。

(3)新辅助治疗:根据美国国立癌症研究院的定义,新辅助治疗是在主要治疗(通常是外科手术)之前缩小肿瘤的治疗,常见的新辅助治疗包括系统抗肿瘤治疗、介入治疗、放射治疗等,其目标是减少术后复发,延长术后生存。对于可以切除的中晚期肝癌(CNLC Ⅱb、Ⅲa期),通过新辅助治疗将肿瘤学特征较差的肝癌转化为肿瘤学特征较好的肝癌,从而减少术后复发,延长生存时间。如可手术切除肝癌合并门静脉癌栓者,术前行三维适形放射治疗可以提高疗效。但对于外科技术上可以切除的肝癌,术前TACE并不能延长患者生存。免疫治疗联合靶向药物、免疫治疗的单药或联合治疗等策略用于可以手术切除肝癌的术前或围术期治疗,有望进一步提高手术疗效。而对于更为早期的肝癌(CNLC Ⅰa、Ⅰb、Ⅱa期),术前治疗能否改善患者生存、减少复发,仍需要临床研究证实。

辅助治疗肝癌切除术后5年,肿瘤复发转移率为40%~70%,这与术前可能已经存在微小播散灶或多中心发生有关,故所有患者术后需要接受密切随访。

对于HBV感染的肝癌患者,核苷类似物抗病毒治疗不仅能够控制基础肝病,还有助于降低术后肿瘤复发率。对于HCV感染的肝癌患者,直接用抗病毒药物(DAA)可以获得持续的病毒学应答,目前没有确凿的数据表明DAA治疗与肝癌术后肿瘤复发风险增加或降低、复发的时间差异或复发肝癌的侵袭性相关。

此外,对于伴有门静脉癌栓患者术后经门静脉置管化疗联合TACE,也可以延长患者生存时间。尽管有临床随机研究提示,α-干扰素可以减少复发、延长生存时间,但仍存争议。术后利用免疫治疗、靶向药物、免疫调节剂、HAIC单独或联合应用的策略正在积极探索中。一旦发现肿瘤复发,根据复发肿瘤的特征,可以选择再次手术切除、消融治疗、介入治疗、放射治疗或系统抗肿瘤治疗等,延长患者生存。

综上所述,肝癌外科手术治疗或以手术为主的综合治疗策略要点是:

(1)肝切除术是肝癌患者获得长期生存的重要手段。

(2)肝切除术的原则是完整切除肿瘤并且保留足够体积且有功能的肝组织,因此完善的术前肝脏储备功能评估与肿瘤学评估非常重要。

(3)一般认为肝功能Child-Pugh A级、ICG-R15<30%是实施手术切除的必要条件;剩余肝脏体积须占标准肝脏体积的40%以上(伴有慢性肝病、肝实质损伤或肝硬化者)或30%以上(无肝纤维化或肝硬化者),也是实施手术切除的必要条件。有肝功能损害者,则需保留更多的剩余肝脏体积。术前评估,还包括肝脏硬度、门静脉高压程度的测定等。

(4)肝脏储备功能良好的CNLC Ⅰa期、Ⅰb期和Ⅱa期肝癌的首选治疗是手术切除。在CNLC Ⅱb期和Ⅲa期肝癌患者中,不宜首选手术切除,但部分患者经谨慎术前多学科评估,仍有机会从手术切除中获益。

(5)对于潜在可切除的肝癌,建议采用多模式、高强度的治疗策略促其转化。对于剩余肝脏体积较小的患者,可以采用ALPPS或PVE使剩余肝脏代偿性增生的方法提高切除率。

(6)肝癌术后辅助治疗以减少复发为主要目标。针对术后复发高危患者的TACE治疗可以减少复发、延长生存;术后使用核苷类似物抗HBV治疗和α-干扰素等也有抑制复发、延长生存的作用。

(7)系统抗肿瘤治疗、局部治疗单独或联合在围手术期的应用策略正在积极探索中。

(8)肝移植是肝癌根治性治疗手段之一,尤其适用于肝功能失代偿、不适合手术切除及消融治

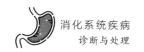
疗的小肝癌患者。但肝癌肝移植术后一旦肿瘤复发转移,病情进展迅速,在多学科诊疗基础上的综合治疗,可能延长患者生存时间。

二、局部消融治疗

尽管外科手术被认为是肝癌根治性治疗的首选治疗方式,但由于患者常合并不同程度的肝硬化,难以耐受手术治疗。目前,广泛应用的消融治疗,具有对肝功能影响少、创伤小、疗效确切的特点,在部分早期肝癌患者中可以获得与手术切除相类似的疗效。

肝癌消融是指在影像技术引导下对肿瘤靶向定位后在局部采用物理或化学方法直接杀伤肿瘤组织的方法。消融技术包括射频消融(RFA)、微波消融(PEI)、冷冻消融、高功率超声聚焦消融(HIFU),以及无水乙醇注射消融(PEI)等。最常用的影像引导是在超声引导下进行,CT和MRI结合多模态影像系统适用于超声很难探及的病灶以及某些肝外转移病灶的消融。

消融的路径有经皮、腹腔镜、开腹或经内镜四种方式。大多数的小肝癌可以经皮穿刺消融,具有经济、方便、微创等优点。位于肝包膜下的肝癌,特别是突出肝包膜外的肝癌经皮穿刺消融风险较大,影像学引导困难的肝癌或经皮消融高危部位的肝癌(贴近心脏、膈肌、胃肠道、胆囊等),可以考虑采用经腹腔镜消融、开腹消融或水隔离技术。

消融治疗主要适用于CNLC I a期及部分 I b期肝癌(单个肿瘤、直径≤5 cm;或2~3个肿瘤、最大直径≤3 cm);无血管、胆管和邻近器官侵犯以及远处转移,肝功能Child-Pugh A/B级者,可以获得根治性的治疗效果。对于不适合手术切除的直径3~7 cm的单发肿瘤或多发肿瘤,可以联合TACE治疗,其效果优于单纯的消融治疗。

局部疗效评估的推荐方案是在消融后1个月左右,复查动态增强CT、多参数MRI扫描或超声造影,以评价消融效果。另外,还要检测血清学肿瘤标志物动态变化。影像学评判消融效果可以分为:①完全消融。经动态增强CT、多参数MRI扫描或超声造影随访,肿瘤消融病灶动脉期未见强化,提示肿瘤完全坏死。②不完全消融。经动态增强CT、多参数MRI扫描或超声造影随访,肿瘤消融病灶内动脉期局部有强化,提示有肿瘤残留。对治疗后有肿瘤残留者,可以进行再次消融治疗。若2次消融后仍有肿瘤残留,应放弃消融疗法,改用其他疗法。完全消融后应定期随访复查,通常情况下每隔2~3个月复查血清学肿瘤标志物、超声。

综上,肝癌局部消融治疗要点是:

(1)消融治疗适用于CNLC I a期及部分 I b期肝癌(单个肿瘤、直径≤5 cm;或2~3个肿瘤、最大直径≤3 cm),可以获得根治性的治疗效果。对于不能手术切除的直径3~7 cm的单发肿瘤或多发肿瘤,可以联合TACE治疗。

(2)对于直径≤3 cm的肝癌患者,消融治疗的无瘤生存率和总生存率类似或稍低于手术切除,但并发症发生率、住院时间低于手术切除。对于单个直径≤2 cm肝癌,消融治疗的疗效类似于手术切除,特别是中央型肝癌。

(3)RFA与MWA在局部疗效、并发症发生率和远期生存方面,无显著差异,可以根据肿瘤的大小、位置来选择。

(4)PEI对直径≤2 cm的肝癌远期疗效与RFA类似。PEI的优点是安全,特别适用于癌灶贴近肝门、胆囊及胃肠道组织等高危部位,但需要多次、多点穿刺以实现药物在瘤内弥散作用。

(5)消融治疗后定期复查动态增强CT、多参数MRI扫描、超声造影和血清学肿瘤标志物,以评价消融效果。

三、经导管动脉化疗栓塞

国内亦称介入治疗,是肝癌最常用的非手术治疗方法。

（一）适应证

（1）有手术切除或消融治疗适应证，但由于高龄、肝功能储备不足、肿瘤高危部位等非手术原因，不能或不愿接受上述治疗方法的CNLC Ⅰa、Ⅰb和Ⅱa期肝癌患者。

（2）CNLC Ⅱb、Ⅲa和部分Ⅲb期肝癌患者，肝功能Child - Pugh A/ B级，ECOG PS评分0～2。

（3）门静脉主干未完全阻塞，或虽完全阻塞但门静脉代偿性侧支血管丰富或通过门静脉支架植 入可以恢复门静脉血流的肝癌患者。

（4）肝动脉-门静脉静分流造成门静脉高压出血的肝癌患者。

（5）具有高危复发因素（包括肿瘤多发、合并肉眼或镜下癌栓、姑息性手术、术后AFP等肿瘤标志物未降至正常范围等）肝癌患者手术切除后，可以采用辅助性TACE治疗，降低复发率，延长生存时间。

（6）初始不可切除肝癌手术前的TACE治疗，可以实现转化，为手术切除及消融创造机会。

（7）肝移植等待期桥接治疗。

（8）肝癌自发破裂患者。

（二）禁忌证

（1）肝功能严重障碍（Child-Pugh C级），包括黄疸、肝性脑病、难治性腹腔积液或肝肾综合征等。

（2）无法纠正的凝血病。

（3）门静脉主干完全被癌栓/血栓栓塞，且侧支血管形成少。

（4）严重感染或合并活动性肝炎且不能同时治疗者。

（5）肿瘤远处广泛转移，估计生存期< 3 个月者。

（6）恶病质或多器官衰竭者。

（7）肿瘤占全肝体积的比例≥70%（如果肝功能基本正常，可以考虑采用少量碘油乳剂和颗粒性栓塞剂分次栓塞）。

（8）外周血白细胞和血小板显著减少，白细胞<$3.0×10^9$/L，血小板<$50×10^9$/L（非绝对禁忌，如脾功能亢进者，排除化疗性骨髓抑制）。

（9）肾功能障碍：血肌酐>2 mg/dL 或者血肌酐清除率<30 mL/ min。

（三）TACE治疗注意点

（1）提倡精细TACE治疗：主要为微导管超选择性插管至肿瘤的供血动脉支，精准地注入碘化油乳剂和颗粒性栓塞剂，以提高疗效和保护肝功能。

（2）重视局部治疗联合局部治疗、局部治疗联合系统抗肿瘤治疗：①TACE联合消融治疗：为了提高TACE疗效，主张在TACE治疗基础上酌情联合消融治疗，包括RFA、MWA以及冷冻等治疗。目前临床有两种TACE联合热消融治疗方式。序贯消融：先行TACE治疗，术后1~4周内加用消融治疗。同步消融：在TACE治疗的同时给予消融治疗，可以明显提高临床疗效，并减轻肝损伤。②TACE联合外放射治疗：主要指门静脉主干癌栓、下腔静脉癌栓和局限性大肝癌介入治疗后的治疗。③TACE联合二期外科手术切除：大肝癌或巨块型肝癌在TACE治疗后转化并获得二期手术机会时，推荐外科手术切除。④TACE联合其他抗肿瘤治疗包括：联合分子靶向药物、免疫治疗、系统抗肿瘤治疗、放射免疫和靶向药物等。⑤TACE联合抗病毒治疗：对有HBV、HCV感染背景肝癌患者TACE治疗同时应积极行抗病毒治疗。

（3）对肝癌伴门静脉癌栓患者，在TACE基础上可以使用门静脉内支架置入术联合¹²⁵I粒子条或¹²⁵I粒子门静脉支架置入术，有效处理门静脉主干癌栓。采用¹²⁵I粒子条或直接穿刺植入¹²⁵I粒子治疗门静脉一级分支癌栓。

（4）外科术后高危复发患者预防性TACE治疗：对肿瘤多发、合并肉眼或镜下癌栓、肿瘤直径>

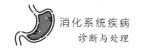
5 cm的患者,预防性TACE能延长患者总生存期和无瘤生存期。

四、放射治疗

放射治疗分为外放射治疗和内放射治疗。外放射治疗是利用放疗设备产生的射线(光子或粒子)从体外对肿瘤进行照射。内放射治疗是利用放射性核素经机体自身管腔或通过针道植入肿瘤内。

1.适应证及其益处

(1)CNLC Ⅲa期肝癌患者,合并可切除门静脉癌栓的肝癌可以行术前新辅助放射治疗或术后辅助放射治疗,延长患者生存时间;对于不能手术切除者,可以行姑息性放射治疗,或放射治疗与TACE等联合治疗,延长患者生存时间。

(2)CNLC Ⅲb期肝癌患者,部分寡转移灶者可以行SBRT放射治疗,延长患者生存时间;外放射治疗也可以减轻淋巴结、肺、骨、脑或肾上腺转移所致疼痛、梗阻或出血等症状。

(3)部分患者可以通过放射治疗转化获得手术切除机会。

2.禁忌证

肝癌患者如肝内病灶弥散分布,或CNLC Ⅳ期者,不建议行外放射治疗。

(1)放射性粒子植入是内放射局部治疗肝癌的一种有效方法,包括^{90}Y微球疗法、^{131}I单克隆抗体、放射性碘化油、^{125}I粒子植入等,在肿瘤组织内或在受肿瘤侵犯的门静脉、下腔静脉或胆管内植入放射性粒子后,通过持续产生的低剂量X射线、γ射线或β射线,最大限度地杀伤肿瘤细胞。

(2)质子束放射疗法与内放射治疗、质子放射治疗(PBT):对于术后复发或残留肝癌病灶(大小<3 cm,数目≤2个)的疗效与RFA相似。内放射治疗是局部治疗肝癌的一种方法,包括钇-90微球疗法、^{131}I单抗、放射性碘化油、^{125}I粒子植入等。RFA治疗肝癌后序贯使用^{131}I-美妥昔单抗治疗,可以降低RFA治疗后局部复发率,改善患者生存。粒子植入技术包括组织间植入、门静脉植入、下腔静脉植入和胆管内植入,分别治疗肝内病灶、门静脉癌栓、下腔静脉癌栓和胆管内癌或癌栓。氯化锶发射出β射线,可以用于靶向治疗肝癌骨转移病灶。

五、系统抗肿瘤治疗

系统治疗或称之为全身性治疗,主要指抗肿瘤治疗,包括分子靶向药物治疗、免疫治疗、化学治疗和中医中药治疗等。另外还包括了针对肝癌基础疾病的治疗,如抗病毒治疗、保肝利胆和支持对症治疗等。

由于肝癌起病隐匿,首次诊断时只有不到30%的肝癌患者适合接受根治性治疗,系统抗肿瘤治疗在中晚期肝癌的治疗过程中发挥重要的作用。系统抗肿瘤治疗可以控制疾病的进展,延长患者的生存时间。

系统抗肝癌治疗的要点是:

(1)系统抗肿瘤治疗的适应证:①CNLC Ⅲa、Ⅲb期肝癌患者;②不适合手术切除或TACE治疗的CNLC Ⅱb期肝癌患者;③TACE治疗抵抗或TACE治疗失败的肝癌患者。

(2)一线抗肿瘤治疗方案可以选择阿替利珠单抗联合贝伐珠单抗、信迪利单抗联合贝伐珠单抗类似物、多纳非尼、仑伐替尼、索拉非尼或者含奥沙利铂的系统化疗。

(3)二线抗肿瘤治疗方案,在我国可以选择瑞戈非尼、阿帕替尼、卡瑞利珠单抗或替雷利珠单抗。

(4)根据病情需要,可以应用中医中药。

(5)在抗肿瘤治疗的同时,抗病毒治疗应贯穿治疗全过程,同时酌情进行保肝利胆、支持对症治疗。

六、肝癌自发破裂的治疗

肝癌自发破裂是肝癌潜在的致死性并发症。在最初抢救成功后,应充分评估患者血流动力学、肝功能、全身情况,以及肿瘤是否可切除,制订下列个体化治疗方案。

(1)对于肝肿瘤可切除、肝脏储备功能良好、血流动力学稳定的患者,首选手术切除。

(2)对于肝脏储备功能差、血流动力学不稳定、无手术条件的患者,可以选择TAE。

(3)受急诊条件限制,肝功能及肝肿瘤情况无法充分评估,可以先行TAE,结合后续评估再选择相应治疗方案,若能行二期手术切除,可以有显著的生存获益。

(4)肝癌自发破裂是手术后的高危复发因素,术中应充分地冲洗腹腔,术后予以辅助治疗;术后单纯腹膜转移的患者可以考虑行积极根治性切除。

【预后】

预后主要取决于能否早期诊断及早期治疗。肝癌切除术后5年生存率为30%~50%,其中小肝癌切除后5年生存率为50%~60%。体积小、包膜完整、尚未形成癌栓及转移、肝硬化程度较轻、免疫状态尚好且手术切除彻底者预后较好。中晚期肝癌如经积极综合治疗,也能明显延长患者生存时间。

【临床病例与问题】

一、病史摘要

患者,男,51岁,BMI:24.5kg/m²。因"发现肝脏占位病变10 d"入住肝胆外科。患者10 d前体检发现肝脏占位,无明显腹痛不适症状,无后背部放射痛,无明显发热不适,门诊肝胆胰彩超示:肝右叶实性占位(癌? 建议进一步检查),肝硬化,胆囊继发性改变。门诊拟"肝占位性病变"收住院。病程中神志清楚,精神可,睡眠饮食尚可,二便正常,体重无明显下降。既往有慢性乙型肝炎,未治疗,无饮酒史。体检:肝肋下3 cm,质硬,表面不平,余未见异常体征。血常规和肝生化检测未见异常。乙肝:1.4.5(+),DNA(-);血清AFP 518.4 ng/mL。增强MRI:肝右叶巨大占位,考虑原发性肝癌,门静脉分支癌栓。

二、问题与诊治过程解析

问题1.患者的诊断及其诊断依据。

(1)诊断:原发性肝细胞肝癌。

(2)诊断依据:

a.患者有乙肝史,HBV1.4.5阳性,影像学显示有肝硬化征象,具有肝细胞肝癌的肝病背景。

b.体检发现肝脏肿大,超声和磁共振检查证实肝右叶巨大占位病变。

c.血清AFP明显升高,无生殖系统胚胎源性肿瘤、活动性肝病及继发性肝癌等病变。

问题2.病情评估与治疗方案(第一次MDT讨论)。

(1)病情评估:巨大肝癌、肝炎后肝硬化,由于巨大肝癌且肝硬化重,门静脉右前支癌栓,临床分期:Ⅲa期,无法耐受大范围肝切除。

(2)治疗方案:先行靶向和免疫系统治疗(PD-I+TKI)+介入治疗和抗病毒治疗,继后酌情手术治疗。

问题3.再次病情评估,制订转化治疗方案(第二次MDT讨论)。

(1)在2个月内先后三次TACE,同时PD-I+TKI治疗4个周期,复查增强MRI显示肝癌病灶明显缩小,由12 cm×11 cm缩小至6 cm×7 cm,患者体能状态良好(PS:0分)。

(2)经肝脏三维重建评估:患者可耐受右半肝切除,切缘安全。

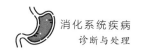

（3）拟定手术治疗（右半肝切除、右肝肿瘤切除）后，继续系统治疗和抗病毒治疗。

问题4.治疗效果如何？

前述患者经转化治疗后，行右肝前叶切除+胆囊切除术+右前支门静脉癌栓取栓术，镜检为恶性肿瘤，结合免疫组化标记结果，符合中-低分化肝细胞性肝癌，肝切缘未见癌累及。术后患者康复，随访肝脏CT未见残留癌或转移癌，AFP下降至正常。

（刘磊　刘付宝　许建明）

主要参考文献

[1] 中华人民共和国国家卫生健康委员会.原发性肝癌诊疗指南（2022年版）[J].肿瘤防治研究杂志,2022,49(3)：251-276.

[2] Alejandro Forner,María Reig,Jordi Bruix.Hepatocellular carcinoma[J].Lancet,2018,391(10127)：1301-1314.

[3] Augusto Villanueva.Hepatocellular carcinoma[J].N Engl J Med,2019,380：1450-1462.

[4] Juan C.Mejia,Jennifer Pasko.Primary liver cancers.Intrahepatic cholangiocarcinoma and hepatocellular carcinoma[J].Surg Clin North Am,2020,100(3)：535-549.

[5] European Association for the Study of the Liver.EASL clinical practice guidelines：management of hepatocellular carcinoma[J].J Hepatol,2018,69(1)：182-236.

第六节　胆囊息肉癌变风险和胆囊癌诊断处理

胆囊癌（gallbladder cancinoma,GBC）是最常见的胆道恶性肿瘤，预后很差。早期诊断和治疗是改善预后的唯一手段。胆囊息肉（gallbladder Polyps,GP）是胆囊癌重要的危险因素。具有恶性倾向的胆囊息肉具有哪些特征，如何处理或随访？ 如何进行胆囊癌的诊断和鉴别诊断，特别是如何识别胆囊癌与慢性胆囊炎影像学鉴别要点？ 如何根据胆囊癌分期进行治疗？ 由于胆囊癌是较为复杂难治的恶性肿瘤疾病，特别需要与外科和肿瘤科等多学科联合诊疗，获得最佳的治疗策略与方案。本节借用一例胆囊癌成功转化手术治疗胆囊癌临床病例，展示胆道恶性肿瘤多学科协作诊治（MDT）的作用。

一、胆囊息肉癌变风险与管理

胆囊息肉于体检超声检查中常被检出，又被称为胆囊息肉样病变，普通人群中发病率为3%~6%，大多数是良性的胆固醇性息肉或炎性息肉，但少部分可为肿瘤性息肉，具有恶变倾向。由于恶性息肉通常平均直径及生长速度要大于非恶性息肉，美国超声放射医师学会胆囊息肉管理共识（2022年）建议，在首次发现胆囊息肉时，首先评估息肉是否为侵袭性或潜在恶性，综合以下两个方面选择处理策略。

（一）依据胆囊息肉图像特征进行风险分层

1.胆囊息肉大小与癌变风险

由于胆囊息肉大小与癌变风险有关，因此建议对15 mm及以上的息肉进行外科会诊；对于10~14 mm的息肉可根据患者因素或息肉生长速度决定是否行手术。如果无恶性或潜在恶性表现，则建议依据息肉形态进一步行风险分层评估，并根据相应风险类别决定进行进一步临床决策。

2.胆囊息肉无蒂与有蒂及其风险类别

带蒂息肉通过蒂与胆囊壁相连，但超声检查鲜能清晰显示出相连的"蒂"，常表现为"球-壁"相接（Ball-on-the-wall）。无蒂息肉表现为从黏膜层起源的扁平或圆顶状肿块，基底较宽。大多数的恶性或肿瘤性息肉更多表现为无蒂的形态,因此,共识推荐将"球-壁"相接或细蒂的息肉归类为极低风险类别,当直径>9 mm时需要随访。而将表现为无蒂或者宽蒂结构的息肉纳入低风险类别,直径>6 mm需要随访。对于形状不确定性的息肉,共识推荐纳为低风险类别。

3. 胆囊壁厚度与风险类别

局灶性附壁增厚的息肉相较"球-壁"相接的息肉,其是肿瘤性息肉或恶性肿瘤的风险更大。因此,共识认为非水肿、黏膜褶皱、腺肌病或胆囊充盈不足引起的息肉附着处胆囊壁厚>4 mm,将其归为不确定风险类别。

4. 胆囊息肉为单发还是多发

一般恶性或者肿瘤性息肉中单发比例较多,但在临床实践中也常常遇到单发的非肿瘤性息肉。考虑到单发息肉患病率高且很大比例为良性或非肿瘤性息肉的现状,共识认为息肉数量不影响风险分层。

5. 是否合并胆囊结石

有文献报道,合并结石或胆泥的胆囊息肉恶变率更高,但更多的文献显示是否合并胆囊结石与良恶性无显著的相关性。因此,共识认为合并结石与否不影响风险分层。

(二)生长速度

息肉的生长与恶变风险之间的关系尚不明确。临床上,通常认为短期快速生长的息肉恶性可能大,但"快速生长"属于相对的概念,目前尚没有具体标准。通常认为短期快速生长的息肉恶性可能大,但"快速生长"属于相对的概念,目前尚没有具体标准。目前认为,3 mm以内的息肉变化属于息肉自然发展过程,不影响风险分层。而1年内息肉直径增大至4 mm及以上则构成快速增长,需要进行外科评估。

综合息肉生长速度与最大直径提出胆囊息肉的管理建议是:"极低风险"及"低风险"类别息肉直径>15 mm为手术临界值,"不确定风险"类别直径>7 mm为手术临界值,另外息肉1年内直径增大4 mm及以上亦为手术指征;<9 mm的"极低风险"或<6 mm的"低风险"类别息肉无须随访;其余情况建议对息肉进行3年随访。

二、胆囊癌诊断与处理

【临床诊断与鉴别诊断】

胆囊癌的诊断必须通过手术切取活检,明确病理后才能确诊。手术前要依靠患者的临床症状以及相应的辅助检查来进行临床诊断。

(一)临床表现

(1)早期多无明显临床症状,常被胆囊炎、胆囊结石及其并发症所掩盖,可反复出现右上腹饱胀不适等慢性胆囊炎症表现。

(2)中晚期右上腹症状逐渐加剧。肿瘤转移至骨骼等远隔部位或器官,可相应出现转移部位疼痛不适症状。

(3)如肿瘤侵犯肝门部胆管,可出现梗阻性黄疸。

(二)肿瘤标志物检测

血清CA19-9和/或CEA升高是最常用的肿瘤标志物,其他还有CA125、CA724、CA153等。合并梗阻性黄疸时,CA19-9的诊断特异性低。

(三)影像学检查

1. 超声检查

超声检查是胆囊疾病初步筛查及动态随访观察的首选检查方法。超声造影可优化息肉的可视化特征,且根据强化的时间特征,可鉴别非肿瘤性和肿瘤性息肉以及胆囊癌。非肿瘤性息肉表

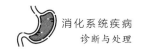
现为晚期增强,且相较于肝脏呈低增强。而肿瘤性病变表现为明显的早期增强,腺瘤性息肉多表现为偏心性增强或持续均匀增强,恶性息肉则表现为早期强化后逐渐廓清。

2.内镜超声

内镜超声可精确显示胆囊腔内肿块、浸润囊壁结构及深度,以及肝脏、胆道受侵犯的情况。内镜超声引导下细胞学穿刺病理活检可鉴别病变性质。

3.CT检查

CT检查诊断准确率为83.0%~93.3%,可显示胆囊壁被侵犯程度、毗邻器官是否累及和淋巴结转移情况。

4.MRI检查

MRI检查对于胆囊壁增厚的判断比CT更准确,较CT更加敏感地显示肿瘤对毗邻肝脏有无侵犯。MRCP显示胆胰管解剖关系,对浸润胆道的胆囊癌较为灵敏。

5.PET-CT

PET-CT对胆囊癌的敏感性有限,但特异性较高。在CT或MRI检查有可疑发现时,可以行PET-CT检查。

胆囊癌CSCO 2021诊疗指南推荐的筛查与诊断思维导图见图9-6-1。

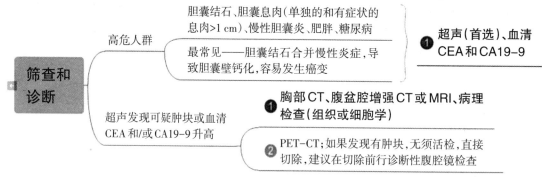

图9-6-1 胆囊癌筛查与诊断思维导图

(四)鉴别诊断

胆囊癌早期无明显临床症状,后期可表现为反复、难以缓解的腹部不适。根据影像学检查发现的可疑病例需要与以下疾病鉴别诊断。

1.胆囊癌与慢性胆囊炎

晚期胆囊癌常常表现为疼痛、黄疸、肿块,与慢性胆囊炎容易鉴别,但此时患者的预后差,鉴别诊断意义已不大。早期和进展期胆囊癌如未侵犯肝脏及无明显癌转移时,与慢性胆囊炎的临床表现基本相似,可通过以下影像学检查征象加以鉴别(表9-6-1)。

表9-6-1 胆囊癌与慢性胆囊炎影像学鉴别要点

	胆囊癌	慢性胆囊炎
胆囊厚度及形态	常呈不规则增厚,胆囊腔内软组织肿块,最厚∶最薄>2∶1,内壁凹凸不平,胆囊壁多僵硬	胆囊壁多呈均匀一致增厚,周围晕圈征,最厚∶最薄<2∶1,胆囊壁较柔软
胆囊窝改变	因浸润生长,导致胆囊轮廓模糊或与肝脏分界不清。CT表现为胆囊窝脂肪间隙消失,邻近肝实质内可见异常低密度区,增强后不均匀明显强化	系慢性炎性浸润,范围较局限,表现为"浸而不连",肝-胆界面常常存在
胆囊黏膜线的完整性	黏膜线中断或黏膜线不再显示	一般完整存在。少数慢性胆囊炎因严重纤维化和炎性水肿,黏膜线欠完整
肝内胆管扩张	有	无

2.良性隆起性病变(息肉、腺瘤、肉芽肿)

与胆囊癌不同之处是:隆起性病变小,直径<1 cm,有蒂或游离感,无邻近壁增厚。强化程度低。

3.胆囊癌侵犯肝脏和肝癌侵犯胆囊的鉴别

结合临床资料,注意甄别CT征象:①胆囊癌伴胆管扩张的概率高于肝癌;②软组织肿块中见结石提示胆囊癌;③肝癌更易出现门静脉癌栓;④用增强扫描可使胆囊癌显现。

【胆囊癌术前分期与治疗】

(一)术前评估与分期

1.T1分期评估

T1期胆囊癌通过术前影像学分期较困难,其分期主要依靠术中快速冰冻切片及术后病理检查。T2、T3、和T4期胆囊癌可通过CT和MRI等术前检查进行临床分期。三维可视化技术有助于准确地评估胆囊癌的可切除性,制订合理的手术规划。

2.淋巴结转移评估

超声检查,尤其CT、MRI检查,可较好地显示肝门区、胰头周围、腹膜后、肠系膜根部的淋巴结。淋巴结转移影像学特征是:淋巴结最小径≥5 mm、强化、融合分叶活泼毛刺状、淋巴结内部坏死等。

3.远处转移评估

进展期胆囊癌易出现腹腔种植和远处转移,术前可结合增强CT、MRI或PET-CT等检查进行评估。

基于上述评估,可进行TNM分期(表9-6-2)。其中,T分期是选择合适的手术方式和影响预后的主要因素。N分期需要对至少三个区域淋巴结进行组织学检查,区域淋巴结包括肝门、腹腔干、十二指肠周围、胰头周围和肠系膜上淋巴结。一般认为超出肝十二指肠韧带的淋巴结转移被认为有远处转移,胆囊癌最常见的远处转移是腹腔和肝脏转移。

表9-6-2　胆囊癌TNM分期

分期	亚型	肿瘤范围
0期	Tis	原位癌
Ⅰ期	Ⅰa	肿瘤侵犯固有层
	Ⅰb	肿瘤侵犯肌层
Ⅱ期	T2a	①腹膜侧肿瘤 ②肿瘤侵及肌周结缔组织,但没有超出浆膜
	T2b	①肝侧肿瘤 ②肿瘤侵及肌周结缔组织,但没有延伸至肝
Ⅲ期	Ⅲa	穿透浆膜(内脏腹膜)和/或直接侵犯肝脏和/或其他邻近器官或结构,如胃、十二指肠、结肠、胰腺、腹膜或肝外胆管
	Ⅲb	①Ⅰa~Ⅲa ②转移1~3个区域淋巴结
Ⅳ期	Ⅳa	①肿瘤侵犯门静脉或肝动脉,或侵犯两个或多个肝外器官或结构 ②没有区域淋巴结转移或转移到1~3个区域淋巴结
	Ⅳb	①任何T ②淋巴结转移到四个或更多区域淋巴结 ③无远处转移 或①任何T;②任何N;③有远处转移

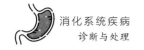

（二）胆囊癌外科治疗

1.根治性切除

胆囊癌根治性切除的条件包括：①以R0切除为目标的胆囊及邻近器官癌灶切除和区域性淋巴结清扫；②剩余肝脏可代偿，可保留或重建其脉管结构；③患者可耐受手术创伤。

根治性切除手术是唯一可能治愈胆囊癌的方法。胆囊癌的外科治疗建议在具有经验丰富的肝胆胰外科医师和病理科医师的医疗中心完成。

2.姑息性外科治疗

晚期胆囊癌患者行姑息性减瘤手术并不能改善患者预后，不推荐实施。外科和介入治疗仅限于解除胆管梗阻和消化道梗阻，以改善患者生活质量和延长生存时间。

（三）胆囊癌非手术治疗

近年来，许多临床研究从胆囊癌的辅助化疗、一线化疗，再到二线化疗方面进行了探索，改变了胆囊癌的治疗现状。同时，胆囊癌的分子靶向治疗、免疫治疗也取得了令人鼓舞的结果。未来胆囊癌的化疗结合靶向治疗及免疫治疗有望为胆囊癌患者带来更大生存获益。

1.化疗

（1）术前新辅助化疗：目的是经过化疗后降期，提高R0切除率，同时可以筛选病例，排除肿瘤进展过快的患者。

适应证：①术后诊断的胆囊癌，当胆囊管淋巴结阳性时，二次术前建议行新辅助化疗；②对于局部进展期胆囊癌（侵犯肝脏和/或淋巴转移），可考虑行新辅助化疗。目前，胆囊癌新辅助化疗仍为探索性研究，用于确定标准方案或明确获益的临床数据有限。

（2）术后辅助化疗：T2期以上、淋巴结阳性或R1切除的患者可以从辅助化疗中获益。推荐的方案有卡培他滨单药、吉西他滨联合奥沙利铂、吉西他滨联合替吉奥等。

（3）治疗性化疗：治疗性化疗可能延长不可切除胆囊癌的生存期。目前，吉西他滨联合顺铂方案是不可切除胆囊癌的标准一线化疗方案。吉西他滨联合替吉奥方案对晚期胆囊癌的总有效率为30%，肿瘤控制率为70%，疗效与吉西他滨联合顺铂方案相似，但可减轻患者恶心、呕吐及骨髓抑制等不良反应。对于有腹腔及腹壁转移者，行腹腔热灌注化疗，对控制肿瘤广泛转移及癌性腹腔积液有一定效果。

2.放疗

（1）术前放疗：适用于肿瘤部位深在、瘤体较大、单纯手术切除有困难的患者；肿瘤虽然不大，但对周围组织浸润粘连明显、有局部淋巴结转移而单纯手术很难根治性切除的患者。

（2）术中放疗：可以很好地保护正常组织，直视下隔离正常器官，只针对根治性胆囊癌切除的术野进行放疗，以达到根治效果。

（3）术后放疗：适用于T2期及以上的胆囊癌根治性切除术后、R1切除或淋巴结阳性等高危复发人群；胆囊癌姑息性外科治疗后和肿瘤复发的患者。

（4）姑息性放疗：适用于胆囊癌范围较大、无法做到根治切除、病期较晚、治愈可能性较小的患者，达到缓解症状、延长生存期的目的，部分患者也能达到治疗效果。

3.免疫治疗和靶向治疗

在不可切除或复发的胆囊癌患者中，如出现高度微卫星不稳定或细胞错配修复机制缺失，使用免疫检查点抑制剂卡瑞利珠单抗或纳武单抗治疗可能使患者获益。

（四）随访

建立胆囊癌患者完整的病历资料数据库，详细记录流行病学、临床分期、病理学类型、手术方式、化疗、靶向治疗、免疫治疗、放疗、肿瘤复发、随访终止时间及原因等，以便于开展多中心临床研究。T1N0M0期胆囊癌患者根治性切除术后建议1年内每3个月复查一次，1年后每6个月复查一次。胆囊癌根治性术后需辅助治疗或胆囊癌姑息治疗的患者,应按治疗周期接受治疗和随访。

【病例与问题】

一、病例摘要

患者,男,35岁。因确诊胆囊癌系统治疗后5个月,拟行手术治疗入住。患者5个月前因上腹部疼痛不适就诊我院。血清CA19-9明显升高,上腹部增强CT和MRI均显示肝脏及胆囊占位,考虑恶性病变,胆囊癌侵犯邻近肝实质可能性大,伴左肝转移可能。肝脏穿刺活检病理诊断考虑恶性肿瘤,倾向为差分化腺癌。诊断:胆囊癌侵犯肝脏,伴肝左内叶转移。遂予以吉西他滨联合奥沙利铂(gemox)+仑伐替尼+艾瑞卡2个疗程后效果不佳,更改为紫杉醇(白蛋白结合型)、替吉奥胶囊(AS)+仑伐替尼+艾瑞卡3个疗程药物治疗。患者疼痛症状缓解,血清CA19-9降至正常。复查:上腹部增强CT和MRI显示肝脏及胆囊占位明显缩小;肝左外叶小囊肿;肝门部淋巴结稍增大。PET-CT:胆囊壁不规则增厚且侵犯邻近肝实质,环形FDG代谢增高,SUV 3.4,考虑胆囊癌治疗后仍有活性的肿瘤细胞。血常规、肝肾功能、电解质和凝血四项检查均未见异常。心电图:窦性心律,正常心电图。胸CT:左肺上叶少许纤维化灶;左肺下叶小结节。

二、问题与诊治过程解析

问题1.如何评估系统治疗后手术的可切除性和耐受性?(第一次多学科讨论意见)

(一)术前评估

1.转化治疗结果

经化疗肿瘤体积明显缩小,无新发病灶,左内叶边缘病灶无变化,右肝动脉界限较前清晰。现仑伐替尼停药2周;PD-1停药1个月,CA-199降至正常。患者一般情况好,无黄疸,预计可耐受手术。

2.增强CT三维重建评估

肝脏体积1 179 mL,占位体积75.7 mL。根据占位部位和血管情况,拟行肝中叶切除451.58 mL,残余肝体积727.96 mL,残余肝与标准肝体积比为59.9%。

(二)MDT讨论意见

综上决定,患者转化治疗后适合手术切除,行肝中叶切除病变胆囊及其邻近肝组织。

问题2.转化手术治疗效果如何? 有何启示?(第二次MDT报告与讨论)

(一)手术治疗

胆囊根治术(肝中叶切除+胆囊切除+胆总管探查T管引流+肝门淋巴结清扫)。术中探查:胆囊周围大网膜包裹,胆囊体部可触及质硬肿块,大小约7 cm×6 cm,侵犯周围肝组织,肝十二韧带可见肿大淋巴结。

(二)术后病理镜检

胆囊壁弥漫性坏死,其内可见个别稍异形细胞;坏死区域弥漫至肝脏实质部分;结合病史,符合化疗后改变,肝脏切缘未见病变累及。肝门淋巴结2枚,均未见癌转移。达到R0切除标准。

术后患者早期恢复饮食,通便,肝功能正常,康复出院。随访肝脏CT未见转移病灶。

(三)启示

胆囊癌患者预后不佳,如何进一步精确评估手术可行性,提高外科根治性手术比例,是改善胆囊癌治疗效果的关键。以患者是否能从外科手术中获益为标准,可将处于局部进展状态而尚未发生远处转移的胆囊癌患者,进一步细分为临界可切除胆囊癌和局部进展期胆囊癌两种类型。本例通过系统性治疗联合外科手术的转化治疗模式,提高此类患者的R0切除率,从而改善预后。

(刘付宝　刘磊　许建明)

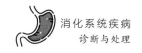
主要参考文献

［1］Aya Kamaya，Christopher Fung，Jean-Luc Szpakowski，et al.Management of incidentally detected gallbladder polyps：Society of radiologists in ultrasound consensus conference recommendations［J］.Radiology，2022，305（2）：277-289.
［2］中华医学会外科学分会胆道外科学组，中国医师协会外科医师分会胆道外科专业委员会.胆囊癌诊断和治疗指南（2019版）［J］.中华外科杂志，2020，58（4）：243-251.

第七节　胆管癌临床诊断与处理

胆管癌（cholangiocarcinoma，CC）系指胆管系统衬覆上皮发生的恶性肿瘤。按所发生的部位可分为肝内胆管癌和肝外胆管癌两大类。其中，肝内胆管癌与原发性肝癌均为肝癌，临床一般指的胆管癌是肝外胆管癌（extrohepatic cholangiocarcinoma，ECC）。ECC以胆囊管与肝总管为界，分为肝门部胆管癌和远端胆管癌。

由于胆管癌难以早期发现，特别是肝门部胆管癌手术相对复杂，难度高，多数患者难以手术根治。如何尽可能早期诊断和鉴别诊断胆管癌？如何评估其手术的可切除性？如何合理进行术前胆管引流和姑息治疗？如何选择肿瘤辅助性治疗方法？本节介绍一例消化内科介入治疗胆管癌实际诊治过程，展示胆道恶性肿瘤多学科诊治模式（MDT）的作用。

【诊断要点】

一、临床表现

胆管癌发生的危险因素主要包括胆管结石、HBV和HCV感染、原发性硬化性胆管炎、肝吸虫病、化学物质等。

早期多无明显症状，一般有上腹胀痛不适、乏力等。有些病例是在进行影像学检查时偶然发现的。

黄疸是肝外胆管癌最早，也是最重要的临床表现，特点是进行性加重加深，虽可有波动性，但不会降到正常，且多属无痛性。右上腹痛、畏寒和发热提示并发胆管炎。晚期常有全身性恶性肿瘤的表现，包括倦怠、乏力、体重减轻等。

体征：黄疸、肝肿大，中下段胆管癌可触及肿大胆囊。

二、实验室诊断

（一）血清肝生化检查
显示为结合型高胆红素血症，ALP和GGT升高。转氨酶可升高，并发胆管炎时会显著升高。
（二）血清肿瘤标志物
胆管癌无特异性的肿瘤标志物，约85%的患者CA19-9可升高，联合CA125和CEA可提高其鉴别诊断率。出现梗阻性黄疸症状时，CA19-9诊断特异性低。胆管引流减黄后，CA19-9仍维持高值，提示胆管癌可能性增大。

三、影像学/内镜诊断

影像学/内镜诊断是目前最有价值的临床诊断手段。合理应用影像学/内镜检查有助于胆管癌的定位、定性诊断及肿瘤分期。

（一）超声检查

超声是诊断胆管癌的首选方法。超声的优势在于无创、便捷，为胆管癌筛查首选检查。超声显像诊断的价值主要是：

（1）部分可见肝门部胆管占位。合并梗阻性黄疸时，可见肝内胆管扩张，胆囊空虚，肝外胆管无扩张。

（2）对明确肿瘤是否合并胆道结石、胆管囊状扩张等具有诊断价值。

（3）由于胆管癌多为乏血供，与富血供的肝细胞癌不同，在彩超检查时为微弱的彩色信号。对肿瘤肝外转移的价值有限。

（二）高分辨率螺旋CT

CT图像较清晰，不受肥胖、肠管气体和操作者的主观因素影响，是诊断肝门部胆管癌的首选方法。增强CT扫描有助于较好地显示肝门部肿瘤与肝动脉或门静脉的关系，其诊断的价值主要是：

（1）可以提供如肿瘤位置大小、是否合并胆管扩张和血管侵犯，以及有无腹腔淋巴结转移及远隔器官转移等有利的诊断信息。在评价肝动脉、门静脉受侵时的敏感性、特异性较高。

（2）胆管癌主要成分多为纤维基质，造影剂存留在肿瘤内可能形成典型的延迟强化表现。

（三）磁共振成像（MRI）

MRI对明确评估肿瘤侵犯肝实质时和血管侵犯时诊断价值同CT检查。在检测远处转移方面，MRI不如CT，特别是在肺和骨转移情况下。但MRI具有以下临床诊断优势：

（1）通过MRCP对了解胆道系统具有独特的诊断价值。在胆道成像上几乎可以替代经内镜逆行胰胆管造影术（ERCP）或经皮肝穿刺胆道造影术（PTC），并能显示梗阻且分离的胆管。

（2）增强MRCP在评价浸润型胆管癌纵向生长程度有独特的价值。

（3）MRI成像结合MRI血管成像技术对于判断肿瘤的血管侵犯可以取得与血管造影相似的效果。

（四）正电子发射计算机断层扫描（PET-CT）

PET-CT对胆管癌诊断没有优势，但对于判别肝门区域淋巴结是否恶性转移，以及诊断晚期肿瘤淋巴结转移或远隔器官转移具有价值。胆管黏液腺癌可表现假阴性。

（五）ERCP/PTC

（1）两者均为有创检查手段，对肝门部胆管癌诊断价值高。

（2）有研究认为，PTC对肝门部胆管癌Bismuth-Corlette Ⅲ、Ⅳ型诊断价值优于ERCP及MRCP，而ERCP及MRCP的结果相似。

（3）对合并梗阻性黄疸患者，可作为术前引流减黄的措施，应优先选择PTCD，既可实现外引流，也可实现内引流。

（4）由于ERCP胆管内支架引流导致胆道系统感染发生率较高，组织炎症水肿不利于手术中彻底清扫区域淋巴结，建议不作为主要诊断手段。

（5）ERCP胆管引流首选鼻胆管引流。如已经内镜下放置胆道支架，需定期更换，防止堵塞，或改为鼻胆管引流。

（六）超声内镜检查

EUS可以更好地观察远端肝外胆道、局部淋巴结和血管。对远端胆管肿瘤所致的胆管梗阻，若其他影像学检查不能明确诊断，可选用EUS，并可引导细针对病灶和淋巴结穿刺行活组织检查（EUS-FNA）。然而，EUS-FNA阴性预测值较低，无法在活检阴性后排除恶性肿瘤。

（七）胆道母子镜

与ERCP相比，胆道母子镜检查在鉴别胆道良性或恶性狭窄方面更具有价值。借助胆道母子镜，可进行准确的活组织检查。

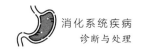
四、细胞学和组织学诊断

与其他恶性肿瘤类似,病理诊断才是胆管癌的"金标准"。然而,对可根治性切除的肿瘤患者,因肿瘤种植的风险,一般不推荐穿刺活组织检查。

不同组织学类型的胆管癌其发生机制和生物学行为有所不同,因此,病理诊断应做到正确诊断组织学分型。胆管癌以腺癌为主,诊断时应注意与假腺管型肝细胞癌和胃肠道腺癌肝转移等病变相鉴别,必要时可借助免疫组化诊断。

胆管癌CSCO 2021诊疗指南推荐的筛查与诊断思维导图见图9-7-1。

筛查和诊断 ── 高危人群 ── 原发性硬化性胆管炎(PSC)、肝硬化、肝吸虫 ── 肥胖,Lynch综合征,慢性乙、丙型病毒性肝炎 ── 胆石症、胆管形态异常、炎症性肠病 → ❶超声、血清CEA和CA19-9

超声发现可疑占位/胆管扩张或血清CEA和/划CA19-9升高 → ❶胸部CT、腹盆腔增强CT或MRI、MRCP、ERCP ── ❷PET-CT

图9-7-1 胆管癌筛查与诊断思维导图

五、鉴别诊断

肝门部胆管癌的经典诊断模式为:黄疸+肝内胆管扩张+肝外胆管口径正常+胆囊空虚+肝门部占位病变。而胆总管下端的恶性肿瘤往往伴有胆囊肿大。鉴别诊断应考虑到下列胆管良、恶性疾病。

(一)胆管良性疾病

1.胆总管结石

有别于胆管癌的鉴别要点是:①胆总管结石病史较长,多有发作性腹痛史,黄疸也多为间歇性,有明显的症状缓解期。腹痛发作时,可出现胆石性胆管炎特有的三联症(黄疸、腹痛、发热);而恶性梗阻性黄疸一般是无痛性进行性黄疸。②胆总管结石在胆道造影或显像中可见到结石透亮影和杯口状影,且胆管壁光滑,与息肉型胆管癌的鉴别较难,胆道镜检查有助于诊断。③位于胆总管下端的恶性肿瘤往往伴胆囊肿大,而结石性梗阻较少见。

2.胆管良性肿瘤

在病史、体检和直接胆道造影中,胆管良恶性肿瘤的鉴别很难,一般需依赖于组织学、细胞学检查,但如术前发现转移病灶者肯定为恶性。

3.Mirrizzi综合征

胆道造影术可见肝总管右侧受压影,其边缘光滑。超声检查可见胆囊管内嵌顿的结石。术中不能确定者可行胆管组织学检查。

4.良性胆道狭窄

多在腹部手术后发生,少数发生在腹部创伤后。在胆道造影中也可显示胆道狭窄,但其边缘光滑、两边对称,必要时可行胆道镜取组织标本进行鉴定。检测血清IgG4有助于鉴别IgG4相关性胆管炎。

5.原发性硬化性胆管炎

多见于中年人,男性多于女性。腹痛多为阵发性,很少有胆绞痛。阻塞性黄疸多为间歇性进行性加重,胆道造影多见胆管广泛性慢性狭窄和僵硬,但也有病变仅局限于部分胆管者,后者不易与胆管癌鉴别,只能依靠剖腹探查中的肉眼所见和组织学检查确诊。

6.慢性胰腺炎

可因为胰内胆管狭窄或闭塞而发生梗阻性黄疸,但病史较长,黄疸较轻。在胆道造影中可见病变胆管的狭窄是两边对称的,且边缘较光滑。需进一步行胰腺功能检查、ERCP、CT和术中活检确诊。

7.毛细胆管性肝炎

本病也可出现恶心、厌食、黄疸、皮肤瘙痒、陶土样粪便等表现,易与胆管癌混淆。但其不同之处是胆囊不肿大、无胆绞痛、尿中尿胆原量增加、肝功能检查多有异常,超声检查未见胆管扩张,确诊须依赖肝穿刺活检。

(二)累及胆管的其他恶性疾病

1.胰头癌

本病多伴有胰管的梗阻,在ERCP影像上可见胰管狭窄或闭塞。在超声和CT影像上可见胰头部肿块和胰体尾部胰管显著扩张。十二指肠引流液中多有胰酶显著减少或缺乏。临床上,黄疸较为显著,多为无痛性进行性加重。出现疼痛时多已属晚期。

2.壶腹部乳头部癌

低张十二指肠造影多能显示十二指肠降部左侧缘的充盈缺损。内镜多能直视肿瘤,并可行组织学检查。

3.胆囊癌

本病侵及肝门部胆管或上段胆管时,很难与胆管癌鉴别,但超声和CT可见胆囊实变或占位,选择性动脉造影可见胆囊区的缺血性肿瘤影。

4.十二指肠癌或肉瘤

有时也可在胆道造影中出现胆总管走行异常、狭窄,甚至闭塞的影像。但上消化道钡餐造影多能见到十二指肠内的占位影像,内镜检查更能明确诊断。

5.胃癌晚期

胃癌淋巴结转移时,也可引起胆道闭塞,但上消化道钡餐造影和内镜检查足以确诊。

六、肿瘤分期及分型

一旦怀疑胆管癌,应尽量详细而全面地检查,确定其临床分型与分期。应予以胸片检查、腹部CT或MRI/MRCP检查。必要时行腹腔镜探查,以确定是否存在腹膜或肝脏表面转移,避免不必要的开腹探查。按照肝门部和远端胆管癌进行分期/分型。

(一)肝门部胆管癌分型/分期

1.根据胆管受侵情况的大体形态分型(表9-7-1)

表9-7-1　肝门部胆管癌的Bismuth-Corlette分型

分型	肿瘤累及胆管的解剖部位及范围	图示
Ⅰ型	癌肿位于左右肝管汇合处以下的肝总管,左右肝管相通	Ⅰ型
Ⅱ型	癌肿已向上侵犯左右肝管分叉处,致使左右肝管不相通	Ⅱ型

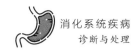
分型	肿瘤累及胆管的解剖部位及范围	图示
Ⅲ型	是Ⅱ型的胆管肿瘤延伸至肝管。 Ⅲa型癌肿位于肝总管及右肝管； Ⅲb型癌肿位于肝总管及左肝管	Ⅲa型 Ⅲb型
Ⅳ型	癌肿已侵犯,并达更高部位	Ⅳ型

2.组织病理学分期

可用于术后评价肿瘤局部和远处转移的情况(表9-7-2),对肿瘤预后具有指导意义。

表9-7-2 肝门部胆管癌TNM分期

0期	Tis	肿瘤
Ⅰ期	Ⅰ	肿瘤局限于胆管,并向上延伸至肌层或纤维组织
Ⅱ期	T2a	①肿瘤侵犯胆管外壁至周围脂肪组织,或肿瘤侵犯邻近肝实质； ②肿瘤侵犯胆管壁外脂肪组织
	T2b	①肿瘤侵犯胆管外壁至周围脂肪组织,或肿瘤侵犯邻近肝实质 ②肿瘤侵犯邻近肝实质
Ⅲ期	Ⅲa	肿瘤侵犯门静脉或肝动脉的单侧分支
	Ⅲb	肿瘤侵犯门静脉主干或双侧分支或肝总动脉。或单侧二级胆道分支及对侧门静脉或肝动脉受累
	Ⅲc	①任何T； ②1~3个阳性淋巴结,主要累及胆囊管、胆总管、肝动脉、胰十二指肠后、门静脉淋巴结
Ⅳ期	Ⅳa	①任何T； ②≥4个淋巴结转移； ③无远处转移
	Ⅳb	①任何T； ②任何N 有远处转移

(二)远端癌分期

中段胆管癌和下段胆管癌,称为远端胆管癌。主要根据组织病理学TNM系统(表9-7-3)进行分期。

表9-7-3 远端胆管癌TNM分期

0期	Tis	肿瘤
Ⅰ期	Ⅰ	肿瘤侵入胆管壁深度小于5 mm
Ⅱ期	T2a	①肿瘤侵入胆管壁深度小于5 mm； ②1~3个区域淋巴结转移或肿瘤侵入胆管壁的5~12 mm

0期	Tis	肿瘤
	T2b	①肿瘤侵入胆管壁的5~12 mm; ②1~3个区域淋巴结转移; 或①肿瘤侵入胆管壁及深度大于12 mm; 或①肿瘤侵入胆管壁及深度大于12 mm;②1~3个区域淋巴结转移
Ⅲ期	Ⅲa	①肿瘤侵犯邻近器官,包括胆囊、胰腺、十二指肠或其他邻近器官,但没有累及腹腔干或肠系膜上动脉; ②≥4个淋巴结转移
	Ⅲb	①肿瘤侵犯腹腔干、肠系膜上动脉和/或常见的肝动脉; ②和/或1~3个区域淋巴结转移; ③和/或≥4个区域淋巴结转移
Ⅳ期	Ⅳ	①任何T; ②任何N 有远处转移

【治疗与预后】

一、手术治疗

手术治疗是治疗胆管癌的最为积极、有效的手段。只要胆管癌能获得根治性切除,患者全身情况能够耐受,无远处转移,均应积极行手术治疗,争取获得根治性切除。

(一)根治性切除

根治性切除的原则是解剖性肝切除,肿瘤近端和远端胆管切缘术中冰冻切片证实为阴性,达到R0切除。因手术适应证和治疗方法超出消化内科医生能力,故不做赘述。

对不能切除者,新辅助化疗方案有可能使肿瘤降期,增加根治性手术切除的机会。手术效果主要取决于肿瘤的部位和肿瘤浸润胆管的程度、手术无瘤切缘和是否有淋巴转移。手术治疗的长期存活率仍不理想的主要原因包括:约5%的胆管癌是多病灶,50%的患者伴有淋巴结转移,10%~20%的患者有腹膜和远处转移。

(二)术后治疗及随访

根据术中及病理检查的具体情况,确定术后治疗及随访方案。对有显微镜下阳性切缘(R1)或局部病灶残留(R2)的患者,术后采用射频消融、微波固化或吉西他滨联合铂类抗癌药物等化疗方案治疗,或化疗联合放射治疗。CT引导下大剂量短距放疗(CT-HDRBT)对胆管癌术后肝内复发有一定疗效。对伴有CA19-9升高的患者,术后可检测CA19-9水平。每2~3个月做1次影像学评估,持续2年。根治性切除(R0)者,术后无须特殊治疗,2年内定期复查。

二、胆管引流

(一)术前胆管引流及门静脉栓塞

术前不恰当的胆管引流可能会增加感染和手术风险,不推荐术前常规胆管引流。但对伴有营养不良、胆管炎或术前胆红素水平>200 μmol/L且需行大范围肝切除者,应行术前胆管引流。在评估肿瘤能否切除前不应放置胆道支架。若患者需要行半肝或超过半肝的大范围肝切除而残肝不能代偿者,可在术前行健侧胆管引流使总胆红素降至85 μmol/L后,采用病肝侧门静脉栓塞术,促进健侧肝组织增生,2~3周重新评估手术切除的安全性。

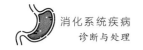
（二）姑息治疗

对有胆管梗阻而肿瘤不能切除的患者,置入胆道支架可使胆管充分引流,缓解症状,提高生存率。对生存期>6个月的患者可采用金属支架,而生存期在6个月以内的则可选用塑料支架。复杂肝门部肿瘤可使用内镜下鼻胆管引流术(ENBD)或经皮胆管引流。外科搭桥引流并不优于支架置入。

三、肿瘤辅助治疗

（一）药物治疗

对不能手术切除或伴有转移的进展期胆管癌,主要推荐吉西他滨联合铂类抗肿瘤药(顺铂、奥沙利铂等)和/或替吉奥的化疗方案,加用埃罗替尼(Erlo-tinib)可增强抗肿瘤效果。对不能切除的胆管癌应用基于上述方案的新辅助化疗,可能使肿瘤降期,获得手术切除的机会。目前,免疫治疗和靶向治疗都为胆管癌患者注入了新希望,能够显著提升患者的总生存率。通过高水平多学科联合诊疗,有望获得最佳的治疗策略与方案。

（二）放射治疗

对不能手术切除或伴有转移的胆管癌患者,植入胆管支架+外照射放疗的疗效非常有限,但外照射放疗对局限性转移灶及控制病灶出血有益。目前尚无证据表明术中放疗及导管内短距放疗对进展期胆管癌的疗效优于标准化疗、放化疗联合或者仅仅放置胆管支架。

四、疾病预后

胆管癌恶性程度高,预后差,手术根治性切除是目前治愈胆管癌的唯一方法。胆管癌根治术后5年生存率为20%~43%,无论发生在何部位其根治术后生存率基本相似。绝大多数不能手术切除的胆管癌患者往往在1年内死亡,预后极差。胆管癌手术相对复杂,难度高,手术根治切除与疾病预后明确相关,故建议在有丰富经验的医疗单位行相应规范的根治性手术。

【临床病例与问题】

一、病史摘要

患者,女,72岁。因"发现胆管狭窄3年半"再次入院。患者3年半前出现眼黄、尿黄,在外院ERCP+Spyglass+活检+刷检+支架植入,诊断肝门部胆管良性狭窄。因黄疸未能消退,再次ERCP+活检+刷检+支架植入,ERCP诊断肝门部胆管狭窄Bismuth Ⅱ型。活检病理报告急性炎性细胞浸润,细胞学检查未见明显异性细胞。一周后复查CA-199由>1 000 U/mL降至216 U/mL,拟诊良性肝门部胆管狭窄。7个月后,患者因腹痛、黄疸、高热再入院。急诊血常规17.09×10⁹/L、NEU95.20%。血清TBIL238.46 μmol/L、DBIL140.15 μmol/L。MRI显示胆道支架术后改变,肝门部胆管狭窄。在ERCP下将塑料支架更换为金属支架引流,支架植入后10 d,CA19-9又由>1 000 U/mL降至54 U/mL,症状缓解,胆红素降至正常。1年后因要拔出支架,在ERCP造影下发现肝门部胆管狭窄加重,由左、右肝管分叉处狭窄(Bismuth Ⅱ型)发展至肝总管,左右肝管狭窄(Bismuth Ⅳ型),病理活检发现异性细胞,肿瘤不能除外,细胞学检查可见高度异性细胞。

二、问题与诊治过程解析

问题1.患者胆管狭窄的诊断及其依据?

本例因黄疸经ERCP诊断为胆管狭窄,历经3年半确诊为肝门部胆管癌。诊断依据主要是:①ERCP造影下发现肝门部胆管狭窄进展,由Bismuth Ⅱ型发展至Bismuth Ⅳ型,提示胆管狭窄病变有恶性浸润征象;②病理活检发现异性细胞,细胞学检查可见高度异性细胞。

问题2.如何治疗与随访?

由于该患者胆管癌Ⅳ型,通常不可切除,也不能行扩大的右肝或左肝切除术。由于预后极差,根据患者要求,继续金属支架引流,同时采用光动力治疗,在光动力治疗1年后死亡。

问题3.如何更好地提升胆道狭窄诊断的敏感性和准确性?

该例患者发生胆管狭窄1年半后才确诊为肝门部胆管癌,延误诊断胆管狭窄恶性病变诊断原因何在? 认为其可能的原因是:①长时间胆管支架植入刺激胆管,发展为恶性病变? ②ERCP中进行胆管细胞学和病理学检查阳性率低(国外报道在50%左右),故而前2次胆管细胞学和病理学检查阴性,延误了诊断。

肝门部胆管狭窄多应考虑恶性病变,在非手术的情况下,经ERCP进行胆道细胞刷或胆道活检钳取材进行细胞、组织检查,是理想的诊断标准。但这两种取材获得的阳性诊断率敏感性均有限,特别是取材不当或细胞学或病理检查医生在没有特别警觉的情况下,容易忽视或延误诊断。为了更好地评估胆管狭窄的局部病变状况,宜结合胆管内超声检查(IDUS)。IDUS是一种用来评估胰胆管病变的腔内超声检查,可以较清晰地显示胆管壁及管周结构,在良恶性胆管狭窄的鉴别诊断方面具有较高的价值。当出现偏心性管壁增厚、边界不规则的低回声浸润性病变、胆管壁完整性破坏、周围组织浸润等表现时,提示恶性狭窄可能性大。如果发现这类胆管恶性浸润征象,则可能促使取材更有针对性,为病理或细胞学检查医生提供可供参考的临床资料,提高肝门部胆管癌确诊率。

(洪江龙 鲍峻峻 许建明)

主要参考文献

[1] 中国抗癌协会.肝门部胆管癌规范化诊治专家共识(2015)[J].中华肝胆外科杂志.2015,21(8):505-511.

[2] Masato Nagino,Satoshi Hirano,Hideyuki Yoshitomi,et al.Clinical practice guidelines for the management of biliary tract cancers 2019:The 3rd English edition[J].J Hepatobiliary Pancreat Sci,2021,28(1):26-54.

[3] Shahid A Khan,Brian R Davidson,Robert D Goldin,et al.Guidelines for the diagnosis and treatment of cholangiocarcinoma:an update[J].Gut,2012,61:1657-1669.

第八节 胰腺癌临床诊断与处理

胰腺癌(pancreatic cancer)是位于腹膜后的恶性肿瘤,起病隐匿,诊断和鉴别诊断常有困难。如何根据实验室检查和影像学检查发现胰腺癌? 如何与其他胰腺占位鉴别诊断? 如何进行胰腺癌的分期及其可切除性评估? 是本节需要重点掌握的内容。为了强化胰腺占位病变鉴别诊断的意识,本节介绍一例罕见胰腺占位病变诊治过程,试图强化疑点分析的意识,提高胰腺占位病变诊断和鉴别诊断能力,尽可能避免误诊,"刀下留人"。

【诊断要点】

一、临床表现与病史

多数胰腺癌患者起病隐匿,可表现为上腹部不适、隐痛、食欲减退、餐后饱胀不适或腹泻,需与其他消化系统疾病鉴别诊断。一般无明显体征,当疾病处于进展期时,可出现黄疸、肝脏增大、胆囊肿大、上腹部肿块和腹腔积液等阳性体征。

因该病起病隐匿,无特殊的早期症状,一般就诊时80%患者都已处于中晚期。早期筛查需要详细询问家族史、不良生活习惯、既往胰腺疾病史等。与胰腺癌发生相关的危险因素有肥胖、2型糖

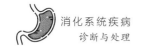
尿病及吸烟等。5%~10%的胰腺癌患者具有遗传易感因素。

40岁以上新近有以下表现者应警惕胰腺癌可能:①梗阻性黄疸;②近期出现无法解释的体重下降;③近期出现原因不明的上腹或腰背部疼痛;④近期出现原因不明的消化不良症状,而常规胃肠镜检查正常;⑤新发糖尿病而无常见危险因素,如家族史或肥胖;⑥新发无法解释的腹泻;⑦新发急性胰腺炎而无明显诱因,如胆石症、饮酒、高脂血症等。

二、辅助检查

由于胰腺癌的临床表现没有特异性,需要通过实验室和影像学检查辅助诊断,评估胰腺癌分期及其可切除性,酌情进行病理检查。

(一)实验室检查

1.血清肿瘤标志物监测

(1)血清CA19-9:是目前最常用的胰腺癌诊断标志物,其诊断胰腺癌的敏感性为79%~81%,特异性为82%~90%。由于CA19-9在胆管梗阻及感染状态下亦可异常升高,故应在黄疸缓解、炎症控制后,再对CA19-9进行基线检测。

血清CA19-9可在一定程度上反映肿瘤负荷或提示有微转移灶的可能。除诊断意义之外,动态监测CA19-9还有助于预后评估及疗效评价。胰腺癌术后血清CA19-9升高虽可提示复发或转移,但仍应结合影像学证据等进行综合判断。

(2)其他肿瘤标志物:约10%的胰腺癌患者为Lewis抗原阴性血型结构,此类患者不表达CA19-9,需结合其他肿瘤标志物协助诊断。联合检测其他肿瘤标志物价值在于:①癌胚抗原诊断胰腺癌的特异性与CA19-9类似,但敏感性仅44.2%;②CA125升高与胰腺癌术后早期远处转移相关,一定程度上反映出肿瘤转移潜能及其相关负荷,特别对CA19-9阴性的胰腺癌人群,CA125具有一定的预后评估价值;③其他临床常用的肿瘤标志物还有CA50、CA242、CA724等,联合应用有助于提高诊断敏感性和特异性。

2.血清生化检测

当胰腺癌导致胆管梗阻时,常出现血清转氨酶(ALT)、碱性磷酸酶(AKP)、γ-谷氨酰转肽酶(GGT)升高,血清胆红素进行性升高,以直接胆红素升高为主。

(二)影像学检查

影像学检查是临床诊断胰腺癌的最重要方式。影像学检查在胰腺癌术前分期和可切除性评估、新辅助治疗或转化治疗后效果评价、治疗后的监测及随访等方面,均具有重要价值。

1.腹部彩超检查

腹部彩超检查是胰腺癌普查和诊断的首选检查。优点是操作简单、无放射性,可多轴面观察,并能较好地显示胰腺内部结构、胆道有无梗阻及梗阻部位。超声的局限性是视野小,容易受胃、肠道内气体及体形的影响。

2.多期增强CT

多期增强CT是目前诊断胰腺癌的首选检查方法,CT薄层重建能清晰显示胰腺肿瘤大小、位置、密度和血供情况,并依此判断肿瘤与周围血管及邻近器官的毗邻关系,评估肿瘤的可切除性及新辅助治疗的效果。

对于拟置入胆管支架减黄的患者,建议在支架置入术前完成CT/MRI影像学检查,以免支架对病灶及其周围解剖结构的影像产生干扰。

3.MRI与MRCP

MRI与MRCP除可显示胰腺肿瘤解剖学特征外,如结合肝细胞特异性对比剂和弥散加权成像(DWI)对诊断肝脏转移病灶更具优势。对于病灶与正常胰腺实质密度相近、胰腺高密度囊性病变、肿瘤继发胰腺炎或肿块型胰腺炎等影像学表现不典型的患者,MRI多序列多参数成像有助于鉴别诊断,可作为CT检查的重要补充。磁共振胰胆管成像(MRCP)与MRI薄层动态增强联合应用,有助于鉴别胰腺囊实性病变,并进一步明确胰胆管的扩张及受累情况。

4.PET-CT和PET-MRI

PET-CT和PET-MRI可显示肿瘤的代谢活性及其负荷,可作为CT或MRI检查的补充,在发现胰腺外转移、评价全身肿瘤负荷方面具有优势。对于合并高危胰腺外转移风险(如病灶交界可切除、CA19-9明显升高、原发肿瘤增大、区域淋巴结体积较大或需鉴别肿瘤性质)的患者,建议术前行PET-CT检查以评价全身情况。

5.超声内镜检查

EUS在判断肿瘤T分期方面有一定优势,但其准确性受操作者技术及经验的影响较大。临床更多以EUS引导下穿刺以获取组织标本为目的,有明确诊断胰腺占位病变性质的价值。

6.ERCP

ERCP通常通过显示胰管重度狭窄和近端胰管显著扩张征象提示为恶性病变。当无法手术或需要推迟手术的情况下,可以行ERCP下植入支架减轻胆管梗阻程度。ERCP过程中可以进行胰管的刷洗或活检,找到肿瘤细胞诊断胰腺癌,但ERCP对于非主胰管来源的肿瘤难以获得有效的影像学及组织病理学证据,因此不作为胰腺癌诊断常规方法。

综合上述,由于各种影像学检查技术的特点不同,选择时应遵循"完整(显示整个胰腺)、精细(层厚2~3 mm的薄层扫描)、动态(动态增强、定期随访)、立体(多轴面重建、全面了解毗邻关系)"的基本原则。对疑似有远处转移而高质量的CT/MRI检查仍无法确诊的患者,可行PET-CT扫描检查。如果影像学和多学科讨论难以初步诊断或分期的患者,可考虑EUS-FNA、腹腔镜或开放性手术探查。对可疑胰腺癌患者,一般可按照图9-8-1进行影像学检查。

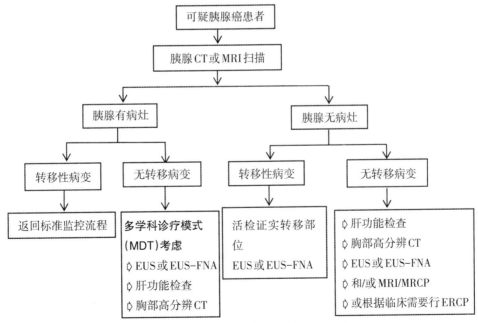

图9-8-1　可疑胰腺癌患者影像学检查程序

[资料来源:Diagnosis and Management of Pancreatic Cancer[J]. Am Fam Physician,2014,89(8):626-632.]

三、病理诊断

组织病理学和/或细胞学检查是诊断胰腺癌的"金标准"。除拟行手术切除的患者外,其余患者在制订放化疗等治疗方案前均应尽量明确病理学诊断。目前获得组织病理学或细胞学标本的方

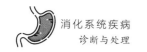
法包括：①超声、EUS或CT引导下穿刺活检；②腹腔积液脱落细胞学检查；③腹腔镜或开腹手术下探查活检。

【临床诊断和鉴别诊断】

虽然组织病理学和/或细胞学检查是确诊胰腺癌的唯一依据和"金标准"，但有时无法获得确切的组织病理或细胞学依据。可以结合病史、临床表现、实验室检查和影像学检查，由多学科专家讨论后，慎重做出临床初步诊断和鉴别诊断，如讨论后仍无法诊断时，必须严密随访观察。

（一）提示或诊断胰腺癌的主要依据

（1）血清CEA和CA19-9明显升高。如果这两项明显升高，要警惕胰腺癌。

（2）腹部CT、磁共振等影像学检查，可以发现胰腺本身占位性病变。胰腺癌特征性的影像学征象是增强扫描时肿块强化不明显，呈相对低密度。胰管、胆管扩张可形成双管征，此为胰头癌的常见征象。肿块可以向四周侵犯，也可有淋巴结转移，甚至肝脏转移等。

（3）排除其他胰腺占位性病变。

（二）需要鉴别诊断的疾病

某些容易与胰腺癌混淆的良性疾病，如肿块型慢性胰腺炎、自身免疫性胰腺炎、十二指肠旁胰腺炎等，以及壶腹部恶性肿瘤或胆管末端的恶性肿瘤、胰腺囊性病变、间质瘤、腹膜后占位等，都需要进一步根据临床、血清学和影像资料进行鉴别诊断。

1.慢性胰腺炎

临床表现与胰腺癌类似，表现为腹痛和胰腺内分泌及外分泌功能不足等。鉴别诊断依赖影像学检查以及活检病理学检查。

2.自身免疫性胰腺炎（AIP）

特别是表现为局限性肿块型的AIP与胰腺癌较难鉴别。两者病变都可以位于胰头部或头颈部，影像学差别主要为胰腺癌一般存在胰腺占位改变和侵袭性效应，如侵犯周围血管。局限肿块性胰腺炎一般无侵袭效应，部分呈"沟槽"影像改变。诊断自身免疫性胰腺炎的策略是：出现慢性胰腺炎及不典型胰腺占位性病变，应警惕AIP可能，需补充检测IgG4及其他风湿指标等，如能获得病理学检查更有利于疾病的诊断；对于影像学不典型、无病理组织学支持的病例，如果综合分析高度怀疑AIP，可以进行试验性激素治疗。

3.壶腹周围癌

壶腹周围癌是胆总管下端癌、十二指肠癌和壶腹癌的总称。这些肿瘤发生的解剖位置与胰腺靠近，主要症状与胰头癌容易混淆，检查方法也与胰头癌相同，但恶性程度相对较低，预后比胰头癌好。鉴别主要依靠影像学检查。

4.胆总管结石

病史长，反复发作，黄疸水平波动。发作时主要有典型腹痛、寒战高热、黄疸的胆管炎三联征，结合影像学检查容易鉴别。

5.胰腺其他占位性病变

当有胰腺假性囊肿、胰腺囊腺瘤、胰腺囊腺癌等情况时，影像学检查是鉴别的主要方法。

【临床处理】

胰腺癌临床处理手段主要包括手术、化疗、放疗、介入治疗和支持治疗等。由于现有的治疗手段疗效不令人满意，且短期内难以突破，因此，胰腺癌诊疗应高度重视多学科综合治疗模式（MDT），有条件的单位尽可能进行胰腺MDT讨论。借此可优化组合现有的诊疗方法，制订个性化的治疗方案，最大可能地提升胰腺癌治疗效果。推荐的多学科综合治疗模式（MDT）策略见图9-8-2，胰腺癌评估与处理的要点如下。

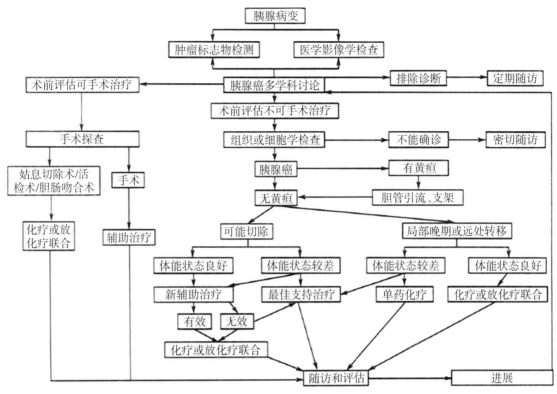

图9-8-2　胰腺癌多学科诊疗流程

一、手术前疾病评估

(一)分期与可切除性评估

胰腺癌术前可切除性评估方法主要是基于胰腺CT影像学检查结果。根据门静脉、肠系膜上静脉、肠系膜上动脉和腹腔肝动脉受累程度来判断是否能完整切除,即达到R0切除。根据胰腺癌累及血管表现(详见第三章第六节"胰腺疾病CT和MRI诊断"表3-6-3),可分为可切除、交界可切除和不可切除三种类型。

(二)体能状态评估与多学科综合诊疗模式

胰腺癌有别于其他肿瘤,体能状态尤为重要,决定了整个治疗策略的制订。全面体能状态评估体能状态评分(performance status,PS)、疼痛、胆管梗阻和营养状况4个方面。体能状态良好的标准是:①ECOG评分≤2分;②疼痛控制良好,疼痛数字分级法(NRS)评分≤3;③胆道通畅;④体重稳定。

二、手术治疗原则

在上述评估的基础上,结合手术探查,根据胰腺癌的发生部位,选择合适的术式进行根治性手术。

(一)胰头癌

推荐根治性胰十二指肠切除术。要求完整切除胰头和钩突,并行区域淋巴结清扫。

(二)胰体尾癌

推荐根治性胰体尾联合脾脏切除术。

(三)胰腺颈部癌

根据肿瘤的偏向及有无血管侵犯可考虑全胰切除术、根治性胰十二指肠切除或是根治性胰体尾联合脾脏切除。

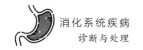
三、肿瘤辅助治疗要点

(一)化疗

胰腺癌术后辅助化疗可以改善患者生存。根治术后患者如无禁忌证,均应行辅助化疗。起始时间控制在术后8周内,最迟不超过12周。对于体能状态良好的患者优先推荐mFOLFIRINOX方案(奥沙利铂+亚叶酸钙+伊利替康+氟尿嘧啶)或吉西他滨+卡培他滨。体能状况较差的患者,推荐吉西他滨或氟尿嘧啶类药物单药化疗。

对于伴有高危因素可切除的胰腺癌以及临界可切除的胰腺癌患者,可考虑行新辅助治疗。高危因素包括术前CEA、CA125异常升高或CA19-9≥1 000 U/mL,较大的区域淋巴结转移,体重明显下降,剧烈疼痛。但新辅助化疗的证据有限,有待进一步的研究。

(二)放疗

早期胰腺癌处理原则上应以外科手术作为首选方案。但因特殊原因,如高龄、合并症多、体能情况差等情况,患者无法接受外科治疗,外照射放射治疗可以成为早期胰腺癌患者的治疗选择。需要注意的是:放射治疗前要取得胰腺癌的病理学诊断;对于有梗阻性黄疸的患者,治疗前需要通过放置胆道支架或引流持续胆道减压。放射治疗的目的是控制肿瘤,阻止或延缓肿瘤进展,预防可能发生的疼痛和/或胆管梗阻等。

综上所述,胰腺癌的治疗方案对于可切除的患者,以手术根治为主要治疗方式,配合放疗、化疗、靶向和免疫治疗。对于存在可能手术切除的患者,可以先行新辅助的化疗,促进肿瘤的缩小,达到可切除后进行根治性的手术治疗,术后再配合以化疗辅助治疗。对于不可切除的患者,可直接采用化疗、靶向、免疫治疗。对于某些无法耐受化疗、靶向和免疫治疗的患者,可以选取以对症处理的治疗为主,此外还包含药物性的治疗。对于疼痛明显的患者,可以根据癌症三阶梯止痛原则给予止痛处理。对于黄疸患者,可以给予PTCD引流胆汁,对于营养不良、消瘦的患者可以给予营养支持、对症处理。

【胰腺癌高危人群早期筛查与监测】

由于胰腺癌预后极差,早期诊断率低是其主要原因之一。为此,中华医学会消化内镜学分会胰腺疾病协作组提出以下胰腺癌高危人群早期筛查与监测意见:

(一)胰腺癌早期筛查的目标

发现Ⅰ期胰腺癌和高级别胰腺上皮内瘤变(PanIN)是胰腺癌早期筛查的目标。

(二)胰腺癌早期筛查的目标人群

不推荐对无症状非高危人群进行胰腺癌筛查,但以下四类人群为胰腺癌高危人群,参考年龄因素,进行胰腺癌早期筛查。

(1)遗传性胰腺癌高危个体。

(2)新发糖尿病(NOD)。

(3)慢性胰腺炎(CP)。

(4)胰腺囊性肿瘤(PCN)。

(三)筛查年龄

1.遗传性胰腺癌高危个体

(1)有胰腺癌家族史:50岁,或比最年轻的受累亲属年轻10岁。

(2)有Peutz-Jeghers综合征患者或CDKN2A突变携带者:40岁。

(3)BRCA1、BRCA2、PALB2、ATM、MLH1、MSH2、MSH6或APC基因突变携带者:45岁或比最年轻的受累亲属年轻10岁。

2.慢性胰腺炎

40岁左右患者。

3.符合条件的新发糖尿病患者

50岁以上新发糖尿病患者,若出现不明原因的体质量减轻和/或短期内血糖波动范围较大或新发糖尿病患者中有遗传性胰腺癌高危风险的个体,一经诊断,应开始接受胰腺癌早期筛查。

4.BD-IPMN:患者诊断明确后,推荐开始接受胰腺癌早期筛查。

(四)筛查手段

CA19-9/空腹血糖或HbA1c/MRI(MRCP)/EUS/CT。

(1)初次检测使用空腹血糖和/或糖化血红蛋白A1c(HbA1c)+血清CA19-9联合MRI、EUS或CT检测。

(2)随访中定期检测空腹血糖和/或HbA1c+血清CA19-9,并交替使用MRI、EUS或CT检测。

(3)在随访监测中若发现胰腺实性病变或有报警征象的胰腺囊性肿瘤,建议采用内镜超声引导下细针穿刺抽吸术(EUS-FNA)。

(五)随访间隔时间与处理流程

见图9-8-3。

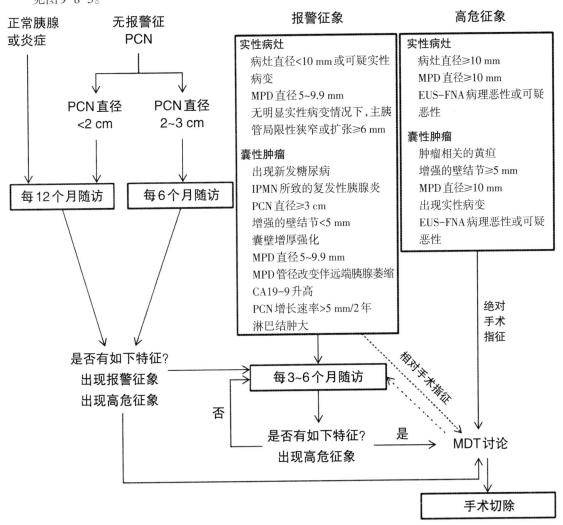

图9-8-3 高危人群胰腺癌筛查的处理决策流程图

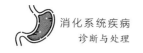
【临床病例与问题】

一、病史摘要

患者,女,33岁。因"上腹痛伴消瘦2月余"住院。患者上腹隐痛不适,胃镜诊断慢性非萎缩性胃炎,予以抑酸治疗效果不佳,腹痛逐渐加重,伴食欲不振,体重下降约5 kg。门诊超声检查提示胰腺占位,收住外科拟行手术治疗。体检:无贫血貌,体形消瘦,BMI 15.8 kg/m²。全身皮肤、巩膜无黄染,浅表淋巴结未及肿大。心肺体检未发现异常。腹软,肝脾肋下未及,无压痛及反跳痛,肠鸣音不亢,移动性浊音(−)。

入院后上腹部MRI胰头占位,胰腺癌可能。胸部CT显示:双肺多发结节灶,炎症可能,转移瘤待排;右侧胸腔积液。PET-CT检查报告:胰腺癌伴双肺、右侧胸膜、肝周腹膜和多发淋巴结转移;右侧胸腔积液。胸腔积液常规:红色,浑浊,pH 7.0,李凡他 +,红细胞 107 000×10⁶/L,白细胞 36 541×10⁶/L,单个核62.8%。生化:蛋白65.5 g/L,ADA正常。反复检脱落细胞学见炎细胞及间皮细胞,未见明确肿瘤细胞。痰找抗酸杆菌3次(−)。肿瘤血清学指标:CA12 585.77 μg/L,CEA、CA19-9、AFP正常。肝肾生化检查阴性,免疫11项阴性。予以抗感染、抑酸、静脉支持等治疗无效,仍然上腹痛伴食欲不振、消瘦。

二、问题与诊治经过解析

问题1.初步诊断与疑问。

(一)初步诊断

患者入院后根据以下病史特点,初步诊断胰腺癌并发肺部、胸腔和淋巴结转移:

(1)近期出现不明原因的上腹痛和消瘦,提示可能有上腹部脏器消耗性疾病。

(2)超声、磁共振和PET-CT检查均报告胰腺占位性病变,胰腺癌可能。

(3)胰腺占位性病变伴有双肺多发结节灶,右侧胸腔积液及肝门淋巴结肿大,符合胰腺癌转移特征。

(二)临床疑问

(1)血清CA19-9没有升高?

(2)胰腺占位在胰头,但未引起黄疸,也无影像学的双管征?

(3)胸腔积液反复检查脱落细胞学检查见炎细胞及间皮细胞,未见明确肿瘤细胞。

问题2.如何鉴别诊断和进一步检查[多学科诊疗模式(MDT)讨论]?

基于上述疑问,提请与胆胰外科、影像科、肿瘤科和病理科多学科诊疗(MDT)团队讨论,讨论结果汇总如下:

(一)鉴别诊断

围绕胰头占位病变伴有肺结节、胸腔积液和肝门淋巴结肿大,缩小鉴别诊断范围:

1.壶腹周围癌

因与胰头相邻,可出现胰头占位性病变,也可出现肺结节、胸腔积液和肝门淋巴结肿大转移征象,其血清CA19-9一般无明显升高,符合本例的临床特点。但该患者门诊胃镜检查未见乳头占位病变征象,且经影像学专家再次阅片,认定占位性病变不在十二指肠壶腹部。

2.肿块型自身免疫性胰腺炎

可表现为胰腺头部局灶性肿大,血清CA19-9一般没有明显升高,同时可合并胰腺外病变,与本例临床特点相似。但自身免疫性胰腺炎多合并胆道病变,合并肺部和胸膜病变少见,不符合典型的IgG4相关性自身免疫性胰腺炎,需要通过IgG4检测和病理检查进一步鉴别诊断。

3.胰腺神经内分泌肿瘤

可有胰头占位性病变,也可出现肺结节、胸腔积液和肝门淋巴结肿大等肿瘤转移征象,且其血清CA19-9一般无明显升高,符合本例的临床特点。但该患者无功能性神经内分泌肿瘤的腹泻等症状,也没有在磁共振检查中显示胰腺神经内分泌肿块富血供的特征。

4.胰腺结核并发肺胸膜结核

可解释胰腺肿块合并右侧胸腔积液细胞学检查阴性,炎性胸腔积液性质,并发双肺多发炎性结节灶征象,但胰腺结核罕见,且胸腔积液ADA正常,痰找抗酸杆菌阴性,似不支持胸肺结核,需要继续寻找结核感染的证据。

(二)如何进一步检查明确诊断?(MDT讨论意见)

(1)需要尽可能明确胰腺占位的病理性质。决定超声内镜穿刺病理细胞学检查,以期明确病理诊断。

(2)需要排除自身免疫性胰腺炎和其他自身免疫性疾病的可能性。决定检测自身抗体、AN-CA、IgG4等。

(3)需要了解有无结核感染的线索。检测T-SPOT。

问题3.检查结果与诊断。

(一)进一步检查结果

1.血液学检查

T-SPOT检测阳性(抗原A 76,抗原B 68);免疫学指标阴性(ANA13项、ANCA全套正常,IgG4正常)。

2.超声内镜穿刺病理细胞学检查

见一直径约4.3 cm低回声占位,内部回声不均匀,边界清晰,主要位于胰腺、肝、胃之间,部分位于胰头后方,胰腺实质正常,近端胰管不扩张。FNA:穿刺处大量坏死物质及少量液体。病理会诊:镜下见坏死、纤维素性渗出中散在部分淋巴细胞及多巨核细胞,抗酸染色(个别+),结核分枝杆菌荧光PCR(+),分枝杆菌菌种鉴定检测结果(结核杆菌MTC),提示为结核病变。

(二)诊断

根据T-SPOT阳性,超声内镜穿刺病理检查提示为结核病变,确诊为胰腺结核合并肺部核胸膜结核。

问题4.治疗效果与随访检查?

抗结核治疗2个月后复查,患者症状缓解,一般情况逐渐好转,体重增加。CT影像学复查明显改善。

(洪江龙　许建明)

主要参考文献

[1]中华医学会外科学分会胰腺外科学组.中国胰腺癌诊治指南(2021)[J].中华消化外科杂志,2021,20(7):713-729.

[2]中华医学会消化内镜学分会胰腺疾病协作组.中国胰腺癌高危人群早期筛查和监测共识意见(2021,南京)[J].临床肝胆病杂志,2022,38(5):1016-1022.

[3]Mc Guigan A,Kelly P,Turkington RC,et al. Pancreatic cancer:A review of clinical diagnosis,epidemiology,treatment and outcomes[J]. World J Gastroenterol,2018,24(43):4846-4861.

[4]Khorana AA,Mangu PB,Berlin J,et al. Potentially curable pancreatic cancer:American society of clinical oncology clinical practice guideline update[J]. J Clin Oncol,2017,35(20):2324-2328.